V&R

Hans-Werner Eggemann-Dann/Andreas Fryszer

Systemisch arbeiten mit Jugendlichen

Haltungen, Strategien, Methoden und Settings

2, korrigierte Auflage

VANDENHOECK & RUPRECHT

Bibliografische Information der Deutschen Nationalbibliothek:
Die Deutsche Nationalbibliothek verzeichnet diese Publikation in der Deutschen Nationalbibliografie; detaillierte bibliografische Daten sind im Internet über https://dnb.de abrufbar.

Umschlagabbildung: Sata Production/shutterstock.com

Abbildungen Seite 20, 35, 95, 108, 122, 125, 196, 227, 286, 341, 354, 376: @kriegundfreitag, Schweres Geknitter © Lappan in der Carlsen Verlag GmbH, Hamburg 2019.

Satz: SchwabScantechnik, Göttingen
Druck und Bindung: BALTO print, Vilnius
Printed in the EU

Vandenhoeck & Ruprecht Verlage | www.vandenhoeck-ruprecht-verlage.com

ISBN 978-3-525-40832-2

Inhalt

Vorwort

»Endlich!«, dachte ich, als ich das Skript dieses Buches in den Händen hielt. Hans Werner Eggemann-Dann und Andreas Fryszer hatten mich gefragt, ob ich Interesse hätte, hineinzulesen und mit ihnen zu diskutieren. Endlich wird es ein Fachbuch geben, das sich ausschließlich mit der Lebensphase der Jugend beschäftigt, gerichtet an Menschen, die mit Jugendlichen arbeiten – egal welcher Profession.

Es gibt wenige aktuelle Werke mit diesem Fokus über die Jugendphase mit ihrer besonderen Faszination, Power und Problematik. Jugend verstehe ich als eine Chance, problematischen Determinierungen der Kindheit zu entfliehen, und als Entwicklungspotenzial für mutige gesellschaftliche Veränderungen. Das Jugendliche in Diskussionen oft in einem Atemzug mit Kindern genannt werden, wird diesem Lebensabschnitt nicht gerecht. Jugendliche sind weder allein durch Familien- und Mehrgenerationenarbeit pädagogisch ausreichend zu unterstützen noch sind sie als große Kinder anzusehen!

Ich arbeite seit fast 30 Jahren als Sozialarbeiterin und Boxtrainerin im Jugendzentrum JUZ k.town[1] der evangelischen Kirche mit Jugendlichen in einem in den 1960er bzw. 1970er Jahren am Reißbrett entwickelten Hanauer Stadtteil, Kesselstadt-Weststadt. Hier leben ca. zwölftausend Menschen mit 18 verschiedenen Nationalitäten – viele dieser Biografien sind durch Migration und Armut geprägt. Die am dichtesten besiedelten Bezirke in Hanau mit Hochhäusern und sozialem Wohnungsbau liegen neben Reihen- und Einfamilienhäusern. Armut, beengte Wohnverhältnisse und teilweise wenige Möglichkeiten der Unterstützung, nicht nur im Bildungsbereich, charakterisieren die Lebenslage unserer Besucherinnen und Besucher. Gleichzeitig findet man in der Weststadt auch vielfältige Lebens- und Überlebensstrategien, Solidarität und Gemeinschaftsgefühl sowie gelebte Multikulturalität. Hier bin auch ich aufgewachsen als Kind einer offenen, gutbürgerlichen deutschen Familie. Meine Jugend allerdings habe ich in

1 k.town steht für Kesselstadt.

einer für den Stadtteil typischen multikulturellen Peergroup verbracht – abseits der bürgerlichen Einfamilienhäuser. Meine damaligen Freunde und Bekannten haben zum großen Teil ganz andere Lebenswege eingeschlagen als ich. Einigen von ihnen hat ihre Lebenssituation und Lebensweise bereits den Tod gebracht. Lange Zeit habe ich damit gehadert, warum und das so vieles für mich anders war … Aus diesem Grund bin ich Sozialarbeiterin geworden.

Die Weststadt Hanaus steht mit ihrer Bevölkerungsstruktur exemplarisch für viele Quartiere in deutschen Städten. Gerade diesen Aspekt der gesellschaftlichen, aber auch soziokulturellen Veränderungen und deren Bedeutung für unsere Arbeit widmen die Autoren ein ganzes Kapitel (Kap. 6 »Unterstützung von Jugendlichen in einer globalisierten Welt«). Angemessen, wie ich finde, denn hier besteht großer Reflexionsbedarf! Sind doch Institutionen schwerfällig und die Berufsgruppen von Psychologinnen über Sozialarbeitern bis hin zu Lehrerinnen aufgefordert, sich für die rasant wechselnden Lebensbedingungen dieser Jugendlichen persönlich und konzeptionell aufzustellen. Hier braucht es Anregungen, Aufforderungen, Fortbildungen und vor allem Diskurse, um unsere Klientel zu verstehen, Zugänge zu finden, um wirksam arbeiten zu können.

Dieses Buch ist eine Aufforderung zur interdisziplinären Zusammenarbeit! Es öffnet den Blick für Leserinnen und Leser verschiedener Professionen, an ihrer Haltung zu arbeiten. Es ist ein Nachschlagewerk für neue Ideen. Es hilft beim Verstehen von Jugendlichen. Dazu bietet es ausreichend viele Beispiele aus der Praxis, beschreibt Methoden, die Lust machen, sie auszuprobieren, und lässt gleichzeitig genügend Offenheit, ein eigenes Handlungsprofil zu entwickeln.

Das Konzept der Jugendarbeit im JUZ k.town ist genau deshalb niedrigschwellig und offen für Veränderung, um flexibel auf entstehende Bedarfe reagieren zu können. Die Weiterbildungen im Team sind diesen Anforderungen angepasst. Professionelle Beziehungsarbeit ist die Basis eines jeden Angebots und die Einbeziehung interkultureller Kompetenz sowie ein regelmäßiger fachlicher Austausch selbstverständlich. Man begrüßt sich im offenen Jugendtreff mit einem Blick in die Augen und einem Handschlag. Es gibt fast immer die Möglichkeit für intensive Einzelgespräche und konkrete Hilfen für die Jugendlichen bei der Alltagsbewältigung wie dem Ausfüllen von Anträgen, dem Angebot einen PC oder Drucker zu benutzen sowie die Unterstützung bei der Berufswegeplanung. Im Umgang mit der Klientel ist Respekt, Wertschätzung und Ressourcenorientierung das, was funktioniert und Erfolg bringt. Reframing von Verhaltensweisen und Problemen hilft beim Verstehen und Intervenieren. Die Einbeziehung des Körpers für die Regulation und die Auseinandersetzung mit Gefühlen findet man in einem vielfältigen Sportangebot wieder. Vom Boxen über Schwimmkurse, Fußball und Tanzen wird alles angeboten, was die Jugendlichen interessiert und in

Bewegung bringt. Das Besondere daran ist, dass alle Angebote auch pädagogisch betreut werden und die Trainer regelmäßig pädagogisches Coaching erhalten. In vielen Fällen beschreiben die Jugendlichen selbst ihren Sport als Körpertherapie.

Andreas Fryszer begegnete ich zum ersten Mal 2016 bei meiner Weiterbildung zur systemischen Kinder- und Jugendlichenpsychotherapeutin. Er war neben Cornelia Alfes mein Lehrer. Ihre Haltung hat meine Arbeit stark beeinflusst, weil sie mich ermutigten in der offenen Jugendarbeit therapeutische Sichtweisen und Interventionen einzubinden. Sie haben mich bestärkt und angeleitet, in meinem Arbeitsfeld damit zu experimentieren. So gehört mittlerweile die Arbeit mit Persönlichkeitsanteilen, externalisiert zum Beispiel in Form von Billardkugeln oder Einrichtungsgegenständen oder im Gespräch zum Alltagsgeschäft, und auch ein Reflecting Team hinter der Theke des offenen Jugendtreffs zu den besonders hilfreichen und regelmäßig angewendeten Interventionen. In diesem Buch finde ich viele Ideen wieder und freue mich, dass dieses Wissen nun einem weiteren Kollegenkreis zugänglich wird.

Hans-Werner Eggemann-Dann lernte ich bei seinem Besuch im Boxclub kennen. Er interessierte sich für unser Konzept des sozialpädagogischen Boxtrainings. Wir erlebten ihn als zugewandt, wertschätzend und sehr interessiert; er sprach mit Boxerinnen und dem Trainer- und Pädagoginnenteam. Ich war sehr überrascht davon, wie viel er bei einem einzigen Besuch mitgenommen hat; insbesondere wie schnell er erfasst hat, auf welche Weise das Boxtraining im JUZ k.town die Biografien von Jugendlichen und deren Persönlichkeitsentwicklung beeinflusst hat. Ohne selbst zu boxen, formuliert er in diesem Buch so, als hätte er es selbst erfahren.

Mein persönlicher systemischer Werdegang war holprig, gespickt von Skepsis, aber auch von Überraschungen. Mein erstes Bild von Systemikern, in den 1990ern, war das von verkopften, selbstverliebten Alleswissern, die die Arroganz besaßen mit Genogrammen, Zeitstrahlen und Familien-Helfer-Maps Fakten über Menschen zu sammeln und daraus, ja, fast so etwas wie Diagnosen zu formulieren, was mit einem jungen Menschen los sei oder gar, was in der Zukunft passieren werde.

Es hat lange gedauert, bis ich feststellte, dass dies alles mehr mit den Persönlichkeiten dieser Menschen zu tun hatte als mit systemischem Arbeiten. Ich bin meiner Freundin Eva unendlich dankbar, die mich 2006 davon überzeugte die Weiterbildung zur systemischen Beraterin zu beginnen. Sie half mir meine Vorurteile zu überwinden und argumentierte stets damit, dass es hilfreich gerade für unsere Arbeitsform des Offenen Pädagogischen Angebots (OPA), sei systemisch zu arbeiten. Im OPA wird im Rahmen der niedrigschwelligen, offenen Jugendarbeit gezielt psychosoziale und sozial Beratung für eine Klientel angeboten, die normalerweise nur schwer Zugang zu Hilfesystemen findet. Freundin Eva behielt recht damit! Denn die Elemente der Selbsterfahrung, der Fokus auf eine gründliche Auftragsklärung und die Disziplinierung der eigenen Denkweise bei der Hypothesenbildung hat meine Arbeit besser und professioneller gemacht – vor allem, dass es zuallererst immer um das Verstehen geht und erst im zweiten Schritt um Intervention.

Franco Biondi, Psychologe, Psychologischer Psychotherapeut und einer meiner Ausbilder, begleitet die Arbeit im Jugendzentrum bis heute supervisorisch und hilft mit großer Erfahrung und Fantasie bei der Bildung von Arbeitshypothesen im Fallcoaching und in noch so schwierigen Fällen bei der Ressourcenorientierung, zum Beispiel durch Reframing – was hilft die Sicht auf die Dinge zu erweitern und neue Handlungsoptionen und Perspektiven entstehen zu lassen, die vorher nicht sichtbar waren. Und immer wieder höre ich ihn sagen: Verlangsamung! Nehmt euch Zeit, schärft eure Wahrnehmung, achtet nicht nur auf Sprache, sondern auch auf euren eigenen Körper, um eure Klientel zu verstehen. Außerdem vermittelt er uns als Team Sicherheit und Bescheidenheit, gerade in der Begleitung von chronifizierten, intergenerationalen Problemsystemen.

Für eine weitere systemische Weiterbildung bei Franco Biondi und Inge Liebel-Fryszer, Psychologin und Psychologische Psychotherapeutin, die die Verbindung zwischen Bindung und Trauma zum Thema hatte, bin ich ebenfalls sehr dankbar. Sie half mir entscheidend persönlich und bei meiner Arbeit mit Betroffenen den rassistischen Anschlag vom 19. Februar 2020 in Hanau zu verarbeiten. Hierbei erlangte unser Jugendzentrum traurige Berühmtheit und die Folgen des Anschlags waren und sind die größte berufliche und persönliche Herausforderung meines Lebens. Ich bin nach wie vor dankbar für mein Wissen über Trauma und das systemische Handwerkszeug, ohne das ich die schwierige Zeit weder persönlich unbeschadet überlebt, noch für unsere Klientel hätte adäquat ansprechbar sein können.

Sechs der neun jungen Menschen wurden in ca. 300 Meter Entfernung vom Jugendzentrum erschossen, der Vater des Täters lebt weiterhin in unmittelbarer Nachbarschaft. Nahezu alle Opfer kamen aus der Weststadt, die Verletzten, aber auch Zeugen sind Freunde oder Angehörige der JUZ-Besucher; drei der Opfer sind im JUZ aufgewachsenen. Die Zeit nach dem Anschlag war geprägt von der Stabilisierung der Jugendlichen durch intensive Beziehungsarbeit und Psychoedukation; erfahrene Psychologen und Psychotherapeuten vom praxis-institut Hanau, so auch Rainer Schwing, unterstützten uns dabei. Wir ließen das JUZ in den Tagen nach den Morden täglich geöffnet, solange bis der/die Letzte gegangen war, damit Betroffene, Freunde, Verwandte sich hier sicher treffen und ohne Zeitbegrenzung begegnen, trösten und austauschen konnten.

Nach wie vor ist der Anschlag in unserer täglichen Arbeit sehr präsent. Wir versuchen über traumasensible Konzepte zu helfen Erinnerung zu verarbeiten. Wir versuchen aber auch Zukunftsperspektiven in Form eines kontinuierlichen Beteiligungsprozesses für eine Neugestaltung des Außengeländes des JUZ umzusetzen. Hier soll neben einer von den Jugendlichen selbst gestalteten Gedenktafel ein überdachter Treffpunkt entstehen, der symbolisieren soll, dass wir uns das JUZ nicht kaputt machen lassen: ein Treffpunkt, an dem jede und jeder willkommen ist, der/die für Offenheit und Toleranz steht. Durch diese Gestaltungsmöglichkeiten erfahren die Jugendlichen ein hohes Maß an Selbstwirksamkeit und zudem soll sich, über die intensiv gelebten, zum Teil langjährig bestehenden Beziehungen, wieder ein Ort der Sicherheit in ihrem Leben etablieren, der Trauer, dem Entsetzen über das Erlebte, der Wut und der Erinnerung Raum geben soll. Wenn wir diese Erfahrungen nicht übergehen wollen, sondern ernst nehmen, brauchen wir Pädagoginnen, systemische Handlungsansätze und psychologisches Wissen!

Den Autoren dieses Bandes ist in jeder ihrer Zeilen eine systemische Grundhaltung anzumerken; ja sie bestimmt geradezu ihre Art zu Schreiben. Der Band ist eine lustvolle Aufforderung, mutig und fantasievoll mit Jugendlichen umzugehen, die Herausforderungen, die darin liegen, anzunehmen. Ich musste an vielen Stellen über die aussagekräftigen Wortkreationen schmunzeln, denen man anmerkt, dass die Autoren versuchen, die Dinge so genau wie möglich zu beschreiben, und sich nicht mit abgedroschenen Phrasen zufriedengeben wollen. Es ist vielleicht gerade das, was dieses Werk so genau und tiefgründig macht. Es ist ein Fachbuch, welches zum Denken anregt und gleichzeitig vielfältige Anleitungen und Beispiele aus der Praxis vorhält.

Dieses Buch lädt dazu ein, persönliche Unsicherheit zuzulassen, sich offen auf Fremdes einzulassen, denn jeder Mensch, jeder Jugendliche, ist erst einmal ein Fremder, den es neugierig zu entdecken und zu erforschen gilt. Das gilt auch für ganze Familiensysteme. Dieses Buch bietet ausreichend Stoff für diese sozialen, psychischen und kulturellen Entdeckungsreisen.

Andreas Fryszer und Hans-Werner Eggemann-Dann gilt großer Dank für ihr Werk, das auf diesen Entdeckungsreisen als Reiseführer dienen kann – die Abenteuer allerdings müssen wir selbst leben und erleben.

Antje Heigl

Über dieses Buch

Wir Autoren kennen uns seit unserem Psychologiestudium im Marburg der 1970er Jahre. Fast 40 Jahre lang haben wir in unterschiedlichen Kontexten der Kinder- und Jugendhilfe gelernt, gearbeitet und gelehrt. Zu Beginn unseres Studiums schwappten gerade die ersten Wellen einer systemischen Praxis in die statistisch-experimentell geprägten Curricula der Marburger Psychologie. Diese Ideen und die damit verbundene Praxis faszinierten und prägten uns, ohne dass wir unsere »Wiege« in der humanistischen Psychologie vergessen haben.

Nun, 50 Jahre später, wird in den meisten Praxisfeldern integrativ gearbeitet. So ähnlich wie moderne Köche heutzutage lässt man sich als Psychotherapeutin oder Berater lokal und global inspirieren, probiert, was guttut und schmeckt. Ausgehend vom systemischen Ansatz und einem systemischen Menschenbild integrieren wir in unserer Praxis heute Methoden und Haltungen aus anderen Traditionen und aus den verschiedenen systemischen Schulen, die sich bewährt haben. Das Buch basiert auf unserer Erfahrung in der direkten Arbeit mit Jugendlichen und deren Familien, Supervisionen, Ausbildungen und Trainings von systemischen Therapeuten, Beraterinnen, Kinder- und Jugendlichenpsychotherapeuten, mit Mitarbeiterinnen[2] der Jugendhilfe. Dies ist ein Buch von Praktikern für Praktikerinnen, die mit Jugendlichen arbeiten.

Warum schreiben wir dieses Buch?

- Aktuelle, praxisnahe Literatur zur Arbeit mit Jugendlichen ist Mangelware.
- Wir beschreiben eine Therapie und Beratung übergreifende Praxis und Theorie, die wir »psychosoziale Arbeit mit Jugendlichen« nennen.

---

2 Im Sinne der Gendergerechtigkeit verwenden wir beide Geschlechter in alternierender Reihenfolge. Auch geschlechtsunabhängige Bezeichnungen wie »Fachkraft«, »Person« oder »beratende Person« dienen dem Anliegen, alle Interessierte, Leserinnen und Leser anzusprechen. Zum Teil führen wir die wechselnde Schreibweise nicht stringent durch, wenn z. B. in einem größeren Kontext stets von »der Jugendlichen« die Rede ist.

- Psychosoziale Arbeit ist verstehende, an Sinn[3]- und Identitätsfragen Jugendlicher und deren Lebenswelt orientierte Haltung und Praxis und keine Krankenbehandlung.
- Wir schreiben für psychosoziale Unterstützerinnen von Jugendlichen in Zeiten der Globalisierung mit ihren sozialen und kulturellen Folgen.
- Wir möchten psychosoziale Profis zu fortwährender Qualifizierung und kritischer Selbstreflexion ermutigen – auch mit Blick auf ihre institutionellen Kontexte. Dies sind notwendige Voraussetzungen wirkungsvoller Hilfe.

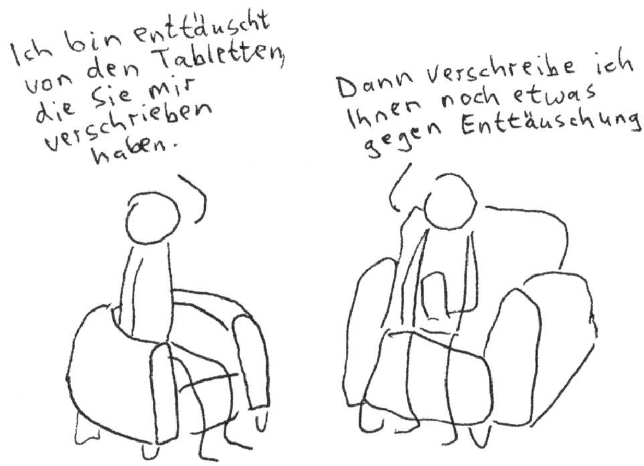
Ich bin enttäuscht von den Tabletten, die Sie mir verschrieben haben.
Dann verschreibe ich Ihnen noch etwas gegen Enttäuschung.

Warum schreiben wir über Jugendliche?

Wir sind fasziniert von dieser Lebensphase. Wir spüren sie immer noch, sie hat uns sehr geprägt. Jugendliche schlagen die Brücken vom »Nicht-mehr« über das »Gerade-noch« zum »Noch-nicht« der ständig verrinnenden Zeit. Dieses Werden und Noch-nicht-Sein von Jugendlichen beinhaltet die Chance, Dinge beinahe mit dem Blick von außen infrage zu stellen und noch Optionen zu sehen, die wir Erwachsenen nicht mehr ernsthaft in Erwägung ziehen. Zu allen Zeiten waren die massiven Veränderungen des Jugendalters mit Aufregungen und Stress verbunden! Der Stress der Gegenwart war schon immer die gute alte Zeit von morgen, nur gibt es heute eine erhebliche Beschleunigung. Deswegen ist der Inhalt dieses Buches jetzt aktuell und schon bald von Alterungserscheinungen betroffen.

3 Für Niklas Luhmann (1990) war »Sinn« der Grundbegriff für das Verständnis der Operation sozialer und psychischer Systeme. Günther Emlein (2012) bezeichnet, anknüpfend an diesen Sinnbegriff, Psychotherapie als »Sinnveränderungsmanagement«.

Arbeit mit Jugendlichen ist herausfordernd. Sie stellen Helfer und ihre Angebote mehr, direkter, manchmal provokativ, manchmal abwertend infrage, als es Kinder und Erwachsene tun. Sie stellen infrage, woran wir uns schon lange gewöhnt haben. Sie stellen uns infrage. Diese Herausforderung führte immer wieder dazu, dass wir uns intensiver in unserer Arbeit mit Jugendlichen beschäftigten.

Das Jugendlichenalter ist eine Zeit des radikalen psychischen, biologischen und sozialen Umbruchs – auch deshalb sind wir in seinem Bann. Die Neurowissenschaften konstatieren eine grundlegende und strukturelle Reorganisation des Gehirns in diesem Alter. Diese Veränderungsprozesse verlaufen von unten nach oben, vom limbischen System, welches für die Gefühle zuständig ist, zum präfrontalen Neokortex, der eher für Kognitionen zuständig ist. Das erklärt vielleicht die höhere Emotionalität und Impulsivität sowie das Risikoverhalten von Jugendlichen (Schwing, 2021). Ökologischer Weitblick und Konfliktbereitschaft, ein Bedürfnis nach Geselligkeit, ihre Originalität und Kreativität, ihre wache Neugier faszinieren.

Wir schreiben dieses Buch auch in der Hoffnung, dass mehr beraterische, psychosoziale und therapeutische Kompetenz selbstverständlichen Eingang in Schulen, Hochschulen, Ausbildungsstätten und Vereine findet. Professionalisierung von Aufgaben, die früher in der Familie geleistet wurden, ist ein Zeichen der Modernisierung. Dadurch steigen auch die Aufgaben und die Verantwortung der professionellen Helferinnen, die Jugendliche in Institutionen begleiten.

Junge Menschen sind in Hochform[4], nicht nur sportlich, sie sind wach und unsicher, kreativ, aber zweifelnd, vorsichtig wie maßlos. So entdecken sie sich, die Welt und ihre Ziele. Jugendliche basteln – wie auch immer – an etwas, das wir Autonomie und Identität nennen. Dabei kann man auch verlieren, sich verlieren oder verloren gehen. Dann benötigt man gute Begleitung. Um für diese Begleitung fachliche Anregung zu geben, schreiben wir. Wir geben Anregungen, wie psychosoziale Helfer und Helferinnen nützlich sein können für junge Leute, die deren Hilfe suchen, nutzen müssen und brauchen.

---

4 Arthur Rimbaud hat all seine Gedichte – Höhepunkte französischer Lyrik – zwischen dem 15. und 20. Lebensjahr geschrieben. Die wunderbaren Zeilen des Gedichts »Empfindung« auf S. 104 schrieb er mit 16 Jahren. Thomas Mann beendete die Buddenbrooks (für die er den Literaturnobelpreis bekam) mit 25, Albrecht Dürer malte Selbstporträts mit 14 Jahren, Georg Büchner starb mit 23 und hatte da bereits die deutsche Literatur revolutioniert. Felix Mendelssohn Bartholdy komponierte seine 1. Symphonie mit 15 Jahren und der Altsaxofonist Charlie (»Bird«) Parker erneuerte mit 14 in Kansas den braven Swing zum rasanten Bebop, und kein Jazzsaxofonist, der etwas auf sich hielt, konnte anschließend spielen wie vorher. Ingeborg Bachmann schrieb mit 22 schon große Gedichte … Wir könnten diese Beispielliste lange fortsetzen.

Warum unterscheiden wir nicht zwischen Therapie, Beratung und Sozialarbeit?

Wir sprechen mit dem Buch gleichermaßen Berater, Therapeutinnen, Psychiater, Studierende, Mitarbeiterinnen im Jugendamt, Tätige in der offenen Jugendarbeit, Schulsozialarbeiterinnen, Diakone, Erzieherinnen, alle, die mit Jugendlichen arbeiten, an.

Entsprechend wechseln wir im Text die Begriffe »psychosoziale Arbeit«, »Beratung«, »Therapie« und »Begleitung« ab. In all diesen Bereichen geht es um Lernen und Entwicklung. Natürlich gibt es Unterschiede zwischen den benannten Feldern. Doch wir sehen mehr ähnliche Anforderungen als Differenzen. Und uns gefallen die »Klassenunterschiede« zwischen heilkundlicher Psychotherapie, Therapie außerhalb von Heilkunde, Beratung und Sozialpädagogik nicht. Ob eine Jugendliche mit ihren Nöten in einer kassenfinanzierten Psychotherapie, einer Erziehungsberatung, bei der Schulsozialarbeiterin, im sozialen Dienst des Jugendamtes oder bei dem Sozialpädagogen der Jugendfreizeitstätte aufschlägt, hängt oft von Zufällen und sozialer Schichtzugehörigkeit ab. Die Prozesse, die in den unterschiedlichen Feldern zwischen Jugendlichen und Unterstützern ablaufen, ähneln sich. Die Entwicklungsaufgaben der Jugendlichen sind gleich, in welcher Institution sie letztlich auch landen.

Gerade in unserer Supervisionstätigkeit begegnen uns in den verschiedenen Feldern ähnliche Fragestellungen, Lösungsversuche und Interventionen.

Die Betonung der Unterschiede und die Trennung der Professionen hat viel mit der Abgrenzung von Institutionen, Traditionen, Ausbildung, Verschiedenheit von Finanzierungsgrundlagen, gesellschaftlichem Prestige, Entlohnung sowie Rechtsfragen zu tun.

Dies wird am Beispiel von Weiterverweisungen klar, die einige Nachteile haben. Oft kann die Klientin in der neuen Institution nicht andocken oder kommt dort gar nicht erst an. Auch deshalb macht es Sinn, die eigene Aufgabenstellung und Tätigkeit nicht zu eng zu definieren. Die Vermehrung von Helfern ist meist Ausdruck von Ratlosigkeit – oder ein Weiterreichen-einer-heißen-Kartoffel. Die Chance des Jugendlichen und seiner Familie, in der konkreten Situation Hilfe auf dem aktuellen Stand der Kunst zu bekommen, steht im Zentrum unserer Überlegungen.

Sicher lassen sich nicht alle Vorschläge in allen Feldern gleich gut umsetzen. Es wird weiter institutionelle, persönliche, zeitliche und fachliche Grenzen sowie Unterschiede in den Aufträgen geben. Über alle Bereiche gilt für uns, dass man als Therapeutin, Berater, Sozialpädagogin oder Beratungslehrer nützliche Wirkung erreichen kann, wenn Körper, Seele, soziales Miteinander und institutionelle Zugehörigkeiten der Jugendlichen bei Begleitung und Interventionen im Blick sind.

Ermutigt wurden wir in dieser Sicht auch – für uns überraschend – durch den Vater der Psychotherapie, Sigmund Freud:

> »1892 behandelte Freud erfolgreich ein Fräulein Elisabeth von R., eine junge Frau, die an psychogenen Gehschwierigkeiten litt. Freud erklärte diesen therapeutischen Erfolg ausschließlich mit seiner Technik der Abreaktion, der Aufhebung der Verdrängung bestimmter schädlicher Wünsche und Gedanken. Aber wenn man Freuds Aufzeichnungen studiert, ist man erstaunt von der Vielfalt seiner therapeutischen Handlungen. Z. B. beauftragte er Elisabeth, das Grab ihrer Schwester zu besuchen und bei einem Mann vorbei zu schauen, den sie attraktiv fand. Um ihr Leiden zu erleichtern, ›bekümmerte‹ er sich ›freundschaftlich um die gegenwärtigen Verhältnisse‹ der Patientin[5] und ›suchte in solcher Absicht‹ Kontakt zur Familie: Er befragte die Mutter der Patientin und ›bat sie inständig‹, eine Möglichkeit der Kommunikation mit der Patientin zu eröffnen und ihr von Zeit zu Zeit zu erlauben, ihren Kummer auszusprechen. Er erfuhr von der Mutter, dass Elisabeth keine Chance hatte, den Mann ihrer verstorbenen Schwester zu heiraten, und teilte dies der Patientin mit. Er half dabei, das finanzielle Durcheinander der Familie zu klären. Ein anderes Mal drängte Freud Elisabeth mit ruhiger Gelassenheit der Tatsache ins Auge zu sehen, dass die Zukunft für jeden unvermeidlich unsicher ist. Er tröstete sie wiederholt, indem er ihr versicherte, dass sie nicht für unerwünschte Gefühle verantwortlich sei und dass der Grad an Schuld und Reue, die sie für diese Gefühle empfand, ein überzeugender Beweis ihres hochmoralischen Charakters sei. Als Freud schließlich nach Beendigung der Therapie hörte, dass Elisabeth zu einem privaten Tanzvergnügen gehen würde, verschaffte er sich eine Einladung, so dass er sie ›in einem lebhaften Tanz vorbei wirbeln‹ sehen konnte« (Yalom, 2010, S. 16).

Direktive und aufsuchende Familientherapie, direkte Ratschläge, sehr persönliches ressourcenorientiertes Feedback, Eheberatung, Schuldnerberatung und praktische Lebensberatung haben diese erfolgreiche Arbeit ebenso mitbewirkt wie die analytisch-therapeutischen Interventionen im engeren Sinne.

---

5 Irving D. Yalom gibt als Quelle aller Zitate an: J. Breuer und S. Freud, Studien über Hysterie, Frankfurt/M., 1895/1970, S. 108–148.

Zum Aufbau unseres Buches

Kapitel 1 beschäftigt sich mit den verschiedenen relevanten Lebenskontexten von Jugendlichen. Diese bestehen aus den körperlichen und psychischen Entwicklungen im Jugendlichenalter, aus den verschiedenen sozial-institutionellen Systemen, in denen Jugendliche sich bewegen (Familie, Schule, Peer-Gruppe, Ausbildungsstelle etc.). Dazu gehören auch die Entwicklungsaufgaben des Jugendlalters. Mit Jugendlichen und ihren Familien ergeben sich zudem typische Schwierigkeiten, vor die Helfer meistens gestellt werden. Die Unterstützerinnen von Jugendlichen sehen sich zudem in der gesellschaftlichen Organisation von Jugendhilfe mit bestimmten Bedingungen konfrontiert. Dem widmen wir Kapitel 1.6 »Arbeitsbedingungen und Motivation professioneller Begleiter«.

Kapitel 2 beschreibt Haltungen und Strategien in der Arbeit mit Jugendlichen, die eine wesentliche Grundlage dafür sind, wie wir Wirklichkeit erleben und wie wir handeln. Einige Haltungen und Strategien, die wir dort beschreiben, entstammen der systemischen Tradition (so Kap. 2.5, Utilisieren von Symptomen und auch Kap. 2.6, Hypothesenbildung), manche haben wir erweitert (Kap. 2.1, Neutralität) und manche wurden bisher in der systemischen Tradition weniger betont (Kap. 2.2, Bedeutung von Sinn und Kap. 2.3, Achtsamkeit). Auch hier stand wieder die Nützlichkeit in der Arbeit mit Jugendlichen bei der Auswahl im Vordergrund.

Kapitel 3 stellt Methoden dar, die sich in der Arbeit mit Jugendlichen besonders bewähren, um den in Kapitel 1 beschriebenen Schwierigkeiten zu begegnen. Wir empfehlen diese Methoden als Module zu nutzen, die je nach Situation eingesetzt werden können und so Gespräche strukturieren helfen.

Hierzu sei Folgendes gesagt: Geeignete Werkzeuge im Koffer zu haben, ist für Handwerker nützlich, ja notwendig. Wenn aber psychosoziale Arbeit weniger Handwerk ist, sondern eher eine Kunst, sollte der Seelen- und Kommunikationsklempner darauf achten, nicht zum Tooligan[6] zu werden. Systemische Arbeit sollte respektvoll, nützlich und schön sein. Respekt qualifiziert eine Begegnung, nützlich erinnert an Handwerk und schön verbinden wir mit Ästhetik und Kunst. Danach könnte psychosoziale Arbeit, wie wir sie in diesem Buch dar-

6 Hildenbrand (2020) diskutiert den Begriff »Tooligan«: »Die Bedeutung des Wortes ›Tooligan‹ erschließt sich intuitiv, es scheint sich um eine Kombination aus tool = Werkzeug und hooligan = gewaltbereiter Fußballfan zu handeln. […] Im PONS ist der ›Hooligan‹ definiert als ›Rowdy‹ […] das mit ›Rüpel‹ zu übersetzen ist« (S. 355). Es geht also darum, sensibel Werkzeuge zu nutzen und nicht zum Tooligan zu werden.

stellen, ein Kunsthandwerk der Begegnung zwischen Jugendlichen und professionellen Erwachsenen sein.

Wir haben bei der Auswahl der Methoden berücksichtigt, dass für jede der vier wesentlichen Ebenen, die Menschen ausmachen (Körper, Psyche, soziale Beziehungen und institutionelle Rollen, siehe dazu S. 267), Methoden dabei sind, die sich auf eine dieser Dimensionen besonders konzentrieren und die zudem die Wechselwirkungen zwischen diesen Dimensionen erfahrbar machen.

In **Kapitel 4** diskutieren wir eine große Bandbreite verschiedener Settings, die in der Arbeit mit Jugendlichen genutzt werden können. Wir wollen Anregungen geben und ermutigen, Settings auszuprobieren, um damit Erfahrungen zu sammeln, sich vielleicht auch darin zu qualifizieren. Gerade der systemische Ansatz beinhaltet für uns die Aufforderung, je nach Situation und Hypothese Settings zu wechseln und zu kombinieren. So kann es gelingen, den Lebenskontext in seinen verschiedenen Varianten weitgehend in die Hilfestellungen einzubeziehen.

In **Kapitel 5** beschäftigen wir uns mit klassischen Ideen von Systemikerinnen, unter welchen Bedingungen professionelle Hilfe nötig wird, unter welchen Bedingungen Probleme entstehen. Das Leben verläuft nie problemlos. Störungsspezifisches Wissen schadet wahrscheinlich weniger als manche Systemiker unserer Generation befürchteten. Störungsideen sind vielleicht nur die andere, dunklere Seite von Weiterentwicklung, Integration und Lösungsfindung.

Störungsspezifische Hypothesen gehören durchaus in die systemische Tradition. Sie bestimmen unsere Sicht auf Klienten, den Kontext und sie empfehlen Interventionsrichtungen. Wir diskutieren in Kapitel 5 solche Störungsideen von Systemikerinnen, die sich primär auf das Jugendalter beziehen.

Kapitel 6 beschäftigt sich mit einem besonderen Aspekt gesellschaftlicher Realität: Jugendliche in Deutschland haben häufig einen Migrationshintergrund, und auch wenn sie keinen haben, sind sie intensiv mit einer multikulturellen Gesellschaft in Schule, Ausbildung, in der Freizeit, auf der Straße konfrontiert. Im Rahmen der Globalisierung, über Arbeitsmigration, durch Kriege und internationale Kooperation ist Deutschland ein Land geworden, in dem viele Kulturen zusammenleben. Zusammen leben, zusammen arbeiten, zusammen lernen mit Menschen aus anderen Kulturen ist für Jugendliche in Deutschland alltäglich geworden. Dazu gehört auch, dass man sich gegenseitig kritisch wahrnimmt und bewertet, aber nicht verachtet oder bekämpft. Berater, Therapeutinnen und andere Unterstützer von Jugendlichen müssen mit dieser gesellschaftlichen Realität umgehen. Das erfordert Kompetenzen. Dazu gehören beraterische Sichtweisen, Haltungen zu interkulturellem Leben wie besonders geeignete Methoden für interkulturelle Beratungssituationen. Dazu gehört auch ein Kulturverständnis. Wie beeinflusst Kultur die Gestaltung von und die Sicht auf psychisches und soziales Leiden? Wie erleben Menschen anderer Kulturen Deutsche in der Kooperation? Und natürlich haben Globalisierung und Migration eine soziale Dimension.

Der Text enthält verschiedene Elemente, die den Lesenden eine bessere Orientierung ermöglichen sollen:

Fallbeispiele

Hintergrundtexte, die bestimmte Themen vertiefen

Take-aways, Anregungen, die Leserinnen einfach mitnehmen und direkt ausprobieren können.

Es gibt nichts Gutes, außer: Man tut es

Dieser Satz beinhaltet die Quintessenz unserer Handlungsabsichten bezüglich unserer psychosozialen Arbeit und kann als Motto fungieren. Dementsprechend beschreiben wir in diesem Buch eine Fülle von Haltungen, Strategien, Methoden und Settings. Man kann diese nicht allein dadurch lernen, dass man lange und gründlich Ausbildungen besucht, übt und dann schließlich anwendet. Ein solches Herangehen kann dazu führen, dass man beim Lesen immer mehr den Eindruck gewinnt, mehr und mehr Fortbildungen zu besuchen. Das ist nicht unsere Intention!

Wir empfehlen erste Anregungen zu nutzen, auszuprobieren und eigene Erfahrungen zu machen. Durch die wiederholte Anwendung von Methoden, Settings und Strategien – durch das Tun – gewinnt man nach und nach tiefere Einsicht in die Ideen, Perspektiven und Möglichkeiten, die in diesen Methoden, Settings und Strategien liegen. Es ist ein Prozess des Ausprobierens und Entdeckens. Erkenntnis und Bewusstsein liegen nicht zwangsläufig vor dem Handeln, sondern sind häufig Folge davon. Lernprozesse dieser Art dauern, hören wohl nie auf und schenken immer wieder Freude am Entdecken

Haltungen, Strategien, Methoden und Settings sind die Gegenstände unseres Buches. Wir wissen aber, dass nicht sie die wesentlichen oder gar alleinigen Wirkfaktoren sind, die die Entwicklung unserer Klientinnen beeinflussen. Die Begegnungsqualität, die Fähigkeit zu Empathie, Resonanz und angemessenem

Kontakt bleibt die unverzichtbare Basis für die gewinnbringende Nutzung von Strategien, Methoden und Settings![7]

Wir wünschen den Lesern und Leserinnen Lust auszuprobieren, ihren Jugendlichen zu begegnen und sie zu entdecken!

7 Auch empirisch konnte dies gezeigt werden: Horvard und Symonds (1991), ebenso Horvath, Del Re, Flückiger und Symonds (2011).

1 Jugendliche und ihre Entwicklungshelfer

Wenn ein junger Mensch in Not ist und – vielleicht gedrängt von Eltern oder Lehrerin – professionelle Hilfe sucht, beginnt eine spannende Expedition. Hat er schlechte Schulleistungen, ist ohne Kraft und Lebensfreude oder verletzt sich selbst? Ist er bereits delinquent, nimmt Drogen oder verlässt sein Zimmer und digitale Räume nicht mehr? Die Not ist groß, aber der Zweifel, ob dieser unbekannte Berater helfen kann, auch.

Wir beschäftigen uns in diesem Kapitel mit den biologischen, psychischen, sozialen und den kulturell-institutionellen Situationen von Jugendlichen sowie den Wechselwirkungen zwischen diesen Systemebenen. Wir wollen helfen, im Sinne eines systemischen Menschenbildes Jugendliche zu verstehen und entsprechend Unterstützungsprozesse zu gestalten.

Wir beginnen zunächst mit der Diskussion der beiden zentralen Entwicklungsaufgaben von Jugendlichen (Autonomie, Kap. 1.1 und Identität, Kap. 1.2) und ihrer Auswirkung auf Unterstützungsangebote.

In Kapitel 1.3 stellen wir die biologischen, psychischen Entwicklungen und sozialen Lebensbedingungen von Jugendlichen dar, die wir für relevant in der Unterstützung halten. Danach beschreiben wir einige Hindernisse, die sich uns oft in den Weg stellen, wenn wir Jugendliche unterstützen wollen (Kap. 1.4). Im verbleibenden Teil des Kapitels beschäftigen wir uns damit, wie wir hilfreiche Begleitung anbieten können.

In Kapitel 1.5 stellen wir einige Ideen zum Hintergrund von Hilfekontexten vor. Nicht nur die Jugendliche bringt sich in die Begegnung ein, auch der Helfer hat einen Kontext, der nicht unwesentlich die Begegnung gestaltet.

1.1 *Lasst mich doch einfach alle in Ruhe!* Entwicklungsaufgaben Jugendlicher

Der Zuwachs an Autonomie und die Bildung einer eigenen Identität sind zentrale Entwicklungsaufgaben der Adoleszenz. Diesen beiden Aufgaben ist der folgende Abschnitt gewidmet. Er soll Anregungen geben, was diese beiden Prozesse für Jugendliche bedeuten und wie Jugendliche Lösungen suchen und finden.

Beide Entwicklungsaufgaben bestimmen erheblich, was Jugendliche an Unterstützung, Beratung, Therapie und Begleitung annehmen können. Wir müssen unsere Beziehungsgestaltung, unsere Settings, selbst die Bezeichnung für unser Tun und die Gestaltung unserer Prozesse auf Menschen einstellen, die zentral damit beschäftigt sind, Autonomie und Identität zu entwickeln!

1.1.1 *Und jetzt soll ich auch noch vegan kochen!* Begleitung bei der Autonomieentwicklung

Was heißt in diesem Zusammenhang Autonomie? Autonomie, wie sie Jugendliche entwickeln, lässt sich skizzieren als:
- Unabhängigkeit von Erwachsenen,
- Überzeugung, die eigene Kompetenz zu realisieren,
- Überzeugung, die Kontrolle über das eigene Leben zu haben,
- Fähigkeit, Probleme und Konflikte selbstständig zu lösen,
- Erleben von Selbstwirksamkeit.

Als Unterstützer von Jugendlichen ist es unser Job, Jugendlichen zu helfen, in angemessener Weise autonom zu werden. Die Folge der Autonomiesuche ist aber oft auch die Abneigung Jugendlicher, sich von Erwachsenen beeinflussen zu lassen. Unterstützungsangebote für Jugendliche stehen so in einer gewissen Spannung zur Autonomieentwicklung. Anlässe von Beratung sind oftmals die vielseitigen Abhängigkeiten von Eltern, Lehrerinnen etc., die durch eine spezifische Form des Autonomiekampfes nicht selten zu Konflikten führen. Autonomieentwicklung ist daher eingebunden in einen Kontext, in dem »das Tun des Einen, das Tun des Anderen«[8] ist.

Dies führt dazu, dass Jugendliche häufig nicht freiwillig in einem helfenden Kontext landen, sondern eher geschickt sind; auch entsprechend geschickt darin, es den Helfern nicht leicht zu machen (s. Kap. 2.9, Umgang mit Geschickten,

8 Dieser Satz lehnt sich an den Titel eines Buchs von Stierlin (1976) an.

S. 155)! Man kann dies Widerstand nennen, aber auch mangelnde Motivation, für die es durchaus gute Gründe gibt.

Zwei zentrale Fragen systemischer Therapie oder Beratung von Jugendlichen sind daher: Wie kann man Jugendliche motivieren und Unterstützungsangebote so gestalten, dass sie anschlussfähig sind und tatsächlich angemessen Autonomie unterstützen? Wie kann man den berechtigten Widerstand von Jugendlichen gegenüber einem vermuteten Autonomieverlust und Einflussnahme durch einen erwachsenen Therapeuten oder einer Beraterin nutzen?

Dazu wollen wir im Folgenden einige Hinweise zur Gestaltung des Angebotes geben. Die folgende Aufzählung bezieht sich im Wesentlichen auf den Beginn ambulanter Arbeit in Beratungs-, Jugendhilfe- oder Therapiekontexten. Von Beginn an ist es wichtig zu klären,

- wer aus welchem Anlass angemeldet hat,
- wer überhaupt ein Anliegen formuliert und
- welche Rolle die Jugendliche dabei spielt.

Liechti und Grossmann (2013) machen u. a. den interessanten Vorschlag, die Jugendliche zur Konsultation für ein Gespräch über die Sorgen der Eltern einzuladen. Sie sei die familiäre Expertin, die dem Berater helfen könne, die Eltern zu verstehen.

Es hat sich bewährt, den Termin für das Erstgespräch direkt mit der Jugendlichen zu vereinbaren. Oft ist das etwas umständlich, weil Jugendliche gern von ihren Eltern, Lehrerinnen oder anderen Helfern angemeldet werden (s. Kap. 3.2.1, S. 172).

Schon bei dieser – in der Regel telefonischen – Einladung zum Erstkontakt empfiehlt es sich, kurz die Sicht der Jugendlichen zum Überweisungskontext zu erfragen:

- Wer hält die Unterstützung für nötig oder sinnvoll?
- Von wem geht die Initiative dazu aus?
- Wie steht die Jugendliche selbst dazu?

So kann man schon zu diesem frühen Zeitpunkt würdigen, dass die Jugendliche in die Beratung kommt, obwohl sie selbst von der Notwendigkeit – oft – nicht voll überzeugt ist (ebenfalls Kap. 3.2.1, S. 172).

Bereits bei der Einladung zum Erstgespräch sollte die Jugendliche ausführlich informiert werden, um was für eine Veranstaltung es sich handelt. Diese Erklärung sollte direkt auf die Jugendliche und ihre Problematik zugeschnitten und nicht allgemein sein. Was kann unser Angebot bei dieser Ausgangslage üblicherweise sein und leisten? Damit demonstrieren wir, dass wir sie als mündige Entscheiderin ernst nehmen. Wir nennen das eine generelle Gebrauchsinformation, die wir in Kapitel 3.2.2 (S. 177) näher beschreiben.

Es lohnt sich, die Meinung der Jugendlichen dazu einzuholen, wie viele Sitzungen gegebenenfalls vereinbart werden sollten. Kurze Kontrakte von zunächst nur wenigen Stunden haben sich bewährt. Auf Wunsch kann man nach Ablauf des Kontraktes weitere Sitzungen vereinbaren. Das Gefühl von Abhängigkeit und Freiheitsverlust wird so reduziert.

Auch zu sinnvollen Abständen zwischen den Sitzungen sollte man die Meinung der Jugendlichen einholen. Die Abstände zwischen den Sitzungen können durchaus drei Wochen betragen. Die systemische Idee, Anstöße zu geben und darauf zu bauen, dass die Veränderung selbst von der Jugendlichen zwischen den Sitzungen gemacht wird, stützt solch ein Vorgehen zusätzlich.

Das Angebot, der jugendlichen Klientin einige Gutscheine zu Sitzungen zu geben, die sie autonom und in eigener Verantwortung zu geeigneten Zeitpunkten – natürlich nach vorheriger Terminierung – einlösen kann, unterstützt das Autonomieerleben ebenfalls.

Während der gesamten Begleitung kann man sich gerade von jugendlichen Klienten immer wieder das Einverständnis zum nächsten Schritt holen. So wird Kontrollverlust weitgehend vermieden. Hier geht es um die spezielle Gebrauchsinformation, auf die wir in Kapitel 3.2.2 (S. 177) näher eingehen.

Settingvorschläge lassen sich so rahmen, dass immer die Autonomie der jugendlichen Klienten betont wird.

> Die Rahmung für eine Einzelarbeit kann sein: »Du bist nahezu erwachsen und zudem reif genug, dein Problem allein zu lösen – auch wenn es nicht losgelöst vom Denken, Tun und Handeln deiner Bezugspersonen zu verstehen ist« (zit. nach Rotthaus, 2002, S. 339).
>
> In einer Familientherapiesitzung: »Die Sache ist nicht allein dein Problem. Da sind andere mit beteiligt. Ich halte dich für reif genug, mit deinen Eltern einiges zu klären und zu schauen, wer welche Aufgaben übernimmt.«
>
> In einer Sitzung mit dem Geschwistersubsystem: »Du und deine Geschwister, ihr habt euch einiges – auch ohne die Eltern – zu sagen. Ihr habt jeder eine eigene Meinung und Sichtweise von der Sache. Ich finde es sinnvoll, dass wir uns zusammen einmal dafür Zeit nehmen.«

In Familiensitzungen werden die Jugendlichen, die Anlass für die Beratung sind, oft defizitär als »problematisch, schwierig, Versager, Störenfried, unordentlich, depressiv oder verantwortungslos« beschrieben. Das fördert nicht gerade deren Selbstwirksamkeitsüberzeugung und das Bewusstsein eigener Kompetenz. Es gilt in der Zusammenarbeit, dieses Kommunikationsmuster der anderen Familienmitglieder zu verändern (s. Kap. 2.8, S. 147). Dazu eignen sich klare und aktiv vom Therapeuten eingeführte Gesprächsstrukturen, wie in Kapitel 3.1.3 (S. 167) beschrieben.

Diese defizitären Beschreibungen sollten gezielt durch ressourcenorientierte Gesprächseinheiten kontrastiert werden. In diesen kann der Therapeut entsprechende Strukturen aktiv einsetzen (s. Kap. 3.4, S. 207).

Eine unterstützungsbedürftige Krise der Jugendlichen beeinflusst deren Selbstwertsuche und deren Erleben von Selbstwirksamkeit und Autonomie. Dabei ist oft die Bezeichnung Therapie oder Beratung ein Hindernis für die Jugendliche, das Angebot anzunehmen. Bestimmte Umdeutungen der Situation können diesen Effekt mindern, vorausgesetzt man berücksichtigt, wie die Jugendliche selbst zum Unterstützungsangebot steht. (s. Kap. 2.7, S. 144):

»Wir könnten einige Stunden *Einzeltraining* machen, wie du es anstellen kannst, dass du allein mit den Dingen klarkommst.«
»Wir könnten einige Stunden *eine Art Coolnesstraining* machen, wie du es anstellen kannst, dich in der Schule nicht mehr zu Schlägereien und Störungen provozieren zu lassen.«
»Wahrscheinlich ist das alles für dich völlig überflüssig, aber du kannst ja einfach fünf Mal *zur Beruhigung deiner Eltern* kommen.«
»Ich schlage dir einen *Intensivkurs* von drei *Treffen* in … vor.«
»Wir treffen uns, *um zu untersuchen, was deine Eltern brauchen,* um dich mehr gehen zu lassen. Ich weiß, dass du die Treffen weniger brauchst.«

Autonomie und Ablösung sind also Entwicklungsaufgaben der Jugendlichen und meist auch deren Bedürfnis. Auf dieser Basis wird in der fachlichen Diskussion um Settings in der Unterstützung von Jugendlichen oft der Schluss gezogen, dass man mit Jugendlichen – im Gegensatz zu Kindern – besser allein, ohne die Familie arbeitet, um diese Entwicklung hin zur Autonomie zu unterstützen. Im Einzelfall kann das durchaus richtig sein. Als Begründung dafür, dass Einzeltherapien mit Jugendlichen grundsätzlich einer Arbeit mit dem Lebenskontext vorzuziehen sind, überzeugt uns nicht: Autonomie, Individuation und Ablösung sind nie individuelle Angelegenheiten. Immer gibt es einen Kontext, mit dem diese Entwicklungsschritte vollzogen werden müssen: Eltern, Lehrer, Erzieherinnen, Schulen, Peergroups, Ausbildungsbetriebe. Hier gibt es in der Regel heiße Diskussionen, wie die Autonomie dieses Jugendlichen denn nun aussehen sollte – und wie besser nicht. Ist überhaupt eine Bereitschaft da, Autonomie zuzulassen? Und wenn dies der Fall ist, was und wie viel wird vom Kontext als angemessen erlebt? Autonomieentwicklung findet gemeinsam mit anderen und manchmal auch gegen andere statt. Sie ist kein ausschließlich individueller Prozess, sondern in hohem Maße kontextbezogen. Auch manche systemischen Unterstützer neigen dazu, dies zu übersehen.

Dazu gesellt sich ein weiteres Problem eines nur auf Einzeltherapie reduzierten Settings: Über die ausschließliche Information durch die Jugendliche selbst wird der Unterstützer leicht »parteiisch« oder kann zu gravierenden Fehleinschätzungen in Bezug auf die reale Kompetenz und das tatsächliche Verhalten seiner Klientin kommen. Gerade der Verlust der Neutralität kann zu Missverständnissen über die Situation und zu einer Koalition mit dem Jugendlichen gegen seine Eltern, Familie, die Schule oder den Ausbildungsbetrieb führen (s. Kap. 2.1, S. 71). Dann kommt es:

- zu dem Eindruck, dass Eltern, Lehrer, Erzieherinnen »blöd« und »daneben« sind,
- zu einer unrealistischen Einschätzung des Jugendlichen hinsichtlich seines Sozialverhaltens,
- zu einer unrealistischen Auffassung über die gesellschaftliche Akzeptanz des von dem Jugendlichen gezeigten Verhaltens,
- zu einer unrealistischen Einschätzung der Kompetenzen und Leistungen der Jugendlichen.

Solche Fehleinschätzungen des Unterstützers und die subtile Stärkung unrealistischer Einschätzungen der Jugendlichen können ausgesprochen hinderlich für die Entwicklung der jugendlichen Klientinnen sein. Hier macht eine Einbeziehung ihrer Lebenskontexte Sinn, ja erscheint sogar notwendig.

Wir halten dabei auch und gerade bei Jugendlichen eine Arbeit in verschiedenen Settings für sinnvoll: neben der Einzelarbeit auch Sitzungen mit der Familie, den Eltern, den Geschwistern, Freunden, Lehrern und Erzieherinnen. Der Berater kann hier die Funktion haben, ein Gespräch zwischen der Jugendlichen und Personen aus dem jeweiligen Kontext zu moderieren. So wird Rückmeldung, Beteiligung wichtiger Anderer und wechselseitiges Verstehen möglich. Das kann der Jugendlichen und den wichtigen Bezugspersonen zu einer eher zielführenden Einschätzung im Sinne der Problembesserung verhelfen. Vielleicht führt es zudem bereits zu einer gemeinsamen Problem- und Zielbeschreibung. Damit können die Selbsteinschätzung und die Chancen einer angemessenen und mit dem jeweiligen Kontext abgestimmten Autonomie wachsen. Es entsteht ein differenzierteres Bild der problem- und lösungsrelevanten Beziehungssituation.

Gerade weil Austausch und Begegnung zwischen Jugendlichen und wichtigen Menschen in ihrem Lebenskontext oft gestört sind, ist die Arbeit in vielfältigen Settings hilfreich und sinnvoll.

Vereinfacht lautet also die Ausgangsfrage bei der gemeinsamen Gestaltung eines Beratungssettings: Welche Kontexte der Jugendlichen sind geeignet, ja notwendig, um das identifizierte Problem miteinander zielführend zu bearbeiten? Was ist ein angemessener Lösungskontext? Wer kann und will zu einer Lösung beisteuern (s. Kap. 4, S. 262)?

Damit wird systemische Unterstützung zu einem emanzipierenden Beitrag für Selbstorganisationsprozesse von Jugendlichen unter Nutzung derjenigen, die für Stressreduktion und Lösungsentwicklung Hilfreiches beisteuern können und wollen. Eine so verstandene bezogene Autonomie meint, dass die zunehmende Autonomie und Loslösung der Jugendlichen von den Eltern ebenfalls neue Entwicklungsschritte (Tabelle 1) verlangt. Anregungen dazu finden wir bei Rotthaus (2016, S. 134 f.) in Anlehnung an E. Dreher und M. Dreher (1985):

Tabelle 1: Entwicklungsschritte bei zunehmender Autonomie und Loslösung der Jugendlichen von den Eltern (Rotthaus, 2016 nach Dreher und Dreher, 1985)

Jugendliche	Eltern
Von den Eltern unabhängig werden, sich vom Elternhaus lösen.	Die Jugendliche loslassen und ihre Eigenständigkeit unterstützen.
Aufbau eines Freundeskreises: zu Altersgenossen beiderlei Geschlechts neue, tiefere Beziehungen herstellen.	Eine einseitige Familienzentrierung aufgeben und den eigenen Freundeskreis wieder mehr pflegen.
Akzeptieren der eigenen körperlichen Erscheinung: Veränderung des Körpers und des eigenen Aussehens annehmen.	Körperliche Alterungsprozesse annehmen.
Sich das Verhalten aneignen, das man in unserer Gesellschaft von einer Frau bzw. einem Mann erwartet.	Selbst wieder lernen, als Ehepartner zu leben (und nicht vorwiegend als Eltern), Neuaushandeln des Ehesystems als Zweierbeziehung.
Aufnahme intimer Beziehungen zum Partner (Freund/Freundin).	Sich mit den eigenen unerfüllten sexuellen Wünschen und den verpassten Chancen auseinandersetzen.
Wissen, was man werden will und was man dafür können (lernen) muss.	Sich mit den eigenen unerfüllten beruflichen Wünschen auseinandersetzen.
Vorstellungen entwickeln, wie der Ehepartner oder die Ehepartnerin und die zukünftige Familie sein sollen.	Orientierung auf die Gestaltung der zweiten Lebenshälfte. Sich gedanklich an die Rolle als Großmutter und Großvater annähern.
Über sich selbst im Bilde sein: wissen, wer man ist und was man will.	Eine aktuelle Lebensbilanz ziehen.

Entwicklung einer eigenen Weltanschauung: sich darüber klar werden, welche Werte man hochhält und als Richtschnur für eigenes Verhalten akzeptiert.	Den eigenen Wertekanon selbstkritisch reflektieren und in die Zukunft fortschreiben.
Entwicklung einer Zukunftsperspektive: sein Leben planen und Ziele ansteuern, von denen man glaubt, dass man sie erreichen kann.	Eine Perspektive für die verbleibende Lebenszeit entwickeln.

1.1.2 *So wie meine Mutter will ich auf keinen Fall werden!* Begleitung bei der Identitätsentwicklung

»Identität (identity): Ein gut strukturiertes Konzept des eigenen Selbst, das aus Wertvorstellungen, Überzeugungen und Zielen besteht, auf die sich eine Person festgelegt hat« (Berk, 2004, S. 892).

»Identität: Psychologisch ist persönliche Identität die einzigartige Kombination persönlicher Merkmale, deren man sich selbst bewusst ist und mit der man sich selbst anderen darstellen kann. Dieses Bild von der eigenen Identität wird auch davon beeinflusst, wie andere einen wahrnehmen. Selbsterkenntnis und Selbstgestaltung formen die Identität (Wer bin ich? Was will ich?)« (Oerter u. Montada, 2008, S. 965).

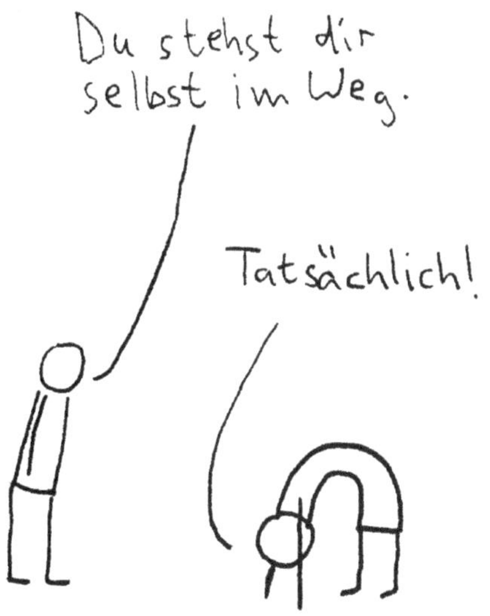

Das Finden von Identität ist mit viel Erkunden, Ausprobieren, Verwerfen und Annehmen verbunden. Ein anstrengender Prozess für die Jugendlichen und ihr Umfeld. In diesem Prozess, der sich über den ganzen Zeitraum der Adoleszenz erstreckt, entsteht Identität. Natürlich ist die Identitätsentwicklung mit der Adoleszenz nicht abgeschlossen, aber es ist die Lebensspanne, in der die Suche danach und wichtige Festlegungen am stärksten dominieren. Hier ein paar Beispiele für verschiedene Lebensbereiche, in denen Jugendlichen herausfinden, wer sie sind und sein wollen:

- sexuelle Identität,
- Leistungsbereitschaft in Beruf und Schule,
- politische Identität,
- Zugehörigkeit zu einer Teilgruppe der Gesellschaft, mit der man Werte, Mode, kulturelle Orientierung, Konsumverhalten etc. teilt (s. Kap. 2.2, S. 80).

Diese Aufzählung ist nicht vollständig, sondern zeigt nur, dass die Identitätsbildung eine Art Summe aus Selbstdefinitionen ist, die Jugendliche im Laufe dieser Jahre – und oft darüber hinaus – für sich finden und daraus ein Selbstkonzept komponieren.

Auch dies geschieht natürlich nicht in Abgeschiedenheit, sondern in intensivem Austausch mit der sozialen Umwelt. Deshalb sind für Jugendliche die Auseinandersetzung und der Austausch mit anderen und mit verschiedenen Milieus, Lebenswelten oder Subkulturen so wichtig. Man kann diese als unterscheidbare gesellschaftliche Identitätsangebote verstehen. Die verschiedenen Peergroups, in denen Jugendliche sind oder an denen sie sich orientieren, lassen sich diesen Milieus zuordnen.

Welche Identitätsangebote werden der Jugendlichen von ihrer sozialen Lebenswirklichkeit gemacht? Welche gibt es? An welchen orientiert sie sich? Von welchen grenzt sie sich ab? Zu welchen hat sie keinen Zugang?

Jugendliche suchen, nehmen wahr, wo sie hingehören, wo ihr gesellschaftlicher Platz ist. Sie sehen in der U-Bahn und der Klasse, welche anderen Jugendlichen zu ihrer Gruppe gehören und welche zu einer ganz anderen Gruppe. Das bestimmt in hohem Maße ihr Leben, ihre Kontaktaufnahmen, ihre Kontakte, ihr Denken, ihre Möglichkeiten, ihre Grenzen, ihre Sicht auf Dinge! So gibt es nicht *die* sozialen Bedingungen und nicht *die* Kultur von Jugendlichen. Das wissen

Jugendliche und das nutzen sie, um sich in der Gesellschaft zu orientieren und zu verhalten. Das ist ihr Alltag. Das gilt natürlich auch für Erwachsene, aber für Jugendliche in höherem Maße: Sie sind stärker in Schule, in Clubs und im öffentlichen Raum mit anderen Milieus konfrontiert. Sie orientieren sich, was ihre Identität ausmacht!

Die sozialwissenschaftlichen Sinus-Jugendstudien 2016 (Calmbach, Borgstedt, Borchard, Thomas u. Flaig, 2016) und 2012 unterscheidet sieben verschiedene Lebenswelten von Jugendlichen. Diese Sichtweise kann uns helfen, die Jugendlichen in ihrer aktuellen Zugehörigkeit, Identitätssuche, Wertesuche, ihrem Stand der Orientierung besser zu verstehen. Im Hintergrund »Die Sinus-Jugendstudie« skizzieren wir diesen Forschungsansatz und seine Ergebnisse (s. Hintergrundtext S. 42).

Weil Identitätssuche ein so zentrales Anliegen von Jugendlichen ist, lohnt es sich in der Arbeit mit Jugendlichen zu Beginn, aber auch immer wieder zwischendurch, sich Zeit zu nehmen, um die momentane Orientierung der Jugendlichen im Hinblick auf ihre Identitätsentwicklung auszuloten. Diese Art von Joining[9] ist eine gute Gelegenheit, die Jugendliche in ihrer Identitätssuche kennenzulernen – ohne sofort auf das Problem zu sprechen zu kommen. So hat die Jugendliche die Möglichkeit, sich – unabhängig vom Problem – etwas stärker mit ihren Interessen, ihrem Lebensstil, ihren Werten im Leben vorzustellen. Damit das Joining nicht einseitig verläuft, sollte man auch der Jugendlichen anbieten, uns Fragen zu stellen, um uns besser kennenzulernen.

- »Bevor wir mit deinen Fragen oder Problemen einsteigen, würde ich dich gern etwas kennenlernen. Ich möchte mir besser vorstellen können, wie du lebst, was dir wichtig ist. Wir nehmen uns einfach mal 10 oder 15 Minuten Zeit. Ich möchte dir gern einige Fragen stellen, die mir helfen, dich kennenzulernen. Ist das in Ordnung für dich?« (s. Kap. 3.2.2., S. 177, situative Gebrauchsinformation)
- »Sicher hast du auch Fragen zu mir, wie ich so lebe und Dinge sehe. Du kannst gern deine Fragen stellen. Wenn ich eine Frage nicht beantworten will, dann sag' ich das. Ich werde dann nicht sauer oder eingeschnappt sein! Wenn dir jetzt keine Fragen einfallen, dann kannst du die immer auch in späteren Treffen von uns stellen, für den Fall, dass wir weiter zusammenarbeiten. Einverstanden?«

Für diese Art von Joining eignen sich besonders Fragen, an welcher Lebenswelt und welchem Lebensstil sich die Jugendliche orientiert.

9 Joining hier im Sinne von Ankoppeln, Verstehen.

- Kulturelle und sportliche Interessen: Welche Musik hörst du so? - Interessierst du dich für Musik und Filme? - Würdest du sagen, dass du eher zum Mainstream gehörst? - Würdest du freiwillig ins Theater gehen oder interessiert dich das eher nicht? - Lesen, ist das etwas für dich? - Machst du Sport? Welche Sportarten interessieren dich? Was findest du an dieser Sportart klasse?
- Kleidung: Ist dein Outfit für dich wichtig? - Was gefällt dir? Wie würdest du deinen Stil beschreiben? - Wie sieht es mit dem Outfit aus? Wo kaufst du deine Sachen? - Welche Outfits findest du eher peinlich? - Kaufst du deine Klamotten selbst?
- Freizeit: Wenn du mit anderen abhängst, was macht ihr dann? Was sind Dinge, die dir und deinen Freunden Spaß machen? - Wo trefft ihr euch? - Wie könnte ein wirklich gelungener Abend oder Nachmittag von euch aussehen? - Leben deine Freunde über die ganze Stadt verteilt oder eher in deinem Stadtteil? - Welche Filme oder Serien interessieren euch? - Hast du Lust, Leute kennenzulernen, die ganz anders drauf sind als du? - Was schätzt du an Freunden und was findest du eher peinlich?
- Zukunft: Wenn du an Zukunft denkst: Von was träumst du? Realistisch oder nicht spielt jetzt mal keine Rolle. - Stell dir vor, du bist zehn Jahre älter als jetzt. Angenommen alles läuft bis dahin gut für dich. Nicht unrealistisch gut oder schlecht, eher im Normalbereich gut: Wie sollte dein Leben dann aussehen? Job? Familie, ja oder nein? Wenn ja: wie? Wenn nein: Was machst du dann so? Wie gestaltest du dein Leben? Wo würdest du später gern leben?
- Grundsätzliche Werte: Möchtest du grundsätzlich mal so ähnlich leben wie deine Eltern? - Was bedeutet Religion für dich? Ist Religion wichtig für dich? - Bist du politisch interessiert? Oder hat das wenig Bedeutung für dich?

Wir können die Antworten nutzen, um zu lernen, in welche Richtung die Identitätssuche und die momentan wichtigen Orientierungen der Jugendlichen laufen – wo und wie sie sich selbst momentan verortet. Diese Form des Joinings kann gleichzeitig genutzt werden, um Ressourcen der Jugendlichen zu aktivieren (s. Kap. 3.4, S. 207).

Die Jugendliche checkt vielleicht in gleicher Weise ab, zu welchem gesellschaftlichen Milieu oder zu welcher gesellschaftlichen Subkultur wir Berater gehören. Solche Beobachtungen sind für die Beziehungsgestaltung von Jugendlichen in Beratung und Therapie wichtig, weil Identitätsfindung für Jugendliche im Zentrum ihrer Entwicklung steht. Ihre Identität ist deutlich weniger gefestigt als die von Erwachsenen. Sie suchen noch, müssen sich deshalb stärker abgrenzen, kritischer schauen, ob wir für sie relevant sind und ob, was wir sagen für sie relevant ist. Es stellt sich die Frage, ob sie uns vertrauen oder ob es in ihrer Lebenswelt andere Personen gibt, denen sie vertrauen und die für sie Vorbilder und Orientierung sind. Solche Personen einzubeziehen, kann hilfreich sein, um die vereinbarten Ziele tatsächlich zu erreichen. Genderaspekte sollten dabei mit in den Blick genommen werden. Immer noch liegt die Erziehungsverantwortung ganz erheblich bei den Frauen und in vielen Schultypen tauchen Männer überwiegend in Leitungsrollen auf.

Jan[10], 16 Jahre alt, spielt Fußball in der B-Jugend. Sein Vater, Herr Z., arbeitet als Werkzeugmacher, die Mutter halbtags als Floristin. Jans 12-jährige Schwester Laura besucht das Gymnasium, Jan eine additive Gesamtschule. Seine Schulnoten verschlechtern sich seit Monaten plötzlich rasant. Er macht oft keine Hausaufgaben, hat einige Male die Schule geschwänzt und auf dem Schulhof Prügeleien mit anderen Schülern gehabt. Sein Sozialverhalten sei zunehmend schwierig, sagt die Klassenlehrerin. Jan trainiert in der Woche mehrfach intensiv und spielt am Nachmittag auch noch mit Freunden Fußball. Die Klassenlehrerin ist von ihm enttäuscht und hatte bereits ein Gespräch mit den Eltern. Jan sagt, die Lehrerin könne ihn nicht leiden und bewerte zu streng. Außerdem wolle er Profifußballer werden und da sei der Schulabschluss nicht so wichtig. Sein Vater kennt den Trainer und ist stolz auf die sportlichen Stärken seines Sohnes. Die Mutter macht sich Sorgen, dass Jans Leistungen für den gymnasialen Zweig nicht ausreichen. Sie droht damit, ihm das Fußballtraining einzuschränken, wenn es in der Schule nicht besser wird. Der Vater hält das für keine gute Idee. Die Mutter hat in einer Erziehungsberatungsstelle einen Termin für ein Erstgespräch erbeten, in dem der Konflikt zwischen Jan und seiner Mutter deutlich wird.

JAN: »Meine Mutter interessiert sich überhaupt nicht für den Fußball, jeden Nachmittag krieg' ich Druck. Sie will mich kontrollieren, genauso macht es die Klassenlehrerin. Mir stinkt die Schule. Ich bin froh, wenn ich beim Training sein kann oder Ligaspiele sind.«

Nur der Vater besucht die Spiele, für die Mutter ist Fußball ein rotes Tuch. Die Eltern sind sich uneinig über die Situation und geraten leicht in Streit deswegen, was auch Laura belastet. Die Mutter fühlt sich mit dem Problem allein gelassen.

BERATERIN: »Ich spüre, wie wichtig Mutter und Vater das Wohl Jans und eine gute Zukunft für ihn ist. Ich erlebe Sie beide als hoch engagierte, gute Eltern, die nach einem gelingenden Weg für Jan suchen.«

Dem stimmen beide Eltern zu.

---

10 Alle Fallbeispiele sind anonymisiert und so verändert, dass eine Identifikation der Betroffenen nicht mehr möglich ist.

BERATERIN: »Fürsorge scheint insgesamt bei Töchtern leichter zu sein als bei Söhnen. Woran immer das liegen mag. Also Anerkennung und Dank an dich, Laura, dass du deine Eltern entlastest. Ich habe den Eindruck, Vater und Mutter sind sich im Ziel einig, aber haben unterschiedliche Ideen, wie sie Jan helfen können, in der Schule ähnlich erfolgreich zu sein wie beim Fußball.«

JAN (knurrt): »Bestimmt nicht durch Fußballverbote.«

BERATERIN: »Auch im Fußball geht es um Leistung, Erfolg, Training und Besserwerden, aber auch um Spaß und Freude.«

JAN: »Da habe ich ja auch Spaß und Erfolg, aber nicht in der Scheißschule.«

BERATERIN: »Ja, das ist großartig und deine Eltern sind auch stolz darauf.«

JAN: »Meine Mutter nicht!«

BERATERIN: »Was meinen Sie dazu, Frau Z.?«

MUTTER: »Ich bin da schon stolz darauf. Jan war auch schon in der Zeitung. Ich mach' mir eben große Sorgen, weil Jan die Schule abgeschrieben hat, und das ist gefährlich. Ich kann oft nicht mehr schlafen.«

JAN: »Ich habe die Schule nicht abgeschrieben, die Schule hat mich abgeschrieben und ich versuche jetzt auf einem anderen Weg erfolgreich zu sein.«

BERATERIN: »Ich sehe das Dilemma, gibt es jemanden, Jan, dem du da vertraust, mit dem du reden kannst und der deine Stärken kennt?«

JAN: »Ja, unser Trainer.«

BERATERIN: »Und gibt es jemanden, dem Sie vertrauen, Frau Z., wenn es um das Thema Schulleistung geht?«

MUTTER: »Ja, ich erlebe die Klassenlehrerin als engagiert und ehrlich. Die spürt die Konkurrenz von Fußball- und Schulleistung; die Männer auf Seite des tollen Fußballs und die Frauen plagen sich mit dem öden Schulthema rum.«

Als es um die Ziele der Beratung geht, wird deutlich, dass sich die Mutter ein Ernstnehmen der Schule durch Jan und mehr Hilfe des Vaters wünscht. Der Vater wünscht sich weniger Streit mit seiner Frau. Jan wünscht sich, dass das Meckern und die Strafen durch Mutter und Lehrerin aufhören. Laura möchte weniger Streit in der Familie.

Die Beraterin sagt, dass es um drei große Themen gehe: Schule, Familie und Fußball. Die Familienexperten sind da, aber die Experten für Schule und Fußball fehlen. Sie fragt, ob eine Einladung des Trainers und der Klassenlehrerin zum nächsten Gespräch möglich sei. Alle bejahen dies, wenn auch mit unterschiedlichem Gesichtsausdruck. Es wird beschlossen, dass die Mutter mit dem Trainer spricht und der Vater mit der Lehrerin. Jan fragt etwas irritiert, warum nicht der Vater mit dem Trainer spricht, der kenne ihn eh gut. Die Beraterin anerkennt diese wichtige Frage und fragt Laura, ob diese eine Idee habe, warum das vielleicht sinnvoll sei.

LAURA: »Dann käme die Mutter mal auf den Fußballplatz und der Vater mal in die Schule.«

BERATERIN: »Toll, Laura, da hast du ins Schwarze getroffen.«

Nach vier Wochen sitzt die Familie mit der Klassenlehrerin und Jans Trainer im Beratungszimmer. Die Beraterin nimmt sich Zeit für das Joining und bedankt sich für die Bereitschaft. Die Lehrerin beginnt damit, dass Jan in den letzten Wochen die Hausaufgaben erledigt und auch nicht in der Schule gefehlt habe. Die Mutter berichtet, dass der Vater sich inzwischen die Hausaufgaben zeigen lasse. Sie sei zweimal bei Ligaspielen gewesen und fand das sehr spannend.

MUTTER: »Toll, dass Jan einmal das entscheidende Tor geschossen hat.«

Jan freut sich über diese Anerkennung, berichtet aber kleinlaut, dass er im letzten Spiel die Rote Karte gesehen habe und deswegen für das nächste Spiel gesperrt sei. Der Trainer weist auf den Zusammenhang von Fußball und Intelligenz hin. Fußball fördere die Intelligenzentwicklung und die Schulnoten. Mit schlechten Schulleistungen sei heute keine Fußballkarriere mehr möglich. Er lobt Jans Bedeutung für die Mannschaft, macht sich aber Sorgen um seine Impulskontrolle. Jan hat bereits die zweite Rote Karte gesehen und öfter Krach mit Mitspielern. Die Klassenlehrerin sieht das ähnlich, würdigt jedoch die Entwicklung von Jan bei den Hausaufgaben und bei der letzten Klassenarbeit. Jan antwortet auf die Frage der Beraterin, wie eine solch erfreuliche Veränderung möglich wäre, dass die Mutter viel weniger schimpfe. Der Vater habe ihm in Mathe gut geholfen. Aber er werde stinksauer, wenn jemand ihn blöd anmache. Dann sehe er rot und könne sich nicht mehr beherrschen. Der Trainer erzählt nun von Philipp Lahms Sommercamp, bei dem Jugendliche in Sachen Sozialverhalten sowie Bewegung und Ernährung trainiert würden. Jan ist sehr neugierig. Philipp Lahm ist sein großes Vorbild. Auch die Lehrerin ist interessiert, weil in der Klasse mehrere Kinder übergewichtig seien. Die Lehrerin fragt, ob der Trainer das Sommercamp in der Schule vorstellen könne. Jan würde gern am Camp teilnehmen. Der Trainer fragt Jan, ob er ihn bei einer Präsentation des Sommercamps in der Schule unterstützen könnte. Jan ist skeptisch, weil er nicht weiß, was er da machen soll. Die Beraterin lässt von Lehrerin, Trainer und Jan eine Skala erstellen, wie wahrscheinlich es sei, dass eine solche Präsentation stattfinden könne. Als alle drei hohe Werte angeben, schlägt sie vor, einen weiteren Termin in dieser Zusammensetzung erst nach der Präsentation zu machen und vorher mit den Eltern allein zu sprechen.

Manchmal ist es sinnvoll – wie im Fallbeispiel –, das Setting zu erweitern. Manchmal ist dies nicht möglich oder sinnvoll, dann kann eine ähnliche Form der Einbeziehung virtuell über Zeugenarbeit (s. Kap. 6.2.9, S. 415) mit Personen erfolgen, die eher relevant für die momentane Identitätsausrichtung der

Jugendlichen sind, oder durch die Anwendung des Konzepts des sozialen Atoms (s. Kap. 3.5.2, S. 221).

Hintergrund: Die Sinus-Jugendstudie

Das Sinus-Institut untersucht Gesellschaften mit einem überwiegend qualitativen Forschungsansatz, um bestimmte Milieus zu identifizieren. Ein nachvollziehbarer sozialwissenschaftlicher Ansatz, da Aussagen über alle Deutschen, alle Migrantinnen oder eben alle Jugendlichen wenig sinnvoll sind und kaum dazu taugen, Verhalten vorherzusagen. Die Sinus-Jugendstudie 2016 (Calmbach et al., 2016) unterscheidet sieben verschiedene Lebenswelten von Jugendlichen (Abbildung 1). Man kann diese sieben Lebenswelten als nützliches Modell für Unterstützungsprozesse nutzen. Jede Jugendliche bleibt einmalig und wird nie zum Prototyp einer dieser Lebenswelten. Sie ist für eine Zeit hingezogen zu einer dieser Lebenswelten oder auch in scharfer Abgrenzung zu anderen. In diesem Spannungsfeld findet ihre Identitätsentwicklung statt.

Bei der Begleitung von Jugendlichen in ihrer Identitätsentwicklung können wir vor dem Hintergrund dieses Sozialforschungsansatzes

- vielleicht besser verstehen, welche lebensweltliche Orientierung der Jugendliche für sich ausprobiert, welcher Lebenswelt seine Clique eher zuzuordnen ist,
- genauer die gängigen gesellschaftlich vorhandenen Identitätsangebote kennenlernen, mit denen Jugendliche im Alltag konfrontiert sind.

Die Sinus-Jugendstudie konzentriert sich auf die Altersgruppe von 14 bis 17 Jahren. Sie geht davon aus, dass wir in einer »Erlebnisgesellschaft« leben. Anstelle einer Klasseneinteilung oder Unterscheidung nach sozialen und ökonomischen Lebenslagen fokussieren die Autorinnen eher auf Erlebnismilieus Jugendlicher. Dabei wird ein ethnologischer Kulturbegriff zugrunde gelegt, wie wir ihn in Kapitel 6.1 (S. 368) vorstellen.

In diesem Alter ist noch so viel offen. Zukünftiges Entscheiden und Handeln ist bei Jugendlichen sicher weniger vorhersagbar als bei Erwachsenen. Im Jugendalter ist noch mehr Freiheit vorhanden.

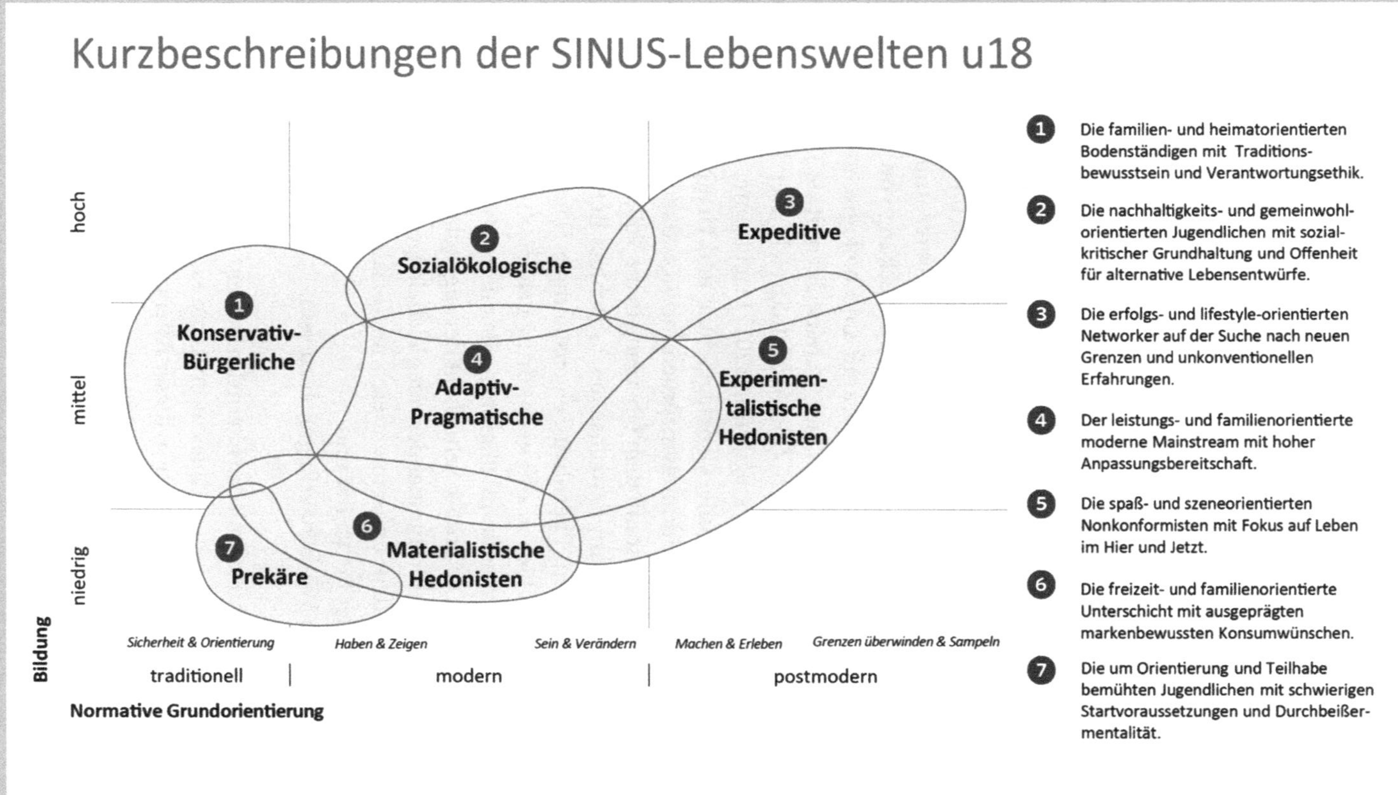

Abbildung 1: Kurzbeschreibungen der SINUS-Lebenswelten u18 (SINUS-Institut, 2012)

In Abbildung 1 sind unterschiedliche Lebenswelten in ein Koordinatensystem bestehend aus den beiden Achsen Bildungsniveau (niedrig bis hoch) und Normen (traditionell bis postmodern) eingeordnet. Im folgenden Kapitel weisen wir auf andere Studien hin, die betonen, wie unterschiedlich die soziale Situation von Jugendlichen ist. Gerade für die Gruppe prekärer Jugendlicher sind Unterstützungsangebote wichtig.

1.2 *75 Prozent der Jugendlichen verstehen sich hervorragend mit ihren Eltern! Und die anderen?* Sozialer Kontext Jugendlicher und Ungleichheit

Jugendliche im Niemandsland zwischen nicht mehr Kind und noch nicht selbstständigem Erwachsenen bewältigen eine Reihe äußerer und innerer Herausforderungen. Leitmotiv ist die Erarbeitung, Entdeckung von und Bemühung um Identität und Autonomie. Antriebskraft sind biologische, psychische, soziale und kulturell-institutionelle (Schule, Vereine, Freizeit etc.) Veränderungen. Diese Übergänge waren zu allen Zeiten konfliktreich. Der 15. Kinder- und Jugendhilfebericht der Bundesregierung (2017) steht unter der Überschrift: »Zwischen Freiräumen, Familie, Ganztagsschule und virtueller Welt. Persönlichkeitsentwicklung und Bildungsanspruch im Jugendalter.« Der Bericht betont, dass Jugend nicht mehr mit dem Übergang in die Volljährigkeit beendet ist. Viele Übergangsschritte zum Erwachsenen (Abschluss Berufsausbildung oder Studium, Auszug aus dem Elternhaus, eigenständiger Haushalt, ökonomische Selbstständigkeit) verschieben sich in das dritte Lebensjahrzehnt. Dadurch entstehen komplexe Übergangskonstellationen, die mit psychosozialen Risiken verbunden sein können. Die größte Sehnsucht der Jugendlichen gilt

- Zugehörigkeit zu und Miteinander mit gleichaltrigen Freunden (Peers),
- damit verbunden dem Experimentieren im Sozialen,
- Erfahrungen in der Sexualität und
- dem allgemeinen Wunsch, erfolgreich zu sein.

Die Zeit oft heftiger Konflikte mit den Eltern dauert meist wenige Jahre und weicht in der Regel einem dann reiferen und gleichwertigeren Kontakt mit Mutter und Vater.

Die wichtigsten Lebenskontexte in dieser Altersphase stellen Familie, Schule, weiterführende Bildungseinrichtungen und die Freizeit dar, wobei weiterhin die Familie der wichtigste Heimathafen ist. Albrecht und Hurrelmann fassen diese Entwicklung knapp zusammen:

»Und auch sonst sind die Zeiten vorbei, in denen Jugendlichen ihre Eltern eher peinlich waren. 42 Prozent sagen in der Shell Jugendstudie 2019 ›Wir kommen bestens miteinander aus.‹ 50 weitere Prozent kommen mit ihren Eltern gut klar, auch wenn es gelegentlich Meinungsverschiedenheiten gibt. Der Anteil derer, die mit dem Verhältnis zu ihren Eltern voll und ganz zufrieden sind, hat seit 2002 kontinuierlich zugenommen. Eltern sind die wichtigsten Vorbilder. [...] Ganz besonders aussagekräftig sind die Antworten auf die Frage, ob man seine Kinder einmal genauso erziehen würde, wie man von den eigenen Eltern erzogen wurde. 2019 antworteten hier 74 Prozent positiv. 1985 votierten nur 53 Prozent so. [...] Allerdings zeigen sich deutliche Unterschiede nach sozialer Herkunft« (2020, S. 225 f.).

Während fast 90 Prozent der Kinder aus Familien mit hohem Bildungs- und Berufsstatus den Erziehungsstil ihrer Eltern übernehmen wollen, sind es nur 50 Prozent bei sozial benachteiligten Jugendlichen. Der Wert vermindert sich auf weniger als die Hälfte bei arbeitslosen Jugendlichen.

Neben den genannten soziokulturellen Lebenswelten stellen gesellschaftliche Beschleunigung, Verdichtung, Institutionalisierung und Verschulung des Jugendalters den aktuellen Hintergrund dar. Junge Menschen erleben die digitalvernetzten Medien als Möglichkeiten, mit denen sie die Herausforderungen von Qualifizierung, Selbstpositionierung und Verselbstständigung bearbeiten können. Die Chancen wie die Überforderung und der Missbrauch dieser Medien sind ein bedeutsamer Teil der Gestaltung von Kommunikation, Beziehung, Austausch und sozialer Befähigung für junge Menschen in einer digitalen Mediengesellschaft (s. Kap. 4.10, Digitalisierung, S. 303). Die Auswirkungen dieser schnellen Veränderungen auf die Spiel-, Liebes- und Arbeitsfähigkeit junger Menschen können wir nur erahnen. Oft wird Jugend aufgrund dieser Faktoren zu einer Lebensphase schwer revidierbarer Entscheidungen. Entsprechend wichtig ist es, Jugendalter nicht nur im Hinblick auf Qualifizierungsprozesse, sondern auch in Bezug auf Selbstpositionierungs- und Verselbstständigungsprozesse zu sehen, als eine Zeit der Umwege, der Sprünge und Neuanfänge. Identität erweist sich hier auch als wechselhaft (Wer bin ich heute und wenn ja, wie viele? Wer war ich gestern?).

Der sozioökonomische Status der Eltern entscheidet in dieser Altersphase weiterhin in hohem Maße über Ressourcen, Risiken und persönliche Entwicklungsspielräume der jungen Frauen und Männer.

Viele empirische Befunde (Albert et al., 2019) zeigen, dass die Selbsteinschätzung, Gesundheit und Prognose eines großen Teils der Jugendlichen gut sind, allerdings eine wachsende Gruppe (ca. 20 Prozent) erhebliche Entwicklungsrisiken hat in den Bereichen

- Armut und entsprechende Wohnverhältnisse,
- fehlende Bildung und damit eingeschränkte Berufsperspektiven,
- psychische Erkrankungen der Eltern.

Vor der sehr unterschiedlichen Ressourcenverteilung spielen sich viele der familiären, schulischen oder scheinbar persönlichen Konflikte und Probleme ab, mit denen wir in der Begleitung Jugendlicher konfrontiert werden. Dies gilt ganz besonders für die wachsende Bedeutung der Arbeit mit Jugendlichen, die einen Migrationshintergrund haben bzw. als Geflüchtete unsere psychosozialen Systeme herausfordern (s. Kap. 6, S. 364).

Es macht eben einen Unterschied, ob meine Eltern – bei allen Spannungen – auch Quelle von Ressourcen sind (Wohnung, Auto, Wissen, Geld, Beziehungen, psychische Gesundheit) oder ich als Jugendlicher für die Eltern erhebliche Sorge tragen muss, weil sie körperlich krank, arm, behindert, verwirrt, psychisch krank, arbeitslos, alt mit Minirente, von Abschiebung bedroht, marginalisiert, kriminell, ohne angemessenen Wohnraum sind oder sich unter Lebensgefahr in Ländern mit Bürgerkriegen aufhalten. Jugend in solchen prekären Lebenskonstellationen wird als gerechtigkeitspolitische Nagelprobe der Sozial- und Jugendpolitik gesehen. Die Chancen und Möglichkeiten zur positiven Nutzung der Jugendphase sind also sehr ungleich verteilt. Europaweit wächst die Gruppe junger Menschen mit einem NEET-Status (NEET = not in education, employment or training).

Jugendliche in prekären Lebenskontexten sind jetzt schon häufig und werden häufiger – wenn die bereits skizzierte gesellschaftliche Entwicklung weiter besteht – die Kunden von Unterstützungsprozessen in der Jugendarbeit, in Therapie-, Rehabilitations- und Integrationsmaßnahmen sein. Deshalb hat diese Gruppe Jugendlicher die besondere Aufmerksamkeit von Unterstützerinnen in diesen Bereichen verdient.

> »Die 18. Shell-Jugendstudie belegt erhebliche Schichtdifferenzen in Erziehungsstil und im Verhältnis zu den Eltern sowie den Möglichkeiten der Konfliktlösung von Jugendlichen eindrucksvoll. Damit bestätigt sie das Ergebnis früherer Studien. Deutlich zeigt diese Studie wie sehr Spannungen und Missverständnisse zwischen den Generationen mit dem sozialen Status zusammenhängen. Dies gilt besonders für junge Männer. Zusätzlich reagieren junge Leute, besonders Jungs, äußerst sensibel auf Schwankungen der Konjunktur und damit ihre Beschäftigungs- und Ausbildungschancen« (Albert et al., 2019).

Aus dieser Einschätzung wird deutlich, wie notwendig gerade für die Gruppe der ausgegrenzten Jugendlichen flexible und geeignete Settings sind. Es geht um

Arbeitsformen für »hard-to-reach people«. Multisystemische Settings können dafür eine Brücke sein. Durch die verschiedenen Professionen, Qualifikationen und Institutionen kommen meist unterschiedliche Informationen über Möglichkeiten für die Jugendlichen in der Region oder dem Sozialraum zusammen (s. Kap. 4.6, Multisystemische Sitzungen, S. 280). Albrecht und Hurrelmann betonen richtigerweise:

> »Die jungen Männer brauchen neben der Leistungs- auch eine soziale Kompetenzförderung, das Training von sozialen Regeln und die Einübung von Spielregeln für den Umgang miteinander inklusive Gewaltprävention und Förderung von Konfliktfähigkeit. Eine zentrale Aufgabe ist es, den jungen Männern Spaß und Freude am Leben in einer sozialen Gemeinschaft zu vermitteln, bei dem sie sich auf bestimmte Prinzipien und Vorgaben einlassen müssen. Hierzu gehört die Sensibilisierung für die Interessen anderer und die Möglichkeit von deren Durchsetzung. Und auch die Fähigkeit der Wahrnehmung von alltäglicher Aggression und das Eingeständnis der Betroffenheit durch Gewalt« (Albrecht u. Hurrelmann, 2020).

Die Sinus-Studie zu verschiedenen Jugendmilieus beleuchtet deutlicher die Situation Jugendlicher in prekären Lebensverhältnissen und ihr subjektives Erleben. Es lohnt sich diese ausführlicher zu zitieren, da diese Studie eine hervorragende Grundlage für das Erfassen und Nachvollziehen jugendlicher Realitäten und Lebenskontexte legt (Calmbach et al., 2016):

> »Ihre Biografie weist nicht selten schon früh erste Brüche auf (z. B. unvollständige, problematische Familienverhältnisse, psychische Krankheiten, Schulverweis). Viele Anzeichen sprechen dafür, dass die meisten dieser Jugendlichen sich dauerhaft in der Prekären Lebenswelt bewegen werden, weil sich bei ihnen mehrere Risikolagen addieren (bildungsfernes Elternhaus, Erwerbslosigkeit der Eltern, Familieneinkommen an oder unterhalb der Armutsgrenze, schlechte Aussichten einen Schulabschluss zu erreichen, problematische Peergroup). Bei manchen aber ist auch vorstellbar, dass es sich nur um eine krisenhafte Durchgangsphase handelt, insbesondere wenn die feste Absicht besteht, ›alles zu tun, um hier raus zu kommen‹.« (S. 74)
>
> »Viele sind sich ihrer sozialen Benachteiligung bewusst und bemüht, ihre Situation zu verbessern, sich nicht (weiter) zurückzuziehen und entmutigen zu lassen. Aber das Gefühl, dass Chancen strukturell verbaut sind, oder auch dass man sie sich selbst verbaut (z. B. durch Drogenkonsum, Kriminalität, schlechte Schulleistungen), und die daraus resultierende Angst vor geringen Teilhabemöglichkeiten sind in dieser Lebenswelt dominant.« (S. 75 f.)

Zukunft: »Die subjektive Wahrnehmung geringer Aufstiegsperspektiven resultiert bei einigen aus dem Gefühl, dass sich Leistung nicht lohnt. Andere haben eher unrealistische, fast kindlich-naiv anmutende Zukunftsträume und hoffen, später als Fußballstar, Musiker, Gewinner von ›DSDS‹ o. ä. Karriere zu machen. Man sucht sich oft Vorbilder, die aus ähnlich widrigen Verhältnissen stammen und es mit viel Durchsetzungsvermögen ›nach oben‹ geschafft haben (›Kämpfen und niemals aufgeben‹). Nicht von ungefähr nennen die Jungen häufig Boxer als Vorbilder.« (S. 78)

»So zeigen sie sich teils sehr pessimistisch hinsichtlich ihrer Ausbildungsperspektiven, teils jedoch auch unrealistisch optimistisch und aufstiegsorientiert. Die Traumberufe verweisen auf ein klares Dilemma zwischen Wunsch und Wirklichkeit: Ingenieur, Fußballprofi, Arzt, Anwalt oder Star würde man gerne werden. Wie eine Ausbildung zu einem solchen Beruf verläuft, welche Voraussetzungen dafür notwendig sind, oder wie genau das Berufsbild aussieht, wissen aber nur die wenigsten.« (S. 81)

»Dass man selbst eine Familie gründen will, steht außer Frage. Man wünscht sich (nicht zu viele) Kinder und hofft, für diese gut sorgen und ihnen auch einmal etwas Besseres bieten zu können. Letztlich ist die Familiengründung auch ein Feld, in dem die Aussichten auf Erfolg vielversprechender sind als beispielsweise in der Erwerbswelt.« (S. 82)

Kultur, Freizeit: »Prekäre Jugendliche sind popkulturell interessiert, vor allem Hip-Hop steht hoch in der Gunst. Vielen bieten die Texte von Rap Songs zahlreiche Identifikationspunkte. Das Interesse regt jedoch selten zur aktiven Suche nach Neuem an, man begnügt sich mit dem, was man kennt oder über den Freundeskreis mitbekommt. Eine tiefere Auseinandersetzung mit Musik (Musik sammeln, Konzertbesuche, selbst musizieren) ist eher untypisch. Beliebte Künstler sind z. B. Haftbefehl, Bushido, Fard, Farid Bang, Rihanna, Massiv, Sido, K.I.Z. Hat es Berührungspunkte mit Theater, Oper oder klassischer Musik gegeben, sind diese in schlechter Erinnerung geblieben. Die klassische Hochkultur wirkt befremdlich, langweilig und überfordert sprachlich bzw. intellektuell.« (S. 84)

»Die Angebote des Privatfernsehens sind der Hauptbezugspunkt zum ›kulturellen Überbau‹. Scripted Reality oder Pseudo-Doku-Soaps sind beliebt, weil sich hier die Möglichkeit bietet, die eigene soziale Lage zu relativieren und Familienbeispiele zu sehen, bei denen es entweder ›noch viel schlimmer zugeht‹, oder die ganz ähnliche Probleme im Alltag haben. Castingshows und Daily-Soaps findet man unterhaltsam, weil ›es immer was Neues ist‹, aber in einem gewohnten Setting präsentiert wird, das für viele eine Struktur bietet, die im Familienalltag fehlt. Lesen ist laut Aussage dieser Jugendlichen prinzipiell ›nicht so ihr Ding‹. Nicht selten fällt jedoch auf, dass diejenigen, denen nicht das Lesen an sich Schwierigkeiten bereitet, Leseangebote begeistert angenommen und in guter Erinnerung behalten haben.« (S. 84)

1.3 *Rückfälle sind Vorfälle!* Hilfreiche Haltung in der Arbeit mit Jugendlichen aus prekären Lebenslagen

Jugendliche aus prekären Lebenslagen brauchen viel Ermutigung. Sie haben oft viele Misserfolgserfahrungen hinter sich. Deshalb ist Ermutigung und Ressourcenaktivierung hier erfolgversprechender als zu starke Problemfokussierung oder das Aufarbeiten biografischer Ereignisse. Auch während des Unterstützungsprozesses kann es zu neuen Misserfolgserlebnissen kommen. Dann ist Trost und erneute Ermutigung nötig. Die eigene Enttäuschung der Unterstützerin ist da wenig hilfreich. Sie sollte darauf achten, den eigenen Entwicklungsoptimismus immer wieder zu aktivieren und zu pflegen. Es geht um die Pflege einer bestimmten mentalen Haltung bei der Unterstützerin.

Konkrete Unterstützung ist hier vor allem deshalb sinnvoll, weil diese Jugendlichen in ihrem Leben oft ein erhebliches Defizit an funktionaler Unterstützung erlebt haben. Konkrete Strukturgebung und direkte Unterstützung, phasenweise auch außerhalb von rein beraterischer und psychologischer Arbeit, sind bei ihnen häufig sinnvoller als Problemfokussierung. Das kann die Hilfe bei Bewerbungen, beim Finden von Praktika oder die Vermittlung sein, wenn Praktika zu scheitern drohen, die Begleitung zu Ämtern, Erinnerungen per WhatsApp an Termine etc. (s. Kap. 4.10.5, S. 312).

Gerade weil diese Gruppe oft eine »dicke Akte« mitbringt, ist es für die Unterstützerin wichtig, sich auf die Ressourcen dieser Jugendlichen zu konzentrieren und sie nicht nur als arm und unterprivilegiert zu sehen. Es tut nicht gut, so kategorisiert zu werden! Trotz »dicker Akte« mit Entwicklungsoptimismus betrachtet zu werden, fühlt sich besser an (s. Kap. 2.5, S. 117) – dies auch, wenn die »dicke Akte« danach ruft, sich sofort mit ganzer Kraft auf die vielen Probleme zu stürzen. Die Unterstützerin braucht gerade bei diesen Jugendlichen Geduld. Geduld darin, die vielen Rückschläge auszuhalten, die diese Jugendlichen einstecken müssen auf ihrem Weg, einen Platz in der Gesellschaft zu finden. Erfolge stellen sich manchmal erst nach Jahren ein.

> Die Berufswegeassistentin in einem offenen Jugendtreff begleitet manche Jugendliche über acht Jahre. In der intensiven Phase der Arbeit mit vielen Jugendlichen gab es keine unmittelbaren Erfolge. Nach acht Jahren stellt sie dann fest, dass viele Jugendliche später erfolgreich waren.

Die Unterstützerin braucht Bereitschaft, zunächst zu verstehen, zuzuhören und zu lernen. Das meist andere Milieu der professionellen Helferin und deren

Werte, Erwartungen, Habitus und Auftragslage schaffen oft eine komplizierte Situation. Ein aufmerksamer Umgang mit der Beziehungsdynamik und entsprechende Selbsterfahrung (Intervision, Supervision) sind wichtig.

Oft geht es darum, die eigene Hilflosigkeit und die Verunsicherung durch das andere Milieu auszuhalten: eben nicht schnelle Erfolge erzielen zu können, eben nicht all die erlernten wunderbaren Methoden anwenden zu können, selbst nicht zu wissen, wie man Menschen in solch prekären Lebenssituationen helfen kann.

Kooperationsoffenheit ist gerade bei solchen Klienten hilfreich: Kontakte zu Schulen, Praktikumsstellen und Möglichkeiten, andere Unterstützungseinrichtungen im Quartier zu nutzen. Es eben nicht allein stemmen zu wollen. Dazu gehört die Bereitschaft, fallbezogen auf andere Dienste zuzugehen und die Kompetenz dann auch in multisystemischen Sitzungen, in denen verschiedene Institutionen zusammenarbeiten, zu nutzen (s. Kap. 4.6., S. 280).

> Ein inneres Bild ist bei der Arbeit mit dieser Gruppe oft hilfreich, um sich selbst mental auf den Prozess vorzubereiten: Sich als Trainer zu sehen, der alles tut, damit der Spieler in seinem nächsten Spiel auf dem Spielfeld selbstbewusst, erfolgreich und geschickt spielt. Vom Spielfeldrand Hilfe, Strategie, Spielzüge zuzurufen, die dem Spieler helfen ein gutes Spiel zu machen. Dies kann ein gutes inneres Bild für die Begleitung von Jugendlichen aus prekären Lebenswelten sein.

In Kapitel 6.2.3 und dem dazugehörigen Hintergrund (S. 404) beschreiben wir gruppen- und gemeinwesenorientierte Ansätze, die besonders geeignet sind, solche Milieus zu erreichen.

1.4 *Mann, ist der gewachsen!* Ein wenig Entwicklungspsychologie zur Adoleszenz

Wir wollen hier schlaglichtartig entwicklungspsychologische Schritte der Adoleszenz und ihre Folgen für die Unterstützung von Jugendlichen skizzieren. In der Beschreibung von Rotthaus (2013), was denn systemische Kinder- und Jugendlichenpsychotherapie sein soll, sind entwicklungspsychologische Kenntnisse eine wesentliche Voraussetzung bzw. Basiskompetenz des systemischen Kinder- und Jugendlichenpsychotherapeuten.

Dieses Kapitel soll die Leserin anregen, sich die körperlichen, psychischen und sozialen Veränderungen, die Jugendliche in dieser Phase erleben, konkreter und anschaulicher bewusst zu machen. Ein weiterer Nutzen kann es sein, den Leser neugierig zu machen. Er könnte sein Wissen über diese Entwicklungsstufen vertiefen und beim Lesen feststellen, in welchen Bereichen er es weiter ausbauen möchte oder sollte. Zur Vertiefung empfehlen wir Berk (2004). Auch nach vielen Jahren Tätigkeit in diesem Feld sind wir von Fall zu Fall motiviert nachzulesen, welche kognitiven Fähigkeiten bei einer 14-Jährigen normalerweise zu erwarten sind und auch, wo ihre Grenzen üblicherweise liegen.

In der Entwicklungspsychologie beginnt die Adoleszenz mit dem Beginn der Pubertät. Je nach Kind kann das zwischen dem 11. und 13. Lebensjahr sein. Bei vielen Mädchen ist es schon das 11. Lebensjahr. Bei Jungen in der Regel etwas später. Die Phase davor wird als mittlere Kindheit bezeichnet. Die Adoleszenz endet mit dem 18. Lebensjahr. Danach spricht man von jungen Erwachsenen.

So gefasst ist Adoleszenz entwicklungspsychologisch ein sehr weites Feld. Natürlich ist der Unterschied zwischen einem normal entwickelten 12-Jährigen und einem normal entwickelten 18-Jährigen riesig. Deshalb ist eine weitere Unterteilung in drei Abschnitte sinnvoll. Im Hintergrundtext auf S. 53 stellen wir psychische und physische Veränderungen in den drei Abschnitten dar und charakterisieren die jeweiligen Abschnitte schlagwortartig.

Für die Arbeit mit Jugendlichen in der frühen Adoleszenz oder Pubertät (12. bis 14. Lebensjahr) bedeutet das, dass man sich noch an kindertherapeutischen Methoden orientieren kann: Gestalterische Methoden (s. Kap. 3.5.1, Fallbeispiel des 14-jährigen Tim, S. 217), das Symbolspiel (s. Kap. 3.5.1, Fallbeispiel des 13-jährigen Sascha, S. 219), symbolische Arbeit mit Figuren (s. Kap. 3.5.2, Fallbeispiel der 15-jährigen Katharina, S. 222) und Spiele (s. Kap. 3.3.2, Fallbeispiel der Familie V., S. 186) lassen sich hier gut verwenden. Eine Sitzung ausschließlich auf verbaler, kognitiver Ebene wird in der Regel eine Überforderung bei Jugendlichen dieser Altersgruppe sein. Selbst wenn wir uns dem Sprachverständnis und den aktuellen Kommunikationsmöglichkeiten und Interessen gut anpassen. Je nach Entwicklungsalter, Bildungshintergrund, Geschlecht, Temperament etc. gibt es hier erhebliche Unterschiede. Auch in Sitzungen mit ganzen Familien oder Teilfamilien sollten wir dies berücksichtigen und nach Möglichkeit entsprechend gestalterische Elemente nutzen wie Skulpturen mit Figuren oder Stühlen (s. Kap. 3.5.1, Fallbeispiel des 14-jährigen Tim, S. 217), Skalen (s. Kap. 3.3.10, Fallbeispiel des 12-jährigen Paul, S. 203), Flipchartzeichnungen etc.

Kognitive Selbstkontrolle entwickelt sich in der Pubertät zwar deutlich (s. Hintergrundtext S. 53), aber befindet sich eben noch im Aufbau. Hausaufgaben sollten bei 12- bis 14-Jährigen eher als »Erforschungen« bezeichnet werden und altersgemäß passend, z. B. spielerisch sein (Würfelexperimente etc.).

In der Stunde wird eine bestimmte Aufgabe definiert. Hans, 14 Jahre, behandelt seine Mutter herablassend und aggressiv, worunter diese sehr leidet. Er begründet das so, dass seine Mutter ihn noch wie ein kleines Kind behandle und z. B. nicht an seine Zimmertür anklopfe, bevor sie reinkomme. Die Beraterin schlägt ein kleines Experiment vor. Hans bekommt einen Würfel mit. An den Tagen, an denen er eine 6 oder eine 3 würfelt, soll er so tun, als könnte er seine Mutter freundlich und höflich behandeln und an den anderen Tagen wie immer. Er solle dann beobachten, ob seine Mutter das bemerkt. Auch die Mutter bekommt einen Würfel mit. Sie soll an Tagen, an denen sie eine 3 oder 6 würfelt, bei Hans immer an die Tür klopfen, bevor sie sein Zimmer betritt. Sie soll ebenfalls beobachten, ob Hans den Unterschied bemerkt. Beide sollen herausbekommen, an welchen Tagen der/die andere eine 3 oder 6 gewürfelt hat.

In der Pubertät zeigen Jugendliche oft eine starke Befangenheit (s. Hintergrundtext 53). Sie sind dann echte »Meister des Schweigens« oder zähe Gesprächspartner. Unter entwicklungspsychologischem Blickwinkel ist das zu erwarten. Hier ist es hilfreich, nicht zu lange im freien Dialog zu bleiben, sondern eher strukturierende Methoden anzubieten. Freie und spontane Selbstexploration sollte man von dieser Altersgruppe nicht erwarten und dies bei der Vorbereitung der Sitzung beachten (s. Kap. 1.5.1, S. 56)!

Häufiges Thema in der Arbeit mit dieser Altersgruppe der 12- bis 14-Jährigen ist, wie viel Selbstverantwortung Eltern abgeben wollen und können oder welche Eigenverantwortung die Jugendliche übernehmen will. Dabei gibt es häufig erhebliche Unterschiede zwischen Eltern und betroffenen Jugendlichen. Realitätstaugliche Aushandlungsprozesse zu dieser Frage beginnen in diesem Alter und können manchmal von einer Drittpartei effektiv unterstützt werden (s. Kap. 3.3.4, S. 191 und Kap. 4.6, S. 280).

Bei der Arbeit mit Jugendlichen in der späten Adoleszenz (16. bis 18. Lebensjahr) kann man alle Methoden anwenden wie in der Arbeit mit Erwachsenen. Auch längere Phasen von verbaler, kognitiver Auseinandersetzung sind nun meist möglich. Der Unterstützer sollte aber darauf achten, dass die Jugendliche weder unter- noch überfordert wird. Geschieht dies, verlieren Jugendliche schnell das Interesse.

Angemessene Autonomiewünsche der Jugendlichen sind nun in hohem Maße zu respektieren. Manchmal fordert uns das gehörig, einen angemessenen Umgang mit Entscheidungen des jungen Menschen zu finden, die wir für ruinös halten (s. Kap. 3.3.3, S. 188 und auch Kap. 2.1.5, Fallbeispiel Alex, S. 80). Schwierig ist oft in der Begleitung von Familien die Frage, was ein angemessener Autonomiewunsch ist. Bei Antworten auf diese Frage spielt der soziale Kontext eine große

Rolle. Es gibt Jugendliche, die so wenig unterstützende Kontexte haben, dass sehr früh sehr viel Autonomie entsteht, die durchaus mit hohen Risiken verbunden ist (s. Fallbeispiel S. 114 – von Luise, die bei Thomas rechnen lernen wollte, um als Barfrau zu arbeiten). Angemessene Autonomie ist oft ein zentraler Streitpunkt, wenn man mit Jugendlichen und ihren Familien arbeitet. Autonomie und Loslösung kann für beide Seiten sehr hart und schmerzhaft werden (s. Kap. 1.5.4).

Bei der Gruppe der 14- bis 16-Jährigen hängt es vom individuellen Entwicklungsstand und situativen Kontext ab, ob sich die Unterstützung eher an der Gruppe der Pubertierenden (frühe Adoleszenz) oder der späten Adoleszenz ausrichten soll. Oft wird eine Mischung im Vorgehen und bei der Themensetzung angemessen sein.

Hintergrund: Die drei entwicklungspsychologischen Abschnitte der Adoleszenz

Im Folgenden listen wir wesentliche Veränderungen auf, wie sie im Zeitraum zwischen dem 11. und dem 19. Lebensjahr zu beobachten sind. Wir greifen hier weitgehend auf Darstellungen von Berk (2004) und Oerter und Montada (2008) zurück.

Frühe Adoleszenz/Pubertät: 12. bis 14. Lebensjahr

Körperliche Veränderungen:

- Mädchen befinden sich im Maximum ihres Wachstums.
- Mädchen gewinnen mehr Fett als Muskelmasse hinzu.
- Mädchen beginnen zu menstruieren.
- Jungen erleben einen Wachstumsschub.
- Beide Geschlechter werden sich ihrer sexuellen Orientierung bewusst.
- Bei Mädchen nimmt die motorische Leistung bis zum 14. Lebensjahr zu.
- Beide Geschlechter zeigen stärkere Stressreaktionen und gleichzeitig ein vermehrtes Interesse an Neuartigem.

Kognitive Veränderungen beider Geschlechter:

- Sie zeigen Fortschritte im hypothetisch-deduktiven[11] und propositionalen[12] Denken.
- Wissenschaftliches Denken – die Fähigkeit, eine Theorie und empirische Belege

11 Hypothetisch-deduktives Denken am folgenden Beispiel dargestellt: »Alle Menschen sind sterblich. Mein Vater ist ein Mensch. Also ist mein Vater sterblich.«

12 Eine Proposition ist ein Aussage- oder Behauptungssatz. Propositionales Denken meint die Fähigkeit, aus solchen Sätzen logische Schlussfolgerungen zu ziehen – unabhängig davon, ob die Aussagesätze wahr oder falsch sind. Beispiel: »Wenn Hunde größer sind als Elefanten und Elefanten größer als Mäuse, dann sind Hunde größer als Mäuse.« Jüngere Kinder halten die Schlussfolgerung für falsch, weil die Proposition ihrem Wissen widerspricht. Sie können die Richtigkeit der Schlussfolgerung nicht von der Wahrheit der Prämisse trennen. Propositionales Denken heißt die logische Notwendigkeit zu begreifen.

zusammen zu betrachten – bei komplexen Aufgaben mit mehreren Variablen verbessert sich deutlich.
- Sie werden gleichzeitig befangener und selbstbezogener. Dadurch entstehen durchaus harte Konflikte im sozialen Feld, bei gleichzeitig eingeschränkten Fähigkeiten zur Lösung dieser Konflikte.
- Sie sind idealistischer und kritischer.[13] Dadurch grenzen sie sich unter Umständen stärker von den Eltern ab.
- Ihre Fähigkeit zur Metakognition[14] und kognitiven Selbstkontrolle verbessert sich weiterhin. Dadurch entstehen neue Möglichkeiten der Selbstregulierung bei Problemstellungen.

Emotionale und soziale Veränderungen beider Geschlechter:
- Im Selbstkonzept werden separate Persönlichkeitseigenschaften integriert. Sie bleiben aber häufig noch widersprüchlich und unzusammenhängend.
- Die Geschlechtsidentität ist stark ausgeprägt, orientiert sich aber noch stärker an geschlechtsstereotypen Einstellungen und Verhaltensweisen.
- Aufgrund von Autonomiestreben wird weniger Zeit mit Eltern und Geschwistern und mehr Zeit mit Gleichaltrigen verbracht.
- Die Zahl der Freundschaften wird weniger. Die bestehenden sind dafür intensiver und beruhen auf Vertrautheit, wechselseitigem Verstehen und Loyalität.
- Gleichgeschlechtliche Cliquen dominieren.
- Cliquen mit ähnlichen Wertvorstellungen finden zusammen.
- Konformität mit Gruppendruck nimmt zu.

Mittlere Adoleszenz: 14. bis 16. Lebensjahr

Körperliche Veränderungen:
- Bei Mädchen endet der Wachstumsschub.
- Jungen erleben jetzt das Maximum ihres Wachstumsschubs.
- Bei Jungen beginnt der Stimmbruch.
- Jungen gewinnen stark an Muskelmasse, während das Fettgewebe zurückgeht.
- Bei Jungen nimmt die motorische Leistung sehr stark zu.
- Ein erster Geschlechtsverkehr kann bei beiden Geschlechtern stattgefunden haben.

13 Ihre Fähigkeit, nun über Möglichkeiten nachzudenken, macht sie idealistisch. Aber diese idealistischen Vorstellungen stehen oft im Kontrast zur Realität, zu dem, was sie um sich herum erleben.

14 Wissen über das Denken. Die Jugendlichen können ihre eigenen Denkprozesse und Schlussfolgerungen kritisch betrachten und korrigieren.

Kognitive Veränderungen beider Geschlechter:
- Das hypothetisch-deduktive und propositionale Denken verbessert sich weiter.
- Das wissenschaftliche Denken macht weitere Fortschritte.[15]
- Jugendliche sind jetzt besorgter um die Meinungen anderer.
- Sie sind deutlich kompetenter, allein alltägliche Entscheidungen zu treffen.

Emotionale und soziale Veränderungen beider Geschlechter:
- Einzelne Eigenschaften des Selbst können jetzt stärker zu einem organisierten Selbstkonzept integriert werden.
- Selbsteinschätzung und -wert werden differenzierter und steigen.
- Probleme können jetzt aus gesellschaftlicher Perspektive verstanden und beurteilt werden.
- Gesellschaftliche Regeln werden stärker als Basis für die Lösung moralischer Dilemmata gesehen.
- Konflikte zwischen moralischen Argumenten, sozialen Konventionen und der persönlichen Entscheidungsfreiheit können differenzierter reflektiert werden.
- Die Geschlechtsidentität wird individueller und orientiert sich jetzt weniger an Stereotypen.
- Gemischtgeschlechtliche Cliquen werden häufiger.
- Erste Verabredungen mit sexuell attraktiven Partnern finden statt.
- Konformität durch Gruppendruck kann abnehmen und individuelle Entwicklung ermöglichen.

Späte Adoleszenz: 16. bis 18. Lebensjahr

Körperliche Veränderungen:
- Bei Jungen endet der Wachstumsschub.
- Bei Jungen steigert sich weiterhin die motorische Leistung.

Kognitive Veränderungen:
- Metakognition und wissenschaftliches Denken nehmen weiter zu.
- Die Fähigkeit, eigene Entscheidungen zu treffen, steigt weiter.

Emotionale und soziale Veränderungen:
- Das Selbstkonzept verfügt jetzt über individuelle, moralische Grundsätze.
- Identitätsfindung findet verstärkt statt. Antworten auf die eingangs beschriebenen Aspekte von Identität sind nun immer stärker vorhanden (s. Kap. 1.1.2, S. 35).

15 Ausschlaggebend für die Fortschritte des wissenschaftlichen Denkens ist, ob Jugendliche regelmäßig und intensiv mit Fragestellungen des wissenschaftlichen Denkens gefordert werden. Das ist natürlich eine Frage des Schulbesuchs und der Qualität der Schulbildung.

- Cliquen und Gruppierungen werden weniger wichtig.
- Emotionale Nähe und Intimität in Liebesbeziehungen werden nun verstärkt gesucht. Diese Liebesbeziehungen dauern jetzt länger.

1.5 *Die vier engen Türen* Typische Schwierigkeiten und wirksame Begleitung von Jugendlichen

In der Arbeit mit Jugendlichen stößt man häufig auf ganz spezifische Hindernisse, die einer erfolgreichen Kooperation mit dem Klienten im Wege stehen. Abwehrhaltung und wenig Motivation können auf der Seite der Klientin beobachtbar sein und Hilflosigkeit, Gefühle der Überforderung, Ärger und Unwohlsein kommen bei dem Unterstützer auf. Wir sehen vier Faktoren, die hinter dieser durchaus häufig zu beobachtenden Situation stehen. Man könnte sie die vier engen Türen nennen, weil sie einen Riegel vor gelingende Kooperation schieben können.

1.5.1 *Dann komm ich und sag nichts!* Jugendliche sind erbarmungslos im Schweigen und Meister der Kommunikation

Ob der Jugendliche gezwungen ist, in die Beratung zu kommen, ob es soziale Unbeholfenheit oder pubertäre Befangenheit ist, mit einer erwachsenen Beraterin zu reden, oder ob es schlicht Uninformiertheit ist, jedenfalls ist ein schweigender Jugendlicher in der Einzelberatung oder auch im Familiengespräch keine Seltenheit. Das wiederum kann eine Beraterin ins Schwitzen bringen! Liechti und Grossmann (2013) haben ihrem Buch zur Beratung und Therapie mit Jugendlichen den treffenden Titel gegeben: »Dann komm ich halt, sag aber nichts.«

Jugendliche – insbesondere Jungen – reden ungern über persönliche Befindlichkeiten und Probleme, allenfalls mit Gleichaltrigen. Hinzu kommt, dass Gespräche in einer Praxis oder einer Beratungsstelle fast immer durch die Eltern, meist Mütter, vereinbart werden. Nicht selten ist ihnen das Reden über die aktuellen Konflikte auch deswegen verleidet, weil sie sich seit längerer Zeit davon genervt fühlen und eingefahrene Gesprächsmuster Teil des Problems geworden sind. Nicht selten sind auch Begriffe wie Beraterin, Psychiater, Psychologin, Psychotherapie etc. unklar und in der Vorstellung des Jugendlichen assoziiert mit »die denken wohl, ich sei verrückt«. Dies alles macht eine gute Kontaktaufnahme mit dem Jugendlichen und die Gestaltung einer zielführenden Kooperation für den Berater herausfordernd. Folgende Hinweise sollen bei der Vorbereitung eines Beratungsgesprächs mit einem Jugendlichen helfen:

- Von Beginn an sollte der Jugendliche weitestgehend auf Augenhöhe einbezogen werden (s. informierter Konsens, Kap. 2.9.4, S. 162 und Einladung am Telefon, Kap. 3.2.1, S. 172).
- Die gewählte Bezeichnung der Veranstaltung sollte dem Autonomiestreben angepasst und ein entsprechendes Setting vorgeschlagen werden (s. Kap. 1.1.1, S. 29).
- Eine Vorbereitung in der Erwartung eines skeptischen Klienten zwischen 12 und 20 Jahren, in der man sich einige mögliche Module der Gesprächsmoderation zurechtlegt, ist sinnvoll. Die Verwendung klarer Beratungsstrukturen, mit denen die Beraterin das Gespräch deutlich strukturiert, gibt hier Halt. Die in Kapitel 3 vorgeschlagenen Methoden wollen solche Module sein, die situationsabhängig bei Treffen mit Jugendlichen in unterschiedlichen Settings eingesetzt werden können.
- Ebenso ist gerade bei jüngeren Jugendlichen die Arbeit mit Symbolen in der Arbeitsform soziales Atom (s. Kap. 3.5.2, S. 221) oder Skulpturtechniken wie dem Familienbrett (s. Kap. 3.5.1, S. 216) bzw. der Einsatz der VIP-Card (s. Kap. 3.5.3, S. 224) hilfreich. Symbolspiele sind für Kinder bis zum 10. oder 12. Lebensjahr die zentrale Form, in der sie sich mit ihrer Wirklichkeit auseinandersetzen. Für die Gruppe der 11- bis 18-Jährigen ist es oft günstig, Methoden zu wählen, die noch Symbole beinhalten und damit das Gespräch unterstützen.
- Die Arbeit an einem Zeitstrahl oder einem Genogramm, ergänzt um kleine Skizzen und Symbole für Ereignisse oder Personen, unterstützen den Jugendlichen. Man sitzt dann dem Berater nicht eine Stunde direkt gegenüber, sondern hat eine konkrete Sache, an der man zusammen arbeiten, über die man reden (Schwing u. Fryszer, 2015) und auf die man schauen kann (s. Fallbeispiel zu Genogrammarbeit, Kap. 6.2.10, S. 421).

1.5.2 *Ich geh' nicht mehr zur Schule!* Wo steht die Unterstützerin in den Konflikten des Jugendlichen mit Familie, Schule oder Polizei?

In der Beratung von Jugendlichen geht es oft um Konflikte mit anderen Personen aus dem Lebensumfeld. Jugendliche – aber auch ihre Konfliktpartner – sind zu Beginn der Beratung in der Regel ausgesprochen misstrauisch, auf wessen Seite die Unterstützerin steht. Autonomie ist die Entwicklungsaufgabe von Jugendlichen. Aber oft wählen sie Wege, die von der Familie, der Schule, der Polizei oder allgemein der Gesellschaft kritisch gesehen oder grundsätzlich nicht toleriert werden. Wenn sie nun mit ihren Familien, den Lehrern und Personen aus anderen Kontexten in die Beratung oder Therapie kommen, liegt die Frage nahe: Wo steht die Beraterin? Ist sie eine Agentin der Familie, der Eltern, der Schule, der Gesellschaft? Oder der Vater des Jugendlichen, der vielleicht ausgesprochen zweifelhafte Erziehungspraktiken aus Sicht der Beraterin verwendet, fragt sich: »Wird die Beraterin am Ende mich kritisieren? Dann habe ich vielleicht ein zusätzliches Problem! Steht die Beraterin auf der Seite meines Sohns, meiner Tochter? Zu wem hält die eigentlich? Oder ist der alles egal – Hauptsache, die Veranstaltung hat irgendein Ergebnis?«

Die Frage der Neutralität bzw. Parteilichkeit und auch die Frage, ob die Beraterin persönliche Vorbehalte gegenüber einem oder einer der Beteiligten hat, ist in diesen Beratungen deshalb besonders sorgfältig zu handhaben. Wir stellen unten dafür ein geeignetes Neutralitätskonzept vor (s. Kap. 2.1, S. 71).

Eng zusammen mit der Frage der Neutralität und der Besonderheit, dass andere (Eltern, Lehrer) als der Jugendliche selbst oft den Kontakt mit der Beraterin aufnehmen, hängt die Frage, welche Aufträge man als Beraterin annimmt. Dem vorgeschaltet ist die Analyse, welche Beteiligten es im Umfeld der speziellen Beratung (Überweisungskontext) gibt, gefolgt von der Analyse, welchen Auftrag der jeweilige Beteiligte an die Beraterin richtet (s. Kap. 2.9.3, S. 158). Hilfreich ist die Unterscheidung in unterschiedliche Qualitäten von Aufträgen: heimliche, offene, sich widersprechende, ergänzende oder ambivalente Aufträge. Schwing und Fryszer haben diese verschiedenen Arten von Aufträgen eingehend beschrieben (2015, S. 112 ff.).

Nun steht es an zu entscheiden, welche Aufträge man als Berater annehmen will, welche man zurückweisen will oder muss und welche man modifiziert annehmen mag (s. Kap. 2.7, S. 145). Dieses Vorgehen führt natürlich dazu, dass man im Überweisungs- und Anmeldungskontext danach nicht mehr Everybody's Darling ist. Der Ärger ist aber im Nachhinein oft noch größer, wenn Personen des Überweisungs- und Anmeldungskontextes nach einem halben Jahr Beratung feststellen, dass man ihren offenen oder heimlichen Auftrag nicht erfüllt bzw. gar nicht die Absicht hat, ihn zu erfüllen. Deshalb ist die Klärung zu einem frühen Zeitpunkt für alle Beteiligten und ihre Beziehungen oft günstiger.

Ein 16-jähriger Jugendlicher wird von seiner Mutter in der Beratung angemeldet. Sie möchte, dass ihr Sohn das bekanntermaßen sehr anspruchsvolle Gymnasium der Stadt nicht verlassen muss, was inzwischen wegen Minderleistung und Verhaltensproblemen von der Schule mehrfach angekündigt worden ist. Die Erwartung der Mutter ist klar, dass die Beraterin den Jungen dazu bringt einzusehen, dass er unbedingt auf dieser Schule das Abitur machen muss, weil das am besten für seine Zukunft ist. Der Vater des Jungen hat nichts dagegen, dass der Sohn weiter diese Schule besucht, findet aber einen Schulwechsel nicht sehr schlimm. Seine Frau hält er für etwas zu überengagiert in der Sache und unterstellt ihr, den Jungen aus eigenem Ehrgeiz unbedingt in dieser Schule halten zu wollen. Er ist äußerst ambivalent in dieser Angelegenheit. Eigentlich wäre es ihm am liebsten, die Beraterin könnte seine Frau davon überzeugen, dass sie dem Jungen Raum lässt, seinen Weg zu finden, und aufhört, eigene Ideen über die Zukunft des Jungen so entschlossen zu äußern und wegen dieser Ideen andauernd Stress zu machen. Der Junge selbst möchte eher eine »leichtere« Schule besuchen, in der auch Freunde von ihm sind. Er ist überhaupt nicht motiviert, zu irgendeiner Form von »Elite« zu gehören. Eigentlich beschäftigt ihn am meisten die aktuelle Trennung von seiner Freundin. Er sucht durchaus einen Gesprächspartner in dieser Angelegenheit.

Welche Aufträge sollte die Beraterin annehmen? Alle? Sollte sie jedem zustimmen? Sollte sie sich heimlich selbst noch einen zusätzlichen Auftrag geben und eine leichte Drogenproblematik – der Junge kifft ab und zu – ins Zentrum der Beratung stellen?

1.5.3 *Gegeneinander, ohne einander, miteinander?* Jugendliche und ihre Eltern

Oft sind es hoch eskalierte Konflikte, in denen der Jugendliche, seine Eltern, die Schule und andere stecken, wenn Beratung aufgesucht wird. Dann werden Vorwürfe, Abwertungen, Beleidigungen, oft gar Verachtung kommuniziert. Wir Berater wissen, dass darüber keine positive Veränderung möglich sein wird, eher eine Verschlimmerung wahrscheinlich ist. Dieses Muster gilt es zu unterbrechen. Das ist uns klar. Jede Wiederholung dieser spontanen Kommunikationsstruktur des Problemsystems in der Beratungssitzung festigt diese Struktur und reduziert die Hoffnung, die Beratung könne eine Veränderung bewirken!

»Sehen Sie, so ist das bei uns immer. Das bringt alles nichts!« »Jetzt haben Sie gesehen, wie er/sie alle Angebote von uns ausschlägt!« »Immer werde ich zum Sündenbock gemacht und runtergemacht. Das ist hier so wie zuhause. Das soll helfen?«

Nur, wie sollen wir das anstellen? Bis Familien mit Jugendlichen in Beratung kommen, ist dieses Muster oft dominant und stabil geworden. Auch deshalb sind in solchen Situationen klare Strukturen (s. Kap. 2.9, S. 155), die die Beraterin vorgibt, hilfreich. Sie legen z. B. fest, wer sich zu welchem Thema äußert.

Je mehr die Beraterin Raum in der Sitzung lässt, je weniger sie das Gespräch strukturiert, desto mehr kann sich das ungünstige, übliche Kommunikationsmuster des Systems ausbreiten. Je stärker die Beraterin in solchen Ausgangslagen klar strukturiert, desto weniger Raum lässt sie problemstabilisierenden Kommunikationsmustern. Auch deshalb halten wir die in Kapitel 2 und 3 vorgestellten Moderationsstrukturen und Haltungen für hilfreich.

Die ebenfalls in Kapitel 2 vorgestellte kooperations- und zielorientierte Haltung (s. Kap. 2.9.2, S. 158) und Rahmung der einzelnen Beiträge im Sinne eines Reframings (s. Kap. 2.9.4, S. 162) verändern zusätzlich die problemstabilisierenden Kommunikationsmuster der Familie und fördern Kooperation.

1.5.4 *Wer hat hier was zu sagen?* Autonomiebestreben und Herrschaftsausrichtung

Der Wunsch nach Unterstützung geht häufig von den Eltern aus und wird vom Jugendlichen als ein weiteres Beispiel von Belästigung und nerviger Fremdbestimmung erlebt. Dagegen wehrt sich der Jugendliche mehr oder weniger. Wir erleben Abwehr, Widerstand und ins Leere laufen lassen als Berater, ähnlich wie es die Eltern vielleicht schon längere Zeit kennen. Wir erleben ein redundantes Kommunikationsmuster, das sich in der Belastungssituation leicht und gern wiederholt. An uns liegt es nun, durch eine interessierte, respektvolle, andere Kommunikationshaltung und -führung in einen Dialog mit dem Jugendlichen zu kommen, der nicht als Belästigung und Fremdbestimmung erlebt wird.

Bei einem Teil der Jugendlichen geht es nicht nur um Autonomie, sondern um ein Muster, das sich als »Herrschaftsausrichtung« gut charakterisieren lässt. Diese Jugendlichen interpretieren jede soziale Begegnung als Test zu der Frage, wer gerade der Boss ist. Wir beschreiben und diskutieren dieses Phänomen in Kapitel 5.3 (S. 343). Im »Befreiungskampf« gegen die Eltern hat der Jugendliche ein sehr feines Sensorium für Herrschaft, Dominanz und Unterwerfung entwickelt. Er ist geneigt, durch diese Brille die meisten Situationen zu erleben und entsprechend dieser Wahrnehmung zu agieren. Als Unterstützer brauchen wir hier ein erhebliches Maß an Frustrationsbereitschaft. Wir sollten uns die Leichtigkeit erhalten, mit immer neuen Interventionen das übliche Muster von Sieg oder Niederlage, von schwarz und weiß, nachgeben oder gewinnen zu irritieren und zu unterbrechen und neuen Sichtweisen in der Arbeit Raum zu geben. Den langen Atem und eine authentische Haltung brauchen wir, weil das alte Muster (Herrschaftsausrichtung) gründlich eintrainiert ist und eine einzige Unterbrechung nicht ausreicht. Es braucht meist viele Wiederholungen jenseits dieses Musters, um Veränderung zu stabilisieren. Wichtig ist ein neues

Muster hier, weil in zukünftigen Kontexten im Leben des Jugendlichen oft Kooperation erforderlich sein wird und er mit seinem dominanten Muster nahezu ausschließlicher Herrschaftsausrichtung am Ende durchaus selbst von Ausgrenzung bedroht ist.

1.5.5 *Ich kiffe, so viel ich will!* Riskante Autonomieentwicklung und Kooperationsverweigerung

Autonomie zu erlangen führt in manchen Lebenskontexten zu Entwicklungen, die weit weg sind von den gesellschaftlich üblichen Vorstellungen der Ablösung und Autonomiegewinnung.

Eine solche schwierige Ausgangslage ist, dass Jugendliche zwar sehr eigengesteuert ihren Alltag gestalten und im »Hotel Mama« versorgt werden, aber jede Ausbildung oder Arbeit ablehnen. Solche Situationen können über Jahre konstant bestehen mit der Folge, dass der Jugendliche in erheblichem Maße hinter der Autonomieentwicklung seiner Altersgruppe zurückbleibt, zur Ausnahme in seiner Peergroup wird und mit den Jahren erhebliche Kompetenzdefizite in der autonomen Gestaltung des Alltags entwickelt. Der Ansatz des Elterncoachings von Omer und von Schlippe (2016a, 2016b) kann in solchen schwierigen Wegen von Jugendlichen in die Autonomie hilfreich sein. Wir skizzieren den Ansatz in Kapitel 4.4 (S. 276). Manchmal greift aber auch dieser Ansatz nicht und es bleibt nur die einseitige Unterstützung der Eltern.

Karl ist 18 Jahre alt, lebt zuhause, ist seit Abschluss der Mittleren Reife vor zwei Jahren in keiner Ausbildung und arbeitet auch nicht. Er konsumiert Cannabis und dealt gelegentlich, um eigenes Geld zu haben. Seine Eltern fühlen sich hilflos, stellen aber Zimmer und Essen. Eltern und Großeltern schenken ihm gelegentlich Geld, finanzieren seine Kleidung. Karl hat schon sehr oft versprochen, sich um einen Ausbildungsplatz zu kümmern. Geworden ist daraus nichts. Die Eltern wenden sich an eine Erziehungsberatungsstelle. Sie sind verzweifelt, wollen nicht, dass es so weitergeht, wissen keine Lösung. Anlass für die Anmeldung war, dass sie Karl 1.000 Euro gegeben haben. Bei seinen Drogengeschäften sei etwas schiefgelaufen und nun wollten Leute aus dem Drogenmilieu von ihm diese Summe. Karl hatte große Angst, dass seine Schuldner ihn körperlich angehen würden. Die Eltern sahen keine andere Möglichkeit, als ihm das Geld zu geben. Sie bestanden als Gegenleistung darauf, dass Karl mit in die Beratung kommt.

In der ersten Beratungsstunde erklärte Karl, dass er sich um eine Ausbildungsstelle bemühen werde, dass alles in Ordnung sei, er seine Eltern möge, sie aber etwas nervten, weil sie sich immer um seine Zukunft sorgten. In den ersten

Sitzungen einigten die Eltern sich, gegenüber Karl eine gemeinsame etwas strengere Haltung einzunehmen: keine Geldzuwendungen, kein neues Kleidergeld, kein Reinigen seines Zimmers und seiner Wäsche mehr, wenn er nicht arbeite oder Bewerbungen schreibe. Für die Eltern war dies ein großer Erfolg. Bisher wurde regelmäßig ein Elternteil immer dann nachgiebig, wenn der andere strenger wurde. Die Konflikte mit Karl wurden daraufhin stärker, auch in den Familiensitzungen. Die veränderte Haltung der Eltern erzeugte großen Druck auf ihn. Er erlebte sich als Opfer der neuen Entwicklung und die Familiensitzungen als Ursache dieser Entwicklung. In einer Sitzung griff er schnell und überraschend den Finger seiner Mutter und verdrehte ihn heftig. Die Beraterin wies ihn zurecht, dass Gewalt in der Beratung gar nicht gehe. Karl war sehr erregt und sagte, er lasse sich gar nichts sagen, und brach seine Mitarbeit in der Beratung ab. Danach lebte er weiter in der elterlichen Wohnung, ging den Eltern aus dem Weg und sprach nicht mit ihnen. Es kam zu schweren Respektlosigkeiten und Androhungen von Gewalt gegenüber den Eltern. Die Beraterin unterstützte die Eltern weiter dabei, eine gemeinsame Haltung zu finden. Sie erarbeiteten als vorläufige Lösung für sich, dass sie, falls Karl wieder Gewalt androhen oder sogar ausüben würde, ihm ein Hausverbot erteilen und ihn von der Polizei aus der Wohnung schaffen lassen würden. Dieser Schritt fiel ihnen sehr schwer und war mit viel Trauerarbeit über die Entwicklung und den Verlust all der Wünsche und Ideen bezogen auf ihren Sohn verbunden. Die Angst, was mit Karl in der Großstadt geschehen könnte, wenn er keine Bleibe hätte, war sehr groß. Er könnte in eine Verelendung oder ganz ins Drogenmilieu abrutschen. Gleichzeitig war ihnen bewusst, dass eine Fortsetzung der Situation zu einer Chronifizierung seiner Abhängigkeit führen würde.

Schließlich setzten sie den Plan um. Karl wurde mithilfe der Polizei aus der Wohnung geschafft. Einige Tage später boten sie ihm per SMS ein Treffen in einem Café an. Dort erfuhren sie, dass er in einer Wohngemeinschaft untergekommen war und stundenweise in einem Supermarkt arbeitete. Es war das erste Mal, dass Karl selbst legal Geld verdiente und für seinen Alltag selbst sorgte. Die Eltern stellten ihm für ein halbes Jahr einen kleinen monatlichen Geldbetrag in Aussicht, um ihn zu unterstützen, sich eine Zukunftsperspektive zu schaffen. Sie wollten sich mit ihrem Sohn in diesem Zeitraum ab und zu an öffentlichen Orten treffen. Diesen Vorschlag erarbeiteten sie in der Beratung. Es war für die Eltern sehr schwer, eine Haltung in dieser Extremsituation zu finden, die für beide stimmig war. Karl nahm den Vorschlag an. Tatsächlich gelang es Karl, zunehmend mehr zu arbeiten, seinen Lebensunterhalt zu verdienen und weiter in der Wohngemeinschaft zu leben. Einige Jahre später begann er eine Berufsausbildung.

In solchen Extremfällen, in denen Jugendliche sich weigern, zu arbeiten oder eine Ausbildung zu suchen und nicht bereit sind, freiwillig das »Hotel Mama« zu verlassen, kann es dazu kommen, dass sie auch in der Beratung jede Kooperation verweigern, die den Status quo beenden will. Unsere Aufgabe kann es dann werden, Eltern zu begleiten und zu unterstützen, um eine Antwort auf die Situation zu finden. Oft besteht die Situation schon mehrere Jahre, bevor Eltern Unterstützung suchen. Häufig ist es die Erkenntnis, gemeinsam als Elternpaar keine Antworten zu finden, die in die Beratung führt. Die Ambivalenz, Angst ums eigene Kind zu haben und ihm helfen zu wollen, es schützen zu wollen und die Einsicht, mit dem eigenen Verhalten eine völlig unrealistische Lebenssituation zu ermöglichen und zu chronifizieren, in der ein Jugendlicher quasi in Frühpension lebt, erleben meist beide Elternteile. Nur ist die Balance oft so, dass immer, wenn der eine auf der Seite der Angst steht, der andere die Seite der Einsicht einnimmt. In der Folge erlebt der Jugendliche hilflose Eltern, die nicht in der Lage sind, effektiv zu handeln. Um neue Prozesse zu ermöglichen, bleibt manchmal nur die Unterstützung der Eltern, wenn der Jugendliche nicht bereit zur Kooperation ist und alle Vorschläge (Unterstützung bei Bewerbungen, orientierende Beratungen zu beruflichen oder schulischen Möglichkeiten, ambulante oder stationäre Therapien, konkrete Job- und Stellenangebote etc.) letztlich ablehnt. Die Unterstützung der Eltern, eine gemeinsame Haltung zu finden, steht hier oft an erster Stelle. In diesem Prozess ist auch Raum zu geben für die Angst von Eltern, was mit dem eigenen Kind geschieht, wenn man ihm nicht mehr weiter Geld, ein Dach über dem Kopf und Nahrung zur Verfügung stellt. Dazu kommen in der Regel auch die Trauer und die Verarbeitung, dass das Kind einen Weg geht, den sie ablehnen.

Damit schwierige Ablösungsprozesse gelingen, brauchen oft beide Seiten Unterstützung! Dazu kann gehören, mit den Eltern zu erarbeiten, was sie selbst tun können, damit Wege in die Autonomie ihres Nachwuchses möglich werden, oft ein harter innerer Prozesse für alle Beteiligten. Es geht darum, dass die Eltern etwas ändern, damit Ablösung und Autonomie stattfinden können. Manchmal ist dies damit verbunden, Serviceleistungen der Eltern abzubauen und damit den Aufbau von Autonomie – ohne elterliche Unterstützung des Jugendlichen – zu ermöglichen oder zu erzwingen.

Eine andere Ausgangslage entsteht, wenn der Jugendliche vonseiten der Eltern, manchmal seit Geburt, keine adäquate Unterstützung erfahren hat und in der Konsequenz ungewöhnlich früh, durchaus riskant autonom zu leben beginnt und dadurch eine gefährdende Lebenssituation entsteht, die auch durch Jugendhilfe nicht grundsätzlich gesichert werden kann. Siehe dazu das Fallbeispiel der 13-jährigen Luise (S. 114) und der 15-jährigen Sabrina (S. 314).

Da diese Jugendlichen sich über weite Zeiträume auch der Kooperation mit

Unterstützungssystemen entziehen und Kontakte zu Unterstützern immer wieder abbrechen, spricht man oft von »Systemsprengern«. Die Begleitung solcher Jugendlicher erfordert von Helfern oft gute Nerven, die Bereitschaft, ungewöhnliche Wege zu gehen und zu akzeptieren, dass viele eigene Vorstellungen über Lebensstil, Kindheit und Jugend sich in diesen Biografien nicht realisieren. Dazu gehört auch die Akzeptanz der Grenzen der eigenen Unterstützungsmöglichkeiten und denen des Systems insgesamt. Was bleibt, ist dann mit dem, was trotzdem noch möglich ist, zu arbeiten. Die genannten Fallbeispiele illustrieren das.

1.6 *Ich kann nicht mehr!* Arbeitsbedingungen und Motivation professioneller Begleiter

Gerade die Arbeit mit Jugendlichen und deren Familien bringt Sozialpädagogen, Beraterinnen und Therapeuten oftmals an Grenzen. Die Rahmenbedingungen für Helferinnen werden als hart erlebt, unerfüllbare Aufträge demotivieren und brennen sie aus.

Es kann uns ermutigen, stärker die Zusammenarbeit mit Institutionen der Bildung und Erziehung zu suchen und sozialräumliche Konzepte mit Blick auf marginalisierte Familien anzuwenden. Dies nicht nur wegen der Vorteile besserer Vernetzung, sondern weil wir die Lebenslage unserer armen Klienten so genauer verstehen, was Voraussetzung für wirksames Handeln ist. Solche Belastungen können auch die Stimmung und Zusammenarbeit eines Teams in Schule, Jugendamt, bei Trägern der Jugendhilfe, Straßensozialarbeiterinnen oder in einer stationären Einrichtung etc. massiv belasten. Wenn wir massiv mit eigenen Themen befasst sind, können wir die Lage unserer Klienten kaum angemessen würdigen, geschweige denn neue und sensible Sichtweisen entwickeln. Jugendhilfemitarbeiterinnen wie Therapeuten und Lehrer neigen dazu, den Horizont zu verengen und die Verantwortung für Misslingen einseitig den Familien zuzuordnen, wie auch Wetzel betont:

> »Nur ein neuer Verstehenshorizont wird dem therapeutischen Beobachter helfen, über den Einzelnen hinaus Netzwerke von Beziehungen und sozialen Kontexten wahrzunehmen, die sonst unsichtbare Unrechtsstrukturen erkennbar machen« (Wetzel, 2014, S. 224 ff.).

Psychosoziale Helfer haben – abgesehen von Grenzsituationen – nicht die Verantwortung für das Leben von Jugendlichen. Sie haben die Verantwortung, ihre Arbeit so engagiert und kompetent wie möglich zu tun. Sie können weder die Jugendliche noch ihre Eltern verändern. Sie können versuchen zu verstehen, was gegeben ist, ihre Kommunikation ändern und neben diesem Wirklichkeitssinn auch einen politischen Möglichkeitssinn entwickeln.

Die Fragen, die sich stellen sind: Ist die Arbeit psychosozialer Helfer in einen überzeugenden persönlichen, fachlichen, sozialpolitischen Sinnzusammenhang eingebunden? Spüren sie die Stimmigkeit oder auch die Spannungen und Ungereimtheiten dessen, was sie da und dort tun?

Konkret bezogen auf die Sinnerfahrungen in Arbeitsverhältnissen schreibt Lauterbach (2016, S. 395):

> »Lebenskräfte und Energien brennen kaum aus, wenn die beruflichen Herausforderungen in einem stimmigen, individuellen Sinnzusammenhang eingebettet, wenn die Bewältigung mit dem wahren Selbst des einzelnen Menschen, mit seinen Quellen verknüpft und die ursprüngliche Verbundenheit mit der Welt und den Menschen erlebbar bleiben«.

Die Jugendliche weiß oder ahnt, dass Helferinnen – wie die vielen anderen Erwachsenen, die sie eher als Teil des Problems und nicht als Teil der Lösung erlebt – ihre Situation nur begrenzt positiv beeinflussen können. Oft hat sie ein subtiles Gespür für Standfestigkeit, Erfahrung, handwerkliche Kompetenz, Reife und Lebensklugheit ihres Gegenübers und der Institution, die ihr da begegnet. Nicht selten hat sie Erfahrungen damit gemacht, wie ausgebrannte und resignierte Lehrer, Erzieherinnen, Eltern, Sozialpädagogen, manchmal auch Psychiaterinnen unter schwierigen Rahmenbedingungen eher Grenzen und Restriktionen verkörpern als lösungsfördernde Hoffnung und gangbare Wege. Und das alles ahnen und spüren wiederum die Helfer.

Vieles spricht dafür, dass die Erfahrung der Wirkungslosigkeit und Sinnarmut des eigenen Tuns ein entscheidender Faktor bei der Entwicklung von Burnout ist. Franke und Antonovsky (1997) konnten zeigen, dass drei Bedingungen zu einem reichen und sinnerfüllten Leben und zu entsprechenden Arbeitssituationen führen:

- Menschen geben ihrer Lebens- und Arbeitssituation Bedeutung und halten sie für wichtig.

- Sie können diese Situation einschätzen, verstehen und durchschauen.
- Sie erleben sich als selbstwirksam, indem sie die Lebens- und Arbeitssituation beeinflussen.

Werden diese Gestaltungsräume aktiv genutzt, stellt sich ein Gefühl von Stimmigkeit ein, auch wenn die Situation sehr belastend ist. Insgesamt ist das Thema Burnout von professionellen Helferinnen, Lehrern und Erzieherinnen bedeutsam für die Qualität psychosozialen Handelns. Hier braucht es eine wache Haltung der Selbstfürsorge, aber auch einen politischen Blick auf Arbeitsbedingungen.

Die Komplexität der Problemlagen bei Jugendlichen, ungeklärte Zielsetzungen und Motivationen, widersprüchliche Aufträge, limitierende Arbeitsbedingungen und Überforderungen verursachen Stress.

Solche Arbeitsbedingungen können zur Erfahrung von Wirkungs- und Sinnlosigkeit führen. Besonders natürlich für Sozialpädagogen, Schulsozialarbeiterinnen und Psychologen selbst.[16] Es ist wichtig, solche Erfahrungen ernst zu nehmen, zu äußern und zu reflektieren, um lebendig, lernbereit und kreativ zu bleiben. Dies sollte auch in Supervisionen und Intervisionen mit Kolleginnen passieren. Solche Erfahrungen machen darauf aufmerksam, dass in der Organisation etwas nicht mehr stimmt oder diese Tätigkeit für diese Person so nicht passt. Manchmal wird auch klar, dass man eine Pause braucht oder Zeit für Qualifizierung.

Gleichzeitig verschärfen sich Rahmenbedingungen und sorgen wiederum für mehr Stress und Überforderung. Die Kürzung von Sozialetats, zunehmende Arbeitsverdichtung und Verantwortungsdruck stellen Helfer vor ein schwer lösbares Dilemma. Entweder machen sie Abstriche an der Qualität ihrer Arbeit oder sie versinken in Überlastungen. Conen (2013) plädiert in solchen Situationen auch für Ungehorsam als Überlebensstrategie:

> »Was hindert einen daran, in den Hilfeplangesprächen diese teilweise obskuren Instruktionsideen in Bezug auf die Klienten gar nicht zu diskutieren, sie einfach stehen zu lassen – und dann weitestgehend den eigenen Intuitionen nachzugehen und mit den Klienten so zu arbeiten, dass sie sich im Arbeitsbündnis mit dem

16 Solche Situationen sind in den letzten Jahren z. B. entstanden, wenn kleine Organisationen, geschaffen von charismatischen Gründern, rasch wuchsen und die alte Struktur nicht mehr passte. Oder im Gefolge der großen Zahl von unbegleiteten minderjährigen Geflüchteten sehr rasch Lösungen entwickelt wurden, die nicht tragfähig waren. Manchmal ist so etwas auch unvermeidbar. Eine Fülle neuer Ideen und bürokratischer Vorschriften, z. B. in den Hilfen zur Erziehung, hinter denen Sparversuche standen, waren besonders gefürchtet.

Helfer weiter entwickeln können? Könnte es auch ein Ziel sein, sie so zu unterstützen, dass sie sich gegen diese Vorgaben direkt oder indirekt wehren? Anweisungen, Vorgaben und Instruktionen verdienen es, eine gewisse Auflockerung zu erfahren« (2013, S. 154).

Sich die Grundprinzipien unseres Rechtsstaates, die allgemeinen Menschenrechte, die europäischen Standards bei Inklusion und Kinderrechten und besonders das Kinder- und Jugendhilfegesetz immer wieder bewusst zu machen und offensiv zu vertreten ist ein Mittel, den Sinn psychosozialer Arbeit engagiert zu spüren. Der gesetzliche Auftrag der Jugendhilfe, die Arbeit an der eigenen Fachlichkeit, ergänzt durch ein waches Gewissen und Gespür für bedeutsame eigene Erfahrungen, (s. Kap. 2.2, S. 80) stärken unsere sinnstiftende politisch-fachliche Orientierung, die Qualität der Arbeit und ihre Wirksamkeit. Das Kinder- und Jugendhilfegesetz, Sozialgesetzbuch VIII, hat im § 1 ein Leitmotiv brauchbar und praxisleitend formuliert, das Helfern wie Öffentlichkeit Orientierung für ein wertgetragenes, pragmatisches Arbeitsbündnis zwischen Klienten und Helfern stiften könnte:

»Jeder junge Mensch hat ein Recht auf Förderung seiner Entwicklung und auf Erziehung zu einer *eigenverantwortlichen und gemeinschaftsfähigen Persönlichkeit* [Hervorhebung durch die Verfasser].« Und der § 2 setzt fort: »Pflege und Erziehung der Kinder sind das natürliche Recht der Eltern und die zuvörderst ihnen obliegende Pflicht. Über ihre Betätigung wacht die staatliche Gemeinschaft.«

Helferinnen im Kontext des SGB VIII sind damit auf dem Boden eines Gesetzes, das ihre Arbeit legitimiert und finanziert. Sie erhalten dort einen allgemeinen roten Faden für ihre Aufgabe und politische Sensibilisierung.

Ein weiteres Mittel, sich den Sinn der eigenen Arbeit zu erhalten: Widersprüche erkennen und in politisch-fachlichen Kontexten, in Medien und Öffentlichkeit und gegebenenfalls auch gegenüber Klienten mutig benennen.

»Gerade für Systemische Therapeuten, für die die Kontextualisierung von Wahrnehmungen und Verhaltensweisen von grundsätzlicher Bedeutung ist, müsste die Beschäftigung mit diesen Fragen daher selbstverständlich sein […] Der Mainstream des therapeutischen Diskurses kreist stattdessen um berufspolitische Themen und Abrechnungsfragen, um Fragen der Evidenzbasierung und Standardisierung, um neurobiologische Konzepte, Tools und Interventionstechniken. Die Thematisierung gesellschaftlicher Problemlagen ist im Vergleich dazu marginalisiert oder findet nicht statt« (Levold, 2014, S. 194).

Ein solche Perspektive, wie sie Levold beschreibt, sensibilisiert für die Diskrepanz zwischen verbrieftem Recht und gesellschaftlichem Wertekonsens einerseits und realen Bedingungen andererseits, unter denen Jugendarbeit geleistet wird. Klarheit im Anspruch und Mut im Alltag können hilfreich sein, um sich als Helfer Orientierung und Sinn zu erhalten oder dafür zu kämpfen. Gleichzeitig sind das auch Haltungen, die für unsere manchmal desorientierten Jugendlichen hilfreich sein können.

2 Haltungen und Strategien in der Arbeit mit Jugendlichen

Eine Gedankenübung zur Einstimmung:

> Stellen Sie sich vor, nach 30 Jahren Arbeit kommt Ihre Verabschiedung in den Ruhestand. Eine Vorgesetzte oder eine Kollegin, die Sie sehr schätzen, hält vor geladenem Publikum die würdigende Abschiedsrede. Ihre Familie, mit Kindern und Enkeln, geschätzte Kolleginnen sind neben Freunden und langjährigen Kooperationspartnerinnnen anwesend.
>
> Welche Ihrer Tätigkeiten, Überzeugungen und Haltungen, die Sie all die Jahre vertreten und gelebt haben, sollte die Rednerin hervorheben?
>
> Nehmen Sie sich Zeit, denken Sie nach und benennen Sie für sich, was Sie gern hören – und worüber Sie sich freuen würden, was zu Ihnen passt. Schreiben Sie dies auf.
>
> Danach wenden Sie diese Begriffe, also Ihren Wertekanon, gedanklich auf Ihre jetzige Arbeitssituation an. Auf ganz konkrete Fälle oder Themen, die Sie aktuell beschäftigen. Was würden Sie vielleicht anders machen, was beibehalten oder modifizieren, wenn Sie sich an diesen Werten orientieren würden?

In diesem Kapitel beschreiben wir grundlegende Haltungen (2.1 bis 2.5) und Strategien (2.6 bis 2.10), die gerade in der systemischen Arbeit mit Jugendlichen hilfreich und nützlich sind. Unter Haltungen verstehen wir persönliche Überzeugungen, unser Menschenbild, persönlich-fachliche Wertentscheidungen und ethische Grundsätze sowie deren Umsetzung in der Begegnung mit Klienten.

Systemische Haltungen fokussieren

- auf die körperlichen, psychischen, sozialen und institutionellen Lebensbedingungen der Klientinnen (s. Hintergrundtext S. 42),
- auf ihre Stärken, Lösungen, Interessen und Ressourcen,

- auf die grundlegende Fähigkeit zur Selbstregulation von Jugendlichen in ihren Familien, Peer-Gruppen und Institutionen,
- auf die Gegenwart und auch die Zukunft der Jugendlichen – ohne die Geschichte zu ignorieren,
- auf Unerschrockenheit, Realismus und Mut in der Begegnung mit den Klienten,
- auf die Jugendlichen als Expertinnen für sich selbst, ihre eigene Sinnfindung und Lebensgestaltung,
- auf unsere eigenen Überzeugungen, Erfahrungen und Werte in dieser Arbeit,
- und reflektieren immer wieder kritisch-würdigend unser eigenes Denken und Handeln in der Arbeit mit jungen Frauen und Männern und deren wichtigem Umfeld.

In diesem Kapitel sind dies besonders die Themen
- der Allparteilichkeit und der anerkennenden Begegnung mit jedem Beteiligten (2.1),
- der Frage, was den Jugendlichen wirklich wichtig ist, welchen Sinn sie im Leben sehen und was ihre Werte sind (2.2),
- einer bewussten Wahrnehmung und Akzeptanz dessen, was gerade geschieht, die wir Achtsamkeit nennen (2.3),
- einer ganzheitlichen Sicht auf Körper, Seele und Geist (2.4),
- einer Sicht auf Klienten, die zentral von Normalisierung und Hoffnung geprägt ist (2.4).

Strategien begründen das Verständnis von Problemen und Symptomen, die Wahl von Methoden und die Wahl von Settings sowie die Art der Gesprächsführung zur Erreichung der vereinbarten Ziele. Strategien werden oft aus den Haltungen und dem Fallverstehen in der Begegnung entwickelt.

In diesem Kapitel sind das besonders die Themen
- eines mitfühlenden Verständnisses und eines kreativen Umgangs mit Symptomen und Problemen (2.5) – dazu gehören auch die Kapitel über Utilisieren (2.5.1) und Reframing (2.5.2),
- einer offenen und pragmatischen Hypothesenentwicklung, die sich an der systemischen Sicht auf den Menschen orientiert, und die kritische Selbstreflexion (2.6) derselben,
- einer gemeinsamen Zielentwicklung mit den Klienten (2.7),
- der produktiven Nutzung von Konflikten (2.8),
- eines respektvollen und sinnvollen Umgangs mit Unfreiwilligkeit und Zwangskontexten (2.9).

2.1 *Ich glaube, Sie brauchen doch eine andere Beraterin!* Ohne Wertschätzung, Akzeptanz und Allparteilichkeit kein Arbeitsbündnis

In einer klassischen Einzeltherapie sollte die Therapeutin Verbündete und Anwältin des Klienten sein, diesen gut verstehen und akzeptieren. Die Therapie ist ein sicherer Ort der Akzeptanz, des Verstehens und der Unterstützung. Die Therapeutin ist die Vertraute des Klienten. In der Arbeit mit Familien und anderen Mehrpersonensystemen stellt sich die Frage nach Akzeptanz, Parteilichkeit und hinreichender Neutralität neu und deutlich komplizierter. Deshalb haben sich systemische Therapeuten früh mit diesen Fragen auseinandergesetzt und Konzepte sowie Begrifflichkeiten dafür entwickelt. Diese Begrifflichkeiten diskutieren wir im Folgenden.

Wir reden von jungen Frauen und Männern, die – vielleicht mühsam – auf dem Weg sind, sich zu lösen und einen eigenen Lebensstil zu entwickeln. Oft sind sie noch abhängig von ihren Familien, Schulen und Ausbildungsstätten, manche auch vom Jugendamt, von Kliniken oder der Justiz. Sie stehen in äußeren und inneren Konflikten. Meist haben sie noch keine wirtschaftliche Unabhängigkeit. Ihre Vorstellungen, was an ihrem Verhalten und in ihrer Lebensführung in Ordnung ist und was nicht, sind oft schwankend, manchmal haben Eltern oder Lehrer andere Ansichten. Werden solche Konflikte nicht bald gelöst, wird vielleicht eine geeignete Institution angefragt und es kommt zu einer ersten Begegnung mit der Beraterin. Die Beraterin als mögliche Beeinflusserin der Zukunft wird deshalb seitens der Jugendlichen aus guten Gründen kritisch daraufhin beobachtet:

- ob sie im Mehrpersonensetting allen Beteiligten ausreichend Raum gibt, ihre Parteilichkeit hinreichend in den Sitzungen aufteilt (Kap. 2.1.1, S. 72),
- wen sie akzeptieren und wem sie offen begegnen kann und gegen wen sie Vorbehalte hat (Kap. 2.1.2, S. 73),
- ob sie auch im Einzelsetting den verschiedenen Perspektiven der Beteiligten – auch wenn diese nicht anwesend sind – ausreichend Raum gibt (Kap. 2.1.3, S. 76),
- mit wessen Sichtweisen, Werten, Problemverständnis, Zielen, Weltanschauung, Lösungsideen sie sympathisiert (Kap. 2.1.4, S. 77),
- welche Ergebnisse der Unterstützung sie mittragen kann und welche nicht (Kap. 2.1.5, S. 79).

2.1.1 *Deine Eltern haben völlig Recht!* Neutralität und Allparteilichkeit im Mehrpersonensetting

Die Haltung einer Äquidistanz, also eines gleichen »Abstands« (bzw. gleicher Nähe) gegenüber allen an der Beratung Beteiligten ist eine Grundposition systemischen Arbeitens. Sie gewann durch Mehrpersonensettings große Bedeutung. Selvini Palazzoli, Boscolo, Cecchin und Prata (1981) haben einen Meilenstein gesetzt für eine strikt neutrale Haltung. Sie suchen Neutralität dadurch zu erreichen, dass die Beraterin im Wechsel, sequenziell, allen Sichtweisen der Anwesenden immer wieder Raum gibt und diese zu verstehen sucht. Wenn dies authentisch geschieht, entsteht in der Summe bei den Teilnehmern der Sitzung ein Gefühl von Neutralität:

> »Der springende Punkt ist der, dass der Therapeut, so *lange* er mit einem Familienmitglied spricht und es auffordert, sich über das Verhältnis von zwei anderen zu äußern, *stets* mit dieser Person verbunden zu sein scheint. Sobald er sich aber einem anderen Familienmitglied zuwendet und dieses um seine Meinung bitten, hört das Bündnis mit dem ersten auf und es entsteht ein neues Bündnis mit dem anderen, dann mit dem nächsten und so weiter. Das Endresultat dieser sukzessiven Bündnisse ist, dass der Therapeut gleichzeitig mit jedem und keinem verbündet ist« (Selvini Palazzoli, Boscolo, Cecchin u. Prata, 1981, S. 137; Hervorhebung im Original).

Sofern wir Berater für das ganze System sein wollen und nicht Parteigänger einer Seite, dann brauchen wir eine Haltung und Gesprächsführung, mit der sich bei allen wichtigen Beteiligten ein tragfähiges Arbeitsbündnis entwickeln kann. Wenn die Helferin Neugier, Zeit, Interesse, Akzeptanz und Wertschätzung fair zwischen den anwesenden Personen verteilt, entsteht Allparteilichkeit. Das ist gelungen, wenn am Ende des Gesprächs keiner das Gefühl hat, die Helferin hätte sich mit ihm oder jemand anderem im System verbündet und ungerecht Zeit und Aufmerksamkeit verteilt.

Falls die Helferin unsicher ist, ob in einer Sitzung oder der gesamten Arbeit die Klienten das Gefühl der Allparteilichkeit haben, ist es ratsam, die Anwesenden zu fragen. Meistens spürt man aber, bei wem es einem schwerer fällt oder wen man vernachlässigt hat.

»Haben Sie den Eindruck, dass jeder von Ihnen in gleicher Weise Raum für seine Sicht der Dinge erhalten hat? Haben Sie den Eindruck, dass ich ausreichend Offenheit für den Standpunkt von jedem von Ihnen habe?«

Falls Unzufriedenheit, mangelnde Offenheit oder mangelnde Gerechtigkeit im Hinblick auf Zeit und Raum geäußert werden, kann man sein Bedauern darüber ausdrücken und vereinbaren das Ungleichgewicht in der nächsten Sitzung auszugleichen oder an dem Thema weiterzuarbeiten.

Auf diese Weise lässt sich ein Mangel an Allparteilichkeit, Offenheit und Akzeptanz oftmals wieder beheben. Manchmal gelingt dies schon dadurch, dass man den erlebten Mangel an Offenheit und Akzeptanz, Raum, Zeit, Zuhören von einzelnen Klienten anerkennt.

2.1.2 *Ich will eine Beraterin, die mich versteht!* Offenheit, Akzeptanz und Wertschätzung

Die folgenden Fragen helfen uns als Berater zu reflektieren, ob wir diese wertschätzende, akzeptierende Haltung haben:
- Wie viel wertschätzende Offenheit haben wir für die Beteiligten?
- Begegnen wir allen Personen des Klientensystems mit annähernd gleicher Akzeptanz, Offenheit, Zeit und gleichem Interesse?
- Bei wem haben wir Vorbehalte, Impulse der Ablehnung? Wen verstehen wir schlecht?
- Welche Vorbehalte haben wir gegen einzelne Familienmitglieder, die Familie als Ganzes, die Gruppe von Jugendlichen?
- Reicht unsere Offenheit gegenüber den einzelnen Mitgliedern und dem System als Ganzem, um eine gute Beziehung herzustellen und Veränderung in stürmischen Zeiten zu begleiten?

Carl Rogers hat diese Haltung einer bedingungslosen Wertschätzung einmal so formuliert:

> »Eines der schönsten und befriedigendsten Gefühle, die ich kenne, und auch eine der wachstumsförderndsten Erfahrungen für mein Gegenüber entsteht aus meiner Freude und Bewunderung für diese Person. Es ist eine ähnliche Bewunderung und Wertschätzung, mit der ich einen Sonnenuntergang bestaune und bewundere. Menschen sind so wunderbar wie ein Sonnenuntergang, wenn ich sie so sein lassen kann, wie sie sind. Tatsächlich glaube ich, dass wir einen Sonnenuntergang vielleicht besonders deswegen so bewundern und uns an ihm freuen, weil wir ihn nicht kontrollieren können. Wenn ich einen Sonnenuntergang betrachte, wie ich es gestern Abend getan habe, sage ich nicht: ›Machen Sie das Orange in der rech-

> ten Ecke ein wenig sanfter, legen Sie etwas mehr Lila auf den Horizont und bitte etwas mehr Rosa in den Wolken.‹ So etwas mache ich eben nicht. Ich versuche nicht, einen Sonnenuntergang zu kontrollieren. Ich sehe mit Ehrfurcht zu, wie er sich entfaltet« (Rogers, 1995, S. 134; übers. von den Autoren).

Und warum sollte dies in Familien oder anderen größeren Systemen anders sein? Die Beraterin kann danach streben, die Familie als Ganze ähnlich zu erleben und zu betrachten, wie Rogers es am Beispiel des Sonnenuntergangs skizziert: nicht als eine zu verändernde, dysfunktionale Einheit, sondern als einen einzigartigen Organismus, dessen Existenz, Leben und Überleben – trotz großer psychosozialer Schwierigkeiten – Bewunderung, Freude und Anerkennung verdient.

Es sind Töchter, Söhne, Mütter und Väter, die sich für die anderen Familienmitglieder und für das Überleben der Familie engagieren, auch wenn dort sehr schwierige Geschichten passieren. Sicher sind die Ideen der Familienmitglieder darüber, was jeder und die Familie als Ganze braucht, unterschiedlich, ja oft kontrovers. Auch sind Verdienste um die Familie und Schuld, die vielleicht jemand auf sich geladen hat, ungleich verteilt. Doch fast immer kann die Beraterin Loyalität und Sehnsucht dafür erleben, dass es den Kindern und Eltern gut geht – und sie sich eine gute Zukunft wünschen. Auf dem Hintergrund dieses grundsätzlich offenen und akzeptierenden Blicks kann man durchaus auch die Schwierigkeiten, Konflikte und Defizite sehen. In unseren Ausführungen zu systemischen Hypothesen geben wir viele Hinweise, die helfen, solch eine wertschätzende und akzeptierende Sicht auf Familien und Einzelne zu entwickeln (s. Kap. 4.2, S. 270). Diese wertschätzende Sicht auf die Familie ist die Beziehungsgrundlage für die Arbeit an Veränderung.

Unsere notwendige Offenheit und Akzeptanz wird manchmal durch eigenwillige Sichtweisen und schwieriges Verhalten einzelner Klienten sehr strapaziert:

Väter, die Schläge für ein angemessenes Erziehungsmittel halten; fundamentalistische, christliche oder muslimische Grundhaltungen; mehr oder weniger offene rassistische Haltungen; nervende Mütter; 15-jährige Machos; 14-jährige Mädchen, die einem das Gefühl geben, jede Minute im Beratungszimmer ist eine Qual für sie; Klienten, die stinken oder ein besonders unästhetisches Äußeres haben; dominante Väter, die keinen zu Wort kommen lassen; oder eben »aufgebrezelte« Frauen, die so sind, wie David Foster Wallace sie im Zitat auf S. 80 beschreibt. Uns gefällt das Zitat von Wallace deshalb besonders gut, weil er darin treffend zeigt, dass es eine Frage der inneren Haltung und Entscheidung des Beobachters ist, dass er eine Mitverantwortung dafür hat, wie er die Frau erlebt.

Jeder in einem helfenden Beruf begegnet seinen persönlichen Herausforderungen oder Grenzen im Gestalten konstruktiver Beziehungen oder Begegnungen.

Das bewusste und vorbewusste Erleben von Sympathie, Antipathie, Widerwillen, Gleichgültigkeit oder Angezogensein zwischen Beraterin und Klienten achtsam wahrzunehmen, ist Voraussetzung für die notwendige Offenheit und Akzeptanz. Sind diese ausreichend, um eine tragfähige Beziehung für die Arbeit an Veränderung aufzubauen? Oder muss die Beraterin sich diese Offenheit erst erarbeiten? Für einen fachlich angemessenen, professionellen Umgang mit solchen intuitiven Vorbehalten und auch Sympathien ist die Beraterin verantwortlich. Im Umgang damit gibt es unterschiedliche Lösungen.

Die Beraterin sollte sich mit ihren Vorbehalten auseinandersetzen. Diese können zunächst genauer und detaillierter erkannt werden. Sie kann darüber nachdenken, was die Vorbehalte mit eigenen Werten, Haltungen und der eigenen Biografie zu tun haben. Kollegiale Reflexion und Supervision sind unter anderem genau für solche Themen da! Für viele Vorbehalte lässt sich in solchen Reflexionen ein Weg erarbeiten, der es erlaubt, trotzdem eine gute und solide Kooperation mit Klienten zu erarbeiten. Gerade mit Personen, deren Positionen oder Art in der Zusammenarbeit stören – mit gewissen Ausnahmen, dazu gleich mehr –, sollte man in den anerkennenden Dialog gehen. In diesem Dialog versucht man diesen Menschen zu verstehen. Was haben sein Auftreten, sein Kommunikationsstil oder seine Sichtweisen mit seiner Biografie und Situation zu tun?

Wenn diese Bearbeitung von Vorbehalten nicht gelingt, dann wirkt sich offene oder verdeckte Ablehnung belastend auf diese Beziehung aus. Das führt auch auf der Gegenseite zu Ablehnung und oft zum Abbruch der Arbeit.

Der schlagende Vater, der ausschließlich die Ablehnung der Beraterin spürt, wird sich in vielen Fällen irgendwann der Kooperation entziehen. Dann kommt die Mutter mit dem 14-jährigen Sohn allein und berichtet, dass der Mann so wenig Zeit hat und auch nicht recht weiß, was er in der Beratung soll.

Es kann sein, dass man bestimmte Klienten trifft, die man – nach bestem Wissen und Gewissen – nicht als Klienten annehmen kann. Es ist dann besser, dies nicht zu tun, als ein Beziehungsangebot zu machen, das dem Klienten nicht guttut. In den meisten Begegnungen mit Klienten, die andere Sichtweisen und Konstruktionen haben als die Beraterin, ist eine gute Arbeitsbeziehung trotzdem möglich.

Die Qualität der Beziehung zwischen Klienten (Schüler, Eltern, Jugendliche etc.) und Beraterin ist entscheidend für die Entwicklung eines tragfähigen Arbeitsbündnisses. Gerade in der Arbeit mit schwierigen Jugendlichen und deren Umfeld gelten aus unserer Sicht Rogers Überzeugungen,

> »dass in den verschiedensten Berufen, bei denen es um die Beziehung zu Menschen geht (Psychotherapeuten, Lehrer, Seelsorger, Sozialarbeiter, Psychologen), die Beschaffenheit der zwischenmenschlichen Beziehungen zum Klienten als wichtigstes Element den Erfolg bestimmt« (1983, S. 211).

Da wir immer auch mit Systemen arbeiten, brauchen wir eine ähnliche Offenheit und Akzeptanz gegenüber dem ganzen System.

2.1.3 *Ich bin jetzt ganz für dich da!* Braucht es im Einzelsetting auch Allparteilichkeit?

Wenn wir im Einzelsetting z. B. mit dem Jugendlichen arbeiten, sollten wir von Zeit zu Zeit wichtige andere Menschen aus dem Lebenskontext des Jugendlichen einbeziehen (Elternberatung, Familienberatung, Lehrergespräche, multisystemische Sitzungen parallel zur Einzelarbeit). Wollen oder müssen wir darauf verzichten, dann sollten wir zumindest die Sicht von anderen Beteiligten zirkulär oder im Rollentausch erfragen. Es geht auch hier darum, die anderen Perspektiven auf die beklagte Situation kennenzulernen.

Sonst kann, bei ausschließlicher Arbeit mit dem Jugendlichen im Einzelsetting, aus angemessener Parteilichkeit leicht eine blinde Parteilichkeit werden, die der Sache schadet. Deshalb ist der Einbezug anderer Perspektiven in den Dialog – im Rollentausch oder in Mehrpersonensitzungen – wertvoll für gute Ergebnisse der Beratung.

BERATERIN: »Peter, was würde dein Lehrer sagen, wenn ich ihn fragen würde, wie das heute Morgen in der Klasse war?«

»Peter, kannst du mal für zehn Minuten hier deinen Lehrer Herrn S. spielen?«

»Okay, dann wechsele doch mal den Stuhl und stelle dir vor, du bist Herr S. Der hätte Lust, mit einem Kollegen im Lehrerzimmer über Peter zu reden.«

»Kollege S., was ist denn eigentlich heute mit dem Peter los gewesen ...?«

Peter (14 Jahre) klagt über Eltern und Lehrer. Sie seien ungerecht und gemein! Solange Peter die einzige Informationsquelle der Beraterin bleibt, kann diese zu völlig falschen Einschätzungen über Peters Verhalten und Kompetenzen kommen.

Manchmal kann man aus gut gemeinter Parteilichkeit auch zum Partisan werden. Man unterstützt verdeckt ineffektive Haltungen und Sichtweisen des Jugendlichen.

Wir setzen das Fallbeispiel fort: Wir hören Peters Klagen über seine Eltern und Lehrer wiederholt. Tatsächlich stimmen wir mit dem Verhalten der Eltern und Lehrer nicht oder immer weniger überein. Das ist für Peter spürbar. Er bemerkt an unseren bewussten und auch an unwillkürlichen Reaktionen unsere Kritik an Eltern und Lehrern. Wir verstärken so seine Sichtweisen. Das kann kontraproduktiv sein, weil es sinnvoll ist, dass Peter sein Verhalten kritisch sehen und verändern kann.

Der Aspekt der Allparteilichkeit hängt allerdings wesentlich vom Thema und den Problemen des Jugendlichen ab. Wenn das Wohl des Jugendlichen gefährdet ist durch Gewalt, Demütigungen und Misshandlungen, werden wir nicht allparteilich sein können und dürfen. Das haben wir in Kapitel 2.1.5 (S. 79) ausführlich beschrieben.

2.1.4 *Darf ich denn als Beraterin keine Meinung haben?* Unterschiedliche Sichtweisen von Klient und Beraterin

Bisher haben wir die Allparteilichkeit, Akzeptanz und Offenheit gegenüber Personen diskutiert. Was aber tun, wenn die Sichtweisen und Konstruktionen zwischen einzelnen Klienten und der Beraterin sehr unterschiedlich sind, auch wenn wir die Personen vielleicht akzeptieren können? Dies kann in der Arbeit mit Mehrpersonensettings und auch in der Einzelarbeit mit dem Jugendlichen wichtig sein (s. Kap. 3.3.9, S. 200, zweitbeste Lösung). Die Beraterin kann mit der Meinung der einen Partei offen sympathisieren und lehnt eine Meinung der anderen ab.

Wenn man zu zweit arbeitet, könnte man diese Positionen zwischen den beiden Beraterinnen splitten:

Beraterin A: »Mir scheint die Sicht der Mutter, dass Tom auf dem Gymnasium überfordert ist, nachvollziehbar, zumal Tom auch keine Lust dazu hat.«

Beraterin B: »Meine Kollegin sieht das wohl so, doch ich verstehe besser die Position des Vaters, der an die Qualität der Schulausbildung, Toms Intelligenz und seine späteren Berufschancen denkt.«

Diese Position nähert sich bereits einer Sowohl-als-auch-Position. Diese etwas schwierigere Position könnte eine Beraterin auch allein einnehmen:

Beraterin B: »Manchmal leuchtet mir sehr die Sicht von Tom und seiner Mutter ein, aber wenn ich an die weitere Zukunft denke, dann verstehe ich auch …«

Wenn die Beraterin sich neutral gegenüber Positionen und Werten verhält, nimmt sie im Grunde eine Weder-noch-Position ein. Sie übernimmt keine der Parteipositionen. Möglich wäre es auch, ein wichtiges Konfliktthema situativ zu beenden, um die Haltungsfrage von Parteilichkeit versus Neutralität und möglicher Koalitionsbildung zu vermeiden, indem sie ein anderes Thema anbietet:

> »Ich höre, wie um die Schulfrage gerungen wird, und das kann ich sehr gut verstehen. Ich merke allerdings, dass meine Aufmerksamkeit noch sehr bei dem Thema hängt, dass Tom gerade von seiner Freundin verlassen wurde und sich niedergeschlagen und energielos fühlt. Das könnte vielleicht auch etwas miteinander zu tun haben.«

Auch wenn die Beraterin eine andere eigene Position hat, ist die Weiterarbeit mit dem Klienten möglich. Manchmal ist es sinnvoll, den Unterschied der Meinungen klar zu benennen. Aber dies ist nicht immer notwendig. Es gibt ja auch eine spannende nonverbale Kommunikation:

> Ich[17] erinnere mich an den Vater einer großen Familie, den ich mehrmals angerufen hatte, um ihn zur Teilnahme an einem Gespräch mit seiner Frau und den Kindern zu ermutigen. Schließlich erschien der beleibte Vater zu meiner großen Freude auch. Er trug ein T-Shirt, auf dem gedruckt war: »Ich hatte mir vorgenommen nicht mehr zu saufen und zu ficken. Das waren die schlimmsten fünf Minuten meines Lebens.« Ich spürte neben meiner Freude die Herausforderung, hier gut zu koppeln. Es gelang nur begrenzt. Die Ehefrau beantwortete meine zirkuläre Frage danach, was sie von dem T-Shirt halte, mit: Sie finde es etwas eng.

Wir sollten also auch die Lust an der Provokation und das Austesten der Berater durch Klienten nicht übersehen. Humorvolles, spielerisches Streiten kann verbinden. Das hängt auch vom Milieu der Klientinnen ab.

Manchmal ist es sinnvoll, andere Sichtweisen und deren Hintergründe genauer kennenzulernen. Wie ist diese Sichtweise vor dem Hintergrund der Geschichte der Klientin entstanden und zu verstehen? Wir können die Zusammenhänge zwischen Sichtweise und Biografie dann vielleicht besser würdigen und dies zum Ausdruck bringen. Dann sprechen wir von Validierung[18] der Sicht der Klientin. Gleichwohl heißt das nicht, dass wir der Klientin damit zustimmen. Wir können eine andere Sicht haben, auch wenn wir die Sicht der Klientin

17 Der Autor Hans-Werner Eggemann-Dann.

18 Validierung meint Gültigkeit. Wir bestätigen dem Klienten, dass seine Sicht der Dinge gültig, verstehbar, konsequent ist.

nachvollziehen können. Dieser Umgang mit unterschiedlichen Sichtweisen von Klientin und Berater ermöglicht oft durchaus eine gute Kooperation, sofern die Sicht der Klientin ausreichend anerkannt wird.

2.1.5 *Ach, so sehen Sie das?* Neutralität gegenüber Beratungsergebnissen und staatliches Wächteramt

Oft ist es für die Beraterin weniger wichtig, ob die Lösungsidee des einen oder die des anderen sich durchsetzt (ob der Sohn nun auszieht oder doch zuhause bleibt, ob er die Schule verlässt oder nicht usw.). Viele angedachte Lösungen sind in unserer gesellschaftlichen Situation möglich – auch wenn wir persönlich vielleicht Vorlieben haben. Wir können den Klienten dabei unterstützen, dass er seine Lösung findet. Gelegentlich werden aber gesellschaftliche oder gesetzliche No-Gos von Klienten als Lösung vertreten. Hier können wir nicht ergebnisneutral sein. In der Jugendhilfe gilt das explizit:

»(2) Pflege und Erziehung der Kinder sind das natürliche Recht der Eltern und die zuvörderst ihnen obliegende Pflicht. Über ihre Betätigung wacht die staatliche Gemeinschaft« (§ 1,2 SGB VIII).

Wir wollen und müssen dafür einstehen, dass z. B. Straftatbestände keine gute Lösung sind. So sind sexueller Missbrauch, Gewaltanwendung, Diebstahl, Erpressung und Drogenkonsum eben keine vertretbaren Lösungen für eine Familie.

Natürlich gibt es innerhalb dieser Grenzen viel Spielraum für die Gestaltung des Lebens in sozialen Systemen, denen wir ergebnisneutral gegenüberstehen können. Wir müssen uns jedoch klar sein,

- wo wir ergebnisneutral sind und wo nicht (eigene Werte und Haltungen),
- wo wir es sein wollen oder können und wo nicht, und vor allem,
- welche Folgen unsere Ergebnisneutralität oder unsere nicht vorhandene Ergebnisneutralität für die Arbeit mit dem System wohl haben wird.

Während soziale Neutralität oder Allparteilichkeit gegenüber den Personen – besonders für die Arbeit mit Mehrpersonensystemen – eine notwendige Haltung ist, müssen wir uns damit auseinandersetzen, wie wir mit der Ergebnisneutralität in einem konkreten Fall umgehen. Hier gilt nicht der Satz: Je neutraler, desto besser! Es gilt in Konflikten zwischen Jugendlichen und ihrer Umgebung, sich klar darüber zu sein, ob, wie und wo wir ergebnisneutral sein wollen und wo nicht. Oft hat die Beraterin gut begründete eigene Vorstellungen (z. B. Sicherung des Kindeswohls) über ein gutes Ergebnis der Zusammenarbeit. Gerade in solchen Fällen bietet auch eine allparteiliche Haltung gegenüber den Personen Vorteile:

»Wenn ich höre, Alex, welchen Genuss du beim Kiffen hast, wie intensiv du Musik erlebst und wie viel Spaß ihr in der Clique zusammen habt - obwohl das in Deutschland nicht legal ist -, dann werde ich ja fast ein wenig neidisch. Wenn ich jedoch von Ihnen höre, welche Sorgen Sie sich als Vater machen und wie sehr Alex seine Gesundheit, die Schule und sein Zimmer vernachlässigt, und das jetzt schon seit einem halben Jahr, dann finde ich Ihre Sorge und den Ärger mehr als verständlich und auch berechtigt.«

Sollte der Jugendliche sich dann doch für andere Ausgänge der Beratung entscheiden (»Ich nehme weiter Drogen!« »Ich will eher eine kriminelle Karriere! Alles andere ist zu mühsam und bringt zu wenig!« usw.), dann müssen wir vielleicht akzeptieren, dass Menschen sich selbst regulieren. Sie treffen eigene Entscheidungen, machen letztlich das, was sie wollen – jedenfalls solange ihnen das noch möglich ist. Sie müssen ja auch für die Folgen ihres Handelns Verantwortung übernehmen und dafür geradestehen. Das sollten wir ihnen auch mitteilen. Auch das gehört manchmal zum Respekt gegenüber Klientinnen und Systemen.

2.2 *Wofür möchtest du dein Leben nutzen?* Offenheit und Kompetenz für Sinnfragen

»An den meisten Tagen, an denen Sie aufmerksam genug sind und die Wahl haben, können Sie sich aber entscheiden. Die fette, bräsige, aufgebrezelte Frau, die in der Supermarktschlange gerade ihr Kind angeschnauzt hat, mit anderen Augen zu sehen – vielleicht ist sie sonst nicht so; vielleicht hat sie gerade drei Nächte lang nicht geschlafen, weil sie ihrem an Knochenkrebs sterbendem Mann die Hand gehalten hat; vielleicht hat genau diese Frau auch den unterbezahlten Job im Straßenverkehrsamt und hat gestern ihrem Mann geholfen, durch einen kleinen Akt bürokratischer Güte einen albtraumhaften Papierkrieg zu beenden. [...] Das alles ist höchst unwahrscheinlich, deswegen aber nicht unmöglich – es hängt nur alles von ihrer Perspektive ab. Wenn Sie automatisch sicher sind, dass Sie wissen, was wirklich wichtig ist und wer und was wirklich wichtig ist – wenn Sie gemäß Ihrer Standardeinstellung operieren wollen, dann werden Sie wahrscheinlich genauso wenig wie ich über Alternativen nachdenken, die nicht sinnlos sind und nerven. Wenn Sie aber wirklich zu denken gelernt haben und aufmerksam sein können, dann wissen Sie, dass Sie eine Wahl haben. Dann steht es in Ihrer Macht, eine proppenvolle, heiße und träge Konsumhölle, als nicht nur sinnvoll, sondern heilig anzusehen, weil sie mit einer Energie geladen ist, die Sterne erschaffen konnte –

> Anteilnahme und Liebe, die unterschwellige Einheit aller Dinge. Nicht dass so ein mystischer Murks unbedingt wahr wäre: Im Vollsinn des Wortes wahr ist nur, dass es Ihre Entscheidung ist, wie Sie die Dinge sehen wollen. Und das, behaupte ich, ist die Freiheit wahrer Bildung, der Selbsterziehung zur Anpassung: Es wird Ihre bewusste Entscheidung, was Sinn hat und was nicht. Sie entscheiden, was Sie glauben« (Wallace, 2012, S. 28 ff.).

Wallace illustriert lebendig, wie im Alltag Sinn entsteht und dass es persönlicher Entscheidungen bedarf, um Sinn zu erfahren. »Lebenssinn« ist ein heikler, vielleicht zu hoher Begriff. Es geht uns dabei um das Gespür für und die Entdeckung der Verantwortung der Jugendlichen für ihre Entscheidungen, um Ermutigung für ein bewusstes, eigenverantwortliches Leben. Jugendliche in der Entwicklung ihrer Identität sind in der Regel mehr als Erwachsene mit Fragen, in welche Richtung ihr Leben gehen soll, was im Zentrum ihres Lebens stehen soll, mit Fragen nach Werten und Sinn ihres Lebens beschäftigt.

Den Sinn gibt es sicher nicht. Vielleicht spürt man dessen Bedeutung und die Wirkung dann, wenn er fehlt – individuell, in Gruppen, Institutionen oder der Gesellschaft. Otto Kernberg stellt direkt einen Zusammenhang zwischen Sinnlosigkeit und Angst her:

> »Wir sprachen von realer Angst, wir sprachen von neurotischer Angst, aber es gibt auch 3. eine *existentielle Angst,* die ganz spezifisch von einem Gefühl der Sinnlosigkeit des Lebens herstammt« (2003, S. 85).

Existenzielle Ängste, Perspektivlosigkeit, quälende Leere oder der Verlust des Lebenssinns durch ein aktuelles Ereignis stehen bei Jugendlichen oft in Zusammenhang mit Beratungsanlässen: depressiver Rückzug, maßloser Medienkonsum, Depression, Entscheidungsschwäche, Prokrastination (s. Kap. 2.5.2, S. 118), Hikikomori[19], deviantes Verhalten, mangelnde Leistungsbereitschaft, Ausstieg aus und Verweigerung von Bildungswegen, Nichtstun, Drogen- oder Alkoholmissbrauch.

Wir haben darauf hingewiesen, dass Therapie auch als Sinnveränderungsmanagement bezeichnet wird (siehe Fußnote 3, S. 20). Sinn suchen, finden und

19 Hikikomori ist ein japanisches Wort und bezeichnet dort ein Verhalten überwiegend junger Männer, die aus unterschiedlichen Motiven, bei denen häufig Ängste eine wichtige Rolle spielen, meist noch bei den Eltern wohnen, ihr Zimmer nicht mehr verlassen und den Tag ganz überwiegend im Internet verbringen. Ihr soziales Leben kommt außerhalb virtueller Kommunikation weitgehend zum Erliegen.

erleben Menschen auf sehr verschiedene Weise, wie der folgende Graffititext an einer Friedhofsmauer in Neapel 1987 zeigt:

> »Ihr wisst nicht, was ihr verpasst habt.«

Der Satz wurde auf die Friedhofsmauer gesprüht, nachdem Diego Maradona die Underdogs vom SSC Neapel erstmals in der italienischen Vereinsgeschichte zur nationalen Meisterschaft geführt hatte (SZ, 275/2020, S. 3).

Sinnsuche ist, zwar meist eher verdeckt und nicht immer bewusst, ein wesentlicher Aspekt von Identitätsentwicklung. Die Bereitschaft des Beraters, sich in der Arbeit mit Jugendlichen auf das Thema »Sinn« einzulassen, sensibel und offen für diese Fragen zu sein, die manchmal angesprochen werden, manchmal (in den Symptomen) verborgen sind, erhöht die Chance auf tragfähige Resonanz, Bedeutung und Ernsthaftigkeit im Gespräch.

Im Folgenden wollen wir Sensibilität und Offenheit bei Beraterinnen für dieses Motiv im Leben Jugendlicher fördern. Zugleich geben wir Hinweise für den Umgang des Beraters mit diesem oft verdeckten Interesse der Jugendlichen.

Sinnentwicklung findet nicht isoliert psychisch statt, sondern in Resonanz mit dem Lebenskontext. Wir sollten aufmerksam bleiben für die Wechselwirkungen zwischen psychischem Sinnerleben, physischer Situation (z. B. Krankheit, Behinderung) und sozialer Situation (z. B. prekäre wirtschaftliche, familiäre Verhältnisse), in der die Jugendliche lebt: Hat sie eine Chance, schulisch, beruflich und ökonomisch Fuß zu fassen?

> Die Lehrerin will eine 16-Jährige davon überzeugen, die Schule nicht aufzugeben. Fast alle ihre Familienmitglieder haben keinen Ausbildungsabschluss, leben von Gelegenheitsarbeiten. Die Schülerin antwortet der Lehrerin: »Die Schule macht doch einfach keinen Sinn!«

Bekommt sie die notwendige Unterstützung und die nötigen materiellen Ressourcen, sodass sie eine Chance zu ausreichender gesellschaftlichen Teilhabe hat? Können es die konkreten prekären Lebensbedingungen sein, die eine positive Sinnfindung erschweren?[20] Wir haben in Kapitel 1.2 (S. 46) auf die wachsende Zahl von Jugendlichen mit einem NEET-Status (NEET = not in education, employment or training) hingewiesen. Fortgesetzte Ausgrenzung und Misserfolg

20 Das gilt es zu beachten. Allerdings haben wir in Kapitel 6.4.1 (S. 440) auch gezeigt, dass z. B. die besonderen Belastungen durch Flucht und damit verbundene Verletzungen und Verluste auch zu Politisierung führen und Quelle von Sinnerfahrung werden können.

im Bildungssystem begünstigen die Haltung, dass alles sinnlos sei. Bürgerliche Vorstellungen von einem guten Job, Arbeit und Selbstverwirklichung sind in solchen Kontexten oft utopisch und weltfremd.

Neben prekären Verhältnissen können aber auch überfordernde Leistungsansprüche ehrgeiziger Eltern die Entwicklung sinnvoller Lebensentwürfe bei Jugendlichen erschweren.

Eine Reihe wichtiger Autorinnen in der psychotherapeutischen Tradition haben sich – oft gegen Ende ihrer Laufbahn – engagiert dem Konzept »Sinn« zugewandt. Sie beobachteten, dass die Erfahrung von Leere, Richtungs- und Sinnlosigkeit hinter Symptomen steht. Sinn wurde bei diesen Autoren als existenzielle Frage und existenzielles Thema gedacht. Die Autorinnen[21] erkannten aus der Fülle ihrer therapeutischen Erfahrungen, dass sich Symptome und psychische Probleme oft am wirksamsten veränderten, wenn sie ihre Klienten mit Fragen zu den Werten, Zielen und dem Sinn ihres Lebens in Berührung brachten. Bisher schienen Systemikerinnen an existenziellem Sinn oder empfundener Sinnlosigkeit nicht so sehr interessiert.

Hintergrund: Engagement und Verantwortung erzeugen Sinn

Die Welt gibt uns den Sinn. Das bedeutet, dass die Menschen, Tiere, die Natur, Ereignisse und Dinge, mit denen wir in Berührung kommen können, uns mitteilen, was zu tun ist, wenn wir dafür wach sind.

Unsere innere Stimme, das Gewissen, ist die Instanz, die uns darauf aufmerksam macht. Jeder Mensch spürt den Impuls, einem verletzten Menschen zu helfen, ein weinendes Kind zu trösten, ein leidendes Tier von seinem Schmerz zu befreien.

Dafür müssen wir in Resonanz sein mit diesem Wesen, dem Ereignis und der Situation Bedeutung geben, sie verstehen und beeinflussen können.

Über eine solche konkrete Situation hinaus, aber vielleicht von ihr angestoßen, kann der Sinn in der Verbundenheit und Verantwortung für (einen) Menschen bestehen, in der Hingabe und Verantwortung für eine wichtige Sache (Aufgabe/Werk), und er kann darin bestehen, mit dem Leiden fertig zu werden. Sich durch das Leiden nicht von einem sinnvollen, verantwortlichen Leben abbringen zu lassen.

Menschen spüren, dass ein solcher Moment, eine solche Tat und Verantwortung wichtig sind, sie befriedigt und etwas Wertvolles und Neues in die Welt bringt. Weisheiten wie »Geben ist seliger als Nehmen« oder »Liebe deinen Nächsten wie dich selbst« transportieren dieses uralte und gleichzeitig sehr aktuelle Wissen.

21 Alfred Adler, Irvin Yalom, Viktor Frankl, Esther Mujawayo und Dima Zito, Otto Kernberg, William James, Alois Hahn. Diese Autorinnen und Autoren kommen überwiegend aus der tiefenpsychologischen Tradition.

Wir haben geschrieben, dass prekäre Lebensbedingungen positive Sinnerfahrung verhindern. Das mag oft der Fall sein, ist aber nicht zwangsläufig so. Ganz offensichtlich ist es nicht so, dass Wohlstand und Sicherheit direkt zu Glück, Verantwortungsbewusstsein und Gemeinschaftsfähigkeit führen.

Solidarität, Hilfsbereitschaft und Mitgefühl ist unter armen Menschen oft stärker ausgebildet als in Wohlstandsmilieus, wo Menschen andere weniger brauchen.

> »Es ist eine bemerkenswerte Tatsache, dass Leiden und Drangsal in der Regel die Liebe zum Leben nicht verringern; sie scheinen ihm im Gegenteil gewöhnlich eine nur umso kräftigere Würze zu verleihen. Die Hauptquelle der Melancholie ist Sattheit. Not und Kampf sind es, die uns anfeuern und begeistern; die Stunde unseres Triumphes ist es, welche Leere mit sich bringt« (James, 2004, S. 281).

Es gibt auch den umgekehrten Zusammenhang: Ob eigen oder fremd, Leiden und Not sind Anstoß und Quelle dafür, sich damit auseinanderzusetzen, zu verstehen, was da passiert, sich (politisch) zu engagieren und zu lernen, wie man das überwinden und etwas Neues hervorbringen kann. In Ruanda geboren, schildert Esther Mujawayo in ihrem gemeinsamen Text mit Zito (s. Kap. 6.4, S. 440) sehr anschaulich ihre Erfahrung:

> »Ich bin Therapeutin geworden, weil ich selbst betroffen war. Ich habe den Genozid überlebt. Ich wusste nichts über Trauma. Wir haben gedacht, wir werden verrückt, weil unsere Reaktionen überhaupt nicht normal waren. Und es war fantastisch, dass jemand uns sagen konnte: ›Nein, Frauen, ihr seid nicht verrückt. Ihr seid vollkommen normal. Was Euch passiert ist, ist unnormal.‹ Als ich gesehen habe, wie sie Therapie gemacht haben, habe ich gedacht: Das ist großartig und die Menschen brauchen das. Und ich dachte, es wäre gut, wenn ich das auch lerne, weil ich unsere eigene Kultur integrieren kann: Bilder, die ich benutze; Dinge, die Menschen verstehen können. Deshalb habe ich die Ausbildung gemacht, weil ich gesehen habe, dass ich nicht mehr verrückt war. Ich war in Ordnung, ich wuchs und das war möglich« (2017, S. 4).

Es ist dies eine mitfühlende Resonanz der Welt und den Menschen gegenüber. Der Wunsch mitzuhelfen, dass wir dieses Klima und die Natur, den Asphaltdschungel, das ungeheure Chaos und die Ordnung besser verstehen und etwas beitragen, das gut ist und Bestand haben wird. Jugendliche haben und hatten auch früher genau dazu einen intensiven und intuitiven Zugang. Nicht zufällig sind es oft Jugendliche, die sich in Bewegungen wie »Fridays for Future«, der Friedensbewegung, bei politischen Zielen wie einem Mehr an sozialer Gerechtigkeit, z. B. in der 68er-Bewegung, in großer Zahl engagiert haben oder engagieren.

2.2.1 *Dein Schlagzeug ist für dich wirklich das Wichtigste im Leben?* Sinnerfülltes Leben als Beratungsthema

Viktor Frankl erkannte, wie die Erfahrung von Wertlosigkeit, Leere und Sinnlosigkeit zur Entwicklung von Symptomen führen kann, besonders bei Jugendlichen. Er rückte diese Erkenntnis und Erfahrung ins Zentrum seiner logotherapeutischen Arbeit:

> »Oder sollte Margarete Mitscherlich (Das Ende der Vorbilder) Recht behalten, wenn sie behauptet, es dürfe nicht übersehen werden, ›dass man sich in der Psychoanalyse zunehmend damit beschäftigt, die Ursachen tiefer, innerer Wertlosigkeit und Leere besser zu verstehen, mit dem Ziel, dem Patienten die Möglichkeit zurück zu geben, seinem Leben einen Sinn zu geben?‹ Das, wie eingangs gesagt, nicht zuletzt vom Verlust tradierter Werte hervorgerufene Sinnlosigkeits- und Leergefühl lässt sich nicht kurieren, indem die alten Werte wieder ›hergestellt‹ beziehungsweise ›dem Patienten zurückgegeben‹ werden wie die zitierten Psychoanalytiker nahelegen. Denn Sinn lässt sich überhaupt nicht geben, sondern Sinn muss gefunden werden. Der Mensch ist ein Wesen auf der Suche nach Sinn. Auf die Spur von Sinn bringt ihn nun das Gewissen. So lässt es sich denn als das ihm ›eingebaute‹ Sinn-Organ definieren. Es lässt die jeweilige Sinnmöglichkeit aufleuchten hinter der Wirklichkeit, es macht die Wirklichkeit auf diese Sinnmöglichkeit hin transparent« (Frankl, 2002, S. 58 f.).

So deutlich es ist, dass es nicht *den* Sinn des Lebens gibt, so deutlich ist auch, wie das Hadern mit dem eigenen Schicksal, Gefühle von Freud- und Bedeutungslosigkeit, Leere und Ziellosigkeit verbunden sind mit psychischem Leiden, insbesondere mit Depression, Suizid und Burnout. Uns selbst wurde besonders bei Trainings mit jugendlichen Straftätern (18 bis 24 Jahre) deutlich, welche Rolle diese Dimension in der Lebensbilanz und den Symptomen dieser Jugendlichen und jungen Erwachsenen spielt.[22] Doch ist dieser Sachverhalt nicht auf diese eher prekäre Gruppe beschränkt. Immer wieder erschüttern uns unbegreifliche Suizidversuche junger Männer und Frauen, die in äußerlich stabilen und fürsorglichen Familien lebten und gut ausgebildet sind. Sinnleere und deren Folgen bei Jugendlichen ist kein Thema der jetzigen Zeit, wie eine Untersuchung aus den 1970er Jahren zeigt (Padelford, 1973):

22 Der Autor Hans-Werner Eggemann-Dann führt seit 2015 im Rahmen der Arbeitsgruppe Achtsamkeit (ag-achtsamkeit.org) Achtsamkeitstrainingsgruppen in Justizvollzugsanstalten durch.

»[…] nämlich den jungen Menschen. Wir begegnen da einer ›massenneurotischen Trias‹ wie ich sie nenne: die zunehmende Jugendkriminalität, die so verbreitete Drogenabhängigkeit und die sich namentlich in der akademischen Jugend häufenden Fälle von Selbstmord. Eine meiner Dissertantinnen, Betty Lou Padelford, konnte anhand der von ihr getesteten 416 Studenten den Nachweis erbringen, dass der Grad des Sinnlosigkeitsgefühls signifikant mit dem Drug Involvement Index[23] korrelierte« (Frankl, 2002, S. 28 f.).

Hier braucht es Sensibilität des Beraters, denn die Jugendliche gibt kaum als Beratungsanlass ein Gefühl der Sinnlosigkeit an! Erst wenn der Berater das Gefühl der Sinnlosigkeit hinter den Symptomen ahnt, kann er es zum Thema machen. Dann könnte die Suche nach Sinn, neben im Vordergrund stehenden konkreten Zielen, ein sinnvolles, wenn auch weniger offensichtliches Gesprächsthema sein.

Gerade in der Arbeit mit jungen Strafgefangenen haben wir der Frage nach Lebenszielen, Werten und Lebenssinn Raum gegeben. Entsprechende Übungen wurden konzentriert und motiviert gemacht und es gab oft intensiven Austausch zu den Erfahrungen, so wie hier beschrieben:

»Die Sehnsucht nach sinnerfülltem Leben begegnete und berührte immer wieder mal und wurde doch auch oft gewohnheitsmäßig von Betäubung und Action überlagert. Für die Beschäftigung mit existentiellen und wertorientierten Fragen nützlich waren Vergänglichkeitsübungen z. B. die Kontemplation über Sätze wie ›Ich kann jederzeit schwer erkranken‹ oder ›Ich werde sterben‹ oder das Nachdenken über die Frage ›Was würde ich gerne erreichen oder hinterlassen, wenn ich nur noch 5 Jahre zu leben hätte?‹. Durch solche Übungen entstand eine Ernsthaftigkeit, die sonst bisweilen gefehlt hat (›Das hat mich noch nie jemand gefragt.‹) […] Die hohe Bedeutung der Familie – sowohl der Ursprungsfamilie als auch einer eigenen zukünftigen – zeigte sich übrigens als großer verbindender Wert. Freundschaften schienen unzuverlässiger. Es lohnt sich, über einen solchen konkreten Austausch Werte zu thematisieren. Auch religiöse Fragen und das Thema Dankbarkeit klangen an. Auf die Frage nach dem Sinn des Aufenthaltes im Knast wurden überraschend viele positive Erfahrungen und Wahrnehmungen formuliert« (Eggemann-Dann u. Huppertz, 2020, S. 365 f.).

23 Drug Involvement Index (Faul u. Hudson, 1997) ist ein Messverfahren, mit dem im Angelsächsischen die Nähe zu Drogen messbar gemacht wird.

2.2.2 *Du spürst, dass dein Freund dich jetzt braucht!* Sinnerfahrungen im Alltag

Nicht das Grübeln über die Gründe unseres Unglücks bringt uns einer Antwort näher. Auch das Streben nach Selbstverwirklichung oder der Versuch, die Welt zu verstehen, täuscht eher, als dass es Sinn und Werte klärt. Die Welt selbst stellt die Fragen an den Menschen.

> »Nein, die Welt ist kein Manuskript, das wir zu entziffern haben (und nicht entziffern können) – die Welt ist vielmehr ein Protokoll, das wir zu diktieren haben. [...] Weil es mit das Protokoll unseres Lebens ist, und unser Leben letztlich ein Verhör ist« (Frankl, 1985, S. 30).

Unser Leben als Protokoll – gemäß dem Zitat Frankls, das eine verdichtete Wahrheit darstellt, die auch unsere Arbeitshaltung konstituiert – zu führen, bedeutet: Wie reagieren wir auf die deutlichen Herausforderungen, die sich uns stellen: Ausgrenzung und Diskriminierung in der Klasse, Terror auf dem Schulhof, Hilflosigkeit der Eltern, die Not eines Geschwisters, die Schmerzen einer Freundin, die Einsamkeit eines isolierten Jugendlichen in der Nachbarschaft, die Heimat-, Rat- und Sprachlosigkeit einer Flüchtlingsfamilie? Die Bedrohung künftiger Generationen durch hemmungslosen Konsum, weltumspannende hochansteckende Krankheiten, Klimakatastrophen, unbegrenztes Wachstum, Ausbeutung großer Teile der Welt und ihrer Menschen treiben eine große Gruppe junger Menschen um. Auf der anderen Seite begegnen wir auch rücksichtslosem Amüsement, Luxus und Entertainment, Konkurrenz, echten Möglichkeiten, die das Leben bietet. Wenn wir die Welt als grenzenlosen Vergnügungspark verstehen und Geld oder Profit als höchste Gottheit, wundern wir uns dann über Depression und innere Leere?

> »Zurzeit sehen viele, besonders junge Menschen den Erhalt unserer natürlichen Lebensgrundlage durch die zu schnelle Erderwärmung existenziell bedroht und demonstrieren für den Klimaschutz. Als Ärztinnen und Ärzte, Psychotherapeuten und Wissenschaftler unterstützen wir dieses Anliegen, gerade auch aus Sorge um die psychische Gesundheit« (Deutsche Gesellschaft für Psychiatrie und Psychotherapie, Psychosomatik und Nervenheilkunde e. V., DGPPN, 2019).

Dabei geht es nicht um Moralisieren oder das Richten über andere. Sinn finden bedeutet wahrzunehmen, was für uns überzeugend Wert hat. Nur wo findet man ihn? Das Gewissen bezeichnet Frankl als Sinnorgan. Er nennt drei große Themen, aus denen Sinnerfahrungen resultieren:

- die Hingabe an eine Aufgabe,
- die Liebe und Fürsorge für (einen) Menschen und
- die Bewältigung von Leid.

Erfahrungsmäßig findet man also in diesen Bereichen valide Antworten! Das kann uns in Beratungen helfen, Jugendliche zu unterstützen! Konkrete Lebenserfahrung ist hier der beste Aufhänger:

> »[…] du hattest keine Vergleichsmöglichkeiten, aber in den dreizehn Jahren, die du in diesem System verbrachtest […], hattest du einige gute Lehrer und einige mittelmäßige Lehrer, eine Handvoll außerordentlicher und inspirierender Lehrer und eine Handvoll miserabler und inkompetenter Lehrer und deine Mitschüler deckten das ganze Spektrum von hochintelligent über durchschnittlich bis halb schwachsinnig ab. […] Du hattest auch einige körperlich behinderte Klassenkameraden. Niemand im Rollstuhl, soweit du dich erinnerst, aber du siehst noch immer den buckligen Jungen mit dem verrenkten Körper vor dir, das Mädchen, dem ein Arm fehlte (ein fingerloser Stummel ragte aus ihrer Schulter), den Jungen, der sich immer das Hemd vollsabberte und das Mädchen, das kaum größer war als ein Zwerg. In der Rückschau hast du das Gefühl, dass diese Menschen ein wesentlicher Teil deiner Erziehung waren, dass du ohne sie nur ein lückenhaftes Verständnis hättest von dem, was es heißt ein Mensch zu sein, dass es dir an Tiefe und Mitgefühl, an jeglicher Einsicht in die Metaphysik von Schmerz und Unglück fehlen würde, denn diese Kinder waren die Heldenhaften, sie waren es, die sich zehnmal so viel anstrengen mussten, wie alle anderen, um einen Platz für sich zu finden« (Auster, 2013, S. 212 f.).

Paul Auster beschreibt in seinem Roman »Winter Journal« (dt. »Winterjournal«), wie hilfreich für die eigene Einstellung zum Leben schwierige Problemfelder anderer wirken können. In prägnanten Bildern zeigt er, wie seine Erfahrung von Leiden und Beeinträchtigung bei Mitschülern Mitgefühl und Resonanzfähigkeit förderten, ja vielleicht erst möglich machten.

Tauchen z. B. bei der Jugendlichen solche im Zitat genannten oder ähnliche Themen auf, sollte der Berater das sensibel wahrnehmen, die gestreiften Themen aufnehmen und mit der Klientin vertiefen:
- Begegnungen mit armen und behinderten Menschen, mit Menschen, die es schwer haben,
- Beobachtungen von Menschen, die mit Hingabe eine Aufgabe erledigen,
- erlebtes Engagement in politischen oder ökologischen Fragen bei Peers,
- eigene Betroffenheit über Ungerechtigkeit oder Naturzerstörung,

- Erfahrungen der Jugendlichen, wenn sie selbst mit Hingabe etwas erledigt hat,
- Momente der Fürsorge der Jugendlichen für andere Menschen,
- Momente von Fürsorge, die die Jugendliche bei anderen Menschen auch für sich selbst beobachtet,
- Bewältigung von Leid bei anderen und bei der Jugendlichen selbst,
- echte Freude, die sie erlebt hat.

Wenn solche Themen im Dialog berührt werden, kann man als Beraterin auf die spontanen inneren Impulse zentrieren, die dann bei der Jugendlichen hochkommen (somatische Marker, Embodiment, Kap. 2.5.3, S. 122). Durch solche Fokussierung schaffen wir einen Zugang zum Sinnerleben bei Jugendlichen – als eigene Erfahrung, subjektiv, konkret und prägnant.

Es wird auch deutlich, dass es etwas Verbindendes in diesen Beispielen gibt: Es sind Beispiele für die aktive Übernahme von Verantwortung, Hilfsbereitschaft, Freundschaft und wichtige Beziehungen, Hingabe etc.

Die merkwürdige Leere, die die Sinnfrage manchmal begleitet und überzeugende, allgemeine Antworten so schwer macht, verweist darauf, dass Leben gelebt werden will und Sinn nicht abstrakt über Nachdenken und Reden zu finden ist. Über Reden kann erlebte und gespürte Sinnhaftigkeit nur vertieft werden, bewusst werden und so noch mal in der Person verankert werden.

Wenn wir keine religiöse Verankerung wollen oder haben, dann liegt die Antwort einerseits im persönlich engagierten Handeln, dem wiederum persönliche Entscheidungen zugrunde liegen; andererseits vielleicht auch in einer achtsam-kontemplativen Haltung, die für all das Sinnerfüllte im Leben offen und wahrnehmend ist. Vielleicht ist die Wortverwandtschaft zwischen unseren fünf Sinnen und Sinn als existenziellem Sinn nicht zufällig.

Wenn viele Menschen sich bemühen, den Jugendlichen zu helfen, ergibt sich eine weitere Chance, sinnvollem Erleben einen Raum zu öffnen:

> Was können Jugendliche im Gegenzug für andere tun? Wo etwas zurückgeben, um einen Ausgleich von Geben und Nehmen zu praktizieren und zu fühlen, ob die Begegnung gerecht und fair erscheint? Solche Momente im Dialog sind wertvolle Beiträge zum Bemühen der Jugendlichen um Engagement, Orientierung und Identität: Wie kann ich ein guter Mensch sein? Welche Chancen habe ich? Was bedeutet es zu leben und wie könnte mein Leben erfüllt und sinnvoll werden? Was für ein Mensch möchte ich sein? Was ist für mich Erfolg und wie werde ich in diesem Sinne erfolgreich?

2.2.3 *Auch zu Sinngebung gibt es Statistiken!* Empirische Befunde zu Werten von Jugendlichen

Beitrag zur Statistik

Auf hundert Menschen,
die alles besser wissen
- zweiundfünfzig;
die um jeden Schritt bangen
- fast der ganze Rest;

Hilfsbereite,
wenn's nicht zu lange dauert
- sogar neunundvierzig;

beständig Gute,
weil sie nicht anders können
- vier vielleicht auch fünf;

die zu neidloser Bewunderung neigen
- achtzehn;

die ständig in Angst leben
vor jemanden oder etwas
- siebenundsiebzig;

das Talent zum Glücklichsein haben
- gut zwanzig, höchstens;

- die einzeln ungefährlich sind
und in der Masse verwildern
- sicher die Hälfte;

Grausame, wenn die Umstände sie dazu zwingen
- das sollte man lieber nicht wissen,
nicht einmal annähernd;

die nach dem Schaden klug sind;
- nicht viel mehr
als die vor dem Schaden klug sind;

die dem Leben nichts abgewinnen außer Sachen
- vierzig
obwohl ich mich gerne täuschen würde;

Geduckte, Leidgeprüfte,
ohne eine Laterne im Dunkel
- dreiundachtzig
früher oder später;

Bemitleidenswerte
- neunundneunzig;

Sterbliche
- hundert auf hundert.
Eine Zahl, die sich vorerst nicht ändert.

Wisława Szymborska

Die wertebezogenen Ergebnisse der Sinus-Jugendstudie (Calmbach et al., 2016) machen deutlich, dass viele Jugendliche ahnen, was wichtig ist für ein sinnerfülltes Leben:

Liebe und gelingende Partnerschaft ist bei fast allen Jugendlichen heute eines der wichtigsten Lebensziele. Die damit verbundene emotionale Sicherheit wird von vielen als wichtiger wahrgenommen als Selbstverwirklichung. In Sachen Liebe und Partnerschaft herrscht über alle Milieus hinweg Konsens, dass Vertrauen, Ehrlichkeit und Verlässlichkeit zentrale Beziehungsvoraussetzungen und Bedingung für die Stabilität von Partnerschaft sind (s. Kap. 1.1.2, S. 35).

Das Thema *Flucht und Asyl* beschäftigt die Jugendlichen. Über alle Milieus hinweg unterstützt man die Aufnahme von Menschen auf der Flucht. Die meisten Jugendlichen wissen, dass diese Menschen vor Kriegen und Verfolgung, aus Lebensgefahr für sich, ihre Kinder und Familien und manche auch aus bitterer Armut fliehen. Jugendliche zeigen daher Mitgefühl und Verständnis für deren schreckliche Lebenslagen, auch wenn sie auf Kapazitätsgrenzen aufmerksam machen. Es gibt nur eine kleine Minderheit, die recht rigoros Ressentiments gegenüber den Neuzuwanderern äußert (Calmbach et al., 2016, S. 469)

Umweltschutz und die *Klimafrage* sind für Jugendliche in Deutschland eine der zentralen Herausforderungen für die Zukunft. Es fällt ihnen schwer, Umweltschutz im Alltag konsequent zu leben. Um sich aktiv für den Umweltschutz zu engagieren, fehlt ihnen auch die Zeit. Außerdem sind viele unsicher, ob man die Zerstörung der Erde überhaupt noch aufhalten kann (Calmbach et al., 2016, S. 470; Albrecht u. Hurrelmann, 2020, S. 14 ff.)

Die Autorinnen der Studie erkennen eine neue Sehnsucht nach *Normalität.* Jugendliche wollen eine angemessen entlohnte Arbeit. Jugendliche wollen so sein »wie alle«. Dies beinhaltet auch den Wunsch nach gesellschaftlichen Rahmenbedingungen, z. B. wirtschaftliche Stabilität, Wohlstand, Planbarkeit. Sie erkennen die hohe Bedeutung, sich dafür anzustrengen und einzusetzen mit Fleiß, Leistung, Pflichterfüllung, Bescheidenheit, und sind bereit, sich entsprechend anzupassen.

Auch *soziale Werte* (Nächstenliebe, Hilfsbereitschaft, Anpassungsbereitschaft, stabile Beziehungen) sind den Jugendlichen wichtig. Sie zeigen eine Sehnsucht nach Aufgehoben- und Akzeptiertsein in der Gemeinschaft. Geborgenheit, Halt und Orientierung in den unübersichtlichen Verhältnissen einer globalisierten Welt sind ihnen erkennbar wichtig

Die meisten erkennen den Sinn und die Bedeutung eines gesellschaftlich verbindlichen *Wertekanons.* Hierzu zählen vor allem Werte wie Gemeinschaft, Familie, emotionale und materielle Sicherheit.

Sie integrieren darin durchaus den Wunsch nach *Genuss und Spiel:* Sie wünschen sich Kreativität, Einzigartigkeit, Veränderung, Spaß, Spannung, Neuheit, Risiko, Ekstase und die Freuden des Sichzeigens und Unterwegsseins.

Wir finden in den Antworten aus der Sinus-Befragung Jugendlicher die klassische freudsche Trias: Liebes-, Arbeits- und Spielfähigkeit. Diese Trias beschreibt vielleicht ganz gut die Entwicklungsanforderungen, die Jugendliche spüren. Die Ergebnisse der Sinus-Jugendstudie ähneln zudem Beobachtungen, die auch im Feld von Beratung und Therapie gemacht werden: Jugendliche wollen offensichtlich in der Therapie jemanden, der Strukturen gibt, der ihnen Fragen und Themen setzt, einen roten Faden der Arbeit sichert, und sie wollen praktische und konkrete Hinweise. Das können auch Ratschläge sein (Weitkamp, Klein, Hofmann, Wiegand-Grefe u. Midgley, 2018, S. 216 ff.).

Das Bedürfnis einer guten Balance zwischen persönlichem Leben (Familie, Partnerschaft, Freunde) und der Arbeit ist bei der Generation der 13- bis 23-Jährigen deutlicher ausgebildet als in früheren Generationen. Sie sind weniger bereit, der Arbeit alles zu opfern. Gleichwohl hat eine befriedigende und gut bezahlte Arbeit einen sehr hohen Stellenwert:

> »Es ist überraschend, dass bei solchen Grundeinstellungen die inhaltlichen und sinnstiftenden Aspekte des Berufslebens an der Spitze der Nennungen stehen« (Albrecht u. Hurrelmann, 2020, S. 203).

Die Erhaltung des Lebensstandards der Eltern ist ein sehr verbreitetes Motiv, nicht ohne Widerspruch zu anderen Motiven der Generation Greta. Anders ist das natürlich bei der Gruppe von Jugendlichen aus prekären Lebensverhältnissen, die unter armen Bedingungen großgeworden sind.

> Nicht selten unterstützen wir Jugendliche aus Multiproblemfamilien, die immer wieder Jugendhilfemaßnahmen erleben, auch schon Therapieangebote erfahren haben, und haben den Eindruck: Was dieser junge Mann braucht, ist keine weitere Therapie oder Trainingsgruppe, sondern eine passende Arbeitsstelle, eine Freundin und eine angemessene Wohnung. Auch das kann Sinn geben und verhindern, dass er fortgesetzt deviant, depressiv, aggressiv etc. wird.

2.3 *Die Kraft des Hier und Jetzt* Achtsamkeit, ein Weg für Stressbewältigung und Wachstum

> »Achtsamkeit ist eine Haltung, d. h. eine subjektive Bereitschaft, auf eine bestimmte Art und Weise an die Welt und das eigene Selbst heranzugehen, eine Art und Weise des Denkens, Fühlens, Wahrnehmens, Spürens und indirekt auch des Handelns« (Huppertz, 2015, S. 218).

Achtsamkeitsbasiertes Vorgehen eignet sich als Haltung, aber auch als Methode in der Arbeit mit Jugendlichen. Menschen allen Alters sind oft im Autopilotmodus unterwegs. Sie stehen morgens auf, duschen, kleiden sich an, essen eine Schale Müsli oder ein Käsebrot und bereiten Kaffee oder Tee dazu. Nicht selten haben sie dabei bereits an die bevorstehende Arbeit gedacht, an eine schwierige Besprechung oder verschlafen vor sich hingeträumt.

> Die Legende erzählt, dass ein einflussreicher Fürst einen ZEN-Lehrer einlud, um Genaueres über seine Lehre zu erfahren. Auf die Frage des neugierigen Herrschers, was es denn mit dieser Lehre auf sich habe, antwortete der Mönch: »Wenn wir essen, dann essen wir, wenn wir gehen, dann gehen wir, wenn wir sitzen, dann sitzen wir.« Der Fürst war enttäuscht und antwortete: »Nun, das tue ich auch.« »Vielleicht«, antwortete der Lehrer, »aber oft denken Sie beim Essen bereits an Ihre Gespräche und beim Gehen an das, was Ihnen in Ihren Regierungsgeschäften Sorgen bereitet.« Der Fürst wurde nachdenklich (aus der mündlichen ZEN-Tradition).

Wir haben bewusst Achtsamkeit nicht in das Methodenkapitel aufgenommen, sondern unter Haltung und Strategien. Auch wenn in der Achtsamkeitspraxis Übungen eine große Rolle spielen, geht es um eine Haltung zu sich selbst, zu anderen Menschen, zu Umwelt und Natur.

In einer Zeit, in der das Leben vieler und insbesondere Jugendlicher geprägt ist von digitaler Schnelligkeit und Beschleunigung, von Flüchtigkeit, Zerstreuung, Multitasking, einem Diktat des Erfolgs und der Selbstoptimierung, geht leicht der Kontakt zu sich selbst verloren, zur Welt und zu seelischem, geistigem und körperlichem Erleben. Auch die Reaktionen der Jugendlichen auf andere Menschen und äußere Ereignisse finden oft parallel zum Interagieren mit dem Smartphone, Musikhören und einer Vielfalt innerer und äußerer Reize statt. Achtsamkeit ist eine verständliche und wirksame Antwort auf drei große Herausforderungen unserer Zeit:
- Tempo und Beschleunigung,
- Flüchtigkeit,
- Zwang zur Selbstoptimierung (Huppertz, 2015).

Achtsamkeit ist eine sinnvolle Entgegnung auf den gnadenlosen Kampf um unsere Aufmerksamkeit. Rötzer fasst diese Entwicklung knapp zusammen:

> »Die auf geistigem Eigentum basierende Informationsgesellschaft kreist um die neue, knappe Ressource der Aufmerksamkeit. Diese ist bei allen Menschen begrenzt, aber ohne, dass etwas Aufmerksamkeit gefunden hat, ist etwas praktisch nicht existent und kann folglich auch nicht vermarktet werden« (1999, S. 95 ff.).

In der Arbeit mit Jugendlichen kommt das Reden schnell an Grenzen. Sie wollen etwas tun, ihren Körper nutzen, sich bewegen, spüren, spielen, Musik hören, in der Natur sein. Sie möchten Veränderung verstehen und auch praktisch erleben, Handwerkszeug erhalten, das sie selbst anwenden können. Beraterinnen und Jugendliche erhalten in den Achtsamkeitstrainings konkrete und erprobte Übungen und gewinnen eine Haltung, die sie in ganz unterschiedlichen Situationen erinnern und anwenden können. Es gibt viele Übungen, die man gut im Freien mit Jugendlichen, einzeln oder in Gruppen, praktizieren kann, die abwechslungsreich sind und Spaß bereiten.

Viele Probleme Jugendlicher wie Unkonzentriertheit, Prüfungsängste, Schlafstörungen, selbstverletzendes Verhalten, Suizidgedanken und depressive Stimmungen, Gefühle von Sinnlosigkeit etc. lassen sich direkt über die Haltung und die Strategien der Achtsamkeit wahrnehmen, besser verstehen und bearbeiten.

Durch die Anregungen zu einer achtsamen Wahrnehmung können wir Jugendliche unterstützen, folgende Ziele zu erreichen:

- mehr Ruhe und Gelassenheit,
- besserer Umgang mit belastenden Gedanken, Gefühlen und Problemen,
- bessere, bewusstere Beziehung zu anderen Menschen,
- mehr Möglichkeiten, das eigene Leben sinnvoll zu gestalten,
- besser zu unterscheiden zwischen Problemen und Sorgen, die wir nicht ändern können (chronische Erkrankungen, Tod eines Freundes, Körpergröße) und dies zu akzeptieren, und solchen Problemen, die überwindbar sind.

Die achtsame Wahrnehmung kann sich nach innen richten (Gedanken, Gefühle, Körper, Stimmungen, Atmung). Sie kann sich nach außen richten (Gegenstände, Geräusche, Personen, Licht und Schatten, Natur, Temperatur etc.). Sie kann sich spezifisch auf das Miteinander als Paar, Familie, Peers, Team, Gruppe richten. Achtsamkeit kann bezogen sein auf eine Reihe formeller Übungen oder als Haltung in alltäglichen Situationen wie Zähne putzen, Hände waschen, essen und trinken, kochen, duschen etc. (informelle Achtsamkeit). Sie kann auch weit sein und nimmt dann ohne spezifischen Fokus und ohne Anstrengungen das wahr, was uns gerade über alle Sinneskanäle erreicht (Gewahrsein). Ein Mensch in achtsamer Haltung und Wahrnehmung kämpft nicht gegen das, was gerade da ist – auch wenn es schmerzhaft oder unangenehm sein mag – oder möchte es verändern. Er nimmt das, was geschieht, offen wahr, akzeptiert es und lernt es dabei genauer kennen. Es gibt in der Haltung der Achtsamkeit keine Fehler. Man strengt sich nicht an und will nichts erreichen. Genauer: In der Haltung und Praxis der Achtsamkeit ist man idealerweise absichtslos.

Achtsamkeit lässt sich in Beratung und Therapie auf drei Arten anwenden:

- als systematisches und ausdrückliches Training,
- als Intervention oder Übung in spezifischen beraterischen Situationen,
- für die eigene Fürsorge und Arbeitshaltung der Beraterin (Huppertz, 2015).

Wir halten alle drei Arten für hilfreich in der Arbeit mit Jugendlichen. Dabei können gezielt Übungen genutzt und durch psychoedukative Interventionen ergänzt werden. Im Folgenden wollen wir die Anwendungen konkreter vorstellen.

2.3.1 *Der gegenwärtige Moment ist dein bester Lehrer!* Achtsamkeit, um Ruhe und Gelassenheit zu gewinnen

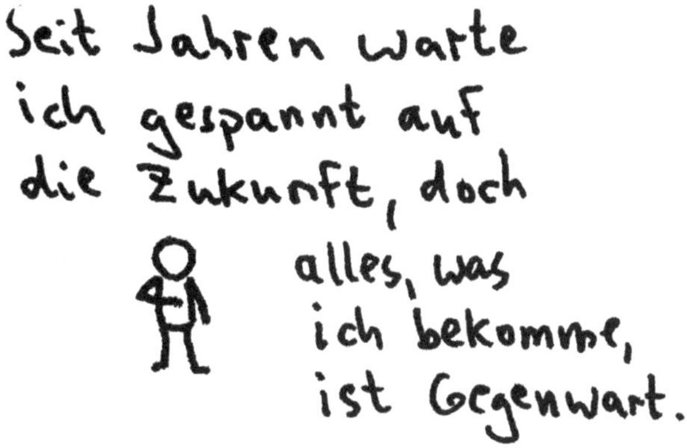

Ein 21-jähriger Medizinstudent hat Angst, von seiner Freundin verlassen zu werden. Sie fühlt sich vernachlässigt, ist schwanger von ihm, aber er hat keine Zeit und ist viel mit seiner negativen Stimmung beschäftigt. Er arbeitet intensiv für sein Studium und verdient Geld mit Nachtwachen in einer psychiatrischen Klinik.

Lukas, der junge Mann, fühlt sich erschöpft. Seine Gedanken kreisen um die Ängste vor der nächsten Prüfung, die nachts manchmal durchdrehenden Patienten in der Klinik und seine Verantwortung für die schwangere Freundin und das Ungeborene. Das ist alles zu viel. Dabei ist er recht erfolgreich. Er kann dieses Grübeln nicht stoppen und kämpft gegen seine depressiven Stimmungen und Gefühle, die ihm die Freundin auch vorwirft. Er hat sich an eine Therapeutin gewendet, die sowohl systemisch als auch mit Achtsamkeit arbeitet. Lukas hat seine Situation und Probleme geschildert. Die Therapeutin hat ihm eine »Gebrauchsinformation« (s. S. 177) vermittelt. Lukas hat also gute Informationen, worauf er sich einlässt. Dann haben sie über Akzeptanz gesprochen und über seine quälenden Zukunftssorgen: Die Therapeutin erläutert knapp den Achtsamkeitsgedanken und hilft ihm, durch eine Übung in die Gegenwart zu kommen und sich »jetzt« zu spüren:

THERAPEUTIN: »Spüren Sie Ihren Atem und bleiben Sie eine Weile beim Wahrnehmen des Ein- und Ausatmens (zwei Minuten). Und jetzt hören Sie die Stille und die Geräusche um sich herum. Nehmen Sie ohne Absicht und ohne Anstrengung wahr, was Sie gerade hören (drei Minuten). Spüren Sie jetzt Ihre Gedanken oder Gefühle, wie geht es Ihnen (zwei Minuten)?«

Die Übung dauert ca. sieben Minuten. Lukas ist verblüfft, er hat kurz an die Freundin gedacht, war aber die meiste Zeit beim Hören und vorher auf seinen Atem konzentriert. Er fühlt sich ruhiger als zu Beginn der Sitzung. Lukas schildert seine Wahrnehmungen, seine Stimmung, und die Therapeutin kommentiert das eher zurückhaltend.

Solche Übungen schärfen unsere Sinne für das, was gerade geschieht – ohne Absicht und ohne Anstrengung. Wir fokussieren darauf, was gerade da ist. Ruhe und Gelassenheit entstehen, wenn wir alles so lassen können, wie es gerade ist. Wir müssen nichts tun. Diese Übungen können – einmal erlernt – vom Jugendlichen selbst im Alltag genutzt werden. Gerade weil sie konkrete Hilfen z. B. bei Stress und innerer Unruhe sind und autonom genutzt werden können.

Die Erfahrung der Gegenwart ist meist offen, klar, frei und leicht. Unruhe und Anspannung entstehen, weil wir unbedingt etwas erreichen wollen oder etwas anders haben wollen als es gerade ist. Abstrakt: Viele Probleme entstehen, weil wir eine Ist-Soll-Differenz erzeugen. So ist es gerade – doch es sollte anders sein. In manchen Situationen (z. B. Abwehr einer akuten Gefahr, eine Prüfungssituation etc.) ist dies sinnvoll, ja notwendig, in vielen Situationen jedoch nicht, insbesondere in Situationen, die wir nicht direkt ändern können.

Die Therapeutin gibt Lukas am Ende des Gesprächs eine Atemübung mit, die er bis zum nächsten Treffen einmal täglich machen soll. Sie führt sie mit ihm durch.

THERAPEUTIN: »Nehmen Sie jetzt Ihren Atem wahr, spüren Sie, wie die Brust sich hebt und senkt, spüren Sie die Bewegung des Bauches. Nehmen Sie wahr, wie die Luft durch Ihre Nasenlöcher einstreicht und wieder ausstreicht. Können Sie den kleinen Temperaturunterschied der Luft beim Ein- und beim Ausatmen spüren? Nehmen Sie wahr, wie das Unterhemd sich leicht an der Haut reibt. Wenn Sie mit Ihren Gedanken abschweifen zu den Sorgen von morgen oder gestern, nehmen Sie das wahr und gehen freundlich und sanft wieder zurück zur Wahrnehmung des Atems.«

Ein Gefühl besorgter Anspannung kann sich in der achtsamen Haltung verwandeln: zum offenen Gewahrsein dessen, was gerade da ist.

2.3.2 *Akzeptanz statt Kontrolle* Achtsamkeit zur Bewältigung von Stress und belastenden Gefühlen

Achtsamkeitsübungen sind besonders nützlich für Jugendliche, die unter starkem Stress stehen oder an Ängsten leiden. Sie sind eine Hilfe, ihre Wirklichkeit anders zu erleben und damit angemessen umzugehen.

Lukas' Therapeutin beginnt das zweite Treffen mit folgender Übung:

THERAPEUTIN: »Nehmen Sie wahr, wie Sie gerade auf dem Stuhl sitzen, spüren Sie die Fußsohlen auf dem Boden. Spüren Sie die Berührung zwischen Sitzfläche, Ihrem Gesäß und der Unterseite Ihrer Oberschenkel. Nehmen Sie Ihren Rücken wahr, die Haltung des Oberkörpers. Bleiben Sie in dieser Haltung. Wie erleben Sie diese Körperhaltung? Gibt es einen Impuls, etwas zu verändern? Nehmen Sie diesen Impuls wahr – aber bleiben Sie in der Haltung. Lehnen Sie sich nun fester an als vorher. Was verändert sich? Nehmen Sie wahr, was geschieht? Was ist angenehmer? Gehen Sie in die Position, die Ihnen angenehmer ist.«

Die bereits geschilderte Anleitung kann helfen, aus Panikzuständen[24] wieder in einen weniger erregten Zustand zu kommen. Für Betroffene ist dies eine wichtige Hilfe. Solch eine kleine Achtsamkeitsübung fördert, das gegenwärtige Geschehen wahrzunehmen und zu spüren. Unsere Aufmerksamkeit öffnet sich dem, was gerade geschieht, im obigen Beispiel mit einem bestimmten Fokus: dem Sitzen und dessen Wahrnehmung in einem Zusammenspiel von Körper, Geist und einem Ausschnitt der Umwelt. Gerade das aufrechte Sitzen mit der Wahrnehmung des Kontaktes zwischen Sitzfläche und Gesäß bzw. Oberschenkeln sowie zwischen Boden und Fußsohlen hilft meist, aus Panikzuständen herauszukommen.

Gefühle, auch sehr belastende, sind Teil unseres Lebens, ja, sie sind Teil unseres Selbst. Aber eben nur ein Teil. Ein Anteil von uns hat Angst, sorgt sich, ist verzweifelt, doch da ist viel mehr in uns. Wir brauchen nicht im Sog negativer Gefühle zu verharren und uns grübelnd immer tiefer in dunkle Seelenlandschaften verwickeln.

Tatsächlich beziehen sich die Ängste und Befürchtungen meist auf Situationen, die in der Zukunft liegen; Schuldgefühle, Ärger und Wut entstehen eher bei Gedanken an Vergangenes. Das absichtslose, gegenwärtige Wahrnehmen mit unseren Sinnen führt die Aufmerksamkeit in die unmittelbare Gegenwart.

24 Nach unserer Erfahrung verstärken Dunkelheit und eine liegende Position Panikgefühle, während die in der Übung beschriebene Position, Anleitung und Licht sehr effektiv Panik reduzieren.

In der zweiten und dritten Sitzung geht die Therapeutin nach der bereits angeführten Übung mit Lukas in einen nahen Wald, durch den ein kleiner Bach fließt. Sie machen dort verschiedene Achtsamkeitsübungen in der Natur. Lukas genießt diese eineinhalb Stunden und erweitert seine Ideen und Erfahrungen mit Achtsamkeit. Er erinnert sich, wie gern er früher im Wald lief und dass er das ganz vergessen habe. Lukas berichtet zu Beginn des vierten Treffens, dass er die Atemübung fast jeden Tag gemacht hat. Allerdings findet er es schwierig, sie bei der Arbeit oder wenn er bei seiner Freundin ist anzuwenden. Lukas sagt, diese Ablenkung tue ihm gut und entspanne ihn. Die Therapeutin erklärt, dass es nicht um Ablenkung gehe, sondern darum, dass außer Angst, Sorgen, Befürchtungen immer auch anderes da sei. Es gehe weniger darum, die Sorgen verschwinden zu lassen oder unter Kontrolle zu bringen. Ganz im Gegenteil, er könne sich erlauben, diese Sorgen wahrzunehmen und zu akzeptieren. Gefühle lassen sich nicht so einfach kontrollieren, außerdem können sie nützlich sein.

Die Therapeutin hilft Lukas, die starken Kontrollversuche über seine negativen Gefühle abzugeben und auch schwierige Gefühle wahrzunehmen und anzunehmen. Sie tut dies, indem sie ihn in geeigneten Momenten fragt, was er gerade spürt oder fühlt, wo und wie. Er soll sich dafür Zeit nehmen.

Auch wenn diese Fragen Lukas zunächst irritieren, lernt er nach und nach mehr zu fühlen, was gerade da ist. Gefühle machen möglicherweise auf Wichtiges aufmerksam. Die Therapeutin macht mit ihm eine Focusing-Übung (s. Kap. 3.8.3, S. 258), in der er die Botschaft des angstvoll-angespannten Gefühls (Felt Sense) in der Magengegend wahrnimmt und auch passende Beschreibungen dafür finden kann. Lukas erlebt das angespannte Drücken im Magen als Gefühl der Hilflosigkeit. Diese Übersetzung des Gefühls in Sprache verändert seine Wahrnehmung. Es erleichtert ihn (Shift = Veränderung). Diese Erfahrung ist wichtig.

Die Therapeutin erläutert den Unterschied von »Sichablenken« zu »das sinnlich wahrnehmen, was auch noch (hinter, neben, über der Angst und Hilflosigkeit) da ist«. Sie schlägt ihm die »3-2-1-Übung« vor, die man in fast jeder Situation rasch ausführen kann, ohne dass andere es bemerken. Wenn andere Leute da sind, schließt man nicht die Augen oder nur kurz.

THERAPEUTIN: »Gehen Sie zu Ihrem Gefühl von Angst und Hilflosigkeit, versuchen Sie es körperlich zu spüren. Geben Sie mir ein Zeichen, wenn Sie es erleben.«

Lukas signalisiert, dass er die Hilflosigkeit körperlich fühlen kann.

THERAPEUTIN: »Spüren Sie jetzt Ihren Atem. Nehmen Sie das Ein- und Ausatmen wahr. Jetzt schließen Sie die Augen und hören Sie drei Geräusche, auch die Stille ist ein Geräusch. Nun öffnen Sie die Augen und nehmen mit den Augen drei Dinge wahr ... und nun spüren Sie drei Körperempfindungen mit Ihrem Tastsinn ... schließen Sie wieder die Augen, hören zwei Geräusche – neue oder die von eben … öffnen die Augen und sehen zwei Dinge … spüren zwei Körperempfindungen mit Ihrem Tastsinn. Und nun ein Geräusch hören … eine Sache sehen und eine Wahrnehmung mit dem Tastsinn« (3-2-1-Übung).«

Lukas schildert, dass die ängstlich-hilflose Anspannung völlig weg war während der Übung.

Diese Übung können Jugendliche gut nutzen, um aus aktuell sehr belastenden Gefühlszuständen herauszufinden. Wenn die Therapeutin – wie oben – vorher anbietet, sich eine anstrengende Situation vorzustellen, wird der erleichternde Effekt dieser beliebten Übung meist unmittelbar spürbar.

»Der Schwerpunkt der Achtsamkeitsarbeit im Umgang mit Gefühlen richtet sich nach der Indikation: Unterbrechung des Grübelns und Aktivierung und Differenzierung der Gefühle, Distanzierung und Impulskontrolle, Betonung der Gegenwärtigkeit, des Kontaktes, des Beziehungsgeschehens, des Körperspürens oder des Realitätsbezugs« (Huppertz, 2015, S. 107).

Es können mit Achtsamkeitsübungen auch entsprechend andere positive oder negative Gefühle realisiert werden (Angst, Wut, Freude, Mut, Dankbarkeit etc.). Damit wird die Fähigkeit, unterschiedliche Gefühle zu erleben, weiterentwickelt.

Achtsamkeit will nicht ablenken, sondern hilft zu einer Akzeptanz unserer selbst, der Umwelt, unserer Gedanken und Gefühle. In den Übungen kämpfen wir nicht mehr gegen diese Gefühle, Gedanken, Ereignisse. Wir interessieren uns für sie, wir können sie erforschen und mit ihnen experimentieren. In der Achtsamkeit geht es nicht zuerst darum, Entspannung und Wohlbefinden zu erleben. In einer Haltung von Neugier und Akzeptanz nehmen wir auch Schmerzen, Ängste, Einsamkeit und Stress wahr. Wo genau im Körper spüren wir diese? Wie genau fühlen sie sich an, wie und wann wird diese Wahrnehmung schwächer und wieder stärker, wann verschwindet sie vielleicht ganz? Wir erfahren mehr über uns und werden klüger, was uns, unseren Umgang mit uns selbst und auch mit anderen betrifft. Das ist nicht immer angenehm.

Anne, 19 Jahre alt, wird auf einer Party von einem Musiker der Band sexuell bedrängt und belästigt. Da auch ihr Freund in dieser Band spielt, stellt dieser den Schlagzeuger zur Rede, der das abstreitet. Daraufhin verlässt ihr Freund die Band, die ihm sehr viel bedeutet. Anne macht sich große Vorwürfe, sie grübelt, was sie falsch gemacht habe, wie es dazu kommen konnte, warum sie sich nicht entschlossener gewehrt habe. Sie schläft sehr schlecht, hat depressive Verstimmungen und kann sich nicht mehr auf ihre Arbeit konzentrieren. Ihr Therapeut vermittelt ihr verschiedene Achtsamkeitsübungen: die 3-2-1-Übung (siehe oben), die Busfahrermetapher (s. S. 356) und Lückenübungen (siehe im Folgenden).

Diese Übungen und Anregungen helfen Anne, zunächst die Grübeleien schneller und bewusster wahrzunehmen, ihre Aufmerksamkeit auf anderes zu richten und so das Grübeln zu stoppen. Gleichzeitig akzeptiert sie die depressiven Stimmungen und beginnt sie forschend zu erkunden. Anne stellt fest, dass sie sich schämt, weil sie sich für eine emanzipierte und mutige Frau hielt und in dieser Situation passiv geblieben war. Nun kämpft sie weniger gegen die mit der Erinnerung verbundenen Gefühle, sondern akzeptiert diese. Sie bemerkt, dass sie bei langen Waldspaziergängen weniger grübelt, die Natur bewusst und achtsam erlebt. Sie fühlt sich leichter und kann für sich solche Orte innerer und äußerer Ruhe und Geborgenheit entdecken und im Alltag nutzen. So verliert das Erfahrene nach und nach seine destruktive, deprimierende Qualität und zwanghafte Kraft.

Achtsamkeit ist nicht plötzlich da, sondern entwickelt sich in Übungen und einem langsamen Prozess immer weiter.

Lückenübung:
Nehmen Sie eine achtsame innere Haltung ein, spüren Sie das Heben und Senken des Brust- und Bauchraumes beim Ein- und Ausatmen. Lassen Sie die Augen offen und entdecken Sie die *Lücken* im Raum. Betrachten Sie also nicht Gegenstände, Muster, Bilder, Menschen etc., sondern die Freiräume dazwischen, sozusagen das Abwesende. Und nun versuchen Sie das auch mal dreidimensional.

Übung Sollen/Wollen:
Notieren Sie auf einem Zettel die Dinge, die Sie sich, vielleicht schon lange, vorgenommen haben. Also: Ich sollte meine Steuererklärung machen, mehr Sport treiben, meine Mutter besuchen, weniger trinken, das Rauchen beenden. Wenn die Liste abgeschlossen ist, gehen Sie die Punkte durch und entscheiden – eher spielerisch –, was von diesen Punkten Sie tun wollen und was nicht.

Es geht nicht darum, das dann auch umzusetzen, sondern den Unterschied zwischen *sollen und wollen* wahrzunehmen.

Max (17 Jahre) wurde bei der Beratung wegen Schlafstörungen und Angst angemeldet. Er ist auf dem Gymnasium ein vorbildlicher Schüler mit sehr guten Noten, spielt in einer Band Gitarre und ist ein sehr guter Tennisspieler. Im Gespräch wird deutlich, wie sehr er unter einem inneren Druck steht, alles schnell und gut zu erledigen. Immer wieder erlebt er die Angst, es doch nicht zu schaffen, überfordert zu sein.

Die Beraterin schlägt ihm die Übung »Sollen/Wollen« vor. Max hat Lust, sie auszuprobieren. Er hat sehr schnell eine Liste von zehn Aufgaben, die er rasch erledigen soll. Es fällt ihm schwerer, sich dafür zu entscheiden, welche er davon jetzt nicht erledigen will. Er streicht dann doch vier Aufgaben, zu denen er gerade keine Lust hat. Im Nachgespräch spürt er deutlich ein Gefühl von Freiheit. Diese Erfahrung, dass er sich auch entscheiden kann, etwas nicht zu wollen, ist wichtig für ihn. Er spürt mehr Selbstbestimmung und Leichtigkeit.

2.3.3 *Familie, Schulklasse, Peers* Achtsamkeit verbessert die Beziehungen zu anderen

Aus der Arbeit mit einer Gruppe von Jugendlichen in einer Jugendvollzugsanstalt:

Spüren Sie eine Minute Ihren Atem. Spüren Sie, wie er einströmt und ausströmt. Nehmen Sie das Heben und Senken des Brustkorbs wahr. Wir machen meist Übungen, in denen wir die Achtsamkeit auf uns selbst, den Atem, den Körper, die Stimmung richten. Doch wir können auch achtsam wahrnehmen, was uns mit anderen Menschen und Dingen verbindet.

Ich helfe Ihnen ein wenig: Sie sind verbunden über den gemeinsamen Raum, in dem Sie jetzt sitzen, Sie atmen die gleiche Luft, sprechen mit vielen die gleiche Sprache. [...] Sie sind verbunden mit denen, die Ihre Kleidung gefertigt haben, Ihre Schuhe und die Nahrungsmittel, die Sie heute essen und morgen essen werden. Hier in der JVA sind Sie verbunden über die gemeinsame Erfahrung als Gefangene, verbunden mit den Beamten, die hier arbeiten. Und nun spüren Sie, mit welchen Menschen oder Sachen Sie sich jetzt gerade verbunden fühlen. Achten Sie darauf, wer oder was Ihnen einfällt und lassen Sie das auf sich wirken (vgl. Huppertz, 2015, S. 86).

Diese Übung fokussiert die Aufmerksamkeit auf die vielfältigen Verbindungen, in denen wir mit Menschen stehen. Sie hilft, diese vielfältigen Beziehungen und die damit verbundenen Gefühle zu realisieren. Damit können wir ein Gegengewicht herstellen zu den oft vorherrschenden Gefühlen von Ärger, Wut, Enttäuschung gegenüber anderen Menschen und vielleicht sogar dem Bedürfnis, mit anderen zu kämpfen. Viele Konflikte und Sorgen Jugendlicher entstehen aus dem Gegen- und Nebeneinander oder dem starken Wunsch nach Intensität mit anderen Menschen. Sie ärgern sich über deren Verhalten, wollen andere los sein, oder umgekehrt: sie sehnen sich nach deren Nähe, Gemeinsamkeiten, Liebe, Zweisamkeit, erotischer Intensität und Sexualität. Das Bewusstsein dieser Verbundenheit, das Spüren dieser Wünsche und Ängste erweitert unsere Sensibilität. Diese Wahrnehmung hilft zu neuem Wissen – auch über alte Beziehungen.

In einer Achtsamkeitsgruppe berichtete eine junge Frau im Rückblick erstaunt, dass sie mehr Distanz und Skepsis gegenüber einem langjährigen Freund erlebe. Dieser hatte ihr oft sehr ausführlich sein Leid geklagt und sie war immer geduldig für ihn da. Nun hatte sie einen Fahrradunfall, was dieser auch wusste, und er hatte sich nicht bei ihr gemeldet, nicht mal gefragt, wie es ihr gehe. Bei einem Anruf von ihr schilderte er gleich wieder seine Sorgen und erkundigte sich nicht nach ihrem Befinden.

Diese Art der Achtsamkeit auf Verbindungen bezogen, die verbundene Achtsamkeit, macht Jugendliche klüger hinsichtlich ihres Miteinanders. Sie nehmen mehr wahr, und das genauer. Das ist nicht immer angenehm. In der erwähnten Gruppe hatten andere Frauen ähnliche Erfahrungen und es entwickelte sich eine hilfreiche Debatte über die Rollen von Männern und Frauen im Hinblick auf Hilfe und Mitgefühl.

Dass auch bei schwierigen Auseinandersetzungen und Gefahren nicht immer Kampf notwendig ist, sondern ein Mitgehen, Aufnehmen und Umleiten der Energien, zeigt folgende kleine Geschichte, die ich[25] erzählte, und die gerade junge Männer im Strafvollzug beeindruckte:

In Tokio ist ein junger Mann mit der Straßenbahn unterwegs zu seinem wöchentlichen Aikido-Training. An einer Haltestelle steigt ein älterer, etwas verwahrlost gekleideter betrunkener Mann ein und versetzt mit Randalieren und Pöbeleien die Insassen in Angst und Schrecken. Als er eine junge Mutter mit Kind anstößt, beschließt unser Aikido-Schüler, das Gelernte endlich einmal anzuwenden und den Betrunkenen außer Gefecht zu setzen. Kurz bevor er zum Sprung ansetzen will, steht plötzlich in der Nähe des Betrunkenen ein alter, kleiner Mann auf, zieht mit einem kräftigen, doch überrascht-freundlich klingenden Schrei (»Ahhhhh«) die Aufmerksamkeit aller Fahrgäste auf sich. Er legt dem taumelnden Trinker dabei den Arm um die Schulter und spricht ihn klar und deutlich, fast überschwänglich, mit starker Stimmmodulation und sehr langsam, wie einen alten Freund an: »Oh ja, Reiswein, Reiswein ist etwas Wunderbares … wenn ich am Abend auf unserem kleinen Holzbalkon sitze und mir und meiner Frau ein Gläs-

25 Der Autor Eggemann-Dann.

chen Reiswein einschenke … und dann geht die Sonne unter und die letzten Vögel singen, oh ja, Reiswein ist so wunderbar …« Der alte Trinker lehnt seinen Kopf an den alten Mann und murmelt: »Ich habe keine Frau, mit der ich trinken könnte. Ich bin ganz allein.« Er beginnt zu schluchzen und ist ganz still geworden. Der junge Aikido-Kämpfer wird nachdenklich. Er hat eine Lektion in wirksamer Aikido-Kampfkunst erlebt.
(mündliche Tradition)

Achtsamkeit gilt eben auch dem, was zwischen mir und den anderen geschieht: Wie nehme ich den oder auch die anderen wahr? Wie spüre ich deren Anwesenheit? Wie erlebe ich gerade jetzt das Miteinander in dieser Gruppe? Wie sprechen wir mit- und vielleicht auch übereinander? Texte ich andere zu? Ziehe ich mich in Schweigen zurück? Höre ich zu? Werde ich angehört? Wie nehme ich meine Eltern, Freundin, Mitschüler wahr, nehme ich sie überhaupt achtsam wahr? Spüre ich Wünsche, Ängste, Ärger?

Gerade in dieser verbundenen Achtsamkeit haben wir die Chance, das Miteinander ohne Absichten, Ziele und Zwecke wahrzunehmen. Meistens wollen wir etwas voneinander, oder das Gegenteil: Wir wollen unsere Ruhe. Was erfahren wir, wenn wir offen, ohne Anstrengung, Absichten und Angst vor Fehlern erleben, was da gerade zwischen mir und den anderen passiert?

Gegen Ende der Therapiestunde sprechen Lukas und seine Therapeutin über die schwierigen Situationen mit seiner schwangeren Freundin (Fortsetzung des Fallbeispiels 2.3.1 - S. 95, 2.3.2 - S. 97).

THERAPEUTIN: »Eine kleine Hausaufgabe für die Zeit bis zu unserem nächsten Treffen: Wenn Sie im Gespräch mit Ihrer Freundin sind, dann halten Sie kurz inne, wenn es Ihnen oder auch ihr zu viel wird. Wenn Sie sich unbehaglich fühlen oder Sie vermuten, dass Ihre Freundin sich unbehaglich fühlt, schauen Sie dann nach innen und fragen sich: Was ist gerade los? Welche Stimmung nehme ich wahr? Welche Impulse? Machen Sie sich diese Impulse bewusst, aber geben Sie ihnen nicht nach.

Wir können uns in andere einfühlen, ohne das zu übertreiben, das gilt auch und gerade im Zusammensein mit Freunden, aber auch mit Vater und Mutter oder Arbeitskolleginnen. Versuchen Sie, in einigen Situationen das Miteinander wahrzunehmen, ohne etwas tun oder ändern zu müssen – einfach nur wahrnehmen und innerlich beschreiben, ohne Wertung.«

2.3.4 *Hast du deinen Körper dabei?* Ganzheitlich arbeiten: Auch Jugendliche haben Leib und Seele

In blauer Sommernacht werd ich durch Felder gehn, Hälmchen zertreten auf den kühlen Pfaden. Und träumerisch ein Prickeln spüren an den Zehn, Ich werde meinen bloßen Kopf im Winde baden. *Arthur Rimbaud (1870/2020, S. 15)*	Wenn wir für Lyrik empfänglich sind und die ersten vier Zeilen des Gedichts »Empfindung« von Rimbaud aufmerksam lesen, so entstehen bei uns vielleicht die körperlichen Empfindungen ebenso wie die damit verbundene seelische Stimmung. Wir machen dann eine lyrisch-psycho-somatische Erfahrung. Körper und Psyche reagieren zusammen, ausgelöst durch diese Worte.

Jugendliche haben Leib und Seele.[26] Wir sollten mit beidem arbeiten: mit dem Körper, seinen Impulsen, seinen Signalen und mit der Psyche, also den Kognitionen, den Gefühlen. Gerade in der Arbeit mit Jugendlichen ist es hilfreich, körperliche Reaktionen in den Dialog einzubeziehen und zu nutzen. Auch wenn es zunächst ungewohnt für die Jugendliche ist, haben wir die Erfahrung gemacht, dass eine Arbeit mit Körper und Gefühlen gern aufgegriffen und genutzt wird. Einige Methoden, die wir in Kapitel 3 vorstellen, beziehen körperliche Reaktionen ein oder setzen an ihnen an (s. Kap. 3.8, S. 254).

Wenn wir mit Leib und Seele arbeiten, richten wir unsere Aufmerksamkeit auf das Denken und auf die Gefühle, ebenso auf den Leib des Klienten, seine physischen Reaktionen. Hier wollen wir einige entsprechende Haltungen und Strategien vorstellen.

Damasio (2004b) entwickelte für das komplexe Zusammenspiel von psychischer Empfindung oder Denken und Emotion den Begriff des somatischen Markers. Dieser beinhaltet, dass Emotionen (im Sinne von Körperreaktionen) wichtige Aspekte real erlebter Situationen bewusst, vor- oder unbewusst markieren. Für diese körperlichen Reaktionen, die mit psychischen Gefühlen und erlebten Situationen verbunden sind, wird oft der Begriff »Embodiment« genutzt. Embodiment bedeutet Verkörperung. Es ist jener Prozess, bei dem Körper und Psyche im Zusammenspiel zu raschen neuen Wahrnehmungen und Erkenntnissen kommen. Daraus können dann Ziele oder auch bereits Lösungsideen entwickelt werden.

26 Siehe dazu den Hintergrundtext zu den Begriffen Gefühle, Emotionen, Affekte (S. 109).

Im systemischen Feld lag lange der Fokus auf Kommunikation und Interaktion zwischen Teilnehmern im System. Dabei wurde zwar berücksichtigt, dass innere Prozesse (Sichtweisen, Erfahrungen etc.) die Art der Reaktion bestimmen. Das innere Geschehen selbst, die Ebene des Körpers und die Ebene der psychischen Prozesse standen zunächst weniger im Zentrum des Interesses. Doch diese Ebenen steuern zu großen Teilen unser Verhalten und unsere Kommunikation.

Der 19-jährige Luis winkt einer Jugendlichen zu. Diese hat verschiedene Reaktionsmöglichkeiten: Sie kann zurückwinken, auf ihn zukommen und ihn umarmen. Sie kann das unbeantwortet lassen. Sie kann es (absichtlich oder unabsichtlich) übersehen. Sie könnte es als plumpe Anmache aggressiv zurückweisen oder ihrer Freude Ausdruck geben und Luis zum Kaffee einladen.

Systemische Konzepte beschäftigen sich inzwischen mehr mit diesen inneren, intuitiven, körperlichen und seelischen Prozessen:

»So kann fokussiert werden auf das, was man ›intuitive Kompetenz‹ oder ›intuitive, kluge Steuerungsinstanz in uns‹ oder ›organismisches Wissen‹ nennen könnte [...] Schon diese Art der Fokussierung bewirkt in den meisten Fällen, dass die Menschen, die sich damit beschäftigen (nicht nur die Klienten, auch die Therapeuten!), gelassener, kraftvoller, zuversichtlicher, selbstbewusster werden« (Schmidt, 2019a, S. 73).

Wenn wir mit Jugendlichen arbeiten, so sollten wir ihnen die Gelegenheit geben, innezuhalten und zu spüren, was sie gerade erleben. Das Schöne am Körper ist ja, dass wir ihn meistens dabeihaben, allerdings vergessen das nicht nur Jugendliche gelegentlich. Die Frage nach dem Erleben ist bereits auch eine körperbezogene und auf die Psyche bezogene Frage, je nachdem wie die Gefragte antwortet:

THERAPEUTIN: »Wir sprechen gerade über diesen Streit mit Ihrem Vater. Was erleben Sie, während Sie mir das erzählen?«
»Können Sie sich erinnern, was Sie während dieses Streites empfunden/erlebt haben?«
»Sie sagen, Sie haben sich während dieses Streits geärgert. Wo haben Sie diesen Ärger gespürt? Wie haben Sie ihn gespürt?«

Die Fragen lassen offen, ob die Klientin körperliche Reaktionen (Gefühle) oder psychische Empfindungen (Emotionen) oder beides erinnert. Gefühlen und Emotionen werden in vielen gesellschaftlichen Bereichen, nicht zuletzt im Feld von Schule und Hochschule, aber auch in Industrie und im Strafvollzug im alltäglichen Miteinander meist wenig Bedeutung gegeben.

Ciompi (2019) vertritt einen geradezu entgegengesetzten Standpunkt. Affekte seien nicht nur mit jeglichem Denken von vornherein untrennbar verbunden, sondern sie erfüllen durch ihre steuernden Wirkungen auf das Denken und Empfinden dauernd lebenswichtige organisatorisch-integratorische Aufgaben. Dies gilt nach Ciompi nicht nur für Einzelpersonen, sondern auch für Teams und Schulklassen bis hin zu Nationen (Ciompi u. Endert, 2011). Naturkatastrophen, Krieg und Terror, politische, sportliche und kulturelle Großveranstaltungen: Fernsehen, Radio und Internet übermitteln uns jeden Tag neue Bilder kollektiver Wut, Angst oder Freude. Wie Emotionen Wahrnehmung, Aufmerksamkeit und Gedächtnis und somit Denken und Handeln massiv beeinflussen, erläutern Luc Ciompi und Elke Endert in diesem fachübergreifenden Essay. Unter die Lupe genommen wird unter anderem die Macht der Wir-Gefühle im Nationalsozialismus, im Israel-Palästina-Konflikt und bei der Wahl Barack Obamas zum amerikanischen Präsidenten. Gedanken darüber, welche Konsequenzen sich daraus für unser Menschenbild, für die Krisenintervention, Mediation und die Behandlung von kollektiven Traumata ergeben, beschließen die scharfsichtige Analyse.

Affekte wirken also als biologisch wie psychosozial gleich sinnvolle Organisatoren und Komplexitätsreduktoren bei all den ungeordneten Ereignissen, die uns begegnen. Nach Ciompis Konzept der Affektlogik verbinden sich affektive und kognitive Komponenten mit der zugehörigen Sensomotorik zu funktionell integrierten affektiv-kognitiven Bezugssystemen oder Fühl-Denk-Verhaltensprogrammen. Diese steuern in hohem Maße unser Denken, Fühlen und auch Verhalten. Ciompi zieht aus diesen Überlegungen sehr praktische Konsequenzen, die für die Arbeit mit jugendlicher Klientel praxisrelevant sind.

Bemerkenswert finden wir, dass Ciompi dieses Thema mindestens so sehr auf die Arbeitshaltung der Profis, von Klinikleitung bis zum Küchenpersonal, bezieht wie auf die Patientinnen. Ausdrücklich betont Ciompi, dass alle an der psychosozialen Arbeit Beteiligten sich ganzheitlich – mit Körper und Psyche – in die Arbeit einbringen.

> »Das ist sogar das Wichtigste: Nur so sind wir ›ganz‹, das heißt therapeutisch, weil wir nur so einheitlich, eindeutig kommunizieren, übereinstimmend in Geist und Körper, im Reden und Handeln, Denken und Fühlen, verbal und averbal,

und damit etwas Ganzes mitteilen, weitergeben – das heißt genau das, was dem Patienten fehlt und was ihm ›guttut‹: eine affektiv-kognitive bzw. ›affektlogische‹ Einheit« (2019, S. 364).

Ciompi stellt vor dem Hintergrund seiner Arbeit mit schizophrenen Patientinnen einen Zusammenhang her zwischen den Eigenschaften eines Milieus, das Störungen auslöst, und der Art der Störungen, die dies bei Patienten hervorbringen/bewirken kann. Er ergänzt diesen Überblick durch die Eigenschaften, die ein optimales therapeutisches Milieu haben sollte (Tabelle 2). Man sollte dies jedoch nicht als lineares Verursachungsmodell lesen. Das Modell kann uns für Zusammenhänge von Situation, Körper, Fühlen und Verhalten sensibilisieren.

Tabelle 2: Gegenüberstellung Milieu, Folgen, Interventionen (angelehnt an Ciompi, 2019, S. 365 f.)

Riskante Umgebung: Milieu in Familie, Schule, Jugendarbeit	Mögliche Folgen für Jugendliche	Heilendes Milieu/ Interventionen
Spannungen, Angst, Unruhe und Reizüberflutung	Erregung, Anspannung, Angst	Entspannung, Ruhe, Achtsamkeit, Sicherheit, Reduktion von Reizen
Unübersichtliche, verwirrende Umgebung, Anonymität, viele Wechsel	Realitätsverzerrung, Verwirrung, Angst, Unsicherheit	Einfache und übersichtliche Umgebung, wenig Wechsel, personenbezogene Atmosphäre
Keine Zentrierung der Aufmerksamkeit, Unberechenbarkeit	Unkonzentriertheit, Labilität, Sprunghaftigkeit	Bezogene Achtsamkeit, Verlässlichkeit, Stabilität
Kälte, Gleichgültigkeit	Enttäuschung, emotionaler Rückzug	Verständnis, Unterstützung, Wärme, Interesse
Verleugnung von Unterschieden	Schwierigkeiten, mit Konflikten umzugehen, Überempfindlichkeit	Anerkennung der Unterschiede in Meinungen, Verhalten und Gefühlen
Zweideutigkeit, Unklarheit	Irrationalität	Eindeutigkeit, Klarheit
Geistige und emotionale Enge	Gleichgültigkeit, Passivität, Rückzug	Geistige und emotionale Anregung, Offenheit, Experimentier-Spielfreude

Seine Erfahrungen sind anspornend für die Gestaltung heilender und wohltuender Atmosphären und Milieus in Familien, Gruppen, Schulen, Kliniken, Beratung und anderen Institutionen, die mit Jugendlichen zu tun haben. Was könnte das für die Ausrichtung helfender Kontexte bedeuten (s. Kap. 2.9.3, S. 158), für die Gestaltung von Beratungsbeziehungen, von Sozialräumen, für die Kooperation zwischen den verschiedenen Partnern der Jugendhilfe einer schwänzenden und klauenden Jugendlichen?

Damasios Forschungen zu psychosomatischen Markern und Ciompis Untersuchungen affektlogischer Schemata waren wegweisende Schritte zu dem heute fast schon geläufigen Konzept Embodiment. Embodiment zu verstehen und zu nutzen empfiehlt sich auch deswegen, weil wichtige Erinnerungen und Erfahrungen im Körper der Jugendlichen bewusst und unbewusst gespeichert sind. Unwillkürlich sind sie in der Lage, blitzschnell die emotionale Anmutung zu erfassen, die mit einem kommunikativen Reiz, einer komplexen Situation verbunden ist, und das hat Folgen für Interaktionen im sozialen System.

Dieses Arbeiten mit Körpersignalen ist auch Teil der Achtsamkeitsarbeit (s. Kap. 2.3.4, S. 104). Der Zugang zum körperlichen Erleben lässt sich direkt im Gespräch nutzen, doch gibt es dafür auch eine Reihe erprobter Strategien und Methoden, die von Jugendlichen und jungen Erwachsenen meist gern ausprobiert werden.

Dazu zählen die Methoden in den Kapiteln Selbstcoaching mit Bodenankern (Kap. 3.8.1, S. 254), ZRM (Kap. 3.8.2, S. 256) und Focusing (Kap. 3.8.3, S. 258). Aber auch die Arbeit mit BASK (Hintergrundtext, S. 248), Teilearbeit (Kap. 3.6, S. 226) und Skalenarbeit (Kap. 3.7, S. 242). Wenn man diese Methoden gelernt und geübt hat, z. B. mit einer Kollegin oder den eigenen Kindern, sie gut und einladend erklärt, die Chancen transparent macht (vgl. Gebrauchsinformation, S. 147) und nicht zu vorsichtig um Erlaubnis bittet (informierter Konsens, s. Kap. 2.9.4, S. 162), nehmen Jugendliche nach unseren Erfahrungen gern solche Methoden an, da ihnen die Arbeit mit somatischen Markern zu liegen scheint.

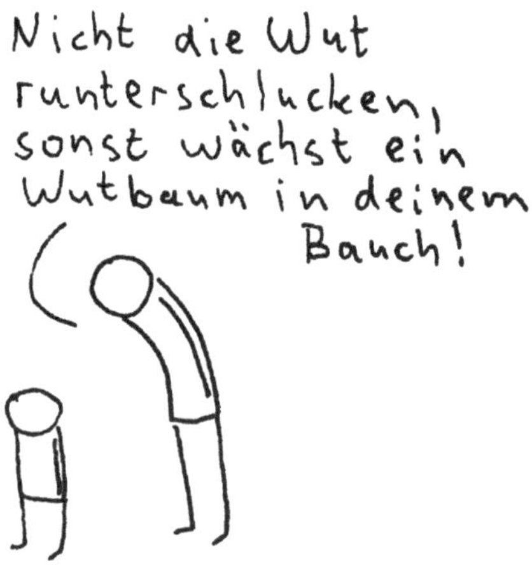
Nicht die Wut runterschlucken, sonst wächst ein Wutbaum in deinem Bauch!

Hintergrund: Zu den Begriffen »Emotionen«, »Gefühle«, »Affekte«

»Aber allein für den Begriff der Emotion fand das amerikanische Forscherehepaar Paul R. und Anne M. Kleinginna vor Jahren in der Fachliteratur nicht weniger als 90 teilweise unterschiedliche, teilweise überlappende Definitionen« (Ciompi u. Endert, 2011, S. 18).

Es lohnt sich also zu beschreiben, für welche Begriffsdefinition wir uns hier entschieden haben. Wir orientieren uns an Damasio (2004b). Er unterscheidet im Englischen scharf zwischen »emotion« als Verhalten im Körper, wie die Ausschüttung von Botenstoffen, Aktivierung von Muskeln, Aktivierung bzw. Deaktivierung von Nervenbahnen, Herzschlag, Puls, sowie Handeln im Außen (Mimik, Gestik, aber auch körperliches Agieren und Reagieren). »Emotion« ist für ihn alles, was beobachtbar ist, was gesehen und gehört werden kann, was im Labor und mit Technik sichtbar gemacht werden kann. »Feeling« sind für ihn psychische, seelische Empfindungen wie Angst, Wut, Liebe etc. Diese sind nicht sichtbar, sondern werden vom Menschen empfunden und können berichtet werden. Diese sehr klare Unterscheidung hat einiges für sich, da in der englischen und in der deutschen Literatur zwischen der Verwendung der Wörter »emotion«/Emotion für die physiologischen Reaktionen des Körpers und »feeling«/Gefühl für die der Psyche in der Regel nicht unterschieden wird. Damasios Definitionen finden wir nützlich, weil Systemiker den Menschen als bestehend aus einem physischen, psychischen und sozialen Subsystem verstehen, die sich wechselseitig beeinflussen (s. Hintergrundtext S. 267). Seine Begriffsverwendung erlaubt die Trennung vom physischen und psychischen Subsystem und die Untersuchung der Wechselwirkung zwischen den beiden Subsystemen und mit dem sozialen Subsystem.

> »Gefühle übersetzen die jeweilige Lebens- und Körperverfassung in die Sprache des Geistes. [...] Beispielsweise ist die Begleiterscheinung der Traurigkeit eine verminderte Vorstellungstätigkeit bei verstärkter Aufmerksamkeit für die einzelnen Vorstellungen im Gegensatz zur raschen Vorstellungsfolge und der kurzen Aufmerksamkeitsspanne, die bei intensivem Glücksgefühl zu beobachten sind. [...] Ein Gefühl ist die Wahrnehmung eines bestimmten Körperzustandes in Verbindung mit der Wahrnehmung einer bestimmten Art zu denken und solcher Gedanken, die sich mit bestimmten Themen beschäftigen« (Damasio, 2004b, S. 104).

Diese Untersuchung Damasios von Gefühlen ist für die praktische Arbeit mit Klienten nützlich. Man braucht Zeit und Geduld, um die Klientin dazu zu bringen, genau wahrzunehmen, was der Inhalt ihres Gefühls ist. Oft braucht es beständiges Nachfragen.

»Lassen Sie uns herausbekommen, was Traurigkeit für Sie genau bedeutet. Wir nehmen uns etwas Zeit dafür.« »Wie spüren Sie die Traurigkeit?«

Bis hierhin ging es um »feeling«, jetzt lässt sich das mit »emotion« verbinden: »Wo im Körper spüren Sie die Traurigkeit?« »Wie spüren Sie es in der Brust?« »Wie genau?«

Und wieder können wir zu »feeling« wechseln: »Wie verändern sich Ihre Gedanken dann?« »Welche Themen kommen dann in Ihre Gedanken?«

Physiologisch lässt sich zeigen, dass die körperlichen Reaktionen immer schneller als die seelischen Erscheinungen sind. Die körperlichen Reaktionen werden dann mit Zeitverzögerung vom Menschen in seiner Psyche interpretiert. Dieser Vorgang ist nicht völlig bewusst und kann fehlerhaft sein. Deshalb lohnt es sich für den Beratungsprozess hier sorgfältig zu explorieren. Meistens haben Klienten schon davon einen Gewinn! Dem systemischen Anspruch einer ganzheitlichen Sicht auf den Menschen folgend geben wir der Exploration des physischen und des psychischen Subsystems Raum.

In unseren Ausführungen zu Ciompi taucht der Begriff »Affekt« auf:

> »Ein Affekt ist ein evolutionär (stammesgeschichtlich) verankerter ganzheitlicher körperlich-seelischer Zustand von unterschiedlicher Qualität, Dauer und Bewusstseinsnähe« (Ciompi u. Endert, 2011, S. 18).

Bei Ciompi ist mit Affekt also beides gemeint: die körperliche und die seelische Qualität sowie eine Bewusstseinsnähe (kein vollständiges Bewusstsein muss gegeben sein). Affekte sind bei ihm stammesgeschichtliche Programme, die in der Evolution entstanden sind und dem Überleben gedient haben. In einem bestimmten affektiven Zustand sind wir entsprechend gestimmt, denken bestimmte Inhalte und die Art unserer Gedanken ist dann typisch für diesen Zustand (Grawe, 2004; Panksepp, 2004).

Wenn das Beziehungssystem aktiviert ist, dann werden bestimmte Hormone (z. B. Oxytocin) ausgeschüttet, unsere Stimme und Betonung ist dann ganz typisch (weiche Betonung, viel Melodie), wir sind fähig und bereit zuzuhören, emphatisch zu sein, Nähe zuzulassen. – Ist ein anderes affektives System aktiviert, ist dies alles nicht gegeben, ja unmöglich!

Welches affektive System ist bei unserer Klientin gerade aktiviert? Ist das Explorationssystem aktiviert, das Bindungssystem, das Verteidigungssystem oder das Humorsystem? Ist sie in der Lage zuzuhören, sich einzufühlen? Was braucht sie von uns gerade, um arbeitsfähig zu sein in der Beratung? Wie können wir ihr helfen, aus Zuständen von Angriff, Flucht und Erstarrung herauszukommen?

2.4 *Im Zweifel für die Hoffnung* Normalisierung

Hier vertreten wir eine Haltung, die wir Normalisierung nennen. Damit meinen wir, im Zweifel davon auszugehen, dass Jugendliche auch mit problematischer Vorgeschichte in der Zukunft eine Chance haben auf »normale« Entwicklung. Man könnte das auch so ausdrücken: Je weniger wir Jugendliche an einer starren Norm messen, desto eher haben sie eine Chance zur Teilhabe und Zugehörigkeit in einer für sie passenden und möglichen Weise. Damit ist auch ein Effekt verbunden, der als Rosenthal-Effekt (Rosenthal u. Fode, 1963) oder Pygmalion-Effekt (Raudenbush, 1984) bekannt ist und besagt, dass positive Meinungen und hoffnungsvolle Vorurteile sich oft bestätigen. *Positive Vorannahmen* über eine Versuchsperson oder Schülerin oder eine Gruppe von Schülern, ja selbst über Versuchsratten, führen zu deutlich besseren Entwicklungen und Ergebnissen derselben.

Im Rosenthal-Versuch hatten die Versuchsleiter die falsche Information, ein Teil der Ratten sei auf Dummheit gezüchtet, der andere Teil auf Schnelligkeit und Intelligenz. Obwohl alle Ratten aus dem gleichen Wurf stammten, entwickelten sich die mit positivem Vorurteil schneller und lösten Aufgaben deutlich besser als die »dumme« Vergleichsgruppe.

Experimente mit Kindern und Jugendlichen, viele davon im schulischen Kontext, haben diese Ergebnisse im Wesentlichen erhärtet und weitergeführt.

Gerald Hüther hat unter Auswertung einer Reihe entsprechender Forschungen die zentrale Bedeutung von Vertrauen und Zutrauen herausgearbeitet und die destruktive Kraft von Druck und Verunsicherung für Lernprozesse und die damit verbundene entsprechende Hirnentwicklung. Das betrifft sicher auch den Druck und die Verunsicherung, die durch Diagnosen und Pathologisierung entstehen:

»Vertrauen ist das Fundament, auf dem alle unsere Entwicklungs-, Bildungs- und Sozialisierungsprozesse aufgebaut werden. Dieses Vertrauen muss während der Kindheit auf drei Ebenen entwickelt werden:

- als Vertrauen in die eigenen Möglichkeiten, Fähigkeiten und Fertigkeiten zur Bewältigung von Problemen,
- als Vertrauen in die Lösbarkeit schwieriger Situationen gemeinsam mit anderen Menschen und
- als Vertrauen in die Sinnhaftigkeit der Welt und das eigene Geborgen- und Gehaltensein in der Welt«

  (Hüther, 2004).

Oft werden Jugendliche von Personen aus ihrem Umfeld angemeldet, weil sie stören, Schwierigkeiten machen, Leistungen nicht erbringen. Entsprechend werden sie auch beschrieben. Eltern, Lehrerinnen, Ausbilder haben viel Negatives mit ihnen erlebt, an ihnen wahrgenommen und ihre Prognosen für die Zukunft sind eher Befürchtungen, dass es in einer Abwärtsspirale zunehmend schwierig werden könnte, erfreuliche Wege zu beschreiten. Entsprechende Berichte früherer Unterstützer, eventuell psychiatrische Diagnosen liegen auch vor, gelegentlich dicke Akten. Es gibt eine – nicht nur scherzhafte – Empfehlung zum Umgang mit solchen Vorgeschichten: Solch dicke Akten lieber zu wiegen als zu lesen. Die Notiz »1.780 Gramm Akten« erzeugt sicher weniger Vorurteile, Festlegungen, heikle Prophezeiungen etc. als eine Fülle negativer Diagnosen, Beschreibungen von Störungen, Gefahr, Delinquenz, Verhaltensstörung oder seelischer Erkrankung.[27]

Natürlich verzichten wir damit auf wichtige Informationen, die wahrscheinlich auch nicht ganz falsch sind. Es geht darum, solche festgelegten und uns beeinflussenden Beschreibungen zu verflüssigen. Verflüssigen meint: Die »Diagnosen« als eine Einschätzung von jemandem anderen zu einem bestimmten Zeitpunkt unter besonderen Bedingungen zu lesen. Interessant wäre auch die Frage, was alles nicht in der Akte steht. Maturana bringt das in einem Gespräch mit Ludewig auf den Punkt: »Auf der anderen Seite lauten die zentralen Aphorismen Deines mit Francisco Varela veröffentlichten Buches, Der Baum der Erkenntnis, wie folgt: ›Jedes Tun ist Erkennen, und jedes Erkennen ist Tun‹ und ›Alles Gesagte wird von jemandem gesagt‹« (Ludewig u. Maturana, 2006, S. 7). Es gibt in diesem Feld keine Objektivität. Wir empfehlen deshalb auch bei solchen »schwierigen Fällen« eine Haltung, die wir als »vorsichtige Normalisierung« bezeichnen. Das folgende Beispiel soll das verdeutlichen.

27 Es könnte allerdings sein, dass diese Form der »Quantifizierung« entsprechende Einschätzungen beim Vorgesetzten oder bei Kollegen des wiegenden Helfers auslöst. Das sollte man vorher bedenken.

In einer Supervisionsgruppe sozialpädagogischer Familienhelfer wird folgende Situation geschildert:

Die Eltern der 13-jährigen Bettina leben seit drei Jahren getrennt in einer hochstrittigen Auseinandersetzung um Fragen der Umgangsregelungen, des Wohnortes und der grundsätzlichen Regelung elterlicher Sorge. Anwälte und Familiengericht sind seit langer Zeit aktiv. Die in der Schule oft sehr anstrengende Bettina wurde nach verschiedenen therapeutischen, psychiatrischen und sozialpädagogischen Hilfeversuchen in einer Familienwohngruppe untergebracht. Dort gab es mit anderen Jugendlichen einen Vorfall, der als sexueller Übergriff interpretiert wurde, aber nicht wirklich geklärt war. Unvorbereitet wurde Bettina wieder zur Mutter zurückgeführt und erneut therapeutisch »versorgt«. Die Supervisandin hat nun die sozialpädagogische Einzelbetreuung übernommen und war ratlos, was denn nach dem »Scheitern« erfahrener Helfer für sie zu tun bliebe und wie sie das Ganze und besonders Bettina einschätzen könne.

Zunächst herrschte in der Gruppe und auch beim Supervisor Unsicherheit und Alarmstimmung. Es entstand das Bild eines sehr auffälligen, schwierigen, ja psychisch kranken Mädchens.

Der Supervisor fragt dann die falleinbringende Sozialpädagogin, wie Bettina denn aussehe und wie sie diese erlebe. Zur allgemeinen Überraschung schildert die Falleinbringerin Bettina als sympathisches, attraktives Mädchen, das zwar wenig Lust hat, in die Schule zu gehen und sich dort auch auffällig verhalte, von der ungeklärten Gesamtsituation bei ihren Eltern genervt sei, gleichwohl gut kooperiere. Sie sei altersgemäß entwickelt und arbeite mit ihr gut und gern zusammen, man unternehme einiges, was Bettina Spaß mache.

Nach dieser Schilderung verändern sich bei allen Beteiligten die inneren Bilder deutlich. Alle spüren die hohe Beeinflussung durch Expertensysteme und professionelle Einrichtungen, vor allem durch die Vermutungen und Beendigung der Maßnahme im Zusammenhang mit einem nie geklärten »sexuellen Übergriff«. Die Supervisionsgruppe verständigt sich auf das handlungsgebende Leitmotiv »Normalisierung«: Bettina eher als recht normales 13-jähriges Mädchen zu sehen, entsprechend offen das Mädchen zunächst besser kennenzulernen und durchaus vorsichtig optimistisch den Neustart bei der Mutter und einer neuen Schule als Chance zu sehen und gegenüber den Beteiligten auch so zu beschreiben.

Die Falleinbringerin will Bettina genauer fragen, was ihr Freude mache und auch, welche Themen zwischen Mutter und Tochter zurzeit wichtig seien. Diese Haltung der »Normalisierung« will sie künftig mit der gebotenen Sensibilität auch gegenüber der Trägerleitung, dem Jugendamt und der Schule vertreten.

Vorinformationen über gescheiterte Unterstützungsversuche, Diagnosen, pessimistische Erwartungen von Beteiligten und pessimistische Prognosen von Helfern bringen uns als Helfer leicht in eine Problemtrance. Wir konzentrieren uns dann auf die Schwierigkeiten und Defizite, auf mögliche psychiatrische Diagnosen, oft verbunden mit ungünstigen Prognosen. Wir nehmen das Ungünstige an und verlieren den Blick für mögliche Chancen und Ressourcen. Die pathologisierende Sicht auf die Jugendliche baut bei der Helferin Druck auf: ganz viel zu tun, sich ganz auf die Schwierigkeiten zu konzentrieren, um diese möglichst bald zu beseitigen, keine Zeit für ausgiebiges Joining zu haben – weil ja alles so dramatisch schlimm ist.

Ein kleines Selbstexperiment: Stellen Sie sich vor, Sie wollen das Snowboardfahren lernen. Sie haben einen Lehrer, der zentral Ihr recht hohes Alter gegen einen Einstieg in diese Sportart sieht, Ihre Unbeweglichkeit, Ihre fehlende Kondition, die hohe Verletzungsgefahr – der Sie etwas mitleidig ansieht und die Einschätzung hat, dass bei dem Unterricht wahrscheinlich nicht viel rauskommen kann. Natürlich spüren Sie das irgendwie. Wie wird es Ihnen beim Unterricht wohl gehen? Wie werden Sie sich wahrscheinlich fühlen – im Hinblick auf Freude am Tun, eigenen Optimismus, Mut, Geschicklichkeit, Reaktionsschnelligkeit?

Die bewusste Konzentration auf Chancen und Ressourcen führt zu einem optimistischen mentalen Zustand, den wir bewusst herstellen und auch kommunizieren können. Es geht darum, sich zunächst innerlich für die Jugendliche Entwicklungsoptimismus zu erarbeiten und diesen dann zu kommunizieren. Pessimistische Antizipation als Haltung ist bei manchen Jugendlichen und den Personen ihres Umfeldes oft schon ausreichend etabliert.

Luises (13 Jahre) Mutter ist bei Luises Geburt drogenabhängig und begibt sich in einen Entzug und eine Drogentherapie. Luise kommt direkt nach der Geburt in eine Pflegefamilie. Mit drei Jahren wechselt sie zurück zur Mutter. Der Vater ist de facto nicht existent. Im 5. Lebensjahr wird die Mutter rückfällig und Luise kommt in ein Kinderheim. In der 2. Klasse kommt Luise wieder zurück zur Mutter. Die Mutter ist jetzt überprotektiv, bringt Luise jeden Tag zur Schule und holt sie ab. Am Anfang der Pubertät besucht Luise die Hauptschule. Sie lehnt sich gegen die Mutter auf, bleibt nächtelang weg, lässt sich von der Mutter nichts sagen. In der Schule und zuhause zeigt sie dissoziales Verhalten: Aggressivität, körperliche Gewalt gegen andere Kinder und die Mutter. Sie erhält einen Schulverweis wegen

Gefährdungen und Gewalt gegen andere Schülerinnen. Zeitweise besucht sie keine Schule mehr. Sie wird nun in einem Projekt mit Sonderunterricht beschult. Dort werden Kinder, die auch nicht an einer Förderschule beschulbar sind, individuell schulisch betreut. Diese Begleitung geschieht in sehr freiem Rahmen mit dem Ziel, die Kinder wieder in einer Regelschule lernen zu lassen.

Anfangs hat Luise keinerlei Vertrauen zum Lehrer in den Eins-zu-eins-Situationen. Sie fehlt oft, ist zurückhaltend und stumm. Wenn sie gefragt wird, warum sie trotz Absprache nicht zur Schule kommt, antwortet sie: »Wenn ich schlafe, dann schlafe ich eben. Da kann man nichts machen!« Die Mutter sagt, dass Luise sie trete, wenn sie versuche, diese zu wecken. Das wolle sie sich nicht antun und deshalb werde sie ihre Tochter nicht wecken.

Der betreuende Lehrer entwickelt eine pessimistische Grundhaltung und vermutet, dass er nicht viel mit Luise erreichen wird. Er sieht ihre massiven Defizite im kognitiven, sozialen und emotionalen Bereich. Er kennt ihre Geschichte wiederholter Bindungsabbrüche und zurückliegende Versuche der Schulen und des Jugendamtes ihr zu helfen.

Im Rahmen von Gesprächen mit Kollegen gelingt es dem Lehrer, seine defizitorientierte Sicht auf Luise zu verändern. Er vermutet jetzt, dass Luise sich ausschließlich mächtig und selbstwirksam fühlt, wenn sie sich verweigert und Verweigerung für sie deshalb positiv besetzt sei. Er sieht Luise jetzt nicht mehr als schwach und defizitär, sondern erkennt, dass sie mit ihren 13 Jahren so viel Unabhängigkeit leben will, wie es möglich ist. Sie gestaltet ihre Zeit, wie sie es will, und sie kann sich über Verweigerung schulischen Zwängen entziehen. Luise ist kompetent genug, sich auf der Straße durchzusetzen und zu überleben. Natürlich ist das für ein 13-jähriges Mädchen ungewöhnlich und mit Gefahren verbunden. Ihr Lehrer erzählt seine Sicht der Dinge und gesteht ihr die Verweigerung zu, als nachvollziehbaren Gewinn von Selbstwirksamkeit und Kontrolle über das eigene Leben. Das drückt er ihr gegenüber sehr klar aus. Er betont dabei, dass sie entscheiden kann, ob sie zur Schule gehe oder nicht. Er werde sie nicht zwingen können und wolle es auch nicht. Er akzeptiere sie als selbstbewusste Entscheiderin, die ein Recht dazu habe. Mit Schule oder ohne Schule werde sie sicher ihren eigenen Weg gehen, der vielleicht anders sein werde als bei anderen 13-jährigen Mädchen.

Daraufhin kommt Luise sechs Wochen gar nicht mehr zur Schule, anschließend sind sechs Wochen Sommerferien. Nach den Ferien schreibt der Lehrer ihr eine SMS, ob sie eine Entscheidung getroffen habe, ob sie nun zur Schule kommen wolle oder nicht. Darauf antwortet sie, ja, sie wolle. Sie schließen eine Vereinbarung, dass Luise dokumentiert, zu wie viel Prozent sie die Schule besucht. So könne sie immer entscheiden, ob es zu viel oder zu wenig sei. Danach beginnt sie zu lernen. Ihr Ziel ist ein Job als Barkeeperin. Ihr ist klar, dass sie das nur erreicht, wenn sie rechnen kann. Sie besucht bei ihrem Lehrer nun sechs Monate regelmäßig den Einzelunterricht.

Gerade Jugendliche brauchen von Erwachsenen, die ihre Entwicklung begleiten, von Lehrerinnen und Eltern eine Haltung der Hoffnung, Ermutigung und des Optimismus. Es gibt immer Zeichen und Hinweise für Kompetenz und Erfolg. Unter vorsichtiger Normalisierung und »im Zweifel für die Hoffnung« meinen wir eine Haltung von realistischem Entwicklungsoptimismus. Es geht nicht darum, die Jugendliche naiv gesund zu schreiben, Probleme zu negieren und zu übersehen. Gemeint ist, flexibel und experimentierfreudig zu sein, die Jugendliche nicht aufzugeben oder in ihrer Krankheit und Störung festzuschreiben. Realistischen Entwicklungsoptimismus oder vorsichtige Normalisierung kann man sich als mentale Position erarbeiten! Und oft ist es nötig, dies bewusst zu tun. Die selbsterfüllende Prophezeiung kann sowohl im Negativen wie im Positiven wirken – wie in dem eingangs beschriebenen Rosenthal-Effekt. Ohne blind zu werden für Schwierigkeiten und Konflikte, sollten wir Mutmacher und Cheerleader für schwierige Jugendliche sein. Zweifel haben sie selbst meist mehr als genug.

Das berühmte Glas Wasser war immer und wird auch in Zukunft immer halb voll und halb leer sein! Dinge im Leben können immer gut gehen oder schlecht verlaufen. Hoffnung, dass es gut gehen wird, gibt Kraft und lässt Pläne gelingen. Prognosen bleiben unsicher, wie das Leben unsicher ist. Um vorwärts zu gehen, brauchen wir Optimismus!

Besser ist es, sich bei Übernahme eines neuen Falles die mentale Position eines »Hellsehers« zu erarbeiten als die eines »Schwarzsehers«. Es diszipliniert im Sinne der hier beschriebenen Haltung, Fallbeschreibungen, Diagnosen und Berichte so zu verfassen, dass die Jugendliche sie selbst gut lesen kann. Das könnte ganz von sich aus zu einer vorsichtigen Normalisierung führen.

2.5 *Ich will das nicht, aber es passiert immer wieder. Oops, it happened again!* Symptome und Probleme utilisieren

Meist kommt der Jugendliche – öfter wohl eine andere Person aus seinem Lebensumfeld – zu einer Beraterin mit dem Wunsch, dass das Symptom, das Problem, die Störung beseitigt, verändert werden soll. Es steht seinem guten Leben entgegen.

In den folgenden Kapiteln schlagen wir eine Haltung der Beraterin zu Symptomen, Problemen und Störungen vor, die man als Utilisieren bezeichnen kann. Utilisieren[28] in diesem Zusammenhang meint, das Problem zu nutzen, um eine Lösung zu finden. Dazu passt eine Haltung, in der das Problem als sinnhaftes Ereignis wahrgenommen und verstanden wird. Wir stellen verschiedene Strategien des Utilisierens vor. Bei Jugendlichen, die von ihrem Umfeld in Beratung geschickt werden und selbst nicht denken, dass sie störungs- und symptombehaftet sind, ist Utilisieren ein geschickter Türöffner: Die Akzeptanz und Umdeutung des Symptoms in ein wertvolles Zeichen oder Indiz ist so anders als die Klagen darüber, die sie bisher von ihrem Umfeld gewohnt sind.

2.5.1 *Nur aus Fehlern wird man klug, drum ist einer nicht genug* Was heißt Utilisieren

> »Utilisation ist die Haltung, jeder Eigenart des Klienten und seiner Lebenssituation mit Wertschätzung zu begegnen und das jeweils Einzigartige daran für die therapeutische Arbeit zu nutzen« (Hammel, 2011, S. 17).

Mit diesem Satz fasst Hammel das Konzept der Utilisation zusammen und stellt auch fest, dass es sich dabei um eine Haltung handelt. Für unsere therapeutische, nämlich die systemische Arbeit, eignet sich diese besonders gut. Systemische Unterstützerinnen laden die Beteiligten – bei deutlicher Würdigung der Not – ein, auch die (verdeckten) Kompetenzen, den Überlebenswillen, die sinnhaften Hintergründe im Problem oder Symptom zu würdigen. Dies mag bei bestimmten Problemen und Nöten zynisch klingen. Ein obdachloser Jugendlicher braucht eine Wohnung, einen Arbeitsplatz. Eine junge Türkin muss schnell eine Wohnung haben, weil sie zur Heirat gezwungen wird. Natürlich ist manchmal schnelles Handeln notwendig. Doch auch in solchen Situationen zeigt sich nicht

28 Nach dem Duden bedeutet Utilisieren: aus etwas Nutzen ziehen.

selten, dass zu rasche praktische Hilfsangebote scheitern, weil es eben nicht nur um Wohnen und Freiheit geht.

Klientinnen und für sie bedeutsame Menschen würdigen wir ganz selbstverständlich. Warum nicht auch das Problem auf eine Weise würdigen, die für alle – vielleicht zunächst etwas überraschend – anschlussfähig ist? Wenn wir an den Gedanken der Allparteilichkeit anknüpfen (s. Kap. 2.1), sind wir dann eben auch eine Zeit lang parteilich mit dem Problem als einem Teil des Klienten und seines Systems.[29] Auf diesem radikalen Hintergrund vermitteln wir dem jugendlichen Klienten: »Du – auch mit deinen Symptomen – bist die bewegende Kraft.« Utilisieren meint dann: Das Symptom und das, was damit verbunden ist,

- radikal individuell zu verstehen, anzunehmen und
- als Ursache von Leid anzuerkennen,
- zu übersetzen in das zunächst verborgene »Curriculum« zu seiner Überwindung (s. Verfähigung, Kap. 2.5.6, S. 126).

Das Symptom ist bei einem solchen Verständnis durchaus störend, gleichwohl macht es Sinn, indem es auf notwendige Veränderungen verweist, also Ausdruck von Loyalitäten, Nöten und Konflikten ist, die anders nur schwer verständlich und auszudrücken sind.

Im Folgenden beschreiben wir vier praktische Wege, wie man Symptome und Probleme im Gespräch mit dem Jugendlichen würdigen und nutzen kann.

2.5.2 *Das kann man auch ganz anders sehen!* Das Reframing

Passig und Lobo haben ein Buch über ein unter Jugendlichen sehr verbreitetes Symptom, die Prokrastination[30], geschrieben. Dieses Buch ist im Grunde ein einziges Reframing.

---

29 Wenn man das Symptom in Form einer Externalisierung betrachten würde (z. B. die Drogensucht als schwarze Figur im Familienbrett darstellen), so wäre die psychosoziale Helferin für eine gewisse Zeit auch mit dieser Figur parteilich. Aber eben nur so und so lange, dass nach dem Gespräch kein einzelner Beteiligter das Gefühl hätte, die Helferin sei grundsätzlich mit ihm parteilich. Im besten Fall würden alle spüren, dass die Beraterin parteilich mit dem Gesamtsystem ist. Die Begründer der Externalisierungsarbeit White und Epston (2020) betrachteten das Symptom (z. B. den ekligen Schmierer beim Einkoten) als Feind. Sie identifizierten und mobilisierten so Kräfte gegen das Symptom. Spätere Autoren erweiterten diese Sicht deutlich in Richtung einer neutralen bis würdigenden Sicht auf das Symptom.

30 Prokrastination ist das dauernde Verschieben von Aufgaben, die eigentlich dringend erledigt werden müssten.

»Selbstdisziplin ist keine Tugend, sondern zunächst die Negation der eigenen Bedürfnisse. Es lohnt sich fast immer hier die Frage zu stellen: Warum versuche ich überhaupt Selbstdisziplin einzusetzen? Selbstdisziplin wird oft dort angewandt, wo man Schwächen hat. Wo die eigenen Stärken liegen, ist von ihr selten die Rede. Die Arbeit an den eigenen Schwachstellen macht nicht nur viel weniger Spaß als der Einsatz der vorhandenen Fähigkeiten, sie ist auch nicht besonders effizient« (Passig u. Lobo, 2008, S. 67).

Statt sich durch ein ödes Studium zu quälen, weil die Eltern das sehr wichtig finden, könnte es sinnvoll sein, damit aufzuhören und das zu tun, was einem Spaß macht und was man gut kann. Das ist sicher kein Patentrezept, aber ein durchaus lohnender Gedanke und nicht selten eine sinnvolle Option. Reframing bedeutet, etwas neu oder anders zu rahmen. Es wird ein neuer Rahmen geschaffen bzw. formuliert, in dem das Symptom als wichtiger Hinweis gewürdigt und interpretiert wird.

Nadine ist 14 Jahre alt. Ihre Mutter hat sich vor einem halben Jahr von Nadines Vater getrennt und der neue Freund der Mutter, Kurt, ist bei Nadine und ihrer Mutter eingezogen. Nadine kommt abends oft erst gegen Mitternacht nach Hause, obwohl abgesprochen war, dass sie um 22 Uhr zuhause zu sein hat. Das Mädchen hat mehrfach die Schule geschwänzt und lässt ihr Zimmer verwahrlosen. Da die Mutter nicht weiterweiß, hat Kurt es übernommen, das zu klären. Er kontrolliert Nadine sehr stark. Doch es wird eher schlimmer als besser.

Mögliches Reframing des Problems:

a) Im Leben von Nadine hat sich so viel grundlegend verändert, dass alte Absprachen und Regeln für sie ihre Gültigkeit verloren haben. Sie müssen neu verhandelt werden.
b) Das Wegbleiben von Nadine weist darauf hin, dass die neue Wohnsituation auch mit ihr besprochen werden muss und Kurt nicht einfach einziehen kann, ohne dass sie gefragt wird. Vielleicht braucht es alle drei, um miteinander zu klären, wie sie zusammen wohnen und leben können.
c) Nach dem Weggang des Vaters folgt jetzt ein neuer Mann im Haus: Nadine zeigt mit ihrem Verhalten, dass die Trennung der Eltern und der Einzug des neuen Freundes der Mutter für sie gleichbedeutend mit dem Verlust des vertrauten Heims ist, den sie noch nicht verarbeitet hat. Sie probiert aus, wie sie weiterleben will. Um diese Experimente nicht zu übertreiben, braucht Nadine Halt und Sicherheit. Wie könnten diese wieder entstehen?

Familie M. meldet sich in der Erziehungsberatung: Die Mutter ist Unternehmensberaterin, der Vater Rechtsanwalt. Die Familie ist vor vier Monaten von München nach Frankfurt gezogen. Der Anmeldeanlass sind Schulphobie und Trennungsängste der Tochter. Im Erstgespräch wird deutlich: Die 12-jährige Paula ist mit der ganzen Familie umgezogen und musste ihre langjährige Freundin und andere Peers zurücklassen. Sie hat Angst, in die neue Schule zu gehen, und hat ihre Mutter an einem Tag 30-mal auf dem Handy angerufen.
Mögliches Reframing:
Die Familie und besonders Paula haben eine große Umstellung gemeistert. Dabei gingen für Paula aber auch wichtige Menschen und damit Sicherheit verloren. Schulphobie, Trennungsangst und Paulas Klammern zeigen, dass sie in dieser Übergangszeit besonders viel Sicherheit und Verbindung zu ihrer Mutter braucht und sich beides holt.

Frau A. (22 Jahre) arbeitet im Discounter an der Kasse und kann das geforderte Tempo kaum noch einhalten. Zuhause erzieht sie zwei Kinder im Alter von drei und fünf Jahren. Sie hat Depressionen und muss immer wieder krankgeschrieben werden.
Mögliches Reframing:
»Ich bin voller Bewunderung, was Sie alles geleistet haben und was auf Ihren Schultern liegt. Könnte es sein, dass Ihr Körper und Ihre Seele zeigen, dass es einfach zu viel ist, was Sie bewältigen müssen? Die Depression und die vielen kleinen körperlichen Leiden könnten ein Hinweis darauf sein, dass eine Pause dringend notwendig ist. So kann vielleicht Schlimmeres verhindert werden!«

Einige Hinweise, was ein gutes Reframing beinhalten sollte:

- Leid anerkennen:
  Zunächst sollte in ausreichendem Maß das Leid, das die Klientin durch das Symptom erfährt, von der Beraterin anerkannt und gewürdigt werden. Eine kurze verbale Bestätigung reicht nicht. Mitgefühl in der Haltung, Stimme und dem Körperausdruck der Beraterin sollte vorhanden und authentisch für die Klienten spürbar sein! Wenn dieses durch das Symptom oder Problem verursachte Leid nicht ausreichend gewürdigt wird, dann können Klienten das Reframing meist nicht annehmen.
- Das Reframing erhellt einen bisher blinden Fleck und sollte auch die Beraterin selbst überzeugen: Das Reframing von Symptomen geschieht zwar über Sprache, doch ist es kein sprachlicher Trick und keine raffinierte Manipulation. Es ist eine kreative, mitfühlende und vor allem authentische Antwort auf Fragen

wie: Worauf könnte das Symptom hinweisen? Welche ungelebten Bedürfnisse werden dadurch ausgedrückt? Welche Unter- oder Überlastung wird dadurch erträglich oder reduziert? Was würde beim Verschwinden des Symptoms anders für die Klientin und ihre Umwelt? Welche neuen Sichtweisen auf das Leben könnten dadurch entstehen?[31]
- Der unkonventionelle Blick auf das Symptom kann zunächst irritieren. Auch wenn er von Klienten zunächst skeptisch aufgenommen oder überhört wird, wirkt das Reframing nicht selten mit Zeitverzögerung. Klienten brauchen oft Zeit, bis sie eine neue Sicht auf ihre »Störung« annehmen können. Und noch etwas später gelingt es ihnen, diese zu integrieren. Integration meint die Fähigkeit, die ängstliche Kontrolle und Beherrschungsversuche gegenüber dem Symptom zu lockern.

Das Reframing bietet respektvoll neue Sichtweisen an, die Durchlässigkeit in vorhandene, starre Perspektiven, Konstruktionen und Diagnosen bringen. Erst im Lauf der Zeit weitet sich diese kleine Öffnung vielleicht zu einem Fenster und erlaubt neue Ein- und Aussichten. Diese Perspektive bringt das Zitat von Leonard Cohens Song »Anthem« aus dem Jahr 1992 prägnant auf den Punkt:

> There's a crack in everything / that's how the light gets in

31 Wir unterscheiden Reframing deutlich vom sogenannten sekundären Krankheitsgewinn. Mit sekundärem Krankheitsgewinn sind positive Wirkungen oder Nebenwirkungen des Symptoms für den Patienten gemeint. Wir haben die Erfahrung gemacht, dass in Medizin und Psychosomatik ein Symptom, welches auch Vorteile mit sich bringt, die dann als sekundärer Krankheitsgewinn identifiziert werden, oft kritisch und tendenziell das Leiden, welches mit dem Symptom einhergeht, abwertend gesehen werden. Meist mit der Wirkung, dass der Patient sich mitschuldig fühlt an seiner Erkrankung. Reframing ist mit einer völlig anderen Haltung verbunden. Deshalb legen wir Wert auf eine deutliche Abgrenzung der Begriffe »sekundärer Krankheitsgewinn« und »Reframing«!

2.5.3 *Leibesübungen für die Seele*
Das Problem als Wecker für die Lösung nutzen: Problem-Lösungs-Gymnastik

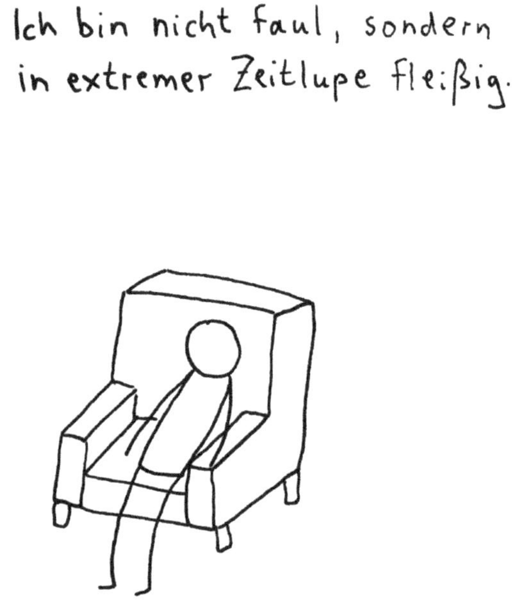

Im systemischen Ansatz helfen aktivierende und lösungsorientierte Ansätze, um Ressourcen zu erinnern, bewusst zu machen, körperlich zu verankern und zur Selbst- und Affektregulation zu nutzen. Wir utilisieren also das »Problem« auf eine besondere Weise.

BERATER: »Wir haben über dein letztes Ausflippen gegenüber deinem Lehrer gesprochen, Jutta. Deshalb bist du auch hier …«

KLIENTIN: »Ja, echt blöd, das macht so 'nen Stress in der Schule.«

BERATER: »Wenn du diese Aggression durch ein anderes Gefühl oder einen Zustand ersetzen könntest? Also, ich könnte dir hier ein anderes Gefühl verkaufen, das besser wäre in Situationen, in denen es jetzt kracht und du aus der Klasse fliegst.«

KLIENTIN: »Das wäre super, aber wie soll das gehen?«

BERATER: »Gute Frage, vielleicht kennst du ja schon so ein anderes Gefühl oder einen Zustand, den du manchmal schon jetzt oder früher in solchen Situationen hattest? …«

KLIENTIN: »Ja, irgendwie so cool oder relaxed.«

Berater: »Super, du erinnerst dich und was du erinnerst, könnte ›cool-relaxed‹ heißen. Toll! Lass uns das mal genauer ansehen. Erinnerst du eine Situation, in der du so cool-relaxed warst? Vielleicht hattest du schon mal so eine und die fällt dir jetzt ein?«

Klientin: »Muss ich mal überlegen, hmm (Berater lässt ihr länger Zeit) … Ja, vor zwei Wochen hat mich Eva, meine Sitznachbarin, wieder so geärgert, was ich für Latschen anhätte, die Farbe sähe doch scheiße aus, da habe ich an das Picknick mit Jan gedacht und nur locker gesagt: ›Mir gefällt's.‹«

Nun kann man diesen Zustand in einer Skulptur körperlich darstellen lassen. Besonders effektiv ist es, somatische Marker in den Vordergrund der Arbeit zu stellen: Körperhaltung, Mimik, Atmung, Bewegungen oder auch Laute. Oft sind es Details, die dann erinnert werden und wesentlich sind, wie im folgenden Beispiel:

Jutta stellt sich vor, im Konflikt mit dem Klassenlehrer diesen nicht anzusehen, sondern aus dem Fenster zu schauen und die Bäume draußen anzuschauen. Wenn die Klientin nun diese Haltung und alle anderen Utensilien, die dazu gehören, einnimmt und ausführt, dann stellen sich meistens auch die Gedanken ein, die passend zu diesem positiven angestrebten inneren Zustand sind. Für Jutta ist der Gedanke »Ich bin bei mir und habe die Kontrolle über meine Handlungen« mit dem Zustand cool-relaxed verbunden. Dazu können auch Imaginationen der Klientin gehören, die diesen Zustand ausdrücken.

Wir aktivieren also Ressourcenzustände und kräftigen diese. Dabei nutzen wir somatische Marker (s. Kap. 2.3.4, S. 104), Handlungen (Blick zum Fenster wenden, in eine bestimmte Atmung gehen, eine Sitzhaltung einnehmen etc.), Gedanken (»Ich bin bei mir und habe die Kontrolle über meine Handlungen«) und Imaginationen (Erinnerung der Klientin an das Picknick mit Jan), um in diesen Ressourcenzustand zu kommen.

Wir wechseln mehrfach zwischen Problemzustand (Krach mit dem Lehrer) und Lösungszustand (relaxed und cool: Aktivierung der somatischen Marker, wieder in die Haltung gehen, die dazu gehört, mit der Imagination des Picknicks). Durch die mehrfache Wiederholung des Problemzustandes mit dem Lösungszustand werden beide verbunden. Der Problemzustand (Konflikt mit dem Lehrer) wird als Wecker oder Auslöser für den Lösungszustand (relaxed und cool) genutzt.

Emotionale Reaktionen laufen sehr schnell und unwillkürlich ab, sie zu löschen scheint recht aussichtslos. Aber die auslösende Situation für das ungewünschte Gefühl kann wiederum zum Trigger oder Wecker werden, um körperlich in einen hilfreichen Lösungszustand zu kommen. Dieser Weg ist aussichtsreich, vor allem wenn wir mit somatischen Markern arbeiten. Diese Arbeit hat Schmidt (2011, S. 89 ff.) Problem-Lösungs-Gymnastik genannt. Indem wir die Wechsel mehrfach üben, wird das Problemszenario zum Wecker für den Lösungszustand. Diese Arbeit bezieht sich auf konkrete Problemsituationen, weshalb es sinnvoll ist, dass die Klientin diese auch möglichst konkret und intensiv imaginiert und mit dem Lösungszustand verbindet. Hilfreich ist es, wenn die somatischen Marker, die zum Lösungszustand gehören, intensiv gespürt – und erinnert werden.

Wenn ein zweijähriges Mädchen auf dem Spielplatz hinfällt und sein Knie blutet, dann ist es wahrscheinlich von Angst oder Panik überwältigt. Es läuft zur Mutter und diese beruhigt es mit dem tröstlich klingenden Singsang ihrer Stimme und mit dem, was sie sagt (»Komm, wir sehen uns das Aua mal an. Das blutet ja, aber nicht schlimm. Das heilt wieder. Schau mal, da fliegt das Aua weg!«). Sie reguliert so kompetent die Erregung des Kindes herunter. Allein kann die Zweijährige dies noch nicht. Wenn das Mädchen mit zwölf Jahren bei einem Handballspiel gefoult wird und mit blutendem Knie am Boden liegt, dann ist sie durchaus in der Lage, sich selbst, ohne die Mutter zu beruhigen. Vielleicht denkt sie dann die Sätze, die die Mutter ihr früher gesagt hat. Der Trigger für die Panik wäre dann zum Wecker geworden, der Selbstberuhigung auslöst. Um diese Selbstregulation bei heftigen Emotionen zu etablieren, helfen in der gesund verlaufenden Sozialisation eines Kindes viele tröstende Wiederholungen. Ganz ähnlich machen wir es in der Beratung.

Bei dieser Emotionsregulation trainieren wir den inneren Beobachter. Die Klienten üben, innere Zustände wahrzunehmen, zu akzeptieren und so mehr Steuerung über eigenes Handeln zu erlangen. Wir sind damit sehr nah am Achtsamkeitsansatz, den wir auch auf S. 92 beschreiben. Das Ziel dieser Arbeit ist es, ein höheres Maß an Freiheit, mehr Handlungsoptionen auch in schwierigen Situationen zu haben und nicht ohne Wahlmöglichkeiten zu sein. Man muss nicht reflexartig einem hochschießenden Angst- oder Wutgefühl freie Bahn lassen und dann entsprechend handeln, mit all den unangenehmen Folgen für sich und andere. Das gilt es zu lernen.

2.5.4 *Dein Körper weiß mehr, als du denkst!* Nutzung des Symptoms zur Erweiterung des Selbsterlebens

Das Symptom lässt sich manchmal als kluges Zeichen nutzen, das sich über das Körpergefühl und die Sprache entziffern lässt. Methodisch genutzt wird diese Sicht im Focusing (Gendlin, 2012).

Im Focusing wird eine mit dem Symptom verbundene Körperwahrnehmung (Felt Sense) fokussiert und versprachlicht. Wir beschreiben diesen Ablauf detailliert in Kapitel 3.8.3 (S. 258). Diese veränderte Wahrnehmung des Symptoms kann zu einem neuen Verständnis der beklagten Situation beitragen. Focusing setzt also beim Fühlen und Spüren an und ist ein zunächst eher stiller Prozess. Das Symptom wird hier zum Ruhepunkt und Ausgangsort für einen Lernprozess, bei dem die Beraterin nur begleitet und der Klient selbst das Symptom für sein Lernen nutzt. Dabei wird die Beraterin oft selbst durch das Ergebnis überrascht!

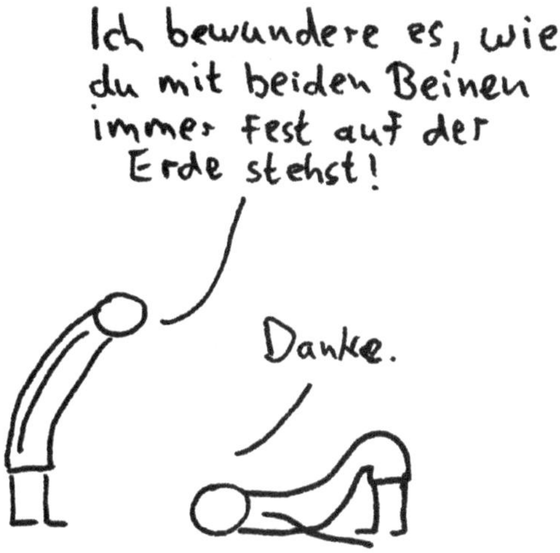
Ich bewundere es, wie du mit beiden Beinen immer fest auf der Erde stehst!
Danke.

2.5.5 *Wer bist du und wer willst du sein?* Symptome zur Klärung von Werten und zum Finden von mehr Lebenssinn nutzen

Ein deprimierter junger Samurai, der mit dem Niedergang seiner Klasse durch die Erfindung von Feuerwaffen nicht fertig wird, vergräbt sich immer mehr in die (vielleicht zukunftsweisenden) Fragen nach Himmel und Hölle. Er grübelt und verwahrlost immer mehr. Dabei kommt er nicht weiter und erhält schließlich von einem mitfühlenden Freund, der dieser Debatten auch müde ist und sich Sorgen um den jungen Samurai macht, den Hinweis auf eine hoch spezialisierte, allerdings nicht niederschwellige Beratungsinstanz: ein kluger, alter Mann, drei Tagesreisen weit entfernt in einer kleinen, baufälligen Hütte. Der hoch motivierte Samurai macht sich auf in die offene Sprechstunde und steht nach drei Tagen im strömenden Regen vor der Beratungsstelle. Auf sein Klopfen öffnet ihm ein weißhaariger, krummer alter Herr und fragt nach Anlass und Anliegen.

Der Samurai erzählt knapp von seiner Frage nach Himmel und Hölle. Der Berater taxiert den Klienten von Kopf bis Fuß, zieht ein abwehrendes Gesicht und schimpft scharf und laut: »Du elender Samurai, nass von Kopf bis Fuß, mit deinem verrosteten Schwert, deiner verbeulten Rüstung und kaputten Schuhen, kommst ohne Anmeldung und fragst töricht nach Himmel und Hölle.« Der gestresste Samurai, ohnehin am Ende seiner Kraft und Beherrschung, ist derart tief beleidigt, verletzt und zornig, dass er sein Schwert aus der Scheide zieht, um den Alten zu spalten. Der hebt freundlich die Hand und sagt laut und deutlich: »Das, Samurai, ist eben die Hölle.« Der Rasende ist getroffen, erschüttert, erkennt, dass der Alte mit seinem Leben gespielt hat, um ihn etwas zu lehren. Er spürt die Freiheit, Klugheit und Angstlosigkeit des kleinen Lehrers. Tief berührt schießen ihm Tränen in die Augen. »Und das«, sagt leise der Alte, ihm freundlich in die Augen blickend, »ist der Himmel« (mündliche Tradition im ZEN).

Wir wissen nicht, wie der Samurai dieses kraftvolle Reframing verarbeitet hat. Vielleicht hat es ihm aus sinnlosem Grübeln zu einer veränderten Sichtweise verholfen. Die Erfahrung jedenfalls war wohl prägend und unvergesslich. Symptome und Störungen sind oft der Hinweis auf Sinnsuche. In Kapitel 2.5 (S. 117) machen wir ausführlich auf diesen Weg der Nutzung von Symptomen aufmerksam.

2.5.6 *Verfähigen! In jedem Symptom schläft ein Curriculum zu seiner Überwindung* Symptome zum Finden von Lernaufgaben nutzen

Wünschelrute

Schläft ein Lied in allen Dingen,
Die da träumen fort und fort,
Und die Welt hebt an zu singen,
Triffst du nur das Zauberwort.
Joseph von Eichendorff (1835/1985)

Für Jugendliche ist es oft peinlich und unangenehm, über Probleme zu sprechen. Bauer und Hegemann (2018) widmen in ihrem lösungsorientierten Programm für Jugendliche dieser Schwierigkeit wenig Aufmerksamkeit. Sie setzen den Fokus auf Zukunftsideen, Ziele und Fähigkeiten der jungen Menschen. Die Übersetzung des Problems in konkrete Fähigkeiten nennen sie »verfähigen« (s. S. 126). Das Symptom dient ihnen als Hinweis darauf, was von der Jugendlichen gelernt werden müsse, um ohne dieses Symptom gut durchs Leben zu kommen.

Stephanie (S.) arbeitet bei einem kirchlichen Träger in der Flüchtlingshilfe. Die 19-jährige Äthiopierin Elisabeth (E.) lebt seit vier Wochen im Kirchenasyl, sehr isoliert, ohne deutsche Sprachkenntnisse. Sie war in ihrem Heimatland mehrfach wegen politischer Äußerungen und Aktivitäten inhaftiert. Zweimal pro Woche gibt ihr S. Sprachförderung und versucht E. zu aktivieren, die oft deprimiert erscheint und sehr passiv. Ob die Erfahrungen der Haft, die lange Flucht oder andere biografische Ereignisse eine posttraumatische Symptomatik bewirkt haben, ist unklar. Eine psychiatrische Konsultation brachte keine Klärung.

E.s Asylantrag wird abgelehnt. Der Rechtsanwalt legt Widerspruch ein. Bis zu einer neuen Entscheidung werden Monate vergehen. Aufgrund eines Abschiebeverbotes des Bundesamtes für Migration und Flüchtlinge (BAMF) hat E. eine eingeschränkte Arbeitserlaubnis. E. lebt inzwischen in einem Haus mit anderen Geflüchteten zusammen. Sie hat einen äthiopischen Freund und plant zu heiraten. S. versucht E.s Auftrag an die Unterstützung zu klären. S. nimmt die Müdigkeit und Erschöpfung von E. als Hinweise, dass E. sich zu wenig nützlich fühle und ihre Energie sich nicht in Taten und Arbeit, sondern in Enttäuschung und Müdigkeit verwandeln. S. spürt bei E. den Wunsch, gebraucht zu werden. Sie fragt, ob das so stimme und sie da etwas für E. tun könne. E. solle sich das in Ruhe überlegen und ihr Nachricht geben, wenn sie einen Wunsch habe.

Einige Tage später bittet E. um Unterstützung, Arbeit zu finden, sie möchte den Deutschunterricht intensivieren und wünscht, dass im Haus mehr Ordnung herrsche und die Flure nicht so vermüllt seien. Sie nennt als Ziel, dass eine gemeinsame funktionierende Mülllösung im Haus gelingt. Sie möchte weiter in Deutschland um Asyl kämpfen, dazu brauche sie auch Fähigkeiten, um sich chancenreich bewerben zu können. Sie sagt, dass eine bessere Integration in die Wohngruppe ihr das erleichtern würde. Ein gemeinsames Geburtstagsfest wird weitgehend von E. gemeinsam mit den anderen Bewohnerinnen gestaltet. E. erscheint fröhlicher und aktiver, sie hat mehr Energie und bekommt das auch zurückgemeldet.

Ein Mitbewohner erzählt ihr, dass für ein Altenheim eine Küchenhilfe gesucht wird. E. stellt sich dort vor und bekommt den Job. Auf der Basis der eingeschränkten Arbeitserlaubnis ist E. als Küchenhilfe in diesem Altenheim der Kirche auf 450-Euro-Basis tätig. Sie beginnt dort eine vierwöchige Probezeit.

Auch eine junge Erwachsene unter sehr schwierigen Verhältnissen lebt nicht freiwillig schlechter, als ihre äußeren und inneren Bedingungen es zulassen. Bestehende Symptome sind Überlebensstrategien, die so lange Sinn machen, bis die Klientin über stimmigere, befriedigendere, sinnvollere Lösungen verfügt.

Die verfähigende Haltung utilisiert Symptome als Hinweise dafür, welche neuen Kompetenzen aufgebaut werden könnten, damit die dahinter vorhandenen Bedürfnisse auf andere, bessere Weise erfüllt werden. Es ist in der Regel wenig zielführend, lange über die mangelnden Kompetenzen oder Probleme zu lamentieren. Die Leitfrage lautet: Was kann oder muss der Jugendliche lernen, damit er auf das Symptom verzichten kann, und wie können ihn wichtige Systemmitglieder (Geschwister, Freundinnen, Lehrer, Eltern, eine Pastorin oder ein Imam etc.) dabei begleiten?

Das Symptom zu »verfähigen« bedeutet in der Arbeit mit dem Jugendlichen und seinen relevanten Systemen, den Erwerb neuer Kompetenzen zu gestalten. Für die Strategie der Verfähigung gibt es hilfreiche Formate, die besonders in Institutionen passend sein können (Schulklassen, Wohn-, Tages-, Vereinsgruppen etc.). Solche Programme für Kinder und Jugendliche verbinden systemisches mit verhaltenstherapeutischem Vorgehen (Furman, 2017; Bauer u. Hegemann, 2018). Ein wichtiger Ausgangspunkt dieser Trainingsprogramme ist die gemeinsame Entwicklung von konkreten Zielen mit dem Jugendlichen. Im Folgenden finden sich einige Beispiele für dieses Konzept, animiert durch Bauer und Hegemann (2018) und Ben Furman (2017).

Konkretes Problem: Bullying

Kinder oder Jugendliche werden ausgegrenzt und gepiesackt. X geht überhaupt nicht mehr raus aus Angst, beschimpft zu werden.

Verfähigung: Wie kann X weniger darunter leiden? Wer kann ihn so stärken, dass er die Beschimpfungen abwehren kann?

Weiteres Vorgehen: Sich z. B. mit den Klassenkameraden zusammensetzen und gemeinsam versuchen, eine Lösung zu finden, oder X soll die Beschimpfungen sammeln und aufschreiben. Er soll imaginieren, er trüge einen unverwundbaren Schutzschild. Die Therapeutin liest die Beleidigungen vor, die von ihm abprallen. So lernt er, die Hänseleien mit Humor zu nehmen, geht wieder raus und entwickelt alternative Möglichkeiten.

Konkretes Problem: Hyperaktivität

Verfähigung: X soll lernen, sich ruhig zu verhalten, Stille wahrzunehmen und zu genießen, Impulse zu registrieren und nicht auszuführen.

Weiteres Vorgehen: Helferinnen, die dafür aus Klientensicht nützlich sind, benennen (z. B. sein Schulnachbar, Freundin); Achtsamkeitsübungen.

Konkretes Problem: X erträgt kein »Nein«. X kann physische Nähe von Kindern und Jugendlichen kaum aushalten. In solchen Situationen reagiert er gewalttätig.
Verfähigung: X soll lernen, konstruktiver mit Frustrationen umzugehen, sich in Gegenwart und physischer Nähe anderer wohlzufühlen, sich an jemanden zu wenden (anstatt andere Jugendliche zu schlagen), mit anderen Jugendlichen etwas unternehmen.
Weiteres Vorgehen: Diese einzelnen Fähigkeiten (Stimmung wahrnehmen, Andere ansprechen, gemeinsame Aktivitäten) wie bereits beschrieben üben, teilweise in der Therapie, mitunter können Familienmitglieder und Peers einbezogen werden.

Geht man so vor, ist das Symptom tatsächlich eine Ressource: Im Symptom verpackt sind Lernziele und -wege zur Überwindung des Problems.

2.6 *Nachdenken über unser Nachdenken* Fallverstehen und Hypothesenbildung

In diesem Kapitel geht es um unser Fallverstehen, das natürlich großen Einfluss auf unsere Arbeit mit der Klientin nimmt. Es beeinflusst unsere Settingentscheidungen, die Arbeitsrichtung, die Methoden, mit denen wir arbeiten. Unser Fallverstehen formulieren wir in unseren Hypothesen. Da Fallverstehen so zentral ist, lohnt es sich Hypothesen genauer zu reflektieren. Wir wollen hier Anregungen geben und greifen dies noch einmal in Kapitel 6.2.6 (S. 407) auf, wo wir Vorschläge zur Hypothesenbildung in interkulturellen Beratungen machen.

Annahmen über unsere Klientinnen und ihre Probleme haben wir ständig! Wenn wir im Gespräch mit Klienten sind, wenn wir Fallberichte lesen, uns in Supervision und Intervision austauschen, in Hilfeplangesprächen, dann gehen uns Interpretationen, Vermutungen, Fantasien und Bilder durch den Kopf. Diese Ideen betreffen die beteiligten Personen, deren Interaktionen, Lebenssituation und wechselseitige Beeinflussungen. Besonders beschäftigen uns Ursachen und Folgen von schwierigen Ereignissen, Hintergründe von Symptomen etc. Das passiert wie von allein.

Wenn sie nicht gar zu wild wuchern, nennen wir solche Interpretationen und Vermutungen im professionellen Kontext gern Hypothesen. Im wissenschaftlichen Arbeiten werden Hypothesen aufgestellt, um davon abgeleitet Überprüfungsmöglichkeiten zu finden, die diese Hypothesen verifizieren oder falsifizieren. Im systemischen Ansatz ist nicht entscheidend, ob unsere Hypothesen richtig oder falsch sind, sondern ob sie nützlich sind. Nützlich sind sie, wenn sie zu Interventionen führen, die die Klienten näher an die angestrebten Ziele bringen. Wir brauchen Hypothesen, um Komplexität zu reduzieren, uns zu besprechen, Berichte zu schreiben und auch professionell schnell handlungsfähig zu sein.

Diese schnellen, intuitiven Hypothesen sollten wir so verbessern, dass aus ihnen brauchbare systemische Arbeitshypothesen werden. Dieses Kapitel schlägt dafür praktische Schritte der Überarbeitung unserer schnellen, intuitiven Hypothesen vor. Dies ist nötig, weil unser schnelles intuitives Denken nicht sehr systemisch ist. Wenn wir hypothesenorientiert arbeiten, ist die Arbeitshypothese Grundlage

- für die Ziele, die wir mit dem Klientensystem vereinbaren,
- für die Entscheidung, in welchen Settings wir arbeiten wollen,
- für die Entscheidung, mit welchen Methoden wir in einer Sitzung arbeiten wollen.

Hintergrund: Wie kommen wir zu Einschätzungen und Urteilen

Neurobiologische sowie emotions- und kognitionspsychologische Forschung haben die philosophische Erkenntnis in den letzten Jahrzehnten vielfach bestätigt, dass unsere schnellen, intuitiven Annahmen über die Welt sehr von unserem momentanen Zustand geprägt und mit systematischen Fehlern behaftet sind. Intuitive schnelle Annahmen berücksichtigen zudem keine Prinzipien des systemischen Denkens.

Panksepp (2004) und Reuter, Panksepp, Davis und Montag (2017) zeigen, dass wir über evolutionsbiologisch vorgegebene Grundsysteme verfügen (Neugierde, Angst, Ärger, Spiel, Fürsorge, Trauer/Trennung). Je nachdem, welches Grundsystem gerade aktiviert ist, erleben wir Situationen verschieden, sind für bestimmte Informationen und Kommunikationen offen und für andere nicht, neigen entsprechend dem eingeschalteten Zustand zu bestimmten Handlungen. Grawe (2004) legt ebenfalls dar, dass es von unserer aktuellen Grundstimmung (Priming) abhängt, wie wir Situationen bewerten und auf Situationen reagieren. Viele andere Forscher kommen ebenfalls zu dem Ergebnis, dass es weitgehend unserer momentanen Verfassung geschuldet ist, wie wir wahrnehmen und bewerten.

Der Kognitionspsychologe und Nobelpreisträger Daniel Kahneman (2012)[32] untersucht Fehlentscheidungen unseres intuitiven Denkens. Er unterscheidet

32 Wir danken an dieser Stelle unserem Kollegen Ulf Klein für seinen Hinweis auf Kahneman. Wir haben die Hypothesenbildung aus dem schnellen Denken zunächst »wilde Hypothesen« genannt. Ulf lehrt mit uns am praxis institut Hanau und beschäftigt sich intensiv mit systemischen Hypothesen. Das Modell von Kahneman hilft uns, unser Nachdenken über Fälle zu erkennen und zu verbessern.

schnelles und langsames Denken. Schnelles Denken arbeitet weitgehend automatisch, intuitiv, mühelos und ohne willentliche Anstrengung. Wir können es gar nicht abstellen. Es bemüht sich fortwährend, eine Übereinstimmung herzustellen zwischen unserem assoziativen Gedächtnis[33] und neuem Erleben. Schnelles Denken greift auf angeborene Interpretationsraster zurück, aber auch auf Erfahrung, persönliche Konstruktionen und Muster.

Langsames Denken erfordert eine bewusste, zielgerichtete Aufmerksamkeit, Anstrengung und Strukturierung. Es kann in einer geordneten Folge von Schritten Gedanken konstruieren.

> »Die jüngsten Forschungen deuten darauf hin, dass das intuitive System 1 [gemeint ist das schnelle Denken - Einfügung der Autoren] einflussreicher ist, als dies nach unserem subjektiven Erleben der Fall zu sein scheint, und es ist der geheime Urheber vieler Entscheidungen und Urteile, die wir treffen« (Kahneman, 2012, S. 25).

Wir brauchen schnelles Denken, um schnell handlungsfähig zu sein. Bei Alltagsanforderungen kommen wir so meist zu guten Entscheidungen und die Ergebnisse des schnellen Denkens sind brauchbar.

> »System 1 [schnelles Denken - Einfügung der Autoren] generiert fortwährend Vorschläge für System 2 [langsames Denken - Einfügung der Autoren]: Eindrücke, Intuitionen, Absichten und Gefühle. Wenn Eindrücke und Intuitionen von System 2 unterstützt werden, werden sie zu Überzeugungen, und Impulse werden zu willentlich gesteuerten Handlungen. Wenn alles glatt läuft, was meistens der Fall ist, macht sich System 2 die Vorschläge von System 1 ohne große Modifikation zu eigen. Im Allgemeinen vertraut man seinen Eindrücken und gibt seinen Wünschen nach, und das ist in Ordnung so - für gewöhnlich« (Kahneman, 2012, S. 37).

Kahneman und Tversky (1973) und andere konnten zeigen, dass schnelles Denken auch systematischen Fehlern unterliegt und zu falschen Schlüssen kommt. Selbst im Bereich intuitiver Statistik ziehen auch extrem gut ausgebildete Statistiker mitunter falsche Schlüsse. Wir halten die Ergebnisse der Forschungen der letzten Jahrzehnte zu Entscheidungsfindung von Kahneman für brauchbar, um den Prozess der Bildung systemischer Hypothesen besser zu verstehen und bewusster zu gestalten.

---

33 Das assoziative Gedächtnis stellt Verbindungen zwischen Einzelinformationen her und erinnert diese. Diese zusätzlichen Informationen verbessern die Erinnerung. So werden z. B. Namen mit Gesichtern gekoppelt.

Schnelles Denken orientiert sich oft an Defiziten, betrachtet Ereignisse als lineare Kausalitäten, schreibt Menschen starre Eigenschaften zu, diagnostiziert gern und schnell - alles Punkte, die einer systemischen Sicht und einem systemischen Vorgehen widersprechen. Aus diesen Gründen halten wir es für sinnvoll, Hypothesen, die uns das schnelle Denken präsentiert, als Grundlage für einen systematischen Arbeitsprozess zu nehmen, um mit dem langsamen Denken daraus reflektierte, systemische Arbeitshypothesen für unsere psychosoziale Arbeit zu entwickeln. Das erfordert eine gewisse Disziplin und Zeit. Es ist nützlich, dies im Team mit Kolleginnen zu machen. In diesem - möglichst gemeinsamen - strukturierten Prozess werden unsere Arbeitshypothesen systemischer, brauchbarer und wirksamer.[34]

Diese Überarbeitung ist ein kreatives sprachliches Spielen, doch sie verändert tatsächlich die Sicht des Beraters auf die Situationen und die beteiligten Menschen. Wir halten es in diesem Reflexionsprozess für unterstützend, die Hypothesen so zu formulieren, dass wir sie den Klientinnen mitteilen könnten - egal, ob wir es dann tun oder nicht (s. Kap. 2.6.2, S. 141). Unsere Sicht auf die Klienten wird dadurch ressourcenorientierter und positiver.

2.6.1 *Wo suchen wir? Und wenn, was suchen wir?* Inhalte von Hypothesen unterscheiden

Es ist sinnvoll, zunächst zu schauen, was der Inhalt der Hypothese ist[35] und wie wir sie formulieren. Wir empfehlen – wo sinnvoll und passend – an die Hypothese die folgenden fünf Fragen zu stellen und sie dabei zu bewerten und entsprechend zu überarbeiten.

A) Geht es um die Ursache des Problems? - kausale Hypothese

In Kausalhypothesen geht es um die Ursache eines Problems oder Symptoms. Diese Art der Annahmen gibt eine Antwort auf die Frage »Warum?«.

»Klaus geht nicht zur Schule, weil er faul ist.« »Klaus geht nicht zur Schule, weil die Mutter ihn zu stark bindet.« »Klaus geht nicht zur Schule, weil er massive soziale Ängste hat!«

34 Hierfür gibt es eine Vielzahl geeigneter Strukturhilfen (Reflecting Team, Fishbowl-Methoden, Aufstellungen oder Skulpturen mit Familienbrett, Playmobilfiguren oder anwesenden Personen, Auftragskarussell etc.), die sich nutzen lassen.

35 Bei den ersten drei Kategorien greifen wir dabei auf Anregungen von Clement, Fischer und Retzer (2006) zurück.

Kausalhypothesen sind oft hart an der Frage der Schuld (Ursache = Schuld von irgendwem) orientiert. Von Therapeuten aufgestellte Kausalhypothesen sind problematisch, weil sie lineare Erklärungen formulieren und Zirkularität und Wechselwirkung ignorieren (s. Hintergrundtext S. 321). Diese Sichtweise halten wir in der Regel für unangemessen, wenn wir Systeme verstehen wollen. Zirkuläre Betrachtungen, Aufdeckung von Rückkopplungsschleifen erklären Systeme in der Regel angemessener als lineare Annahmen. Allerdings können Kausalhypothesen dann sinnvoll sein, wenn z. B. große Machtunterschiede im System vorhanden sind (Simon u. Schmidt, 1984).

»Wenn Klaus weiter nicht zur Schule geht, dann wird er von der Schule fliegen!« Das Machtgefälle zwischen Schule und Klaus ist in Bezug auf den Schulverweis recht groß. Wenn er von der Schule geflogen ist – ohne es zu wollen –, spürt er die ganze Wucht einer kausal-linearen Reaktion und die Interaktion zwischen ihm und der Schule dürfte beendet sein. Was er dann üblicherweise tun kann, wird wenig Einfluss auf die Schule haben. Eine zirkuläre Betrachtung der Interaktion zwischen Schule und Klaus ist nach dem Rauswurf wenig hilfreich.

Oder: »›Seit meine Frau mich erschossen hat, glaube ich an geradlinige Kausalität.‹ Anonymer Familientherapeut« (Simon u. Schmidt, 1984, S. 177).

Auch Klienten haben Hypothesen über ihr System! Im Klientinnensystem selbst erleben wir oft kausale Hypothesen. Damit wird dann gern die Schuldfrage beantwortet.

»Klaus geht nicht zur Schule, weil meine Frau ihm alles durchgehen lässt und ihn so stark an sich bindet!« »Klaus geht nicht zur Schule, weil mein Mann ihm mit seiner Härte und seinem Schreien Angst macht. Deshalb hat er so viel Ängste und traut sich in der Klasse nichts mehr zu!«

Stellen Familienmitglieder Kausalhypothesen mit Schuldzuschreibungen auf, behindert das den Lösungsprozess. Die Debatte, wer »Schuld hat«, blockiert die Lösungssuche. In der Beratung kann man kausale Hypothesen im Klientensystem irritieren, indem man andere mögliche Sichtweisen einbringt:

»Was denken Sie, was Klaus mit seinem Schulschwänzen ausdrücken will?« (intentionale Hypothese) – »Könnte es auch sein, dass Ihre Frau dem Jungen so viel durchgehen lässt und so viel Nähe herstellt, weil Klaus durch das Schulschwänzen so verletzlich und angeschlagen ist?« (Umkehren von Kausalität) – »Könnte es sein, dass Ihr Mann so hart zu Klaus ist, weil er ihn so liebt und in Sorge um den Jungen ist und so verhindern will, dass aus dem Jungen nichts wird?« (intentionale Hypothese).

Reframings dieser Art, die Schuldzuschreibungen zwischen Familienmitgliedern irritieren, beschreiben wir auch in Kapitel 5.1.4 (S. 334, Reframing nach Weinblatt). Ziel ist es, Familienmitglieder dazu zu bringen, ihre unproduktiven Schuldzuweisungen zu überdenken und ihre Annahmen des schnellen Denkens einem Reflexionsprozess des langsamen Denkens zu unterziehen.

B) Geht es um Motive für Verhalten? – intentionale Hypothese

Hier geht es um Annahmen, warum eine Person etwas tut, was sie damit erreichen will. Wir versuchen so zu verstehen, was eine Person antreibt. Da man die Intentionen einer Person nicht sehen kann, lassen sich über sie viele Hypothesen entwickeln. Einen Klienten zu verstehen heißt auch, die Motive seines Handelns zu verstehen. Da wir in der systemischen Therapie unseren Klientinnen wertschätzend begegnen wollen, sind intentionale Hypothesen eine große Chance. Wertschätzung bedeutet hier, dass positive Motive für die Handlungen der Mitglieder des Systems unterstellt werden.

So könnte eine intentionale Hypothese im Fallbeispiel von Svenja in Kapitel 3.3.8 (S. 198), die ihr gute Absichten unterstellt, folgendermaßen klingen:

»Wir stimmen wohl alle darin überein, dass die Lebenssituation durch die Trennung der Eltern anstrengend ist und die ganze Familie fordert, besonders Svenja gibt mehr, als sie scheinbar verkraftet. Svenja reagiert aus meiner Sicht möglicherweise so aggressiv auf das Verhalten ihrer jüngeren Brüder, da sie sehr unter den chaotischen Situationen leidet und sich als ältere Schwester besonders verantwortlich fühlt. Sie scheint auf ihre Weise für mehr Ordnung und Klarheit in der Familie sorgen zu wollen. Ich vermute, dass die Eltern ihrerseits sicher gute Gründe haben, sich zurückzuhalten. Das ist meine Sicht nach dem ersten Gespräch und ich bin sehr neugierig, ob Sie mit einem Teil dieser Ideen etwas anfangen können!«

Eine Hypothese zum Fallbeispiel von Eva in Kapitel 3.3.10 (S. 202) könnte sein:

»Ich vermute, dass Sie, als Mutter von Eva, und du, Eva, beide den positiven Wunsch und das Ziel haben, dass Eva mehr Eigenverantwortung bekommt und übernimmt. Dadurch werden die Handlungen von Ihnen beiden angetrieben.«

Das Fallbeispiel von Benjamin in Kapitel 2.8.4 (S. 114) enthält eine Reihe von positiven Intentionalhypothesen des Beraters.

Hypothesen, die gezielt positive Absichten unterstellen, verändern oft den Blick auf die Klienten. Er wird freundlicher und wertschätzender. Annahmen des schnellen Denkens führen oft dazu, dass wir Menschen, die wir als unangenehm empfinden, die uns stören, die bei uns Vermeidung, Ablehnung auslösen, innerlich »schlechte, negative« Motive zuschreiben. Die bewusste Suche nach »guten, konstruktiven« Motiven sollte daher der erste Schritt in der Beratung sein. Der nächste Schritt wäre, die »guten, konstruktiven« Motive hypothetisch zu formulieren. Immer, wenn wir bemerken, dass wir selbst oder andere im Team bei Klientinnen von negativen Motiven ausgehen, sollten wir dies ansprechen und nach positiven Motiven, die der Loyalität, dem Autonomiebestreben, der Verantwortungsbereitschaft etc. entspringen, bei den jungen Menschen, ihren Eltern und Lehrerinnen suchen! Auch bei einem Klientenverhalten, das wir für schlecht und destruktiv halten und ablehnen, können wir die gute Absicht im Schlechten suchen.

Im Fallbeispiel in Kapitel 2.1.2 auf S. 73 (Neutralität) vom schlagenden Vater lässt sich das positive Motiv der Sorge um den Sohn bei gleichzeitiger Hilflosigkeit finden. Bei den Formulierungen in den Beispielfällen des Kapitels 3.4.5 (S. 211) wird die Unterstellung positiver Motive durchgängig demonstriert.

Nicht nur Therapeutinnen haben intentionale Hypothesen. Auch Klienten schreiben sich untereinander Motive und Absichten zu:

> »Das ist der Kontext, in dem Handlungen als ›gut gemeint‹ (als Gegenteil von ›gut‹) bewertet werden, deren Folgen schlecht sind, um die Person von Schuldzuschreibungen (›er hatte die Absicht‹) zu entlasten. In moralisch hoch aufgeladenen Kontexten machen sich Menschen allein mit ›schlechten Absichten‹ – selbst bei ›guten‹ Wirkungen – vor sich selbst und/oder vor anderen schuldig. Beispiele solcher Art wären: ›Du hast das nur gesagt, um mich zu schonen.‹ Oder: ›Das war sehr hilfreich, aber du hast das nicht wegen mir getan.‹ […] Wird die Kommunikation von negativ bewertenden Hypothesen (›schlechte Absichten‹) dominiert, lassen sich Gegenmodelle in die Kommunikation einführen, indem ›gute Gründe‹ und positive Konnotationen hypothetisch angenommen werden. Wird die familiäre Kultur von Harmonie und positiven Intentionen (Eindeutigkeit) beherrscht, kann man mit dem durchreflektieren von negativen Konnotationen das ›Schlechte am Guten‹ und damit Vieldeutigkeit in die Kommunikation einführen: ›Erlauben Sie mir eine vielleicht seltsame Frage: Gesetzt den Fall, Ihr Mann hätte mit seiner Handlung negative Absichten verfolgt, welche könnten das gewesen sein?‹ Oder wenn im umgekehrten Falle das ›Gute am Schlechten‹ in die Kommunikation ein-

zuführen ist: ›Was könnten denn die ›guten Gründe‹ gewesen sein, die Ihre Frau zu diesem Verhalten veranlasst haben?‹« (Clement et al., 2006, S. 203 f.).

»We are doing the wrong things, but for the right reasons« (unbekannte Weise aus der ACT-Community; Akzeptanz- und Commitment-Therapie, vgl. S. 354).

Wir können mit einem solchen Vorgehen den Blick im Klientensystem bei allzu engen intentionalen Hypothesen weiten und so neue Ideen entstehen lassen.

C) Was ist der Nutzen des Problems? – funktionale Hypothese

Im Fallbeispiel von Carla (14 Jahre) zu Beginn von Kapitel 3.3 (S. 182) bietet sich folgende Hypothese des Beraters an: »Ich erlebe es so, dass sich viele in der Familie Sorgen über Carlas Ritzen machen. Aber eben habe ich wahrgenommen, dass es auch den positiven Effekt hat, die Sorgen beim Vater um Armin deutlich kleiner zu machen. Armin scheint das auch zu entlasten. Ich sah, dass er gelächelt hat und näher zu Carla gerückt ist, als der Vater sagte, dass er sich wegen der Sorgen um Carla jetzt weniger Sorgen um Armin mache!« Diese funktionale Hypothese erklärt nicht, warum Carla sich ritzt. Sie gibt ihrem Ritzen aber einen Sinn, eine positive Funktion in der Familie, egal warum das Ritzen entstanden ist.

Bei der funktionalen Hypothese geht es um den Sinn, den Nutzen, die Funktion eines Verhaltens. Als Therapeutin empfiehlt es sich, immer wieder zu betonen, dass der Nutzen eines Verhaltens eintritt, auch ohne dass der Betreffende dies bezweckt.

Funktionale Hypothesen beschreiben das Problem oder das Symptom als passend innerhalb des Lebenskontextes der Klientin. Auch wenn dadurch Schwierigkeiten und Leid entstehen. Eine gute systemische Hypothese gibt dem Problem/Symptom einen positiven Sinn, eine zunächst gute Funktion. Durch die funktionale Hypothese erhält nicht nur das Symptom einen Sinn, sie beschreibt auch das Verhalten der anderen Beteiligten so, dass durch deren Verhalten das Problem/Symptom mit aufrechterhalten wird. Die funktionale Hypothese beleuchtet damit auch den gemeinsamen Tanz um das Symptom, der letztlich ermöglicht, dass das Problem/Symptom entsteht und/oder erhalten wird.

Zum Fallbeispiel in Kapitel 2.8.4 (S. 151) könnte eine funktionale Hypothese so aussehen:
»Ich nehme bei Ihnen gerade wahr, dass Benjamin mit seiner illegal gelebten Leidenschaft für Motorräder ausdrückt, was ihn im Leben wirklich begeistert und vielleicht sogar – ziemlich verquer – einen Berufswunsch ausdrückt. Natürlich ist

es ein Riesenvorteil, mit 16 Jahren zu wissen, was einen im Leben interessiert und begeistert! Seine vom Gesetz verbotene ausgelebte Leidenschaft für Motorräder weist auf etwas Positives hin! Hat so einen positiven Effekt. Der Ärger mit Polizei und Gericht gehört wohl eher in den Bereich »Risiken und Nebenwirkungen«. Natürlich sehe ich trotz mancher Vorteile die massiven Schwierigkeiten, die auf die Familie und Benjamin wegen seiner Delikte zukommen. Sie als Vater schützen Benjamin und wollen vielleicht auch wegen Ihrer Krebserkrankung Frieden mit Ihrem Sohn. Völlig nachvollziehbar. Und Sie erreichen auch tatsächlich, dass Benjamin und Sie eine gute Beziehung haben. Ihre Tochter Ute übernimmt den anderen Part in der Familie und greift durch, indem sie Anzeige erstattet. Damit erreicht sie, dass wir jetzt hier zusammen nach einer Lösung suchen. Die Anzeige hat also letztlich auch einen positiven Effekt! Und Ihre Frau, die Mutter der Geschwister, macht sich Sorgen, redet mit beiden Streitparteien, will den Bruch verhindern, zeigt, dass sie leidet, und weist so darauf hin, dass da ein Problem besteht. Sie sorgt dafür, dass die Familie nicht auseinanderfällt! Das ist auch wichtig. So reagieren alle Familienmitglieder aufeinander und bewirken etwas Positives. In der Summe heben sich dann Druckmachen, Entlasten und Harmonieherstellen gegenseitig auf und ermöglichen so, dass Benjamins Verhalten wahrscheinlich weitergehen könnte – wenn uns hier nichts Neues einfällt.«

Besonders anregend ist eine funktionale Hypothese, wenn sie auch andere Beteiligte einbezieht. Dadurch wird das Problem als Gemeinschaftsleistung sichtbar. Schuld und Problemeignerschaft (wem gehört das Problem?) werden durch solche Hypothesen variiert und erweitert, ohne damit individuelle Verantwortung infrage zu stellen.

In diesem Sinne ist Hypothesenentwicklung auch Formulierungsarbeit: Kreatives praktisches Spielen mit Sprache, wenn es sein muss allein, doch besser mit anderen zusammen. Als Prinzipien für die Formulierung funktionaler Hypothesen benennt Ulf Klein[36]:

- Ausgehen von beobachtetem und beschriebenem Verhalten,
- positiv formulieren,
- Aussagen über Interaktionen äußern,
- Vermutung über die sinnvollen, funktionalen Aspekte im Handeln machen (wozu könnte das gut sein?),
- das beschriebene Geschehen so in einen neuen Bedeutungszusammenhang stellen, dass der positive Fortgang des Gesprächs gefördert wird.

36 In einem internen Arbeitspapier des praxis instituts Hanau.

Funktionale Hypothesen beschreiben aber nicht nur die sozialen Interaktionen im sozialen System und geben ihnen Sinn und Bedeutung. Sie beziehen auch die verschiedenen Systemebenen ein und betrachten deren wechselseitige Beeinflussung: die körperlich-physiologische Ebene, die psychische Ebene, die soziale Ebene und die größeren institutionellen Kontexte, in denen die Klientin lebt (s. Hintergrundtext S. 267). Wir halten gerade die Beschreibung der funktionalen Wechselwirkungen zwischen den Systemebenen für wichtig! Die psychische Dynamik wird nicht für sich betrachtet, sondern ihre mögliche Wechselwirkung mit den Kommunikationsprozessen, den körperlichen Prozessen und der Situation in den relevanten Institutionen wird für die Hypothesenentwicklung genutzt.

Am Beispiel des Studenten Lukas (in Kap. 2.3.1, S. 95, ebenso in Kap. 2.3.2 S. 97 f. und Kap. 2.3.3, S. 101) lässt sich das Zusammenspiel der verschiedenen Systemebenen in einer Hypothese zusammenfassen:

THERAPEUTIN: »Ich habe den Eindruck, dass die Schwierigkeiten sich gegenseitig verstärken. Erschöpfung und Müdigkeit Ihres Körpers begünstigen Ihre Ängste und Überforderungsgefühle. Sowohl Ihr körperlicher Zustand als auch Ihre Stimmung belasten die Begegnung mit Ihrer Freundin. Sie können so zurzeit kaum noch Positives miteinander erleben. Es könnte sein, dass Ihre Freundin in Ihnen noch keine Stütze für sich und das Kind sehen kann. Die prekäre wirtschaftliche Situation als schwangeres Studentenpaar erhöht den Druck auf Sie, sich zu übernehmen, um der Verantwortung gerecht zu werden. Das sind Teufelskreise, die ineinandergreifen, die aber auch eine Funktion haben: Sie zeigen, dass Sie etwas ändern sollten, wenn das möglich ist. Vielleicht grenzt Ihr pessimistischer Blick auf Ihr Leben zurzeit noch die Sicht auf die reiche Haben-Seite ein: Sie sind erfolgreich im Studium und im Nebenjob. Dort können Sie Verantwortung übernehmen und ihr gerecht werden. Sie verfügen über seelische Stärke und sind auch körperlich zwei Jobs gewachsen. Sie sind in einer Partnerschaft. Ein gemeinsames Kind ist unterwegs. Sie haben beide mindestens bis vor kurzem Wünsche und Pläne für eine gemeinsame Zukunft gehabt. Was denken Sie, auf welcher der drei Ebenen sollten wir weitermachen, um aus einem dieser Teufelskreise auszusteigen? Bei Ihrer körperlichen Erschöpfung, bei Ihrer seelischen Überlastung oder bei der Beziehung zu Ihrer Freundin? Lassen Sie uns gemeinsam überlegen, woran Sie am ehesten Freude hätten, etwas Neues und Erleichterndes auszuprobieren?«

Das sinnvolle und funktionale Zusammenwirken der Systemebenen (Körper, Geist, Kommunikation und institutionelle Aspekte) ist der Kern systemischer

Arbeitshypothesen. Sie bestehen oft aus mehreren Sätzen, beschreiben das Geschehen als zirkuläre Prozesse und eröffnen Wege.

D) Geht es um negative Eigenschaften von Beteiligten? – Negative »Eigenschaften« in konkretes Verhalten übersetzen!

Wir bemerken bei uns selbst und in Fallbesprechungen oft eine Neigung, Klienten negative Eigenschaften zuzuschreiben, besonders wenn sie uns unsympathisch sind, Vorbehalte auslösen oder ihr Verhalten uns stört (s. Kap. 2.1.2, S. 73). Zuschreibungen von negativen Eigenschaften sind häufig Hypothesen des schnellen Denkens. Systemische Hypothesen sollten keine schlechten Eigenschaften der Klienten, also fehlende positive oder vorhandene negative Eigenschaften beinhalten. Sie sollten stattdessen am konkreten Verhalten ansetzen und die Ressourcen der Mitglieder des Klientensystems herausstellen.

> Aus »Paul ist faul« wird dann »Paul fährt mit Freude und Erfolg Mountainbike, macht aber selten seine Hausaufgaben«. – Aus der negativen Eigenschaft ist jetzt ein Verhalten geworden.
>
> Aus »Der Vater ist aggressiv« kann werden: »Ich bekomme mit, dass Herr X zwar aggressiv schimpft, aber ein engagierter Vater ist, der sich Sorgen um Pauls schulische Zukunft macht, wenn der Lehrer wieder anruft. In der Folge weiß er sich nicht anders zu helfen, als Paul anzuschreien und zu bedrängen.« Aus einer negativen Eigenschaft ist Verhalten geworden und zudem wurde eine gute Absicht angenommen. Dabei bleibt das Verhalten durchaus problematisch!

Wenn wir konkretes Verhalten beschreiben, dann kann zudem jeder eine spätere positive Veränderung sehen und diese ist weniger Interpretationen unterworfen. Dies ist bei Verhalten viel leichter möglich als bei Eigenschaften.

> Ob Paul in den Wochen bis zum nächsten Termin weniger faul war, könnten er und seine Mutter beim nächsten Termin unterschiedlich beurteilen. Wenn aber klar ist, dass Paul selten Hausaufgaben macht, dann könnte das Aufschreiben, wie oft er denn in dieser Zeit keine Hausaufgaben gemacht hat, einen Fortschritt sichtbar werden lassen – oder eben nicht. Eigenschaften begleiten Menschen oft hartnäckig: »Er hat zwar öfter Hausaufgaben gemacht – faul ist er dennoch!«

Hypothesen über negative Eigenschaften kommen nicht nur bei Therapeuten vor, sondern wir treffen sie auch oft im Klientensystem an. Um Bewegung und Veränderung zu unterstützen, lohnt es sich nachzufragen, welches Verhalten denn mit der Eigenschaft gemeint ist. Verhalten kann man verändern. So führen wir eine leicht neue Sicht im Denken und Sprechen der Klienten ein: Wir lassen die Grenzen zwischen Eingenschaften und Verhalten verschwimmen, indem wir die Eigenschaften verflüssigen.

E) Ist die Hypothese als subjektive Meinung zu erkennen?

Wesentlicher Inhalt der Wende von der Kybernetik erster zur Kybernetik zweiter Ordnung ist die Betrachtung des beobachtenden Systems selbst. Wir reden dann nicht mehr ausschließlich über die Familie, die wir beraten, sondern über unsere Wahrnehmung der Familie. Dies meint die triviale, gleichwohl radikale Aussage, dass jede Beobachtung von einem Beobachter gemacht wird. Andere Beobachter werden anders auf die Familie zugehen und die Familie wird sich – mindestens in Details – anders präsentieren und kommunizieren. In dieser erkenntnistheoretischen Auffassung liegt auch ein Unterschied zwischen systemischen Hypothesen und Diagnosen[37], die sich als objektiv und unabhängig vom Diagnostiker verstehen.

Trotzdem schleichen sich in die Hypothesen des schnellen Denkens in der Regel pseudoobjektive Formulierungen ein: »Paul ist …« »Claras Ritzen hat den Effekt, dass sich alle weniger Sorgen um Armin machen.« In diesen Formulierungen ist der Sprecher nicht mehr zu erleben. Solche Formulierungen klingen wie objektive Aussagen.

Shi und Schweitzer (Shi, 2011; Shi u. Schweitzer, 2014) entwickelten im Rahmen einer Forschungsarbeit folgende Empfehlung für systemische Hypothesen: Systemische Hypothesen sollten so formuliert sein, dass sie als subjektive Beschreibungen des Therapeuten erkennbar sind. Der Therapeut kommt in der Hypothese vor, ebenso, dass es sein Entschluss ist, gerade diesen Annahmen momentan den Vorrang zu geben.

37 Die großen internationalen Diagnosesysteme ICD und DSM streben an, dass unterschiedliche Diagnostiker zu gleichen Diagnosen beim gleichen Klienten kommen. Tatsächlich zeigen aber Untersuchungen, dass dies auch in den neueren Auflagen höchstens ansatzweise gelingt (Wockenfuß, Herrmann, Claußnitzer u. Sandholzer, 2008). Gleichwohl kommen auch systemisch arbeitende Menschen oft nicht an Diagnosen vorbei. So ist z. B. die Finanzierung von Leistungen nicht selten abhängig von einer Diagnose oder Klienten und deren Familien haben sich – vielleicht mit guten Gründen – auf eine Diagnose festgelegt. Diagnosen können durchaus auch Erleichterung bewirken. Es geht hier nicht darum, störungsspezifisches Wissen und Indikationsfragen zu ignorieren oder abzuwerten, sondern den Objektivitätsanspruch von Diagnosen infrage zu stellen.

Das legt Formulierungen nahe wie: »Meine Annahme wäre jetzt, dass ...« »Unsere gemeinsame (Behandler und Klientin) Annahme ist, dass ... Wir erhoffen uns deshalb Veränderungen, indem wir zunächst einige Sitzungen mit der Familie vereinbaren.« »Weil wir gemeinsam jetzt annehmen, dass ... wollen wir zur nächsten Sitzung den Klassenlehrer dazu einladen.«

Siehe auch Formulierungen von Hypothesen an den Fallbeispielen in diesem Kapitel 2.6.1.

Zunächst scheint der Vorschlag wie ein einfaches, starres, sprachliches Ritual. Aber Sprache formt auch Denken. Wir verinnerlichen damit stärker ein Denken im Sinne der Kybernetik zweiter Ordnung.

2.6.2 *Hypothetisieren: wo, wann, wer und wozu? Oder doch besser gar nicht?* Wie gehen Systemikerinnen mit Hypothesen um?

In der systemischen Tradition gibt es unterschiedliche Vorstellungen, wo Hypothesen gebildet werden, wer an der Entwicklung beteiligt ist und wozu die Hypothese dient. Wir können vier Varianten unterscheiden, die wir im Folgenden vorstellen.

Zunächst wollen wir folgende Prämissen klarstellen. Wir halten es für unrealistisch,

- ausschließlich und immer eine dieser Varianten in einer Beratung umzusetzen,
- alle Hypothesen mit den Klientinnen zu teilen,
- alle Hypothesen gemeinsam mit den Klienten zu entwickeln,
- über eine längere Zusammenarbeit nie die eigenen Sichtweisen den Klientinnen zu eröffnen,
- völlig ohne Hypothesen zu arbeiten.

A) Strikte Trennung vom Therapiesystem und dem Reflexionsraum des Therapeuten

In der systemischen Tradition wurden Hypothesen zunächst von der Therapeutin allein oder im therapeutischen Team über das Klientensystem gebildet. Die Hypothesen wurden weder mit den Klientinnen zusammen entwickelt noch ihnen mitgeteilt. Der Dialog mit der Klientin lieferte die Information, den Rohstoff, aus dem der Therapeut allein oder mit seinem Team die Hypothese bildete. So wird im strategischen Ansatz von Haley (1988), Haley und Richeport-Haley (2004) oder im strukturellen Ansatz von Minuchin (2015) oder zunächst von der Mailänder Gruppe (Palazzoli et al., 1981b) verfahren. Von der Hypothese werden Interventionen abgeleitet (Fragen, Interpretationen des Familiengeschehens, Hausaufgaben, Verschreibungen, Abschlussintervention etc.). Den Klienten werden die Hypothesen nicht mitgeteilt, sondern sie erfahren ausschließlich die aus ihnen folgenden Interventionen.

Die Hypothese ordnet die Sicht des Therapeuten auf den Fall und gibt der Therapie eine Richtung. Wenn die Hypothese und die abgeleitete Intervention nützlich sind, ermöglicht dies neues Verhalten und neue Sichtweisen im Klientinnensystem. Bewirkt die abgeleitete Intervention keine Veränderung, dann wird die Hypothese fallengelassen und eine neue Hypothese entwickelt. Teambesprechungen, Supervisionen und Helferinnenkonferenzen ohne Klienten arbeiten meist in diesem Stil.

Dieser Umgang mit Hypothesen schafft ein gewisses Machtgefälle zwischen Therapeutin und Klient, auf das Bertrando und Arcelloni (2006) hinweisen:

»Da laut Michel Foucaults berühmter Verbindung von Wissen und Macht derjenige, der weniger weiß, auch derjenige ist, der weniger Macht hat (Foucault 2003), ist offensichtlich der von der Hypothesenbildung ausgeschlossene Klient gegenüber dem Therapeuten benachteiligt: Wenn er die eigentliche Hypothese des Therapeuten nicht kennt, versetzt ihn diese Situation des Nichtwissens in eine Position der Unterordnung« (Bertrando u. Arcelloni, 2006, S. 344).

B) Reflecting Team

»Tom Andersen (1987) geht das Problem der Trennung zwischen den Überlegungen des Teams und der Konversation mit den Klienten in pragmatischer Weise an. Indem er das reflektierende Team in die Therapie einführte, macht er den Weg zur Mitteilung des therapeutischen Dialogs frei. Zum ersten Mal öffnen die Therapeuten die Tür ihres Sancta-Sanctorium[38], sie verzichten auf das Geheimnis. Allerdings ändert sich in Gegenwart der Klienten der Ton der Diskussion: Die Therapeuten werden achtungsvoller und richten ihre Aufmerksamkeit auf die positive Seite der präsentierten Zustände. Im reflektierenden Team sollten die Therapeuten und die Beobachter nicht unkontrolliert sagen, was sie denken, sie werden sogar dazu angehalten, möglichst viele positive Meinungen zu äußern, neue Wege werden gebahnt, die Klienten haben die Wahl, was sie von dem Gesagten aufnehmen wollen und was nicht. Dieser Prozess führt aber direkt zur Auslassung der Hypothese. Man sollte jetzt am besten gar keine Hypothese mehr haben: ›One way to achieve this was to avoid to have any ideas beforehand. Hypotheses were omitted if possible‹ (Andersen et al., 1991, S. 13)« (Bertrando u. Arcelloni, 2006, S. 343).

---

38 Allerheiligste, privateste Sphäre.

Mit dem Reflecting Team werden die Klienten ausschließlich über die positiven Aspekte dessen informiert, was das therapeutische Team wahrnimmt. Wertschätzung, Würdigung der Bemühungen und der guten Absichten (intentionale Hypothesen) stehen dabei ganz im Vordergrund. Es findet aber keine Diskussion darüber mit den Klientinnen statt. Erst später werden die Klienten über die Ideen der Beobachterinnen reden, aber nicht mit ihnen. Die Klienten können auswählen, welche Botschaft sie mitnehmen wollen. Dieser Umgang mit Hypothesen kann als Zwischenschritt gesehen werden zur nächsten Entwicklung.

C) Hypothesen werden mit dem Klientensystem zusammen gebildet

Cecchin aus dem Mailänder Team entwickelt später (1988) eine Haltung, in welcher der Therapeut in respektvoller Neugier von den Klienten lernt. Der Therapeut nimmt die Erzählfäden der Familie mit Sensibilität für die verbindenden Muster in den Geschichten, Bildern und Erklärungen der Familienmitglieder auf. Er verknüpft diese Muster mit eigenen Wahrnehmungen und Überlegungen, um so mit der Familie zu einer neuen Geschichte zu kommen. Die systemische Hypothese entsteht nun in einem kooperativen Zusammenspiel von Berater und Klientin. Die Klienten sind beteiligt und bestimmen die Sicht auf ihren Fall mit. Im Austausch zwischen den Familienmitgliedern und der Therapeutin ist die Hypothese Gegenstand des Dialogs, wird verändert, weiterentwickelt oder fallengelassen. Wir können diese Art, Hypothesen zu bilden, als resonanzfähiges Hypothetisieren bezeichnen. Hypothesen müssen bei diesem Vorgehen anschlussfähig für die Klienten sein. Dies ist meist gegeben, wenn die in Kapitel 2.7.1 vorgeschlagenen Kriterien berücksichtigt werden.

D) Dialoge ohne Hypothesen führen

> »Die Position des Nicht-Wissens zieht eine allgemeine Haltung oder einen Standpunkt nach sich, in welchem die Handlungen des Therapeuten eine reichhaltige, aufrichtige Neugier vermitteln. D. h., die Handlungen und die Haltung des Therapeuten drücken eher das Bedürfnis aus, mehr über das zu erfahren, was gesagt wurde, als vorgefasste Meinungen und Erwartungen über den Klienten, das Problem oder das, was geändert werden sollte, zu übermitteln« (Anderson u. Goolishian, 1992, S. 180).

In der Position des Nicht-Wissens folgt der Therapeut der Erzählung der Klientin, ist offen für das Neue und Einmalige in dieser Erzählung. Er ist bemüht, dass ein neuer Raum entsteht, in dem die Klientin ihre Erzählung entfalten und so zu neuen Sicht- und Erlebensweisen kommen kann. Diese Haltung des Zuhörens – ohne Hypothesen – wird als Basis der Beratungen beschrieben. Sie würdigt die Erzählung der Klientin und ermöglicht oft intensives Verstehen.

Diese nicht interpretierende, offene, annehmende Dialogführung hat manchmal eine faszinierende Wirkung und ist mit hoher Akzeptanz der Klientin verbunden. Die selbstorganisierende Qualität des Klientensystems steht im Zentrum des Dialogs, wie das Zitat von Anderson und Goolishian verdeutlicht. Manchmal scheinen solche Gespräche allerdings nicht wesentlich über den Plausch mit der Nachbarin hinauszugehen, was etwas dürftig wäre für all den Aufwand. Die Informationen aus solchen Gesprächsphasen können später wieder dazu dienen, Hypothesen zu bilden, die den weiteren Verlauf der Beratung ordnen.

Unsere bereits vorgestellte Einteilung des Hypothetisierens kann man als Demokratisierung des Dialogs im Laufe der Entwicklung des systemischen Ansatzes verstehen. Wir beobachten in der Praxis, dass heute alle vier Formen genutzt und kombiniert werden. Das hat in unseren Augen seine Berechtigung. Es sollte allerdings der professionellen Reflexion unterliegen, wann, wo und warum gerade an dieser Stelle eine dieser Formen genutzt wird.

2.7 *Kannst du mir das genauer erklären? Der Jugendliche als Chef in eigener Sache* **Wie geht man auf Augenhöhe?**

Wir empfehlen, mit Jugendlichen zu kooperieren, statt sie zu behandeln. Unter Behandeln verstehen wir, dass wir im Klientinnensystem das Objekt unserer Behandlung sehen, die von uns als Experten ausgeht und von uns geplant wird. Behandeln bedeutet für uns zum »wissenden Behandler« zu werden, der diagnostiziert und mit seinen Interventionen ein vorgegebenes Ziel im Klientinnensystem zu erreichen sucht. Unter Kooperieren verstehen wir, dass wir mit dem Klientensystem möglichst auf Augenhöhe zusammenarbeiten und die Klientin weitestgehend die Kontrolle über den Prozess behält.

Wir gehen davon aus, dass weder sicher vorhersagbar noch bestimmbar ist, wie komplexe Systeme auf Impulse von außen reagieren werden. Ihre eigene, innere Struktur und deren Lebenssituationen bestimmen, was sie aus Impulsen, Interventionen und Anregungen machen. Unser Bestreben ist es deshalb, weitgehend die Selbstorganisation des Systems zu fördern, indem Autonomie und die Kontrolle des Klientensystems erhalten bleiben. Wie wir in Kapitel 1 ausgeführt haben, ist zudem Autonomie ein zentrales Anliegen von Jugendlichen. Deshalb ist die hier skizzierte Haltung besonders angemessen in der Arbeit mit Jugendlichen. Aber wie setzen wir solch hehre Ziele wie »weitgehend auf Augenhöhe gehen«, »Autonomie weitgehend erhalten« und »die Kontrolle beim Klienten belassen« konkret um?

- Durch informierten Konsens in Bezug auf die angebotene Unterstützung nach einer allgemeinen, speziellen oder situativen Gebrauchsinformation (s. Kap. 3.2.2, S. 177 und Kap. 2.9.4., S. 162),
- durch aktives Zuhören, Nachfragen und Orientierung an den Anliegen der Klientinnen,
- durch gemeinsame Vereinbarung von Zielen, dem Setting und den jeweiligen Aufgaben und Verantwortlichkeiten,
- indem wir den geschlossenen Kontrakt einhalten und die vereinbarten Ziele verfolgen,
- indem wir im laufenden Prozess immer wieder neu informierten Konsens mit dem Klientensystem herstellen,
- indem wir vereinbarte Ziele und Vorgehensweisen zusammen mit der Klientin immer wieder überprüfen,
- indem wir unsere Hypothesen so gestalten, dass sie mit dem Klientensystem kommunizierbar und anschlussfähig sind (Kap. 2.6, S. 129).

Im Folgenden führen wir lediglich ziel- und kontraktorientiertes Arbeiten und den kontinuierlichen Prozess der Zielüberprüfung näher aus. Die oben aufgezählten Vorgehensweisen, um auf Augenhöhe zu gehen, werden an anderer Stelle ausführlicher beschrieben.

Wir explorieren im Beratungsprozess immer wieder die Aufträge des Klienten. Diese diskutieren wir dann im Hinblick auf Realisierbarkeit und schließen Vereinbarungen mit ihm. Dieser Prozess der Zielbestimmung und der Formulierung von SMARTen[39] Zielen wurde ausführlich bei Schwing und Fryszer (2015, S. 149 ff.) dargestellt. Für diese Zielvereinbarungen sollte das Klientinnensystem motiviert sein und die Ziele sollten aus eigener Kraft realisierbar sein.

Oft aber haben Jugendliche – und nicht nur die – keine klaren Ziele, sondern nur ungefähre, oder sie haben einen eher diffusen Veränderungswunsch! Lieb (2014) weist darauf hin, dass Zielfokussierungen in der systemischen Therapie im Unterschied zur Verhaltenstherapie eher motivationsfördernd zu ver-

39 *S* steht für spezifisch oder genau definiert. *M* steht für messbar oder operationalisiert. *A* steht für aktionsorientiert oder attraktiv. Ziele sollten positiv sein, sodass daraus Motivation entsteht. *R* steht für realistisch; die Ziele sollten erreichbar sein. *T* steht für terminiert. Es sollte eine Zeitlinie vereinbart werden, in der das Ziel erreicht werden sollte.

stehen sind und nicht als Vorstellung, die Zukunft könnte stringent auf einen Zielzustand hin geplant werden wie eine Flugreise.

Jugendliche leben oft mit schnellen Veränderungen, hoher Instabilität und großer Umfeldkomplexität. Da ist es vernünftig, sich gerade nicht von einem fixen Zielzustand abhängig zu machen, sondern elastisch überraschende Neuinformationen zu nutzen, um zu entscheiden, in welche Richtung man weitergehen will. Es macht z. B. eher Sinn, immer wieder miteinander über das nächstliegende, vorläufige, kleine Ziel mit dem Jugendlichen zu sprechen und nur die Richtungen, in die man die nächsten Schritte miteinander gehen will, zu vereinbaren. Wenn wir uns unsere Beratung mit einem Jugendlichen als Seereise vorstellen, dann kann es eher darum gehen, immer wieder neu beim Driften zu navigieren: Wo sind wir jetzt angekommen? Wohin sollte es als Nächstes gehen? Schmidt (2010, S. 178 ff.) beschreibt mit dem Begriff des »polynesischen Segelns« ein Navigationsprinzip für Beratungen, in denen der Klient keine klaren Ziele angeben kann:

> Etwa wie die Polynesier es gemacht haben, die ohne Seekarte den gesamten Pazifik durchsegelten, entdeckten und letztendlich diese Inselregion besiedelt haben, immer im Boot miteinander neu die Wellen, den Wind, die Strömungen, die Wolken, den Geruch, die gesichteten Meerestiere, Vögel und alles andere diskutierend, um zu entscheiden, in welche Richtung man ein Stück weiter reisen wird mit Hoffnung, auf Land zu stoßen. Immer bereit, nur so lange zu segeln, bis man wieder neue Informationen und Intuitionen hat, dann neu zu diskutieren und sich neu für eine Richtung zu entscheiden. Dieses Bild erhebt keinen Anspruch auf Richtigkeit, ist aber eine nützliche Orientierung für unser Vorgehen, wenn unsere Klienten eben nicht in der Lage sind, klare Ziele zu entwickeln.

So wird auch bei unklaren Zielen unnötige Abhängigkeit des Klienten vermieden: Mit ihm zusammen wird eingeschätzt, wo er gerade ist und wohin es als Nächstes gehen soll.

Viele Klienten leiden bereits unter der Überforderung durch Selbstoptimierungen, hochgesteckte Ziele und »gute Vorsätze«, die durch künstlich erzwungene Zielsetzungen in der Beratung weiter gesteigert wird. Nicht selten sind die Jugendlichen ja nicht freiwillig da (s. Kap. 2.9.1, S. 156). Viele sind es nicht gewohnt oder haben keine Lust, zielorientiert zu denken und zu reden. Manchen mangelt es an Unterstützung, elementaren Ressourcen, Perspektiven und Kompetenzen bzw. ihre kulturellen Werte sind uns fremd. Die Aufforderung,

SMARTe Ziele zu benennen, kann so als seltsame, unverständliche Zumutung, Überforderung, ja Restriktion verstanden werden:

»Ich habe jede Menge Probleme und keinen Bock, mir jetzt auch noch irgendwelche Ziele auszudenken!«

Hilfreich ist es, eine einfache, verständliche, situativ taugliche Gebrauchsinformation zu geben, warum es nützlich ist, sich über die Ziele in der Beratung zu verständigen, auch wenn der Jugendliche dazu erst mal keine Lust hat und das auch nicht einfach ist.

Einer der Autoren arbeitete lange in der Pfalz in einer kommunalen Beratungsstelle für Kinder, Jugendliche und Eltern. Nach verschiedenen Versuchen, eine verständliche Gebrauchsinformation zum Nutzen von Zielvereinbarungen zu formulieren, hatte er mit folgender Geschichte meist gute Erfolge:

»Ich versuche, mit Ihnen Ziele für unsere gemeinsame Zusammenarbeit zu vereinbaren. Ich habe die Erfahrung gemacht, dass die Eltern und Jugendlichen dann mit den Ergebnissen zufriedener sind. Das ist so ähnlich, wie wenn Sie einkaufen gehen. Wenn der Metzger fragt, was Sie haben wollen, und Sie wissen das nicht, dann verkauft er Ihnen irgendetwas, was vielleicht raus muss, und hinterher ärgert sich die ganze Familie. Wenn aber vorher klar ist: Wir wollen drei Pfund Saumagen, dann bekommen Sie den und hinterher sind alle zufrieden. So ähnlich ist das auch bei meiner Beratung, natürlich etwas komplizierter. Deswegen sollten wir uns Zeit nehmen zu besprechen, was Sie hier mitnehmen, erreichen, vielleicht verändern wollen. Dann können wir zusammen überlegen, ob und wie das gehen könnte. Wir stellen uns darauf ein und wissen, woran wir sind. Wenn Sie sich dann in einigen Wochen hier verabschieden, sind Sie hoffentlich so zufrieden wie nach einem guten Saumagen.«

Bei jugendlichen Veganern sollte man sich ein alternatives Beispiel überlegen.

2.8 *Hier ist kein Kampfplatz, sondern ein Ort des Respekts* Muster der Abwertung nutzen und verändern

Im Konflikt zwischen Eltern und Jugendlicher hat sich manchmal ein Kommunikationsmuster stabilisiert, das von Abwertung, Angriff, Enttäuschung und gegenseitiger Entwertung geprägt ist. Diese Kommunikation führt bei allen Beteiligten zu erhöhtem Stress und Genervtheit. Beiträge der jeweils anderen Seite werden als Angriff oder Abwertung erlebt. Wenn sich dieses ungünstige

Kommunikationsmuster im Beratungsraum länger wiederholt, wissen wir als Berater, dass innerhalb dieses Musters keine positive Veränderung erfolgen wird. Die Klienten verlieren die Hoffnung (»Das bringt hier auch nichts!«). Für die Beratung ist dies nicht hilfreich. Diese Muster zu erkennen und in Richtung wertschätzender, entspannter Kommunikation zu lenken, sollte das Ziel des Gesprächs sein. Das ist nicht leicht, weil die Beraterin nach kurzer Zeit oft ebenfalls gestresst oder genervt ist. Sich als Berater davon nicht anstecken zu lassen, stellt hohe Anforderungen an die eigene Professionalität. Was kann uns in der Gesprächsführung helfen, Muster gegenseitiger Abwertungen zu verändern? Dieses Kapitel ist eng verwandt mit Kapitel 3.3 (S. 182), in dem wir Methoden darstellen, die ebenfalls helfen zu verhindern, dass sich eingefahrene Streitmuster in Familien im Beratungsraum wiederholen.

Hintergrund: Konflikt ist nicht gleich Konflikt: Von heißen und kalten Konflikten

> »Bei *heißen* Konflikten lässt sich u. a. eine Atmosphäre der Überaktivität und Überempfindlichkeit konstatieren. Die Parteien versuchen einander mittels explosiver Taktiken zu überzeugen, Angriff und Verteidigung sind für alle klar sichtbar und nehmen oft aufsehenerregende Formen an. *Kalte* Konflikte führen zu einer zunehmenden Lähmung aller äußerlich sichtbaren Aktivität. Frustrationen und Hassgefühle werden ›hinuntergeschluckt‹ und wirken in den Parteien destruktiv weiter, in den intensivsten Fällen bis zu selbstzerstörerischen Aktionen« (Glasl, 2017, S. 69).

Der Unterschied zwischen diesen beiden – von Glasl anschaulich beschriebenen – Konfliktformen ist für den Berater unmittelbar in der Begegnung mit dem Klientinnensystem spürbar. Bei *kalten* Konflikten wird manchmal auch von verdeckten Konflikten gesprochen: Die Parteien streiten sich nicht, aber man spürt die Lähmung. Es gibt viel indirekte Interaktion und wenige direkt und offen adressierte Beiträge. Es bleibt bei dem Berater zunächst ein Eindruck von »Merkwürdig, was ist hier los?« zurück. Manchmal werden *heiße* Konflikte, die über einen langen Zeitraum chronifizierten und auch nach vielen Anläufen ohne Lösung blieben, zu *kalten* Konflikten.

Die Empfehlungen in unserem folgenden Text beziehen sich auf den Umgang mit *heißen* Konflikten, in denen die Beteiligten mit großer Erregung ihre Sicht vorbringen und in ihrer Eskalation gefangen sind. Wir behandeln lediglich heiße Konflikte, da wir Glasls Auffassung teilen (2017), dass *kalte* Konflikte erst einmal in der Beratung erwärmt werden müssen, um offen kommunizieren zu können, dass ein Konflikt da ist und welchen Inhalt er hat. Dann kann man mit den Beteiligten schauen, ob sie den nun entdeckten oder eröffneten Konflikt auch wirklich bearbeiten wollen, was man besser nicht voraussetzen sollte. Darauf aufbauend geht es noch einmal darum, ob überhaupt eine Bereitschaft zu einem Arbeitskontrakt besteht und wenn ja, mit welchen Zielen.

In unseren Interventionen bei *heißen* Konflikten sind wir darum bemüht, die schnelle Dynamik von Erregung und Eskalation zu verändern, um damit die Voraussetzung für die Arbeit an einer Konfliktlösung zu schaffen.

2.8.1 *Stress ist so ansteckend wie ein Virus* Der eigenen Ansteckung von Aggression entgegenwirken

In dem beschriebenen Muster greifen sich die Familienmitglieder gegenseitig an. Manchmal wird auch der Berater angefeindet und infrage gestellt, wenn er Familienmitglieder in ihrem Bemühen um konstruktive Lösungen spiegelt und der gleiche Beitrag von anderen Familienmitgliedern als destruktiv und zerstörerisch gewertet wird.

Wir wissen, dass Stress und Aggression gewissermaßen von einer Beteiligten der Auseinandersetzung auf den anderen überspringt (Porges, 2010). Besonders die analog-nonverbalen Kommunikationsbeiträge (Blicke, Betonung, Lautstärke, Körperhaltung etc.) provozieren die Beraterin auch unterhalb ihrer Bewusstseinsschwelle. Die Körper aller Anwesenden – auch der des Beraters – reagieren unterbewusst darauf, wenn Beleidigungen, Abwertungen und Angriffe mit der dazugehörigen Mimik, Gestik und Stimmmodulation vorgetragen werden! Durch bewusste Steuerung entspannt zu bleiben, geht nach Porges und van der Kolk (2010) physiologisch und Kollegen (2019) nicht. Das eigene Defensivsystem wird durch die aggressiv aufgeladene Atmosphäre getriggert und hochgefahren. Aber es ist möglich, den Fokus in solch einer Atmosphäre nach innen zu wenden und sich selbst wieder zu entspannen. Dadurch wird die Ansteckung nicht weiter zugelassen. Diese Aufmerksamkeitsfokussierung nach innen in einer aggressiven Kommunikation ist möglich, erfordert aber Übung. Im Stress wird die Aufmerksamkeit automatisch an die Quelle des Stresses gebunden. Danach ist »innere Arbeit« im Sinne von Wahrnehmung der eigenen Erregung und dann bewusster körperlicher und mentaler Entspannung und Aktivierung eines »liebevollen Blicks« auf die Klientinnen nötig. So können wir den Automatismus gegenseitig überspringender Aggressivität stoppen (s. Kap. 2.3.2, S. 97).

Die Bereitschaft zur Selbsterfahrung, zur Auseinandersetzung mit eigenen Reaktionen auf Entwertung und Aggression ist die Voraussetzung, eine solche innere Haltung in diesen Dialogen einnehmen und durchhalten zu können. Die beschriebene »innere Arbeit« zusammen mit den im Folgenden dargestellten

Strategien bilden die Voraussetzungen, um solche Interaktionsmuster aus Aggression und Entwertung zu verändern.

2.8.2 *Wo soll's denn hingehen?* Ausrichtung auf gemeinsame Ziele

Die Ausrichtung auf gemeinsame Ziele ist eine weitere gute Möglichkeit, das abwertende Kommunikationsmuster zu unterbrechen. Gemeinsam vereinbarte Ziele sind oft eine Grundbedingung für die erfolgreiche Arbeit mit einer Jugendlichen und den wichtigen Personen ihres Umfeldes. In der Arbeit mit Heranwachsenden ist die gemeinsame Entwicklung von Zielen so wichtig, weil ein längeres Verharren in den Problemschilderungen der Eltern die vorgetragenen Abwertungen in der Regel intensiviert, keine neue Erfahrung stiftet und den Stress der Unentschlossenheit steigert. Schmidt (2019a) fasst diesen Zustand wie folgt zusammen:

> »Wenn beispielsweise zwischen Resignation und der Einschätzung, es sei bald lösbar, geschwankt wird, stellen sich meist in allen relevanten Beziehungen massive Uneindeutigkeiten, ›Schwebezustände‹ ein. Diese stabilisieren wieder das Problem, da die Verhaltensweisen der Beziehungspersonen und des Klienten dadurch eher uneindeutig, unklar werden. Dadurch werden wiederum klare, strukturgebende Entscheidungen verhindert. Bedürfnisse, Verantwortlichkeiten, lösungsfördernde Abgrenzungsschritte werden verschleppt« (S. 107).

2.8.3 *Und wann ist es mal nett miteinander?* Problemverminderte oder problemfreie Situationen erzählen

Ein möglicher Ausgangspunkt für Gespräche zur Zielentwicklung ist die Frage nach bereits vorhandenen problemverminderten oder problemfreien Situationen. Der Berater kann bei der Erzählung sprachlich besonders betonen, was in diesen Situationen jeder der Beteiligten geleistet hat. Komplimente durchbrechen stark das Kommunikationsmuster der Abwertung. Dazu muss der Berater bereit sein, in die vorherrschende aggressive Atmosphäre mutig ein neues, positives Element hereinzutragen. Das erfordert eine innere Stärke, den Abwertungen beherzt etwas entgegenzusetzen.

2.8.4 *Was sich liebt, das neckt sich!* Angriffe als Kooperationsangebote umdeuten

Für jedes Verhalten der Anwesenden gibt es gute subjektive Gründe. Diese zu verstehen und dies auszudrücken, stellt die notwendige Allparteilichkeit und den Respekt her, die – wie bereits ausgeführt (Kap. 2.1.1, S. 72) – die Eintrittskarte für die Arbeit mit dem ganzen System sind.

BERATER: »Ich merke gerade, wie anstrengend das für Sie alle ist (seufzt). Sie (Blick zu Vater und Mutter) möchten so sehr, dass Willi eine gute Zukunft hat. Sie lieben ihn und es ist ärgerlich und erschöpfend zu sehen, wie er sich selbst Probleme bereitet. Und du (Blick zu Willi) wirst langsam erwachsen, willst selbstständig sein, dein Ding machen und die Eltern behandeln dich manchmal noch wie ein Kind. Das nervt. Ich spüre richtig, wie mühsam und ärgerlich das Ganze ist. Jeder strengt sich so an, aber der andere versteht es irgendwie falsch.«

Mit unserer Haltung stellen wir konsequent in den Vordergrund, dass hinter all diesen Abwertungen Ängste, Sorgen, gute Absichten und Loyalitäten stehen (s. Kap. 2.6.1, intentionale Hypothesen, S. 134). Der Berater deutet jeden angreifenden oder abwertenden Beitrag konsequent um und wertschätzt diesen als Kooperationsangebot in Bezug auf die gemeinsam angestrebten Ziele. Die Äußerungen der Beteiligten immer wieder unter einem solchen Blickwinkel zu interpretieren und dann wiederzugeben, stellt in der Regel ein Reframing der Beiträge dar.

Der 16-jährige Benjamin kommt mit den Eltern und der 20-jährigen Schwester Ute auf Hinweis der Jugendgerichtshilfe in die Erziehungsberatung. Der Vater ist an Krebs erkrankt und hat wahrscheinlich nicht mehr lange zu leben. Benjamin ist kaum noch zur Schule gegangen, hat mehrfach Motorräder gestohlen, damit auch Unfälle verursacht und Fahrerflucht begangen. Die überforderten Eltern haben nicht adäquat reagiert, bis die Schwester den Bruder angezeigt hat. Der Vater kommt zum Beratungstermin nur widerwillig mit.

VATER: »Was soll denn das ganze psychologische Gerede, der Junge ist in Ordnung. Der Benjamin, der musste eben pünktlich nach Haus, weil er es mir versprochen hatte, und wir wohnen ja so weit draußen, da hat er sich eben mal was zum Fahren ausgeliehen. Das ist ein guter Junge, wenn ich den nicht hätte, wäre ich wahrscheinlich schon tot. Sie müssten sehn, wie der sich um mich kümmert.«

BERATER: »Das ist wirklich schwierig, wie sollen Sie denn über Benjamins Diebstähle offen mit mir reden. Da wäre ich an Ihrer Stelle auch skeptisch. Das könnte auf Benjamin ja wie ein Verrat wirken. Jetzt lässt ihn auch noch der Vater im Stich, wo er Ihnen derart treu zur Seite steht und Sie in Ihrer schweren Erkrankung unterstützt. Ihr Ziel ist sicher, dass Benjamin und Sie weiter eine gute Beziehung haben! Ich freue mich, dass Sie mitgekommen sind, obwohl es Ihnen so schlecht geht, alle Achtung.«

VATER: »Die da (zeigt erbost auf Benjamins Schwester Ute), die ist das Problem, die zeigt den eigenen Bruder an!«

UTE: »Was sollte ich denn tun? Ihr habt ja nix unternommen und ich habe gemerkt, wie der Benjamin immer mehr ins Kriminelle abdriftet.«

VATER: »Für mich ist die gestorben. Wieso sitz' ich überhaupt mit so einer hier beim Psychologen?«

BERATER (in Richtung Mutter): »Kann es sein, dass Ihre Tochter da etwas ausgleichen musste, weil Ihr todkranker Mann nicht mehr die Kraft hatte und aus Liebe zu seinem treuen Sohn dessen Diebstähle mitgetragen und entschuldigt hat?«

MUTTER: »So habe ich das noch nicht gesehen.«

BERATER: »Es ist ja verständlich, wenn er empört ist darüber, dass Ute ihren eigenen Bruder anzeigt. Ute hat gesehen, dass keiner da ist, der Benjamin hart und deutlich bei seinen Diebstählen stoppt und hat sich darüber große Sorgen gemacht. Können Sie dazu etwas sagen, Ute?«

UTE: »Es ist so, wie Sie das beschreiben. Ich konnte das nicht mehr ertragen!«

VATER (Ute unterbrechend): »Wollen Sie das noch entschuldigen, dass die den eigenen Bruder bei der Polizei anzeigt?«

BERATER: »Ich verstehe Ihre Empörung darüber, den eigenen Bruder anzuzeigen, und höre gleichwohl von Ute, dass sie diese Anzeige nicht gemacht hat, um Ihrem Sohn zu schaden, sondern aus Fürsorge und Liebe zu Benjamin. Aber ich merke, dass Sie das ganz anders sehen.«

MUTTER: »Also, ich sitze da zwischen allen Stühlen. Ich kann meinen Mann verstehen, aber auch Ute. Früher haben die beiden, Bruder und Schwester, sich gut verstanden. Ich habe oft mit meinem Mann und auch mit Ute geredet, weil ich mir solche Sorgen um Benjamin gemacht habe. Er hat immer mehr die Schule geschwänzt und ist ohne Führerschein gefahren.«

BERATER: »Könnte es sein, dass Ute die Anzeige nicht gemacht hat, um Benjamin zu schaden, sondern weil sie keinen Ausweg mehr sah, um Benjamins kriminelle Entwicklung zu stoppen?«

Benjamin schweigt die ganze Zeit, hört jedoch konzentriert zu und scheint innerlich bewegt.

Vater: »Der Junge hat doch keine Zukunft, was soll der denn machen? Er ist Sonderschüler und kriegt keine Lehrstelle.«

Berater: »Sie sind wirklich ein liebevoller Vater. Wie sehr Sie sich um die Zukunft Ihres Sohnes sorgen, zumal Sie ja nicht wissen, wie lang Sie noch helfen können! Könnte das vielleicht ein Ziel für die Beratung sein, dass wir Ideen und Möglichkeiten für eine berufliche Zukunft von Benjamin finden? Ich höre, Benjamin interessiert sich sehr für Motorräder.« Zu Benjamin gewandt: »Verstehst du was von Motorrädern?«

Benjamin: »Ich schraub Ihnen jede Yamaha auseinander und wieder zusammen.«

Berater: »Dann wäre es ja eine lohnende Frage, ob du Motorräder reparieren könntest, statt sie zu klauen.«

Vater: »Na, Sie glauben ja noch ans Christkind, aber für den Jungen wäre so was natürlich genau das, was er braucht.«

Bei allen Beteiligten gute Gründe für ihr Verhalten anzunehmen, erfordert auch, Beiträge positiv zu rahmen, die man selbst als Berater unter Umständen zunächst als destruktiv und aggressiv empfindet. Im angeführten Beispiel ist das die schützende Haltung des Vaters gegenüber dem devianten Verhalten des Sohns.

Die Mutter wertet den 16-jährigen Peter ab, weil er die Hausaufgaben nicht macht, wenig übt, sie ihn immer ermahnen und kontrollieren muss. Ähnlich geht es zu beim Thema, das eigene Zimmer aufzuräumen. Der Berater spiegelt Peters Mutter, dass er ihre Aufregung und ihren Ärger wahrnehme, und fragt sie, ob sie das auch bemerke. Er spiegelt ihr auch, dass er zudem ihre Müdigkeit und Resignation in Bezug auf das Thema und den Sohn registriere. Er könne verstehen, dass man so empfinde, weil Mutter und Sohn schon so lange miteinander kämpfen. So viel wurde versucht und leider habe sich kein durchschlagender Erfolg eingestellt. Er spüre – so der Berater – dahinter die Angst der Mutter, der Junge könne kein eigenes Leben führen und seinen Platz in der Gesellschaft nicht finden. Er nehme auch wahr, dass sie nicht aufgäbe, obwohl sie schon müde von dem Kampf sei. Peter sei so wichtig für sie und die ganze Familie. Er sehe in ihrem Ärger durchaus auch einen Wunsch nach Mitarbeit an einer Veränderung. Was könnte denn für sie eine minimale Veränderung zum Besseren sein?

Das Beispiel in Kapitel 3.3.8 (S. 198) mit Familie W. und Tochter Svenja beschreibt diese Strategie auch, indem Svenjas aggressives Verhalten als Sorge um die Ordnung in der Familie reframt wird. Auch die Beispiele in Kapitel 3.4.5 (S. 211) zeigen, wie problematisches Handeln positiv umgedeutet werden kann.

Wir haben die Erfahrung gemacht, dass diese Form der Umdeutung nicht zu schnell angeboten werden sollte. Folgendes Vorgehen hat sich bei uns in der Beratung bewährt:

1. Zunächst den körperlich sichtbaren Stress, die Genervtheit oder den Ärger anzusprechen ist eine günstige Einleitung der Intervention. Im obigen Beispiel ist es die Müdigkeit und Resignation der Mutter. Diese körperlichen Zustände werden durch das autonome Nervensystem in der Regel unterbewusst hervorgebracht. Das Ansprechen lenkt die Aufmerksamkeit der Klientin nach innen und bewirkt in der Regel eine erste Beruhigung.
2. Danach kann eine einfühlende Bestätigung dieser Sicht erfolgen. Wir spiegeln die Gefühlslage des Sprechers empathisch und validieren seine Haltung als in dem gegebenen Kontext völlig nachvollziehbar (Validierung und Normalisierung).
3. Nun kann ein Reframing erfolgen: Der Beitrag wird nicht als Abwertung oder Angriff, sondern als Ausdruck einer tiefen Sorge, Liebe oder eines echten Interesses interpretiert. Jetzt kann man ausführen, dass hinter der zunächst aggressiven, abwertenden oder resignativen Äußerung auch ein engagiertes Kooperationsangebot verborgen liegt, im Beispiel ist das der Versuch der Mutter, etwas dafür zu tun, dass Peter einen guten Platz im Leben findet.

2.8.5 *Toll gemacht!* Komplimente helfen, aus dem Angriffsmodus rauszukommen

Eine weitere Möglichkeit, Muster der Abwertung und Ablehnung zu durchbrechen, sind Komplimente:

Karl spielt während des Beratungsgesprächs mit seinem Smartphone. Der Vater ist darüber sehr ärgerlich und drückt aus, dass diese Interesselosigkeit typisch für Karl sei, so respektlos sei er nicht nur hier, sondern auch oft zuhause. Der Therapeut fragt Karl, was er denn gerade auf seinem Smartphone mache. Ohne sein Spiel zu unterbrechen oder den Therapeuten anzusehen, entgegnet Karl, dass er spiele. Er werde Karl später noch um Mithilfe bitten, erklärt der Therapeut, vielleicht bekäme Karl neben seinem Spiel noch einiges mit, was die Familie bewege. Der Therapeut sagt, ihm sei klar, dass Karl kein großes Interesse an der Beratung habe, er bedanke sich bei ihm, dass er trotzdem mitgekommen sei, vielleicht aus Rücksicht auf die Eltern, vielleicht, um an einer Lösung mitzuarbeiten. Dann wendet sich der Therapeut dem Vater zu und beglückwünscht ihn, dass in der Erziehung des Jungen ja doch einiges gelungen sei: Obwohl er nicht wollte, sei Karl doch zur Sitzung gekommen. Offensichtlich genießen die Eltern in wichtigen Angelegenheiten noch Respekt von ihrem Sohn und sind für diesen eine Autorität - obwohl er 16 Jahre alt sei und das in diesem Alter beileibe keine Selbstverständlichkeit sei, in eine Beratung mitzukommen. Da hätten die Eltern doch einiges hinbekommen in der Erziehung.

Mit Komplimenten arbeitende Interventionen gelingen nur, wenn der Therapeut hinter den Abwertungen und Angriffen tatsächlich Fähigkeiten und Kooperationsangebote sehen kann und er diese deshalb wahrhaftig anerkennen kann. Gunter Schmidt verwendet dafür den schönen Ausdruck, dass man hinter den dunklen Wolken des Problems auch die Sonne der Kompetenz ahnen kann.[40]

Oft kämpfen Söhne, Töchter, Väter und Mütter darum, dass wir Beraterinnen einsehen, dass sie gute Söhne, Töchter, Väter oder Mütter sind. Dabei ist die eigene innere Überzeugung, ein guter Vater oder ein guter Sohn zu sein, im Moment der Krise oft sehr gering. Die ausgesprochene Würdigung der Klienten, dass sie ihrer jeweiligen Rolle gerecht werden, ist meist die Eintrittskarte dafür, dass Klienten aus dem Verteidigungsmodus herauskommen und konstruktiv an Lösungen mitarbeiten. Was es mit dieser Würdigung auf sich hat und wie man sie gestalten kann, beschreiben wir in Kapitel 3.4.5 (S. 211).

2.9 *Lasst mich ganz einfach in Ruhe!* Der Nutzen, sich zu verweigern; geschickte Jugendliche

> »Soziale Arbeit im Zwangskontext ist die schwierigste und emotional aufwändigste Variante des professionellen Helfens und sie geschieht immer noch in einer methodischen Grauzone mit sehr wenig Unterstützung in Form theoretischer Fundierung und wissenschaftlicher Absicherung« (Gumpinger, 1999, S. 11).

Dieses Zitat von Gumpinger bringt die Problematik von nicht motivierter, unfreiwilliger Beratung auf den Punkt. Tatsächlich werden Jugendliche oft von besorgten Eltern, Lehrerinnen oder Jugendamtsmitarbeitern in Beratung und Therapie geschickt. Diese sind sehr motiviert, während die Jugendlichen selbst eher skeptisch sind. Für die Fachkräfte ist es häufig schwer zu unterscheiden, wie viel Freiwilligkeit und wie viel Zwang dazu geführt haben, dass ein Jugendlicher zu ihnen gekommen ist. Für solche Situationen brauchen wir eine geeignete Hal-

40 Mündliche Mitteilung während eines Seminars.

tung und entsprechende Strategien für unsere Arbeit. Wir empfehlen, sich in solchen Ausgangslagen auf die Arbeit mit den Jugendlichen einzulassen, aber Überweisungskontext, Aufträge, Motivation und eigene Haltung fortlaufend und gründlich zu explorieren.

2.9.1 *Ich muss doch hierher!* Was heißt Freiwilligkeit?

Aus eigenem Antrieb suchen Jugendliche psychosoziale oder therapeutische Hilfe nur selten auf. Für die Helferin ist es deshalb vielleicht nützlich, wenn sie sich die Doppelbedeutung des Wortes »geschickt« vor Augen führt:

- geschickt im Sinne von jemandem Dritten gebeten, gedrängt oder gezwungen werden, die Hilfe aufzusuchen,
- geschickt im Sinne von einem geschickten Verhalten, mit dem der Jugendliche einerseits den Überweiser zufriedenstellt und so weiterem Ärger aus dem Weg geht und andererseits vermeidet, sich auf das Unterstützungsangebot wirklich einzulassen. Er wirkt dann gerade so weit mit, dass auch die neue Helferin nicht allzu unzufrieden wird und ihre Unterstützung einstellt.

Vielleicht hat der Jugendliche mit der Abwehr oder dem Aussitzen ähnlicher Situationen auch bereits interessante Erfahrungen gemacht. Milieu- und Geschlechterunterschiede sind hier wichtig. Unserer Erfahrung nach ist es für viele männliche – viel weniger für weibliche – Jugendliche ein Zeichen von Schwäche oder Eingeständnis, »nicht normal zu sein« bzw. ein psychosoziales Hilfsangebot aufzusuchen. Je nach Herkunftsmilieu wissen die Jungen und Mädchen auch wenig über helfende Systeme. Mit fremden Erwachsenen über eigene Probleme oder Konflikte zu reden, passt nicht zu ihrem Selbstverständnis. In den letzten Jahren hat sich um die Frage von »Unfreiwilligkeit« oder von Zwangskontexten eine differenziertere und zuversichtlichere Sicht in der systemischen Szene entwickelt als noch vor 20 Jahren (vgl. Gumpinger, 1999, S. 11). Die Annahme, dass »Freiwilligkeit« keine notwendige Voraussetzung mehr für wirksame Hilfen ist, wird fachlich salonfähig.

> »Dieser Mythos der Freiwilligkeit hat fatale Folgen: Zum einen für viele Familien, die damit von vielen Hilfs- und Unterstützungsangeboten ausgegrenzt werden, zum anderen auch für die Organisation und Konzeptbildung in der sozialen Arbeit durch die daraus folgende tiefgreifende Trennung von Sozialarbeit und Beratung/Therapie. Soziale Arbeit ist auch das Tätigwerden für Kinder, Jugendliche und ihre Familien, die von sich aus keine Hilfen suchen« (Loschky, 2003, S. 16).

Bei der Exploration des Überweisungskontextes können wir uns selbst fragen, was eigentlich Freiwilligkeit in der vorliegenden Situation bedeutet und wie viel eigene Motivation bzw. äußerer oder innerer Druck hier sinnvoll, hinderlich oder vielleicht notwendig, sogar förderlich sein kann (gemessen z. B. auf einer Skala von 1 bis 10). Bei genauerem Hinsehen verwischt die klare Unterscheidung von freiwilligen und geschickten Klientinnen und Klienten. Sinnvoller ist es da eher, das Ausmaß der Freiwilligkeit durchaus als einpolige Skala zu denken und dies gegenüber Klienten zu vertreten und mit ihnen zu explorieren.

Beispiel einer Intervention: »Es gibt nie 100 Prozent Freiwilligkeit! Immer sind Menschen auch ambivalent und eine Seite in ihnen will lieber keine Beratung! Oft fühlen sich Menschen von ihren Problemen gezwungen – auch wenn sie kein anderer schickt!«

Bei unklarer Motivation und »geschickten« Klienten ist es sinnvoll, zunächst den Überweisungskontext zu explorieren: Wer hat überwiesen? Wer übt Druck aus? In welcher Form? Was könnten mögliche Konsequenzen für die Klientin sein, wenn sie die Hilfe nicht in Anspruch nimmt? Wer ist beteiligt im Kontext der Hilfe? Welche Interessen und Aufträge haben die Beteiligten in Bezug auf die Hilfe?

Dann lässt sich mit drei Skalen die Dringlichkeit, der Optimismus und das Engagement der Beteiligten explorieren:

- Wie wichtig nehmen die Beteiligten jeweils das Problem?
- Wie zuversichtlich sind sie jeweils, dass Besserungen gelingen können (Entwicklungsoptimismus)?
- Wie hoch ist jeweils die Bereitschaft, Arbeit und Zeit einzubringen, um positive Änderungen zu erreichen (Engagement)?

> »Hier entstehen viele Fragen, die ganz treffend ein Witz andeutet: ›Wie viele Sozialarbeiter braucht man, um eine Glühbirne einzuschrauben?‹ Nur *einen,* aber die Glühbirne muss auch wirklich wollen« (Nicolai, 2011, S. 221).

Und eine weitere Frage können wir uns bei der Exploration des Überweisungskontextes stellen: Wie motiviert sind wir selbst bei solchen Aufträgen? Wollen wir unter diesen Bedingungen Unterstützung anbieten? Pleyer (1996) weist darauf hin, dass in solchen Arbeitsbeziehungen sowohl der Klient als auch die Therapeutin gemeinsam abhängig sind vom Auftrag eines Dritten und fordert auf, das ernst zu nehmen: Therapeutinnen, die mit »Geschickten« in Beziehung kommen wollen, müssen hinein »in den Käfig der gemeinsamen Abhängigkeit« (S. 155). Das heißt, Klienten dort abzuholen, wo sie sind, auch wenn das kompliziert und unbequem sein mag.

2.9.2 *Du sagst wenigstens, was du denkst!* Teilnahme unter Druck akzeptieren und positiv rahmen

Für die Beraterin gilt es zunächst, die Ablehnung oder das Desinteresse der Klienten an der Beratung nicht als Zurückweisung, persönlichen Affront oder Abwertung des eigenen Angebotes zu erleben. Das erfordert eine Reflexion der eigenen Haltung in der Arbeit mit »Geschickten«. Es hat sich bewährt, die Wahrnehmung und auch Benennung der Unfreiwilligkeit und der damit verbundenen mangelnden Motivation eingangs von der Beraterin positiv rahmen und würdigen zu lassen. Dabei kann man folgende Aspekte betonen:

Die Klienten

- zeigen Ehrlichkeit und Entschlossenheit,
- bauen so Gefühle von Selbstachtung auf,
- setzen dem Umfeld Grenzen – indem sie sich distanziert halten,
- zeigen den Wunsch, eigene Ideen zum Umgang mit dem Problem durchzusetzen,
- schützen sich vor Hoffnungen, die dann doch wieder enttäuscht werden,
- wehren sich gegen eine Zumutung, die sie als Unterwerfungsritual verstehen,
- wollen als »Erwachsene« in ihrer Autonomie und Identität gesehen und gewürdigt werden.

Das Erklärungsmodell des Geschickten könnte sehr vereinfacht lauten: Ich bin hier, weil es sonst Ärger gibt.

2.9.3 *Wer wollte eigentlich, dass du kommst, und warum?* Eine sorgfältige Auftrags- und Zielklärung tut not!

Gerade bei geschickten Jugendlichen ist die sorgfältige Arbeit an den eigenen Zielen, aber auch an den Zielen der Überweiser sinnvoll. Dazu gehört auch die Exploration der Interessen, die im Überweisungskontext vorhanden sind:

- »Wie kam der Überweiser denn auf diese Idee und was beabsichtigt er vielleicht?«
- »Nehmen wir mal an, dass der Überweiser auch nicht ganz dumm oder böswillig ist, was könnte er sich dabei gedacht haben?«

Die Sicht des Überweisers lässt sich auch zirkulär befragen (»Was würde der Lehrer, Richter, Sozialarbeiter denn dazu sagen, wenn er hier wäre?«). Eine realistische, ehrliche und differenzierte Zuordnung von Aufträgen und Verantwortung im Dreieck (Überweisende, »geschickter Klient« und Beraterin) kostet zwar Zeit, ist aber in solchen Ausgangslagen besonders wichtig. Das bedeutet aber nicht nur den Blick auf die Aufträge der Überweiser und des Klienten zu richten, sondern auch auf die inneren, selbst gegebenen Aufträge der Beraterin! Zu solch einer unerschrockenen Auftragsklärung gehört eine nüchterne Analyse des Nötigen und Möglichen.

> »Meine Erfahrung als Supervisor hat mich gelehrt, dass viele der Probleme und Frustrationen, die auf den Professionellen unseres Feldes lasten – vor allem die sogenannten ›Sackgassen‹ –, nicht selten auf Verirrungen und Vermengungen zurückgeführt werden können, die nicht selten daher rühren, dass zwischen dem, was zu tun wäre, und dem was getan wird, keine klare Übereinstimmung herrscht: Man handelt im eigenen Auftrag oder man macht die Rechnung ohne den Wirt oder man greift nach den Wolken« (Ludewig, 1999, zit. nach Gumpinger, 2001, S. 13).

Das bedeutet oft den Verzicht auf eigene, innere, ambitionierte Aufträge durch die Beraterin und die Akzeptanz eines gleichgültigen bis desinteressierten Jugendlichen.

Der allgemeine Sozialdienst des Jugendamtes beauftragt seit zwei Jahren eine SPFH[41] in einer fünfköpfigen Familie mit einer alleinerziehenden Mutter. Inzwischen ist eine gute Vertrauensbasis vorhanden. Während des Gesprächs zuhause mit der Sozialpädagogin Frau S. erwähnt die Mutter, dass Janine (15 Jahre) schwanger sei. Janine schäme sich dafür und wolle auf keinen Fall mit der Sozialpädagogin darüber reden. Sie wisse auch nicht sicher, wer der Vater sei. Sie mache sich schreckliche Sorgen und wisse nicht, was sie tun solle. Eine Abtreibung finde die Mutter selbst nicht richtig und Janine wolle sie auch auf keinen Fall. Sie sei entschlossen, das Baby großzuziehen, und habe furchtbare Angst, dass das Jugendamt ihr das Kleine wegnehmen werde. Janines Mutter könne kaum noch schlafen, zumal sie jetzt schon mit ihren Kräften, dem Geld und der Wohnungsgröße kaum klarkomme. Janine gehe nur selten zur Schule und werde wohl wieder nicht versetzt. Ihre Tochter könne nicht mal in den einfachsten Dingen für sich selbst Verantwortung übernehmen und gerate von einer Krise in die nächste. Wie solle Janine denn für ein Baby sorgen?

41 Sozialpädagogische Familienhilfe ist eine aufsuchende Form der Jugendhilfe.

Frau S. bedankt sich bei der Mutter für die Offenheit und auch für die Erkenntnis, dass sie keine Kraft mehr habe, das zu stemmen. Sie teile auch die Einschätzung der Mutter über die Fürsorgekompetenz von Janine. Sie bittet um die Erlaubnis, mit Janine telefonieren zu dürfen, weil auch die Sozialpädagogin ohne Janines Hilfe und Mitarbeit mit ihrem Latein am Ende sei. Die Mutter ist einverstanden, gibt ihr die Handynummer der Tochter und sagt, sie wolle das Janine heute Abend schon mitteilen. Die Sozialpädagogin stimmt zu und eröffnet der Mutter die Möglichkeit, sich für Janine und ihr Baby um einen Platz in einer Mutter-Kind-Einrichtung zu kümmern. Da seien einige Mädchen in Janines Alter und sie habe mit dieser Einrichtung gute Erfahrungen gemacht.

Zwei Tage später ruft die Sozialpädagogin Janine an. Janine ist abweisend, möchte mit ihr nicht reden und sagt, die ganze Geschichte sei ihre Angelegenheit. Sie sei sauer auf ihre Mutter, dass diese Frau S. informiert habe.

Frau S. versteht den Ärger und akzeptiert Janines Wunsch, das Baby zu bekommen und es nicht abzutreiben oder zur Adoption freizugeben. Sie bittet Janine um Hilfe, weil sie sich große Sorgen um deren Mutter mache, die nicht mehr schlafen könne wegen der Schwangerschaft der Tochter und nicht mehr weiterwisse. Sie möchte mit der Mutter über die Situation und Lösungsideen sprechen und bittet Janine, bei dem Gespräch dabei zu sein, weil sonst das Gespräch keinen Sinn habe und sie Janines Hilfe brauche. Janine wehrt sich zunächst dagegen, stimmt aber dann doch zu.

Als Ziel des Gesprächs wird vereinbart, Ideen für die Versorgung und Betreuung des Babys für ca. zwei Jahre miteinander zu entwickeln. Diesen Ideen sollten sowohl Mutter als auch Tochter zustimmen können oder bereit sein, diese zu prüfen. Für Janine ist klar, dass sie ohne ihre Mutter Schwangerschaft, Geburt und Versorgung des Neugeborenen nicht schaffen kann, sie aber das Kind zur Welt bringen und für es sorgen möchte.

Im gemeinsamen Gespräch benennt die Mutter ihre größten Befürchtungen: fehlender Platz in der Wohnung, Geldmangel, der Stress für sie sei jetzt schon zu hoch, Janine habe keinerlei Schulabschluss und schaffe es nicht, zu einer vernünftigen Zeit zuhause zu sein.

Frau S. klärt jeweils die Sicht von Janine zu diesen Mutter-Themen. Nach kleinen Protesten zeigt sich, dass die Unterschiede zwischen der Einschätzung der Mutter und der Tochter nicht so groß sind. Die Mutter bittet ihre Tochter, sich das Mutter-Kind-Heim anzusehen. Frau S. hält das für eine gute Lösung, weiß aber nicht, ob da ein Platz frei sei. Sie stellt klar, dass auch das Jugendamt keiner Lösung zustimmen könne, die Janines Mutter nicht mittrage und unterstütze. Die Sozialpädagogin macht deutlich, dass die körperliche und seelische Gesundheit des Babys gesichert sein müsse, das sei ihr persönlich wichtig und der gesetzliche

Auftrag des Jugendamtes, und das wolle sicher auch Janine. Es wird ein Besuchstermin in dem Wohnheim vereinbart, bei dem Janine, ihre Mutter, Frau S. und eine Freundin von Janine dabei sein sollen.

Die Beraterin sollte sowohl mit dem Klienten (Jugendlichen) als auch mit den Überweisern (Eltern, Lehrerinnen, Jugendamt etc.) über Zielsetzung, Formen der Rückmeldungen, Zeitdauer, Aufträge etc. sprechen. Wenn die ganze Familie, z. B. durch die Schule oder das Jugendamt, »geschickt« wurde, kann man auch diese als Klient sehen und das Jugendamt oder die Schule als Überweiser.

Solche häufigen, gleichwohl verzwickten Auftragslagen brauchen besondere Sorgfalt, weil oft ungewöhnliche Konstellationen, Positionen, Affekte und Meinungen im Raum sind:

- Die Geschickten widersetzen sich offen oder auch verdeckt. Die Klientinnen täuschen Kooperation nur vor.
- Die Problemursache wird von den Klienten auf Dritte verlagert (»Sie müssten mal den Klassenlehrer sehen«).
- Es werden gar keine eigenen Probleme, Aufträge und Ziele von den Klienten benannt.
- Die Problemdefinitionen der Klientinnen und der Überweiser sind völlig unterschiedlich.
- Die »Geschickten« haben wirklich keine Ideen, was sie tun könnten, um ihre Situation zu verbessern. Sie bleiben in einer klagenden und anklagenden Haltung in Bezug auf andere Beteiligte oder Lebensumstände.
- Starke Affekte des Klienten übertragen sich auf die Beraterin und machen den Aufbau einer Ja-Haltung und zielführender Kommunikation schwer.
- Das Hilfsangebot selbst wird zum Problem, weil es als Unterwerfungsritual erlebt wird.

Gerade auch solche zunächst schwierigen Ausgangslagen klar und als Beraterin ohne innere Kränkung zu sehen, anzunehmen und auf dieser Grundlage realistische und authentische Ziele mit dem »geschickten Klienten« zu vereinbaren, kann die Basis für eine Zusammenarbeit sein – oder zu einem Ablehnen der Zusammenarbeit durch Beraterin oder Klient führen.

2.9.4 *Was müsste passieren, dass Sie mich schnell wieder los sind?* Gemeinsam konsensfähige Ziele finden

Oft erscheinen die Aufträge und Intentionen der Beteiligten im Überweisungskontext gegensätzlich und unvereinbar. Trotzdem lohnt es sich gerade dann, nach konsensfähigen Zielen zu suchen. Berühmt wurde in solchen Zusammenhängen die Frage: »Wie können wir Ihnen helfen, uns wieder los zu werden?« (Conen, Cecchin u. Klein, 2013). Aus dieser Perspektive lassen sich entsprechende Fragen und Interventionen ableiten:

- »Was könnte zur Beruhigung der Überweiserin und von Ihnen beitragen?«
- »Was sollten wir hier zusammen erarbeiten, damit Sie mich schnell wieder los sind und der Überweiser keinen Ärger mehr macht?«
- »Wie könnte eine Vereinbarung aussehen, die sowohl für Sie als auch für die Überweiserin in Ordnung ist?«
- »Ich habe verstanden, dass Sie keine Hilfe wollen und brauchen. Nun sind aber Ihre Eltern so beunruhigt und in Sorge und suchen hier Beistand. Wären Sie denn bereit, Ihre Eltern und mich dabei zu unterstützen, dass die Eltern wieder Frieden und Zuversicht finden?«

> Zum Beispiel: »Janine, vielleicht denken Sie im Moment, dass Sie Ihr Baby auch allein großziehen können. Aber Ihre Mutter ist so in Sorge und ich würde ihr gern helfen. Dazu brauche ich Ihre Unterstützung – sonst komme ich da nicht weiter! Würden Sie mir und Ihrer Mutter helfen?« (In Kap. 2.9.5 auf S. 163 setzen wir uns mit dieser Variante näher auseinander.)
> »Wo Sie jetzt schon mal da sind, was könnten wir mit dem Termin anfangen, sodass Sie davon auch was hätten?« (im Sinne einer »zweitbesten Lösung«, s. Kap. 3.3.9, S. 200).

In solchen Gesprächen braucht es eine innere Haltung und Strategie, konsequent jede Kommunikation als Kooperationsangebot zu nutzen (Schaffen einer JA-Haltung). Die Klienten erscheinen zwar unmotiviert, aber wir wissen wenig über ihre verborgenen Meinungen, Nöte und Sichtweisen. Es gilt, sich immer wieder erneut um *konsensfähige* Ziel- und Problemdefinitionen zu bemühen!

Kaum erfolgreich sind Bemühungen, den Klienten zu überreden oder ihm Ziele vorzuschlagen. Es ist besser, die Zwickmühle neutral zu beschreiben und gemeinsam nach möglichen Lösungen zu suchen. Einige schildern wir im folgenden Kapitel.

2.9.5 *Worüber macht sich deine Mutter denn solche Sorgen?* Aus einem unmotivierten Klienten einen Unterstützer für andere machen

Liechti und Grossmann (2013) stellen fest, dass häufig Eltern in die Therapie gehen und dort über den Sohn oder die Tochter klagen. Sie akzeptieren solche Einstiege und deuten sie so, dass Eltern Zeit und Raum brauchen, ihr eigenes Problem besser fühlen und erkennen zu können (z. B. die Angst um die Zukunft des Kindes). Der Jugendliche wird dann zu einer Konsultation dieser Gespräche zwischen Eltern und Therapeutin eingeladen. Die Therapeutin macht damit deutlich, dass sie die Hilfe des Jugendlichen braucht, um mit den Problemen der Eltern sinnvoll umzugehen. Man könnte von einer konsultativen Mitwirkung des Jugendlichen reden.

Es entspricht auch unseren Erfahrungen, dass fast immer ein hohes Maß an familiärer Loyalität vorhanden ist, die aber hinter Hilflosigkeit, Ärger und oft langjähriger, wechselseitiger Entwertung verborgen ist. Durch das Ankoppeln und die elegante und konsensfähige Neurahmung (Konsultation) der unterschiedlichen Problemdefinitionen, durch hohe Transparenz, Wertschätzung aller Beteiligten und plausibel begründeten Optimismus entsteht Motivation beim Jugendlichen und wichtigen Bezugspersonen.

Mit Anerkennung der Leistungen und des Leidens (der Eltern) und einem hoch kooperativen Stil, der die Expertise des Jugendlichen ernst nimmt, lassen sich dann oft attraktive gemeinsame Ziele entwickeln. Auffallend erschien uns allerdings, dass Liechti und Grossmann (2013) einen langen Vorlauf brauchen und auch vorbereitende Einzelgespräche mit dem Jugendlichen. Das dauert dann sehr lange. Hier würden wir zu größerem Mut und rascherer Nutzung des Mehrpersonensettings raten.

2.9.6 *Ich sehe mich als deinen Trainer!* Beratung und Therapie als Label meiden

Gerade bei geschickten Jugendlichen lohnt es sich, auf Bezeichnungen wie Therapie oder Beratung zu verzichten. In Kapitel 1 (S. 28) führen wir dafür einige mögliche alternative Begriffe auf, die sich in der Arbeit mit Jugendlichen bewähren.

Manchmal bietet es sich an, auf folgende sechs Handlungsarten zurückzugreifen, die das spezielle Angebot präziser bezeichnen (Herwig-Lempp, 2016):

- **Informieren** über Möglichkeiten im Schul- oder Sozialsystem oder über hilfreichen Umgang mit Situationen und psychischen Zuständen (im Sinne einer psychoedukativen Intervention);
- **Verhandeln** im Sinne von Moderation und Mediation zwischen verschiedenen Beteiligten mit unterschiedlichen Interessen;
- **Eingreifen** im Sinne von Kontrolle gegen den Willen der Betroffenen, z. B. zum Schutz von anderen (im Fallbeispiel könnte die Sozialpädagogin Janine vorschlagen, in regelmäßigen Gesprächen mit der Mutter zu überprüfen, ob die Kräfte der Mutter ausreichen, um sie bei der Pflege des Kindes zu unterstützen oder in welchen Situationen Janine der Mutter zu viel zugemutet hat);
- **Vertreten** im Sinne von stellvertretendem Handeln für Klientinnen oder auch Organisationen;
- **Beschaffen** im Sinne von Versorgen mit Gütern und Geld;
- **Da-Sein,** zur Verfügung stehen und in Beziehung sein ohne Änderungsabsicht.

3 Methoden in der Arbeit mit Jugendlichen

Das Wort »Methode« kommt aus dem Griechischen und beschreibt den Weg (ὁδός/hodós) zu etwas hin (μετά/metá), der auf geordnete Weise zu einem Ziel führt, vom Unwissen zum Wissen.

Methoden haben Wirkungen, Nebenwirkungen und Risiken – so wie Medikamente auch. Deshalb finden wir einen Beipackzettel zu Beginn des Kapitels angemessen. Aber nicht jeder, der ein Medikament einnimmt, liest vorher die Packungsbeilage und auch bei uns bleibt es dem Leser überlassen, ob er eher vorsichtig zunächst unseren Beipackzettel liest oder lieber gleich direkt mit den Methoden beginnt (Kap. 3.2, S. 171).

3.1 *Zu Risiken und Nebenwirkungen fragen Sie Ihren Arzt oder Apotheker* Grundsätzliche Überlegungen zu Methoden im systemischen Arbeiten

In der Arbeit mit Jugendlichen helfen Methoden, Lösungen näherzukommen. Methoden sind wie Landkarten, die Wege zeigen, die Landschaft in einer fremden Region zu erforschen. Manche Methoden sind Werkzeuge der Wahrnehmung und strukturieren Wahrnehmung, wie die Family-Helper-Map (Familien-Helfer-Karte) oder Techniken der Hypothesenbildung. Andere geben uns Beraterinnen Sicherheit im Handeln. So können wir uns, frei von Sorgen, was wir als Nächstes fragen, besser auf die Wahrnehmung der Klienten konzentrieren. Wir können uns ihren Reaktionen und Beiträgen widmen. Wir können zuhören, Resonanz spüren, Anerkennung und Wertschätzung geben, neue Bilder und Informationen aufnehmen. So tragen Methoden zur Entspannung der Beraterin bei und verhindern Wiederholungen eingefahrener Kommunikationsmuster.

3.1.1 *Welche Ausrüstung taugt für welche Expedition?* Hypothesengeleiteter Einsatz von Methoden

Begründete Entscheidungen für eine Methode ergeben sich aus unserem Fallverstehen, aus unserem Bemühen, die ganz einmalige Situation der Klientin zu erfassen. Unser Fallverstehen bündeln wir in unseren Hypothesen (s. Kap. 2.6, S. 129).[42] Dabei gilt:

- Verfügen wir über systemische Hypothesen, die wir mittels der gewählten Methode überprüfen können?
- Erscheint die vorgeschlagene Methode als ein sinnvoller Weg in Richtung der vereinbarten Ziele?
- Können wir den Einsatz einer bestimmten Methode dem Klienten gegenüber plausibel begründen?
- Ist zwischen Beraterin und Klientensystem geklärt, warum die Beraterin zu einem bestimmten Zeitpunkt eine Methode vorschlägt (s. Kap. 3.1.2, S. 167 und Kap. 2.9.4, S. 162)?

Bei und nach der Anwendung einer Methode geht es darum, mitzubekommen, wie der Klient reagiert. Nehmen wir die Reaktion der Klientin wahr? Bestätigen die Ergebnisse der angewendeten Methode unsere Hypothese oder sollten wir diese verändern, vielleicht ganz fallen lassen? Erscheint eine neue Hypothese sinnvoller? Resonanzfähigkeit scheint uns wie auch Levold (2016) bei dieser gemeinsamen Expedition mit den Klienten ein wichtiges Kriterium.

> »Es geht dabei eben nicht nur darum, ›gute systemische Fragen‹ zu formulieren und sich dann schon die nächste Frage auszudenken, sondern vor allem auf die Antworten, Erzählungen, und Fragen der Klienten so einzugehen, dass solche Resonanzerfahrungen entstehen können. Für empathische Resonanz braucht es mehr als Hören – und Zuhören braucht begleitende (verbale und nonverbale) Ausdrucksformen, die dem Gegenüber erst ein Resonanzerleben gewähren können« (Levold, 2016, S. 33).

Wenn wir mit unserem Vorgehen nicht weiterkommen, dann ist der nächste Schritt wiederum nicht, einfach eine andere Methode anzuwenden, sondern ein

42 Wir halten dies für sinnvoll. Gleichwohl ist uns bewusst, dass eine solche Systematik nicht immer passt. So wird z. B. im lösungsfokussierten Arbeiten gezeigt (de Shazer, 2014; De Jong u. Berg, 2003), wie man anders, nützlicher und wirksamer mit Problemen umgehen kann. Sie nehmen konsequent Abschied von der Idee, es müsse notwendigerweise eine Verbindung zwischen Problemen und Lösungen geben.

erneutes Bemühen, den Klienten und seine Situation in ihrer Einmaligkeit zu verstehen und dies wiederum in Hypothesen zu formulieren – vielleicht mithilfe von kollegialer Unterstützung und Supervision. Und wieder geht es erst im nächsten Schritt darum, Methoden passend zu unserem neuen Fallverstehen und zu unseren neuen Hypothesen zu wählen.

3.1.2 *Ist der Jugendliche noch dabei oder wandern Sie schon allein?* Stimmigkeit in der Begegnung mit dem Klienten

Fallverstehen findet immer in der Begegnung mit dem Klienten statt. In unserem Fallverstehen ist jedes Mal auch unsere Beziehung zu dem Klientensystem enthalten. Unser Handeln wird nur erfolgreich sein, wenn es der Beziehung zum Klienten angemessen ist, wenn die Entscheidung für eine Methode beziehungssensibel erfolgt. Das erfordert zunächst eine gute Empathie für den Klienten:

- Kann eine Methode in dieser Situation für den Klienten Sinn machen? Ist sie anschlussfähig?
- Erlaubt der momentane Stand der Beziehung diese Methode? Ist die Beziehung ausreichend tragfähig? Ist ausreichend Vertrauen beim Klienten da?

Diese Empathie entsteht über Aufnehmen, Zuhören, Wahrnehmen des Klienten. Unser Einfühlungsvermögen hat wesentlich mit unserer Offenheit und vorbehaltlosem Annehmen des Klienten zu tun (s. Kap. 2.1.1, S. 72).

3.1.3 *Langlaufski oder Schneeschuhe?* Warum gerade diese Methoden?

Zunächst einfach, weil sich die vorgestellten Methoden in unserer Arbeit mit Jugendlichen bewährt haben. Darüber hinaus gab es noch andere Kriterien, die wir berücksichtigt haben:

- Menschen aus der systemischen Perspektive heraus zu verstehen (s. Hintergrundtext S. 196) heißt, sie als physiologische, psychologische, als soziale Wesen, die in Kommunikation mit anderen verbunden sind, als Mitglieder in sozialen Organisationen zu sehen. Die folgenden Methoden haben jeweils den Fokus auf einer dieser Systemebenen und eignen sich, die Wechselwirkungen mit den anderen Systemebenen zu erkunden.
- Viele der ausgewählten Methoden bleiben nicht ausschließlich auf verbaler Ebene. Sie beinhalten Elemente von Aktion, Erleben, Spiel, symbolischer Konkretion und Imagination. Das kommt gerade Jugendlichen entgegen und erleichtert ihnen die Kooperation in der Beratung!

- Die ausgewählten Methoden eignen sich besonders, um eingefahrene Kommunikationsmuster der Familien- und Klientinnensysteme oder auch der Selbstkommunikation in der Beratung nicht zu dominant werden zu lassen (s. Kap. 1.5.1, S. 56). Ohne so etwas wiederholt sich in der Beratung das, was immer passiert.
- Diese Methoden helfen uns und den Familien im Umgang mit dem Schweigen, der Zurückhaltung oder der Angriffslust mancher Jugendlichen oder auch einiger Eltern (s. Kap. 1.1, S. 29).
- Methoden ermöglichen neue Wahrnehmungen, Erkenntnisse, Erlebnisse und (Selbst-)Erfahrungen.

3.1.4 *Systemiker sind doch die mit den Werkzeugkoffern?* Funktion und Risiken von Methoden im systemischen Arbeiten

Systemikerinnen werden häufig als Handwerkerinnen unter den Therapeuten beschrieben. Systemisches Arbeiten und Werkzeugkoffer gehören irgendwie zusammen. Man könnte beinahe denken, Systemiker definieren sich in Ausbildung, Publikationen und ihrer Arbeit mit Klienten über ihren Werkzeugkoffer. Dieser Eindruck könnte damit zusammenhängen, dass – im Unterschied zu Gesprächstherapie, Psychoanalyse, Verhaltenstherapie etc. – Familientherapeutinnen von Anfang an häufig in komplexeren Settings gearbeitet haben. Dadurch entstehen andere Herausforderungen für die Moderation der Sitzung, die ohne geeignete Methoden schwer zu meistern sind.

Manche Werkzeuge stehen auch im Zusammenhang mit den unterschiedlichen Phasen in der systemischen Theorieentwicklung. So hat die Entdeckung der Bedeutung von Affektregulation und Körperlichkeit zur Integration von Techniken des Embodiments, der somatischen Marker oder des »felt sense«[43] ins systemische Arbeiten geführt. Das Bewusstsein für die Zirkularität von Verhalten hat entsprechende Fragetechniken geschaffen. Die Erkenntnis, dass gerade unterschiedliche Beschreibungen und Konstruktionen hilfreich sind, führte zur Nutzung des Reflecting Teams, zu narrativen Methoden, aber auch zur Achtsamkeit (beschreiben statt bewerten). Konzepte der Selbstorganisation fanden ihre methodische Nutzung u. a. in Aufstellungs- und Skulpturarbeit. Einsichten in mehrgenerationale Loyalität und Delegation betonten den Nutzen von Genogrammen und Familienrekonstruktionen. Die Bedeutung von

43 Gemeint ist die achtsame Wahrnehmung und Nutzung körperlicher Signale oder Zustände für das bessere Verstehen und Handeln und entsprechende Integrations- und Veränderungsprozesse (s. dazu auch Kap. 3.8, S. 254).

Multiproblem- und Multihelferszenarien hat den Gebrauch von Familien-Helfer-Karten und des Zeitstrahls nach sich gezogen. Auch die Entwicklung lösungsfokussierter Paradigmen hat uns eine Fülle entsprechender Tools beschert: Wunderfrage, Skalierungen, Fragen nach Ausnahmen etc. (Levold u. Wirsching, 2016, S. 222).

Der Werkzeugkoffer schwebt nicht aus dem leeren Systemikerhimmel, sondern ist verankert in einem theoretisch und praktisch gut gegründeten Fundament. Zudem zog die rasche Expansion systemischen Denkens in so vielen Handlungsfeldern Weiterbildungen für Pädagogen, Psychologinnen, Sozialpädagogen, Erzieherinnen, Lehrer etc. die Frage nach sich: Wie lehrt man eine Arbeit in solcher Breite, von der bereits Sigmund Freud meinte, Therapieren gehöre wie Erziehen und Regieren zu den unmöglichen Tätigkeiten? Da bieten methodenorientierte Curricula Lösungen, aber auch Risiken.

Wir warnen davor, systemisches Arbeiten mit der Nutzung von Rezeptbüchern und dem Einsatz bestimmter Methoden zu verwechseln. Der Satz »Only fools use only tools« sensibilisiert für ein Risiko, das mit der »Reduktion von systemischem Arbeiten auf Werkzeuggebrauch« markant beschrieben ist.

3.1.5 *Wer hat's erfunden?* Schulübergreifende Offenheit

Manche der von uns im Folgenden beschriebenen Methoden stammen aus nichtsystemischen Schulrichtungen. Bei einigen Methoden lässt sich zudem trefflich streiten, aus welcher Tradition sie denn nun wirklich kommen. Wir finden, dass es nach sechzig Jahren systemischer Entwicklung nicht mehr ganz so wichtig ist, woher Methoden oder Ideen stammen. Wir halten die hier vorgestellten Werkzeuge für brauchbar in der Arbeit mit Jugendlichen. Systemisches Arbeiten erkennt man aus unserer Sicht nicht nur am Gebrauch von bestimmten Methoden, die aus der systemischen Tradition stammen, sondern an der Haltung, den Strategien, der Beziehungsqualität, der Dialogführung und dem Fallverstehen.

3.1.6 *Die Angst des Beraters vor dem offenen Meer* Methode dient mehr dem Schutz des Behandlers als der Förderung des Klienten!

> »Die Metapher des Handwerkszeugs gibt vielleicht eine gewisse Sicherheit, etwas mitzubringen, einen Gegenstand in der Hand zu haben und damit etwas verändern zu können« (Foertsch, 2016, S. 197).

Als Ausbilder in der systemischen Weiterbildung ist uns vertraut, wie Lernende in ihrer Arbeit Methoden nutzen, weniger weil diese für Prozesse der Klientinnen sinnvoll sind, sondern um für sich Sicherheit zu schaffen und Angst zu reduzieren.

> »[…] sowohl die Entwicklung der psychotherapeutischen Wirksamkeitsforschung als auch die der systemischen Theorie legen nahe, dass angemessene und wirksame Psychotherapie nicht so sehr auf der Anwendung spezifischer Theorie, Methodik und Technik beruht, sondern weit mehr auf der ›Haltung‹ des Therapeuten und seiner/ihrer Art der Beziehungsgestaltung« (Levold u. Wirsching, 2016, S. 222).

So nützlich, strukturierend und anregend der Einsatz von »Werkzeugen« sein mag, so wichtig werden die komplementären Fragen, genau wie Levold und Wirsching (2016) dies analysieren:

> »Wie und wann, aus welchen Überlegungen wird eine bestimmte Methode in der Beratung vorgeschlagen, begründet und genutzt? Gibt es einen informierten Konsens mit dem Klienten zum Einsatz der Methode in der aktuellen Situation?«

3.1.7 *Wohin blicken wir?* Methoden beeinflussen den Aufmerksamkeitsfokus der Klientin

Wer fragt, übt subtil Macht aus, indem er die Aufmerksamkeit des Gefragten auf einen bestimmten Aspekt lenkt, durch die Frage das Denken, die Gefühle und das Reden des Gefragten in bestimmte Bereiche führt. Wer fragt, führt!

Dass der Aufmerksamkeitsfokus der Klienten durch die angebotenen Methoden und Fragen der Beraterin beeinflusst wird, ist für Systemiker nicht nur naheliegend, sondern wird vielfältig genutzt. Wie entscheiden wir, ob diese Form der Aufmerksamkeitslenkung für diese Klientin oder dieses System zu diesem Zeitpunkt passend ist?

> »Voraussetzung für den bewussten Einsatz von Techniken in Therapie und Beratung sollte ein gutes Verständnis des therapeutischen Prozesses und der konkreten Situation sein, in der eine Methode als Intervention geeignet erscheint. Therapeutische und beraterische Expertise zeigen sich nicht allein in der Beherrschung von Methoden im Sinne technischen Könnens, sondern vor allem im Gefühl für ihre situative Notwendigkeit bzw. Angebrachtheit (Indikation), im Sinn für Timing

(wann und wie lange), in der angemessenen affektiven Rahmung und in der Einschätzung der Wirkung der Methode auf die therapeutische Beziehung und den Fortgang des Therapieprozesses« (Levold u. Wirsching, 2016, S. 222).

Dieser Aussage können wir aus vollem Herzen und mit kühlem Verstand zustimmen. Sie drängt jedoch zu der Frage, wie man denn diese Voraussetzungen erwirbt – dieses Gefühl für emotionale Passung und Timing, die Fähigkeit zur Wirkungs- und Prozesseinschätzung. Oder anders formuliert: Was braucht es, um in der Arbeit mit Jugendlichen und deren Familien die Wahrscheinlichkeit zu erhöhen, dass die situative Nutzung geeigneter Methoden sinnstiftend mit dem roten Faden der Zusammenarbeit verknüpft ist? Dient eine gewählte Methode der Erreichung der vereinbarten Ziele und Aufträge? Ist zwischen Beraterin und Klient geklärt, warum Erstere zu einem bestimmten Zeitpunkt »Methode X« vorschlägt? Manipulieren wir? Nutzen wir Methoden, um eigene Angst oder Unsicherheit vor Stille, Leere, Ambivalenz zu tarnen? Oder um »die Puppen tanzen zu lassen«? Setzen wir Fremdbestimmungen im Gewand von Interventionen fort und hemmen damit eher Selbstregulation, Spüren und Empowerment?

3.2 *Will ich wirklich mit der wandern?* Eröffnungsrituale

Für den ersten Eindruck gibt es keine zweite Chance. Auf die gemeinsame Wanderung zu einem entfernten, vielleicht noch nicht so klar beschriebenen Weg geht man wohl nur wirklich, wenn man Vertrauen hat zu dem Wegbegleiter und das Gefühl, man passt zueinander.

Deswegen sollten wir früh erklären, was wir tun (Gebrauchsinformation, s. Kap. 3.2.2, S. 177) und welche Überzeugungen uns leiten. Wir widmen dem Joining hier kein eigenes Kapitel. Je hoffnungsloser die Situation eines Jugendlichen zu sein scheint, desto wichtiger ist aber gerade zu Beginn Raum und Zeit für die Kontaktaufnahme. Die Beraterin sollte so etwas wie eine gute Gastgeberin sein. Noch vor jeder Problembehandlung braucht die Beraterin offensive Sensibilität für diesen Jugendlichen hinsichtlich seiner Kompetenzen, Interessen, Neigungen und Fähigkeiten (Ressourceninterview). Dazu empfehlen wir die ressourcenaktivierenden Methoden des Kapitels 3.4, vor allem 3.4.4 (S. 210).

Die folgenden Methoden haben vor allem das Ziel, den Jugendlichen zu gewinnen, mit auf die Wanderung zu gehen, sich für Lösungsmöglichkeiten seiner schwierigen Situation zu interessieren und mitzuwirken.

3.2.1 *Der erste Eindruck lässt sich nicht wiederholen* Telefonische Einladung des Jugendlichen

Psychosoziale Arbeit, Beratungen und Therapien beginnen meist am Telefon. Diese Chance kann man nutzen. Wir halten etwa den direkten Kontakt zum Jugendlichen am Telefon zur Vorbereitung der ersten Sitzung ab dem 13. Lebensjahr für sinnvoll. Nicht selten wurde bereits vorher, in der Familie, der Schule, beim Arzt etc. viel *über* den Jugendlichen und seine Probleme gesprochen und wenig *mit* ihm. Es ist nicht ungewöhnlich, dass eine Mutter wegen der Probleme ihres Sohnes bei einem Therapeuten, einer Beratungsstelle, dem Jugendamt oder einer Psychiaterin anruft, ohne mit dem Jungen darüber vorher gesprochen zu haben. Dies ist ihr gutes Recht oder sogar ihre Pflicht. Die Frage ist, wie ein Berater mit einem solchen Anliegen umgeht. Der direkte Kontakt zum Jugendlichen bereits am Telefon verbessert die Chance, dass dieser zur Sitzung mitkommt und sich in dort beteiligt.

Meist hat – nicht nur – der Jugendliche lediglich vage Vorstellungen darüber, was das für eine Beratungseinrichtung ist und was man von ihr erwarten kann (s. Kap. 3.2.2, S. 177). Was bieten wir an: Therapie, Beratung, Training, Begleitung, Arbeit, Coaching, Lösungssuche? In vielen Arbeitskontexten mit Jugendlichen empfiehlt es sich allerdings, das Wort »Therapie« zu vermeiden (s. S. 22).

In den meisten Einrichtungen geht die Erstanmeldung im Büro ein. Aus den bereits genannten Gründen sollte vor dem ersten persönlichen Gespräch ein Telefonkontakt mit der Beraterin als Regelverfahren stattfinden – nicht zuletzt auch aus ökonomischen Gründen. Schon in diesem Telefonat sollte deutlich werden, dass man den Jugendlichen selbst als Experten für die Sichtweise und Lösung seiner Probleme sieht und deswegen das direkte Gespräch mit ihm sinnvoll ist. Ein Ziel des Telefonats mit dem Jugendlichen ist es, dass dieser eine möglicherweise vorhandene negative Voreinstellung reduziert und einwilligt, mit in die Beratung zu kommen. Wirkungsvoll ist es meist, dem Jugendlichen zu sagen, dass man seine Hilfe braucht.

Es gilt auch, Interesse zu wecken, Neugier zu erhöhen, eine erste Vorinformation zu geben, welcher Art die Veranstaltung ist, zu der er eingeladen wurde. Jugendliche wollen und sollen Autonomie und Selbstständigkeit erlangen. So zeigt die Beraterin in der Anmeldesituation überzeugender als durch eine spätere verbale Willensbekundung, dass sie dies anerkennt und fördert!

Wir wissen aber auch, dass es zu den schwierigeren Übungen eines Beraters gehört, mit einem unmotivierten, unter Umständen respektlosen 17-Jährigen am Telefon zu reden, der von seiner Mutter zur Beratung angemeldet wurde und weder zu einem in die Beratungseinrichtung kommen noch mit einem telefonieren will, noch weiß, was Beratung oder Therapie ist. Von Jugendlichen werden die eigene Autorität, Rolle und Person mehr und offener hinterfragt, als sich dies Erwachsene üblicherweise trauen. Dies kann wie eine Attacke auf die eigene Person wirken, auf unsere Kompetenz und Fachlichkeit. Tiefenpsychologisch gesprochen setzt man sich freiwillig der Möglichkeit einer narzisstischen Kränkung aus. Darauf sollte man sich mental vorbereiten – und es dann trotzdem wagen und in den Kontakt mit dem Jugendlichen treten.

Falls der Jugendliche selbst nicht am Telefon ist, kann man erfragen: »Ist der angemeldete Jugendliche da oder wann wäre er telefonisch erreichbar?« Eine kurze Begründung sollte gegeben werden, warum ein direkter Kontakt mit ihm hilfreich ist. Falls mit dem Jugendlichen gesprochen werden kann, sollte die Beraterin ankündigen, dass sie nach dem Gespräch mit dem Jugendlichen das Gespräch mit dem Anrufer fortsetzen wird. Alternativ kann man auf das erste Treffen verweisen: »Ich werde im ersten Gespräch mit Ihnen ausgiebig darüber sprechen, welche Ziele Sie mit der Beratung verfolgen, was sich ändern soll.« Man kann noch hinzufügen: »Bereits die telefonische Anmeldung verändert oft die Situation und es wird ein wenig besser. Bitte beobachten Sie das und erzählen es mir im Erstgespräch.«

Einige Punkte, die bei einer telefonischen Vorklärung mit dem Jugendlichen selbst hilfreich sind:

- Eine Begründung dafür, warum man direkt mit dem Jugendlichen sprechen will.

»Darf ich das knapp begründen? In diesem Alter ist Erziehung fast nur noch Selbsterziehung. Je mehr Ihr Sohn aktiv mitwirkt, desto größer sind die Erfolgsaussichten; meine Erfahrung hat das immer wieder bestätigt.«

- Man sollte sich absichern, ob die Situation für das Telefongespräch geeignet und ausreichend Zeit vorhanden ist und – falls nicht – einen Rückruf zur passenden Zeit verabreden.

Wenn man über eine Handynummer zurückruft, kann die Situation, in der man den Jugendlichen antrifft, ein Sich-Einlassen sehr unwahrscheinlich machen. Jugendliche haben von sich aus oft nicht die soziale Kompetenz vorzuschlagen, dass das telefonische Vorgespräch besser zu anderer Zeit stattfinden sollte. So kann der Anlauf, einen Beratungsdienst in Anspruch zu nehmen, leicht ein vorschnelles Ende finden – und unter Umständen viel Motivationsarbeit von Eltern, Lehrerinnen oder dem Sozialdienst vergeblich bleiben.

Bereits am Telefon kann man bei älteren Jugendlichen die Anrede (Sie oder du) klären und damit ein Signal für Wertschätzung geben.

- Man kann zwei oder drei geschlossene Fragen stellen. Solche »Eisbrecherfragen« helfen, ins Gespräch zu kommen.

Wer wohnt zusammen? Welche Schule? Wie viele Geschwister?

Eine vorsichtige erste Klärung des Überweisungskontextes aus Sicht des Jugendlichen ist mit einigen wenigen geschlossenen Fragen möglich.

»Was ist aus deiner Sicht das Anliegen (deines Vaters, deiner Eltern, deiner Lehrerin etc.)?« Falls wenig oder nichts Aussagekräftiges geantwortet wird, nachsetzen: »Gibt es Stress bei euch?« »Hast du eine Idee, warum deine Mutter dich hier anmeldet?«

Wenn Jugendliche – meist auf entsprechende Nachfrage – sagen, dass sie wenig Lust zum Gespräch haben, kann man umgehend würdigen, dass sie mit uns dennoch am Telefon sprechen.

- Nützlich ist der Hinweis, dass es unterschiedliche Sichtweisen zu einem Problem gibt und dass uns besonders die Sichtweise des Jugendlichen interessiert.
- Erste generelle Gebrauchsinformationen (s. Kap. 3.2.2, S. 177), durchaus plakativ und metaphorisch, können zur Beratung gegeben werden.

»Fußballteams haben ja auch Krisen und brauchen dann einen erfahrenen Trainer!«

»Wir werden hier wenig schimpfen, jammern, klagen und anklagen. Das könnt ihr sicher auch ohne mich gut! Hier werden wir schauen, was es für Lösungen geben kann!«

»Mein Job als Beraterin ist es, Familien zu unterstützen, damit sie weniger Stress haben. Genau das werde ich tun, wenn du mit deinen Eltern kommst!«

»In der ersten Sitzung werde ich mich fast ausschließlich dafür interessieren, wer überhaupt welches Problem sieht und was jeder für Ziele hat. Meist wird dadurch schon klar, wie es weitergehen kann!«

Eltern sind oftmals auch stolz, wenn die Jugendliche am Telefon mit dem Berater spricht. Dies kann gleich als Gelegenheit zur Anerkennung genutzt werden.

»Sie haben eine gut erzogene Tochter …«

Der Termin kann gegeben und die eigene Neugier aufs Kennenlernen ausgedrückt werden.

Nachdem sich die Mutter im Sekretariat der Beratungsstelle zur Beratung telefonisch angemeldet hat, erfolgt der vereinbarte Rückruf der Beraterin. Die Beraterin (B) stellt sich kurz vor, bedankt sich für die Anmeldung und bittet die Mutter, ihr Anliegen knapp zu beschreiben:

BERATERIN: »Wenn Sie Ihrem Wunsch, was sich mithilfe der Beratung ändern sollte, eine knappe, prägnante Überschrift geben würden, wie würde die lauten?«

MUTTER (nach kurzem Überlegen): »Wie erreichen wir wieder unseren Sohn so, dass er nicht nur das tut, was er will, sondern auch, was notwendig und gefordert ist.«

BERATERIN: »Da haben Sie bereits Ihr Ziel für die Beratung beschrieben, damit kann ich viel anfangen. Haben Sie mit dem Vater und Ihrem Sohn über Ihren Beratungswunsch gesprochen?«

Mutter: »Ja, mein Mann ist einverstanden und auch bereit mitzukommen. Mein Sohn weiß auch, dass ich um einen Termin in der Beratungsstelle gebeten habe, aber er hat sich darüber lustig gemacht.«

Beraterin: »Ihr Sohn ist 15 Jahre alt, d. h., er ist auf dem Weg, erwachsen zu werden. Er entscheidet weitgehend selbst über sein Verhalten. Für mich ist die Beratung leichter und meist auch erfolgreicher, wenn Ihr Sohn von Anfang an beteiligt und informiert ist und ich seine Sichtweise kennenlerne. Wären Sie damit einverstanden, dass ich mit Ihrem Sohn telefoniere?«

Mutter: »Ja, ich habe nichts dagegen. Ich weiß aber nicht, ob er bereit ist, mit Ihnen zu sprechen.«

Beraterin: »Ist Ihr Sohn jetzt da?«

Mutter: »Ja, Frank ist in seinem Zimmer.«

Beraterin: »Würden Sie Ihren Sohn informieren, dass die Beratungsstelle am Telefon ist und ich mich freuen würde, auch ihn kurz sprechen zu können. Er ist ja betroffen und hat seine eigene Sicht der Dinge. Sie können ihn aber auch darüber informieren und ich rufe ihn zu einem passenden Zeitpunkt an.«

Mutter: »Ich kann es jetzt versuchen, das ist ja einfacher.«

Beraterin: »Das Gespräch dauert nur wenige Minuten und ich würde danach gern wieder mit Ihnen sprechen, um die Terminvereinbarung zu machen.«

Mutter: »Okay. Dann gehe ich jetzt mit dem Telefon in Franks Zimmer. Einen Moment bitte.«

Die Beraterin hört, wie die Mutter anklopft und Frank informiert, dass die Beratungsstelle zurückgerufen hat und die Beraterin darum bittet, kurz mit ihm zu sprechen. Frank scheint leicht genervt, nimmt aber das Telefon.

Frank (knurrt): »Hallo«.

Beraterin: »Guten Tag, mein Name ist Z. Ich bin Psychologin in der Beratungsstelle, in der Ihre Mutter um ein Gespräch gebeten hat. Vielen Dank, dass Sie so spontan bereit sind, mit mir zu sprechen. Es dauert auch nicht lang. Soll ich Sie siezen oder duzen?«

Frank: »Sie können du sagen.«

Beraterin: »Deine Mutter hat um Unterstützung gebeten wegen Sorgen, die sie sich um dich macht. Da du 15 Jahre alt bist, kann ich mir eine Beratung ohne deine Beteiligung schlecht vorstellen. Du bist ja kein Kind mehr. Ich bin sehr an deiner Sichtweise und deinen Zielen interessiert.«

Frank: »Da sind Sie aber die Einzige, die das interessiert.«

Beraterin: »Hast du eine Idee, worum deine Mutter sich sorgt?«

Frank: »Um alles Mögliche, Sorgen machen ist ihr Hobby.«

Beraterin: »Worüber sorgt sie sich am meisten?«

Frank: »Ich glaube, wegen der Schule und meinen Freunden.«

BERATERIN: »In welche Schule gehst du?«

FRANK: »Gesamtschule, 10. Klasse.«

BERATERIN: »Gibt es etwas, was dir in der Schule Spaß macht?«

FRANK: »Nicht viel, aber Sport ist o. k. Ich spiele in der Schulmannschaft Fußball, Torwart.«

BERATERIN: »Was meint dein Vater zu der Idee mit der Beratung?«

FRANK: »Der macht, was meine Mutter sagt.«

BERATERIN: »Na, du hast ja sehr klare Sichtweisen auf eure Familie.«

FRANK: »Bin ja auch schon lang genug dabei.«

BERATERIN: »Frank, vielen Dank, dass du bereit warst, mit mir zu sprechen. Deine Antworten haben mir geholfen, mich auf das Gespräch mit euch vorzubereiten. Fußballmannschaften haben auch manchmal eine schlechte Zeit und dann holen sie sich einen Coach. Das machen gute Torhüter heute übrigens auch. Ich biete eurer Familie so eine Art Coaching an. Im ersten Gespräch werde ich jeden fragen, was sein Ziel für eine solche Unterstützung wäre. Ich gehe jetzt von wenigen Gesprächen aus. Nach meinen Erfahrungen braucht es zwischen drei und sechs Kontakten, bis ihr selbst wieder mit weniger Stress die Dinge geregelt bekommt. Deswegen wäre es für mich sehr nützlich, wenn du beim ersten Gespräch dabei sein kannst. Ich bin auch neugierig, dich jetzt mal persönlich kennenzulernen, denn deine Sichtweise und deine Ziele sind mir besonders wichtig. Noch mal danke für das Gespräch und deine Bereitschaft, so schnell zu reagieren. Bitte gib doch das Telefon an deine Mutter zurück. Ich möchte mit ihr den Termin für das erste Gespräch vereinbaren und freue mich, dich dann im Erstkontakt persönlich kennenzulernen.«

MUTTER: »Hallo, ich bin wieder am Apparat.«

BERATERIN: »Ja, toll, dass das so gut geklappt hat. Ich fand Ihren Sohn wirklich sympathisch und intelligent. Kompliment, da haben Sie doch gute Arbeit als Eltern geleistet. Jedenfalls ist das mein erster Eindruck.«

In Kapitel 2.9 (S. 155) zur Arbeit mit sich verweigernden oder »geschickten« Jugendlichen schlagen wir weitere Strategien vor, die sich als erfolgreich erwiesen haben.

3.2.2 *Was gibt's denn hier und wofür ist das gut?* Gebrauchsinformationen für die Hilfe

Da jugendliche Klienten schon über die allgemeinen Rahmenbedingungen von Unterstützungsprozessen meist schlecht informiert sind, geschweige denn über die fachlichen Sicht- und Arbeitsweisen, kann hier eine Gebrauchsinformation

Transparenz schaffen. Sie klärt den professionellen Kontext und zeigt dem Jugendlichen und seiner Familie, dass die Beraterin erfahren ist und einen plausiblen Plan hat. Bei Jugendlichen die Entwicklung von Autonomie zu fördern heißt auch, sie als Entscheiderinnen ernst zu nehmen: Über das Für und Wider einer Option kann man nur entscheiden, wenn man informiert ist. Wir ziehen es vor, von »Gebrauchsinformation« statt vom oft genutzten Begriff der Produktinformation zu sprechen, weil es hier um praktisches Arbeiten geht. Eine erste Gebrauchsinformation kann bereits schriftlich im Anmeldeverfahren zugeschickt werden.

Wir halten die Unterscheidung in drei verschiedene Formen von Gebrauchsinformationen für nützlich:

- Allgemeine Gebrauchsinformation:
  Hier geht es um die Einrichtung, in der die Unterstützung stattfindet: Träger, Räume, welche Menschen suchen hier Hilfe und warum, Abläufe, Schweigepflicht, Kosten etc.
- Spezielle Gebrauchsinformation:
  Was wird man in dem speziellen Fall tun und was lassen? Was könnte der Klient in dieser Problemlage hier erhalten, gebrauchen, erwarten und was nicht? In welcher Häufigkeit und Länge wird man arbeiten? Könnte es sinnvoll sein, noch jemanden zu beteiligen?
  Im vorausgehenden Kapitel (telefonische Einladung eines Jugendlichen zum ersten Gespräch) ist eine Reihe von speziellen Gebrauchsanweisungen für die erste Sitzung aufgeführt.
  Weitere Beispiele für spezielle Gebrauchsinformationen finden sich in Kapitel 1.1.1 (S. 29).
- Situative Gebrauchsinformation:
  Dies ist eine Begründung der Beraterin, warum sie in der aktuellen Situation etwas vorschlägt, eine Methode, ein Thema, vielleicht auch, wie lange man für die Methode brauchen wird etc.
  Im zweiten Fallbeispiel in Kapitel 3.7.1 (S. 243) von Baran und seinen Eltern gibt der Berater eine situative Gebrauchsinformation für eine Skalenarbeit und holt vor Beginn der Arbeit den informierten Konsens der Familie ein.

Die spezielle Gebrauchsinformation sollte man sich gut zurechtlegen und auf den konkreten Fall so zuschneiden, dass sie für den Jugendlichen Sinn ergibt. Die Sprache sollte einfach, klar, verständlich und überzeugend sein.

Durch die Gebrauchsinformation werden die Klienten informiert. Jetzt können sie besser entscheiden, ob sie die Hilfe (allgemeine Gebrauchsinformation), die konkreten Angebote für ihre Anliegen (spezielle Gebrauchsinformation) oder für das konkrete Vorgehen in der Sitzung (situative Gebrauchsinformation) annehmen wollen und wissen, was in etwa geschehen wird. Das Ergebnis können wir informierten Konsens nennen (s. Kap. 2.9.4, S. 162).

3.2.3 *Geeignete Spieleröffnung* Methoden für erfolgreiche Erstkontakte (PELZ und Pacing)

Landkarten helfen zur Orientierung in komplexen Landschaften. Eine wichtige Frage ist, wessen Landkarte denn nun genutzt wird. *PELZ* stellt eine Strukturierung der Sitzung dar und hilft der Beraterin, nicht die Orientierung zu verlieren.

Es gibt aber auch eine andere Möglichkeit, die Sitzung zu strukturieren: das *Pacing.* Diese Form beschreiben wir im Anschluss. An dieser Stelle nur kurz: Die Beraterin läuft 20 Meilen in den Schuhen des Jugendlichen, d.h., sie versucht dessen Stimmung, Weltsicht, Werte, Lebensstil, Sinngebung, Sprache und Kultur zu verstehen und daran anzukoppeln. In dieser Resonanz möchte sie dem Jugendlichen, eine Ja-Haltung ermöglichen als Voraussetzung für Kooperation und gemeinsame Zielerörterung.

PELZ: Die vier Buchstaben in dem anschaulichen, kleinen Wort »PELZ« stehen für:
- **P**roblem,
- **E**rklärungen des Problems,
- **L**ösungen, im Sinne von Ausnahmen,
- **Z**iele, also der Schritt vom Anlass zum Anliegen.

Die Strukturierung der Sitzung nach diesem PELZ-Interviewraster hilft bei anstrengenden Kommunikationsmustern in der Familie oder auch bei schweigsamen Eltern und Jugendlichen. Nicht selten begegnen einem in der Arbeit mit Jugendlichen Familien mit geringer Spontaneität. Bei der Beraterin kann dann leicht Stress aufkommen und das Gefühl, den Klienten jeden Beitrag »aus der Nase ziehen« zu müssen. Mit Fragen zur Informationserzeugung nutzen wir die Kundigkeit der Klientel und beginnen bereits zu einem frühen Zeitpunkt, innere Bilder und Bedeutungen in Bewegung zu bringen. Der Aufbau des Gesprächs mit dem Jugendlichen allein oder mit der ganzen Familie kann sich am PELZ-Modell von Vogt-Hillmann (2009, S. 26 ff.) orientieren:

1. Problemwahrnehmung und -beschreibung

Wer hatte die Idee, eine Beratung aufzusuchen? Ist der Jugendliche damit einverstanden? Was war der aktuelle Anlass, um Beratung nachzufragen? Wie sieht jeder Einzelne diese Schwierigkeiten? Wer sonst benennt noch Anlässe für die Beratung? Wie lange existiert das Problem bereits und warum wurde gerade jetzt Hilfe gesucht? Wenn man eine typische Problemszene filmen würde, was wäre auf diesem Film zu sehen?

2. Wie **e**rklären sich Anwesende oder Dritte das Problem?
Welche Erklärung hat der Jugendliche für das Problem? Was denken die Eltern darüber? Gibt es Sichtweisen Dritter und was meinen die dazu? Wie unterscheiden sich die Erklärungen?

3. Versuche zur **L**ösung (Ausnahmen vom Problem entdecken)
Gab es problemfreie oder problemreduzierte Zeiten? Woran könnte das gelegen haben? Was wurde bisher versucht, um das Problem zu lösen? Gab es Ergebnisse, gegebenenfalls welche? Welchen Lösungsversuch hat der Jugendliche unternommen? Was davon hat gewirkt? Welche Lösungen wurden noch nicht ausprobiert? Gibt es Lösungsideen Dritter und wie sehen diese aus? Gibt es Zeiten und Orte, wo Lösungen eher gelingen? Welche ganz subjektiven Lösungsmöglichkeiten hat jeder schon ausprobiert und welche Erfahrungen gibt es damit?

4. **Z**iele
»Wir hatten eben einen Film über Ihre Problemsituation angeschaut: Wie sähe die gleiche Situation aus, wenn das Problem gelöst wäre? Tun wir mal so, als ob das Problem überwunden wäre: Was wäre dann anders?«

Welche Ziele hat der Jugendliche? Welche Ziele haben die Eltern und Geschwister?

»Als Sie (Eltern) im Alter Ihres Sohnes waren: Welches Ziel hätten Sie in einer vergleichbaren Situation gehabt?«

Mit der Wunderfrage lassen sich Ziele explorieren:

»Woran würde ein Besucher oder Freund der Familie erkennen, dass das Ziel erreicht wäre? Woran würden Sie merken, dass Sie sich dem Ziel annähern? Woran würden wir merken, dass wir die Beratung beenden können? Wer würde dies als Erster bemerken? Zu welcher Zeit, an welchem Ort, in welcher Situation wäre das Ziel leichter zu erreichen? Was müsste geschehen, um das Ziel auf gar keinen Fall erreichen zu können? Was wäre ein unmögliches Ziel? Gab es Situationen, in denen das Ziel schon ein wenig da war?«

Oftmals können im ersten Gespräch nicht alle vier Aspekte berücksichtigt werden. Wenn das Joining bei mehreren Personen lange dauert, hat man unter Umständen wenig Zeit übrig. Diese reicht vielleicht nur noch für eine erste Problemexploration (P).

Nicht wenige Beraterinnen steigen nach dem Joining auch gleich mit Fragen nach der Zielsetzung ein. Aus unserer Sicht bietet es sich an, zwischen Problemerfahrungen und Lösungserfahrungen bzw. Ausnahmen eine Balance zu schaffen. Klientinnen brauchen oft auch Würdigung, Anerkennung der Probleme und des Leidens, Verständnis für die Bedürfnisse und Hintergründe der Konflikte oder Symptome. Die Frage nach Zielen (Z) stoppt in der Regel zudem nicht gleich die Problemschilderungen. Eine zu starre sofortige Orientierung auf Ziele kann auch als Einschränkung, ja Zwang erlebt werden und löst so verständlichen Unmut und Widerstand aus. Zudem sehen Klienten das Problem und sein »Gewicht« als legitime Eintrittskarte für die Beratung und verhalten sich erst einmal entsprechend (s. Kap. 2.8.1, S. 149).

Mit PELZ strukturieren wir aktiv den Dialog. Wir bestimmen, wer wozu etwas sagen soll und dominieren so die Kommunikationsstruktur. Damit verhindern wir die spontane, womöglich destruktive Kommunikationsstruktur der Familie (Anklagen, Schuldzuweisungen, Dominanz eines Familienmitglieds).

Pacing beschreibt eine Strukturierung der Sitzung, bei der die Beraterin dem jungen Menschen folgt, »in dessen Schuhen läuft«. In der PELZ-Strukturierung hat die Beraterin dagegen eine Leading-Funktion, sie geht mit Fragen voran. Beide Strukturierungen ergänzen sich und sollten sich situationspassend abwechseln. Hier ein Beispiel, in dem der Berater dem Klienten folgt.

Willi (20 Jahre) nimmt an einem Trainingskurs in der JVA Wiesbaden teil. Einzelgespräche sind Elemente des Angebots. Ziele des Kurses sind: bessere Impulskontrolle, mit Beamten und Mitgefangenen besser klarkommen, weniger Stress, mehr Gelassenheit und das Klären eigener Zukunftsziele. Der Kurs wurde entsprechend ausgeschrieben und die jungen Männer konnten sich um die Teilnahme bewerben. Willi ist eher still im Kurs. Er wirkt oft desinteressiert.

Im Einzelgespräch ist er zurückhaltend und beantwortet meist einsilbig die Fragen. Er hat einen schwarzen Stoffbeutel über seinen Stuhl gehängt, auf den mit gelben Buchstaben ein Text gedruckt ist. Der Trainer zeigt auf den Beutel und fragt, ob er den Text mal lesen dürfe. Willi nickt und gibt dem Trainer den Beutel. Dieser liest langsam den Text vor. Es ist eine poetische Schilderung von Hoffnungslosigkeit, die jedoch mit der Beschreibung eines leisen Vogelzwitscherns endet. Der Trainer ist beeindruckt und liest den Text noch einmal vor.

Willi sagt, dass er öfter Gedichte schreibe und auch schon mal eine Lesung für andere Gefangene gemacht habe. Er habe zwei Kladden mit solchen und ähnlichen Texten. Das lenke ihn ab und gebe ihm Kraft. Er schicke auch kleine Gedichte an seine Mutter. Da der Trainer auch Freude an Lyrik hat, entwickelt sich ein intensiver Austausch. Der Trainer sagt nach ca. 15 Minuten, er habe den Eindruck, dass Willi sich im Kurs nicht wohlfühle. Dieser stimmt dem zu. Er verstehe manche Übungen nicht, jedenfalls nicht, was ihm das bringen könne.

TRAINER: »Was würde es Ihnen erleichtern, dabei zu bleiben und sich zu beteiligen, auch mit kritischen Fragen?«

WILLI: »Mehr Kreativität, z. B. Musik, sich mal bewegen.«

TRAINER: »Danke für die Anregung, könnten Sie eine CD zum nächsten Treffen mitbringen? Welche Musik gefällt Ihnen?«

WILLI: »Ich stehe gerade auf Joe Bonamassa und bringe Blues of Desperation mit, wenn das o. k. ist.«

3.3 *Einander verstehen macht klüger* Mentalisieren

»Die Gedanken sind frei, wer kann sie erraten«,
so der Titel eines bekannten Volksliedes (vgl. Breuer, 1920).

Mentalisierungsbasiert ist die im Folgenden demonstrierte Arbeitsweise, weil sie auf die verborgenen, geistigen (mentalen) Prozesse der Beteiligten zielt und einen Zusammenhang zwischen sozialem Verhalten und dem psychischen Innenleben herstellt. Wir beschreiben hier mentalisierungsbasierte Formen der Gesprächsführung sowie spielerische Interventionen für die Arbeit mit Jugendlichen und deren Familien. Im Sinne des Modells von systemischem Verstehen (Kap. 5, S. 319) setzt diese Methode im psychischen System an und untersucht die wechselseitige Beeinflussung dieser Systemebene mit dem sozialen Beziehungssystem.

Carla (14 Jahre) wurde vom Vater zur Beratung angemeldet, weil sie sich mehrfach nach der Schule geritzt und Suizidgedanken geäußert hat. Er ist fast panisch. Carla sei sonst ein freundlich-unkompliziertes Kind, das den Eltern nur Freude mache. Er könne sich nicht erklären, was da passiere. Carla habe noch einen Bruder, Paul (10 Jahre), und einen Halbbruder, Armin (18 Jahre). Armin besuche ein Internat und sei meist nur in den Ferien zuhause. Das erste Gespräch verlief in der Beratung offen und vertrauensvoll mit allen Familienmitgliedern.

Im zweiten Gespräch schildert Armin, wie unwohl er sich fühle, wenn er in den Ferien seine Freunde verlassen müsse, um mehrere Wochen die Familie zu ertragen. Die Stiefmutter nimmt die Äußerung auf und bestätigt, leicht aggressiv, dass die Atmosphäre in der Familie angestrengt und konflikthaft sei, wenn Armin da ist. Sie schildert zwei Ereignisse der letzten Tage. Es fällt der Mutter erkennbar schwer, das zu schildern. Armin schaut traurig unter sich. Die beiden Geschwister rücken mit den Stühlen an seine Seite und schauen ihn freundlich an.

THERAPEUT: »Ich sehe gerade, dass Carla und Paul näher zu Armin gerückt sind, als Sie, Frau H., die Auseinandersetzungen in den ersten Ferientagen geschildert haben. Haben Sie (Blick zu den Eltern) das auch wahrgenommen?«

VATER: »Ja, die halten zusammen wie Pech und Schwefel, ist ja gut, wenn Geschwister sich nicht in die Pfanne hauen.«

MUTTER: »Ja, es wundert mich manchmal, weil die Stimmung dadurch ja auch für die beiden oft blöd ist und ich bin dann auch schlecht gelaunt.«

THERAPEUT: »Habt ihr eine Idee, wie es den anderen in der Familie in solch einer Situation geht?«

PAUL: »Armin tut mir leid. Er ist schon die ganze Zeit allein im Internat und wenn er uns dann besucht, gibt es trotzdem noch Ärger und Mama ist sauer auf ihn.«

THERAPEUT: »Paul, was glaubst du, wie es Carla in solch einem Moment wie gerade eben geht, als die Mutter erzählt hat, was gestern zwischen ihr und Armin passiert ist? Was könnte Clara da denken?«

PAUL: »Ich glaube, dass sie überlegt, wie sie Armin helfen könnte, sich bei uns wohler zu fühlen und wie sie die Mama beruhigen kann.«

THERAPEUT: »Herr H., kennen Sie solche Situationen aus der Familie, die so ähnlich ablaufen?«

VATER: »Ja, wenn Armin in den Ferien hier ist, kommt das häufig vor. Ich mache mir große Vorwürfe, schon weil er nicht bei uns lebt, sondern im Internat. Aber es ging einfach nicht mehr und er fühlt sich dort ja viel besser als bei uns. Mir fällt übrigens auf, dass mich das im Moment weniger belastet, weil ich mir mehr Sorgen um Carla mache, seit ich das mit dem Ritzen weiß.«

Carla lächelt entspannt Armin an, der ihr den Arm auf die Schulter legt.

THERAPEUT: »Ich bin mir nicht sicher, aber dank der Unterstützung von Paul und dem Vater habe ich die Hypothese, solch ein Kommunikationsmuster könnte sich – vielleicht immer mal etwas anders – gelegentlich ereignen, wenn die komplette Familie zusammen ist. So wie das eben gerade passiert ist. Dann wäre es ganz interessant, mal herauszufinden, was jeder von Ihnen in so einem Moment fühlt, denkt, vielleicht auch an Erklärungen hat. Ich würde eine kleine Rätselübung vorschlagen.«

Nachdem es ein zögerndes und dann, mit Ermunterung des Therapeuten, klareres Zustimmen gibt, verteilt dieser Blätter mit einem Gehirnschnitt. Er bittet die Geschwister – jedes für sich – die vermuteten Gedanken, Gefühle, Meinungen und Wünsche von Vater und Mutter in dieser Situation reinzuschreiben. Für Vater und Mutter gibt es getrennte Blätter. Er fragt die Eltern, wer Lust habe, das für welches Kind zu übernehmen. Die Mutter übernimmt Carla und Paul, der Vater

Armin. Als alle fertig sind, stellt jeder sein Ergebnis vor und der Therapeut moderiert einen Austausch. Insbesondere vergleicht er die Ergebnisse mit der Selbsteinschätzung des jeweiligen Familienmitglieds, über das gerade gesprochen wird.

3.3.1 *Kannst du dich mit den Augen deiner Schwester sehen?* Was meint Mentalisieren?

Mentalisieren ist die Fähigkeit, eigenes und fremdes Verhalten mit mentalen (psychischen) Zuständen und Absichten der jeweils Handelnden zu erklären. Mentale Prozesse sind weitgehend unsichtbar und unhörbar. Hier ist die Jugendliche stille Selbstbeobachterin und Untersucherin ihrer mentalen Prozesse. Die mentalisierungsbasierte Moderation eines Mehrpersonengesprächs hat zum Ziel, wechselseitig die inneren Welten, Gedanken, Gefühle, Meinungen, Motive, Absichten und Ziele bei sich und bei den anderen kennenzulernen. Dann verstehen Jugendliche, Eltern und Geschwister anders und besser bestimmte (beklagte) Verhaltensweisen. Das ist oft die Voraussetzung für Konfliktregulation und gegenseitige Unterstützung. Dabei ist davon auszugehen, dass weder ein Familienmitglied noch ein Therapeut die aktuelle mentale Situation des Gegenübers genau kennen kann. Man kann sie erraten oder aus einem Bewusstsein des »Nichtwissens« heraus erfragen und darüber sprechen. Das ist deswegen sinnvoll, weil aus unserer Erfahrung eine mentalisierungsbasierte Gesprächsmoderation und die Fähigkeit zu ausgewogenem und reflektiertem Mentalisieren bei den Klienten der Schlüssel zu mehr wechselseitigem Verständnis sowie höherer Selbstwirksamkeit ist.

Die meisten Therapieziele betreffen die Ebene des Verhaltens, der individuellen Entwicklung der Jugendlichen sowie die Klärung und Entwicklung wichtiger Beziehungen. Cordes und Schultz-Venrath (2015) heben hervor, wie wichtig es ist, Therapieziele auch so zu formulieren, dass sie Mentalisieren im Gespräch fördern.

Die Therapieziele im Beispiel von Carla im vorigen Kapitel würden nicht nur die Beseitigung des Ritzens (Verhaltensebene) beinhalten. Der Therapeut würde ergänzen, dass auch die Gefühle und Ideen aller Familienmitglieder um dieses Symptom herum gemeinsam untersucht werden sollten, mit dem Ziel, sich gegenseitig zu verstehen und weniger stressige Lösungen zu finden.

Die grundlegende Annahme mentalisierungsbasierter therapeutischer Interventionen für Familien ist,

> »dass Schwierigkeiten beim Mentalisieren einen tiefgreifenden Einfluss auf die Fähigkeit einer Familie haben, erfolgreich zu funktionieren, da das Gefühl miss-

verstanden zu werden, potentiell zu einer akuten Krise oder zu chronischen Störungen in Beziehungen führen kann« (Asen u. Fonagy, 2014, S. 237).

Es ist für die meisten Menschen zunächst leichter, die eigene mentale Situation in einem bestimmten Moment zu erkennen. Besonders in konflikthaften Situationen braucht es meist die Hilfe der moderierenden Beraterin, um die Affekte der anderen wahrzunehmen. Hierfür sind oftmals zirkuläre Fragen das geeignete Mittel. So lernen die Anwesenden eine genauere Selbst- und Fremdwahrnehmung. Mit solch einer verbalisierten Empathie kann es gelingen, die individuellen Ansichten der einzelnen Familienmitglieder auf sich selbst, auf die anderen und die aktuellen, schwierigen Situationen aufzulockern und ein Eingehen aufeinander zu verstärken. Eine solche Annäherung ist wichtig und hilfreich. Die Gefühle und Gedanken der einzelnen Familienmitglieder, besonders über Problemerklärung, Lösungsmöglichkeiten und Verantwortlichkeiten, entstehen oft durch unvollkommene Bilder über sich und die anderen.

Mentalisieren eröffnet also einen Zugang zu den individuellen Räumen, die dem sozialen Verhalten zugrunde liegen. Das wechselseitige Kennenlernen dieser individuellen inneren »Wahrheiten« ermöglicht gemeinsames Verstehen. Mentalisieren schafft veränderte Perspektiven auf das Denken, Fühlen, die Intentionen und das Verhalten der anderen. Bindungen können stärker und positiver werden und positive Bindung verbessert wiederum das Mentalisieren. Gelingendes Mentalisieren verbessert die Kooperation. Eltern hilft es, präsenter zu sein, die Signale und Impulse der Jugendlichen besser zu verstehen, miteinander gelungener zu kooperieren.

3.3.2 *Wir basteln ein Papaskop* Mentalisieren in der Praxis

Der Therapeut befragt aktiv Familienmitglieder nach detaillierten Beschreibungen dessen, was zu hören und zu sehen ist, was gerade, im Moment, geschieht und nicht, warum es geschieht. Er bittet durch Unterbrechen, Wiederholen und Erkunden um Klärung und Reflexion. Beobachten und Unterbrechen von Interaktionen wechseln in der Moderation ab. Unterbrechen beendet nichtmentalisierende Interaktionen und ergänzt fehlende Aspekte. Die Haltung des Therapeuten ist geprägt durch respektvolle Neugier, die behutsam, aber konstant auf Mentalisieren ausgerichtet ist. Er erklärt und demonstriert, auf welche Weise es hilfreich ist, die Absichten, Gefühle, Gedanken bei sich und den anderen zu verstehen. Dies gelingt leichter, wenn die Beteiligten Spaß beim Verstehen dessen haben, was die anderen denken und fühlen.

Herr V. arbeitet selbstständig als Chemiker, seine Frau in Teilzeit als Grundschullehrerin. Der 14-jährige Sohn Max wurde wegen mangelnder Leistungen bereits vom Gymnasium auf die Realschule umgeschult. Jetzt wurde er erwischt, als er in der Straßenbahn alle Nothämmer mit einem Freund abmontiert hat und auf dem Schulhof verkaufen wollte. Die Polizei wurde benachrichtigt. Seine 11-jährige Schwester Nina ist Klassensprecherin in der 1. Gymnasialklasse, schreibt sehr gute Noten und macht den Eltern nur Freude.

Der Schulsozialarbeiter hat mit den Eltern telefoniert und ein erstes gemeinsames Gespräch mit der Familie in seinem Büro geführt. Die Stimmung im zweiten Gespräch ist eher gedrückt. Max untersucht den Schreibtisch des Sozialarbeiters.

MUTTER: »Max, nun bleib doch mal sitzen.«

VATER: »Du kannst doch nicht auf einem fremden Schreibtisch herumsuchen. Was willst du denn da?«

SOZIALARBEITER (zu den Eltern): »Danke für die Unterstützung. Ja, Max, du bist ein sehr interessierter Junge und immer auf Entdeckungsreise. Gibt es was Bestimmtes, was dich an meinem Schreibtisch interessiert?«

MAX: »Ich dachte, vielleicht liegt da eine Akte über mich.«

SOZIALARBEITER: »Ja, das stimmt. Da liegt das Protokoll der Polizisten, die den Diebstahl und Verkaufsversuch der Nothämmer aus der Straßenbahn aufgenommen haben.«

MAX: »Was steht denn da drin?«

SOZIALARBEITER: »Das kann ich dir gleich vorlesen. Ich kann verstehen, dass dich das interessiert. Mich interessiert vorher, was meinen denn deine Eltern zu diesem Diebstahl und Verkaufsversuch?«

MAX: »Keine Ahnung!«

SOZIALARBEITER: »Haben sie nichts gesagt?«

MAX: »Mein Vater hat gebrüllt und gesagt, er geht mit mir jetzt nicht zum nächsten Heimspiel der ›Lilien‹[44].«

SOZIALARBEITER: »Nina, hast du eine Idee, was deine Eltern denken oder fühlen zu der Beschädigung, dem Diebstahl und der Anzeige?«

NINA: »Na ja, freuen tun sie sich nicht, aber sie kennen das ja schon so ähnlich, leider. Würde mich aber wirklich interessieren, was die Mutter so denkt dazu. Noch mehr würde mich interessieren, was Max dazu meint.«

SOZIALARBEITER: »Gedanken und Gefühle lesen ist schwer, aber nicht völlig unmög-

44 Gemeint ist der SV Darmstadt 98, der von seinen Fans, die »Achtnneunzscher« oder »Lilien« genannt werden nach den Lilien im Vereinswappen, die wiederum auf die Lilien im Stadtwappen Darmstadts verweisen.

lich, wenn man sich gut kennt. Wir könnten ein Spiel machen, mit dem man Gedankenlesen üben kann.«

NINA: »Das fände ich super!«

MAX: »Ich auch, wenn Sie hinterher den Brief von der Polizei vorlesen.«

SOZIALARBEITER (zu den Eltern): »Wären Sie auch bereit, solche Mamaskope, Papaskope und Kinderskope zu basteln?«

VATER: »Und was passiert dann?«

SOZIALARBEITER: »Ich habe hier gebastelte Stethoskope (holt sie aus einer Schublade). Das hier ist das Mamaskop, damit kann man die Gedanken und Gefühle der Mutter lesen. Das ist das Papaskop, das ist gut geeignet für den Vater. (Er lächelt beide an.) Es ist ein kleines, aber sinnvolles Spiel. Und hier sind zwei Kinderskope.«

VATER: »O. K., probieren wir es mal.«

MUTTER: »Warum nicht, wird vielleicht lustig.«

MAX: »Oh ja, ich mach das mit dem Vater!«

Der Sozialarbeiter holt Pappe, Kleber und Scheren und erklärt, wie man die Stethoskope rollen und kleben kann. Nach zehn Minuten sind die bunten Papiergeräte fertig.

SOZIALARBEITER: »Ich schlage vor, jeder macht das mit jedem. Das braucht etwas Zeit. Nehmt euch genug Zeit, bis ihr Ideen habt, was im Kopf von Mutter, Vater, Max und Nina so vorgeht. Welche Gedanken und Gefühle da sind. Bitte nehmt den Moment, wo die Eltern erfahren haben, dass Max die Nothämmer geklaut und zum Verkauf angeboten hat. Das ist wichtig, was da wohl im Kopf (und im Herzen) von euch allen passierte. Hier liegen auch Zettel und Stifte. Vielleicht schreibt ihr das auf, wenn ihr es so besser behalten könnt. Haben alle verstanden, was gemeint ist?«

Gerade für Kinder und Jugendliche ist es leichter, die mentalen Prozesse bei familiären Interaktionen auf spielerische Weise zu ermitteln und zu erörtern. Man kann (siehe Beispiel) »Papaskope« und »Mamaskope« miteinander basteln oder reale Stethoskope dafür nutzen, mit deren Hilfe man in den elterlichen Kopf schauen kann (Asen u. Scholz, 2017, S. 54).

Zentrales Werkzeug einer solchen Gesprächsführung ist die sogenannte Mentalisierungsschleife, die aus fünf Schritten besteht:

1. Hervorheben

»Ich beobachte, dass Max (der Sohn) ängstlich unter sich schaut, wenn der Vater spricht.«

2. Überprüfen
»Hat das jemand von Ihnen auch bemerkt?« Wenn es keiner bemerkt hat, fährt man im Gespräch fort.
3. Den Augenblick mentalisieren
»Was glauben Sie bedeutet das für andere? Was meinen Sie, Herr V.?« »Ich würde gern wissen, wie es sich für Sie, Herr V., anfühlt, wenn Max so schaut?« »Wenn Gedankenblasen aus dem Kopf Ihrer Frau kämen, was würde drinstehen, wenn Max so guckt?«
4. Generalisieren
Die Familie bitten, sich an andere Situationen zu erinnern, in denen ähnliche Interaktionen passierten. »Wir haben gesehen, dass Max etwas ängstlich unter sich guckte, als der Vater sprach. Vielleicht ist das ja nur hier so, vielleicht kommt es aber auch sonst manchmal vor bei Ihnen zuhause?«
5. Nochmals betrachten
Die Situation wird übertragen auf andere, vielleicht ähnliche Situationen. Auch in späteren Sitzungen oder am Ende kann man fragen, was daraus geworden ist. Gab es in der Zwischenzeit entsprechende Beobachtungen, wie verliefen ähnliche Situationen etc.?

3.3.3 *Wie findet es Ihre Mutter, dass Sie im Knast sind?* Mentalisieren in unterschiedlichen Settings

Mentalisierungsorientierte Arbeit ist nicht auf klassische Familiengespräche beschränkt. Das macht sie nützlich für die vielen Praxisfelder, in denen mit jungen Frauen und Männern psychosozial gearbeitet wird.

Familienklassenzimmer

Im Kontext Multifamilientherapie entstanden sogenannte Familienklassenzimmer oder auch Familienschulen, in denen die Eltern direkt in den Unterricht mit schwer beeinträchtigten Kindern und Jugendlichen einbezogen werden. Über mentalisierungsbasierte Arbeit an einer dänischen Familienschule berichten beeindruckend Hjordt und Kollegen (2017, S. 345):

> »Ein Ziel unserer Arbeit besteht darin, das Mentalisieren bei allen Familienmitgliedern zu stärken. Steht ein verängstigtes Kind neben seiner Mutter und fühlt sich alleingelassen, dann hat es bitter nötig, dass seine Mutter es sieht und seine Bedürfnisse versteht; dass sie seinen Gefühlsausdruck ›liest‹ und weiß, was sie tun kann, um ihm weiterzuhelfen […]. Erst wenn das Kind ein sicheres Gefühl

hat, verstanden zu werden und geborgen zu sein, wird es in der Lage sein, an die guten Absichten der Mutter fest zu glauben und eine bessere Beziehung und Bindung entwickeln.«

»Multibehördenfamilien« und Multifamilientherapie

Es mag überraschend sein, dass mentalisierungsbasierte Arbeit auch in sehr schwierigen, komplexen und hochvernetzten Kontexten mit Kindeswohlgefährdung und Multihelferinnensystemen Sinn macht und praktiziert wird. So berichten Asen und Fonagy (vgl. Asen u. Scholz, 2017, S. 244 ff.) über ihre Arbeit mit gewalttätigen Familien. Diese Familien haben oft langjährige Kontakte zu diversen Helfersystemen. Asen und Fonagy nennen sie »Multibehördenfamilien« und arbeiten auch mit diesen zum Teil in Mehrfamiliengruppen. Es ist Teil der systemischen, mentalisierenden Arbeit, die professionellen Helfersysteme und auch die privaten Netzwerke (z. B. Großeltern) einzubeziehen, am besten gleich zu Beginn der Arbeit. Die Ziele solcher Netzwerktreffen sind:

- Erstellen einer Landkarte der Klientenfamilien und ihrer professionellen und relevanten persönlichen Netzwerke, wie sie Schwing und Fryszer (2015) als Family-Helper-Map beschrieben haben,
- die damit verbundenen Beziehungen im Netzwerk besser zu verstehen,
- offener Austausch über die Besorgnis der Helferinnen,
- Verstehen der Sorgen und Bedürfnisse der Eltern,
- Abstimmung über die zeitliche und inhaltliche Planung der Arbeit,
- Besprechen der Folgen, wenn die Gewalttätigkeit sich nicht verändert.

Mentalisieren bei Gewalterfahrungen und in Jugendhaftanstalten

> »Ein System – eine Familie oder eine andere soziale Gruppe –, das durch Blindheit für die eigenen mentalen Zustände sowie für die mentalen Zustände anderer Menschen charakterisiert ist, neigt dazu, Systeme sozialer Beeinflussung zu kreieren, in denen Zwang und Demütigung Schlüsselrollen spielen« (Asen u. Scholz, 2017, S. 244 ff.).

Gewalt hat vielfältige Ursachen, doch ein hoher Erregungslevel und die damit gravierende Beeinträchtigung der Fähigkeit zum reflektierten Mentalisieren sind – in diesen Kontexten – eine verbindende Gemeinsamkeit. Die Eltern können den Jugendlichen nur noch aus ihrer eigenen Perspektive sehen und nicht mehr als eigene Person mit eigenem Erleben. So sind sie ihrer eigenen Erregung und der gefühlten Bedrohung dermaßen ausgeliefert, dass diese Impulse zu gewalttätigen Handlungen führen können.

»Familiäre Gewalt basiert in der Regel auf dem Missverstehen oder einer Fehldeutung des mentalen Zustandes der/des Beteiligten: Ein aufrichtig gemeintes ›glückliches‹ Lächeln eines Vaters kann vom Sohn, einem unsicheren Teenager, oder von der Mutter eines anderen Teenagers in der Gruppe als ›verächtlich‹ missverstanden werden. Ein trauriger Blick kann fälschlich als Ausdruck von Wut gedeutet werden« (Asen u. Scholz, 2017, S. 253).

Wir haben bei Einzelgesprächen mit jugendlichen Gefangenen in der Jugendvollzugsanstalt (JVA) die Erfahrung gemacht, dass es sich lohnt, solche Situationen genauer zu betrachten. Was geht dem Ausrasten voraus? Wer sagt da was und wie? Was löst das aus? Welche körperlichen Signale werden wahrgenommen? Allerdings ist das nicht leicht, weil die Rollenspiele rasch eine ziemlich echte Dynamik entwickeln können und Mentalisieren dann nicht mehr möglich ist.

Mit einer Gruppe junger Männer (18 bis 23 Jahre) führten wir in einer JVA einen Achtsamkeitskurs durch. Ein Interesse der Häftlinge war hier der Umgang mit Konflikten. Dabei ging es ihnen besonders um eine bessere Impulskontrolle. Sie wollten auch besser erkennen und wahrnehmen, was in den Konfliktbeteiligten vorgeht. Wir führten erst ein Rollenspiel durch, das eine Eskalation zwischen Männern in einem Stadtpark simulierte. Ein Konfliktpartner wurde von einem der Trainer gespielt. Es war aufschlussreich, dass die Gefangenen dessen Spiel, das nach unserer Auffassung eher ein freundlich-passives Verhalten zeigte, als arrogant und überheblich wahrnahmen, was bei ihnen entsprechende Gefühle und Impulse auslöste. Darüber wurde länger gesprochen.

Im zweiten Spiel simulierten wir eine Konfliktsituation beim Telefonieren in der JVA-Gruppe. Willi wartet mit Hassan vor der Telefonzelle, in der ein Gruppenmitglied (mal wieder) mit seiner neuen Freundin telefoniert. Da die Telefonzeiten begehrt sind, gibt es ein zeitliches Limit von zehn Minuten.

Willi: »Mann, der Typ hält sich wieder nicht an die Zeit, und wir stehen uns die Beine in den Bauch.«

Hassan: »Warte noch, vielleicht ist er ja gleich fertig, sonst gibt's wieder Stress.

Willi (nach weiteren drei Minuten): »Hör mal! Das reicht jetzt, meine Süße wartet auch auf meinen Anruf.«

Er reißt die Tür der Telefonzelle auf.

Willi (laut und erregt): »Du redest schon seit fünf Minuten! Deine Zeit ist um!«

Nils, der Telefonierende, schiebt ihn raus.

Nils: »Ich bin gleich fertig, das ist wichtig, stör mich nicht.«

Willi lässt sich rausdrängen und schimpft.

Willi: »Der Typ spinnt, jedes Mal dasselbe, ich werd' verrückt hier, was fällt dem ein. Noch fünf Minuten und ich zieh den da raus.«

Hassan: »Ja, scheiße, aber der ist so, das kennst du doch, bleib cool, mach kein Fass auf.«

Willi: »Aber der Sack kennt mich noch nicht, ich explodiere gleich.«

Er schlägt gegen die Tür. Nils wendet sich um und zeigt ihm den Rücken. Willi reißt die Tür auf und versucht ihm den Hörer zu entreißen. Da die Situation körperlich heftig wird, unterbrechen wir mit einiger Mühe das Spiel und besprechen den Ablauf, die Erfahrungen und Meinungen. Jeder teilt mit, was in ihm vorgegangen ist, was er gedacht und empfunden hat.

Einige wichtige Aspekte werden für die jungen Männer in dem Fallbeispiel deutlich:

Durch das anschließende Mentalisieren wird klarer, was jeder gefühlt hat. In solchen Erregungssituationen ist es üblicherweise nicht mehr möglich, sich in andere Beteiligte zu versetzen, die Situation wird als zu bedrohlich erlebt – selbst im Rollenspiel.

In der angespannten Situation selbst ist das Problem nicht lösbar. Es brauchte eine ruhigere, entspanntere innere Haltung. Die Kunst, die es zu erlernen gilt, ist sich selbst zu beruhigen, sonst gibt es keine Lösung jenseits von Gewalt. Diese ambitionierte Aufgabe kann ein persönliches Ziel der jungen Männer sein: Schmiede das Eisen, sobald es kalt ist! – Werde wieder cool! Diese Aufgabe ist nicht leicht und erfordert viel Übung. Aber es ist ein konstruktiver Weg.

3.3.4 *In den Schuhen Ihres Sohnes gehen!* Mentalisierungsbasierte Spiele und Übungen

Die Situation ist nicht selten paradox: Zunächst reden die Erwachsenen über ihre Sicht und Sorgen wegen der Probleme und Symptome, die der Jugendliche hat oder anderen bereitet. Irgendwann wird beschlossen, dass dieser eine Hilfe, z. B. Therapie, braucht, an der dann weder die Eltern, geschweige denn seine Lehrerinnen oder Peers beteiligt sind. Er soll sich ja offen äußern und nicht durch die Anwesenheit der Eltern gehemmt sein. Für den Jugendlichen bestellen andere die Beratung und er sitzt dann da und soll offen und selbstexplorativ den Beratungsraum füllen! Hier braucht es von Beginn an Informationen (s. Kap. 3.1.1, S. 166 und Kap. 3.2.2, S. 177) über Hintergründe, Sinn und Nutzen der Arbeit und auch mögliche Arten der Beteiligung. Viel besser wäre es, wenn diejenigen, die die Hilfe veranlasst haben, von Beginn an gemeinsam mit dem »Sorgenkind« oder »Störenfried« dabei sind. So kann ein Austausch über die mentalen Prozesse des Jugendlichen und wichtiger anderer gelingen. Die Zusammenhänge zwischen dem, was durch Kopf und Herz geht, und dem jeweiligen beklagten Verhalten können klarer werden.

Einige Beispiele für mentalisierungsbasierte Methoden:

- Missverständnisse: Die Familie spielt mit aktiver Unterstützung des Beraters zwei Sketche zu einer typischen familiären Streitsituation. Einmal mit dem bekannten, typischen Ausgang. Beim zweiten Mal mit einem neuen, möglichst konstruktiven Ende. So können durch spielerischen Perspektivenwechsel eingefahrene Streitmuster erkannt sowie reflektiert werden. Ein neuer Ausgang kann besprochen werden.
- Rollentausch: Hier erzählt die Jugendliche eine typische konflikthafte Situation. Es folgt eine Inszenierung, bei der die Eltern die Rolle der Jugendlichen spielen und diese den eines Elternteils. Danach findet eine gemeinsame mentalisierende Auswertung statt.
- In die Schuhe eines Anderen schlüpfen: Zunächst wird miteinander besprochen, was diese Metapher für jeden bedeutet. Die Familie erhält nun große Papierblätter und jeder malt die Umrisse seiner Schuhe auf ein Blatt Papier, wobei sich die Familienmitglieder gegenseitig helfen. Danach setzt sich die Familie in einen Kreis und bespricht die letzte Krise. Das kann ein Missverständnis, ein Streit oder Ähnliches sein. Die Zeit wird auf fünf Minuten begrenzt. Danach stehen alle Familienmitglieder auf, gehen eine Position nach links und stellen sich in die Schuhe eines anderen Familienmitgliedes. Sie sollen dann die Diskussion fortsetzen, allerdings aus der Perspektive des Familienmitgliedes, in dessen Schuhen sie jetzt stehen. Das wird fortgesetzt, bis jeder in jedes Schuhen stand. Auch wichtige Abwesende können mit ihren Schuhen einbezogen werden.
- Denkpausen-Knopf-Spiel: Hier wird eine konflikthafte Situation mit eskalierender Tendenz ausgewählt. Beispielsweise konfrontiert die Mutter die 14-jährige Tochter mit dem vermüllten Zimmer. Mutter oder Vater übernehmen abwechselnd die Rolle der Tochter und die Tochter die Rolle der Mutter oder des Vaters. Sobald die Eskalation droht, macht die Tochter (in der Rolle der Mutter) einen Stopp und sagt: »Reagiere nicht! Denke nach!« Dann wird kurz weitergespielt bis zum nächsten Stopp mit der Aufforderung, nicht zu reagieren, aber nachzudenken. Am Ende erfolgt eine gemeinsame Reflexion.

3.3.5 *Sei nett zu deinen Kindern, sie suchen dein Altersheim aus!* Systemisches Arbeiten und Mentalisieren

Autonomie und Beziehung bedeuten selbstbestimmt und gleichzeitig verbunden zu sein. Das sind die beiden Seiten einer Medaille. Die Ablösung von Sohn oder Tochter erfordert auch aufseiten der Eltern neue Beziehungsentwicklungen, einen veränderten Umgang mit Zeiten und Räumen, Sinn und Werten des eigenen Lebens. Eltern und Kinder bleiben existenziell aufeinander bezogen und damit in gewisser Weise emotional bezogen, selbst wenn sie keinerlei Kontakt mehr haben. Die körperliche, psychische, soziale und institutionelle Situation und Befindlichkeit der Familienmitglieder verändern sich stetig, was zu immer neuen Herausforderungen führt. Geschicktes Mentalisieren ermutigt dazu, Angst, Unsicherheit und Konflikte als Vorfälle zu sehen, die darauf aufmerksam machen, dass Neues passiert, was noch nicht ausreichend verstanden und integriert ist. Ablösungsaufgaben sind Entwicklungsaufgaben der ganzen Familie und nicht nur von Jugendlichen zu leisten. Gerade in einer Zeit, in der vielfach eher freundschaftliche Umgangsformen zwischen Eltern und Kindern dominieren, die ökonomische Unabhängigkeit sich hinauszögert, große Wohnungen »Hotel Mama« gestatten und die Paarbeziehung oft hinter der Elternbeziehung zurückblieb, liegen hier auch Entwicklungsaufgaben für Eltern.

Wie können Eltern Jugendliche loslassen und ihre Eigenständigkeit unterstützen? Wie reflektieren sie ihre eigenen erfüllten und unerfüllten beruflichen Wünsche, wenn Sohn oder Tochter danach suchen, was sie werden wollen, was sie dafür tun und lernen müssen? Wie reflektieren Eltern ihre erfüllten und unerfüllten sexuellen Wünsche und setzen sich mit verpassten Chancen auseinander, wenn Tochter oder Sohn beginnen, intime Beziehungen zu gestalten? Wie nehmen Eltern ihre körperlichen Alterungsprozesse wahr, während Sohn oder Tochter versuchen, mit Veränderungen im Aussehen und Körperschema umzugehen (Rotthaus, 2016, vgl. auch Kap. 1.1, S. 29)?

Das gilt sowohl für übliche Veränderungen in der Entwicklung (Pubertät und Adoleszenz), aber ebenso für außerordentliche Veränderungen (Krankheit, Behinderung, Trennung, Tod, Niederlagen, Verluste, Armut, Wohnungs- und Arbeitslosigkeit etc.). Solche schwierigen und existenziellen Bedrohungen strapazieren die Weiterentwicklung und führen manchmal zu chronischen Verhärtungen, Resignation und weiteren Symptomen. Verständnis, Austausch, wechselseitige Wahrnehmung und Akzeptanz dessen, was man nicht ändern kann, unterstützen Experimentierfreudigkeit und bringen Festgefahrenes wieder in Bewegung. Wie z. B. die Eltern mit den oft sehr geliebten, vielleicht pflegebedürftigen Großeltern umgehen und wie sie darüber denken, fühlen und sprechen, hat Auswirkungen auf den zukünftigen Umgang der Kinder mit ihren irgendwann auch hinfälligen Eltern.

Ein Märchen der Brüder Grimm, »Der alte Großvater und der Enkel«, zeigt dieses Verhalten:

> »Es war einmal ein steinalter Mann, dem waren die Augen trüb geworden, die Ohren taub, und die Knie zitterten ihm. Wenn er nun bei Tische saß und den Löffel kaum halten konnte, schüttete er Suppe auf das Tischtuch, und es floss ihm auch etwas wieder aus dem Mund. Sein Sohn und dessen Frau ekelten sich davor, und deswegen musste sich der alte Großvater endlich hinter den Ofen in die Ecke setzen, und sie gaben ihm sein Essen in ein irdenes Schüsselchen und noch dazu nicht einmal satt; da sah er betrübt nach dem Tisch und die Augen wurden ihm nass. Einmal auch konnten seine zittrigen Hände das Schüsselchen nicht festhalten, es fiel zur Erde und zerbrach. Die junge Frau schalt, er sagte nichts und seufzte nur. Da kaufte sie ihm ein hölzernes Schüsselchen für ein paar Heller, daraus musste er nun essen. Wie sie da so sitzen, so trägt der kleine Enkel von vier Jahren auf der Erde kleine Brettlein zusammen. ›Was machst du da?‹ fragte der Vater. ›Ich mache ein Tröglein,‹ antwortete das Kind, ›daraus sollen Vater und Mutter essen, wenn ich groß bin.‹ Da sahen sich Mann und Frau eine Weile an, fingen endlich an zu weinen, holten alsofort den alten Großvater an den Tisch und ließen ihn von nun an immer mitessen, sagten auch nichts, wenn er ein wenig verschüttete« (Brüder Grimm, 2011, S. 403 f.).

3.3.6 *Autonomie und Gemeinschaftsfähigkeit* Konflikte besprechbar machen

Oft haben Jugendliche Konflikte in Schule, Familie, Ausbildungsstellen, der Peer-Gruppe. Sie wollen und sollen Autonomie und Identität entwickeln. Soll Entwicklung gelingen, muss Autonomie mit Bezogenheit, mit Gemeinschaftsfähigkeit verbunden werden. Das bedeutet oft Experimentieren mit der Gefahr der Ausgrenzung oder gar des Verlustes von Beziehungen oder des Ausbildungsplatzes. Beratung mit Jugendlichen bedeutet oft Konflikte zu moderieren, um Lösungen jenseits von Ausgrenzung und Beziehungsverlust zu suchen. Jugendliche brauchen Beziehung und Gemeinschaftsfähigkeit – wie alle Menschen –, um gut zu leben. Die folgenden Methoden helfen zwischen Autonomie und Gemeinschaftsfähigkeit auszubalancieren. In Kapitel 2 (S. 69) haben wir zudem Haltungen und Strategien beschrieben, die sich ebenfalls gut eignen, um Konflikte zwischen Jugendlichen und ihrem Lebenskontext konstruktiv zu moderieren.

3.3.7 *Wer darf auf die Insel und wer arbeitet auf dem Festland?* Verhandlung von Pflicht und Kür

Diese Moderationsmethode kann in Einzel- und in Familiensitzungen mit Jugendlichen eingesetzt werden. Viele Konflikte von Jugendlichen haben das Verhältnis von Pflichten und Verantwortung einerseits und den lustbesetzten Aspekten des Lebens andererseits zum Thema. Eine metaphorische Methode, um die Balance von Pflicht und Kür in der Familie zu besprechen, ist die Methode Festland und Insel. Oftmals hat sich, z. B. bei ADHS, ein Muster entwickelt, in dem die Mutter überlastet ist und sich um sehr viele Angelegenheiten des Alltags (Taxidienste, Zimmer aufräumen etc.) kümmert. Der Versuch, dies in der Pubertät endlich zu korrigieren, erweist sich als schwierig. Die unterschiedlichen Bilder von den Lebenszeiten, die für Pflicht und für Kür gebraucht werden, bringen solche verborgenen Bilanzen ans Tageslicht und machen sie verhandelbar. Dabei können ganz überraschende neue Bilder erscheinen.

Das Festland ist der Ort, an dem man das macht, was man tun muss, der Ort der Pflichten. Die Insel ist der Ort der Kür, an dem man das tut, was man will, der Ort der Freiheit und der Wünsche. Zwischen beiden gibt es eine Brücke:

- Wie oft hält die Jugendliche sich auf dem Festland auf und wann ist sie auf der Insel?
- Wie könnte die Brücke gestaltet sein, damit jeder öfter mal hin und her gehen kann und beide Bereiche nutzt?
- Wie sehen das die Eltern und wie verteilen sie ihre Zeit zwischen Festland und Insel?

Nicht selten sehen sich Mütter in solchen Konflikten ausschließlich auf dem Festland und wähnen z. B. ihre rebellische Tochter einzig auf der Insel.

> Frau B. (39 Jahre) hat eine 13-jährige Tochter, Tanja, die das Gymnasium besucht. Frau B. ist alleinerziehend und arbeitet als medizinisch-technische Assistentin mit voller Stelle. Tanja fühlt sich oft müde und erschöpft und liegt dann auf ihrem Sofa, sieht fern oder spielt am PC. Wenn die Mutter von der Arbeit kommt, wartet Tanja ungeduldig in ihrem Zimmer auf das Abendessen und fragt, wann es so weit sei. Die Mutter wurde einige Male in dieser Situation zornig und hat Tanja angeschrien. Diese hat die Tür ihres Zimmers zugeknallt und ging am nächsten Tag nicht zur Schule. Die Mutter hat sich entschuldigt. Sie hatte Schuldgefühle, weil Tanja vielleicht depressiv ist. Trotzdem hat sie das Gefühl, dass es so nicht weitergehen kann, und hat bei der Telefonseelsorge angerufen. Dort wurde ihr

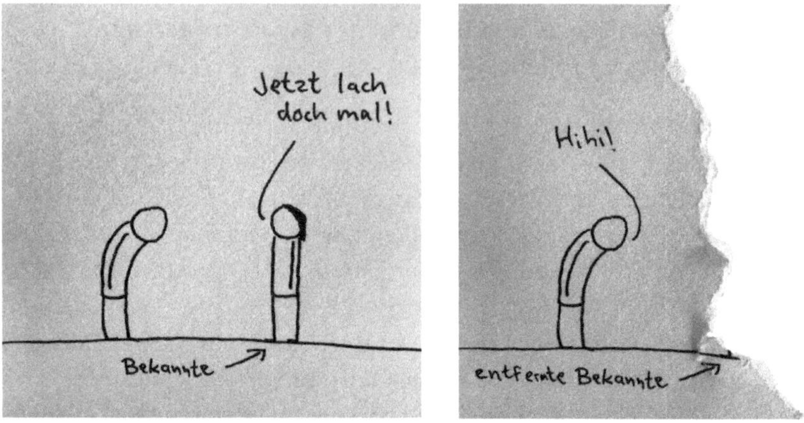

die Telefonnummer einer Beratungsstelle genannt, wo sie einen gemeinsamen Termin für sich und Tanja bekam.

Die Psychologin, Frau S., erläutert Arbeitsweise und Rahmenbedingungen der Beratungsarbeit und stellt einige Fragen. Sie erfährt einiges über die Lebenssituation der kleinen Familie. Tanja und ihre Mutter fühlen sich von der Psychologin anerkannt und verstanden. Frau S. macht nach 40 Minuten eine Denkpause, entwickelt erste Hypothesen und teilt diese den beiden mit. Sie beobachte, dass Mutter und Tochter eng verbunden seien und Tanja in der Gefahr sei, Anforderungen immer mehr auszuweichen und damit auf riskante Weise einen Autonomiewunsch umzusetzen. Sie erlebe die Mutter erschöpft, aber auch, dass die Mutter nicht wage, angemessen über Tanjas Beteiligung an familiären Aufgaben zu sprechen. Das »Ausrasten« setze einen Teufelskreis von Nachgiebigkeit - Feindseligkeit - Ausrasten - Schuldgefühlen - mehr Nachgiebigkeit in Gang. Das Ganze laufe verborgen ab und die Atmosphäre zwischen den beiden wirke angespannt. Transparenz über das wechselseitige Erleben und Kommunikation über die Belastungen könnten neue Wege öffnen. Frau S. schlägt ein Spiel vor: Insel und Festland.

In allen Familien gäbe es Pflichten und Aufgaben des Alltags, das sei das Festland. Sie fragt, wer denn gut malen könne? Die Mutter zeigt auf Tanja.

FRAU S.: »Wärst du bereit, ein bisschen was zu malen? Es ist ganz einfach.«

Tanja bekommt Wachsmalstifte und Instruktionen. Sie malt eine große Fläche - das Festland - braun auf das Flipchart. Gegenüber dem Festland gibt es eine schöne grüne Insel. Tanja malt diese anmutig, mit einer kleinen Palme und erhält Komplimente von Mutter und der Psychologin.

FRAU S.: »Sehr schön, Tanja, da hat man gleich Lust, sich drunterzulegen. Hier kann man sich erholen, Muße haben, nachdenken und ein Eis lutschen.«

Tanja zeichnet die Insel sattgrün.

FRAU S.: »Zwischen Insel und Festland gibt es eine Brücke, um von einer Seite auf die andere zu gelangen.«

Die Psychologin erläutert dann, dass es sie interessiert, wer von den beiden wie lange an welchem der beiden Orte verweilt und was die beiden darüber denken und fühlen. Tanja malt geschickt eine kleine Hängebrücke.

Die Mutter schildert ihre Überlastung und die Sehnsucht nach der Insel. Sie fände kaum Gelegenheit, die Brücke Richtung Insel zu überqueren. Die Psychologin malt ein Symbol für die Mutter auf das Festland mit der Angabe 95 Prozent. Tanja sagt, sie sei zwar fast immer auf der Insel, so ca. 75 Prozent der Zeit, außer bei den Hausaufgaben. Aber das sei keine Erholung, sondern sie sei so müde und deprimiert, dass sie keine Kraft habe, auf das Festland zu gehen. Sie würde gern mehr dorthin gelangen. Frau S. notiert diesen Wert und fragt, was und wer ihr helfen könne, öfter mal über die Brücke zu gehen.

Tanja meint, sie wisse nicht, was sie auf dem Festland machen solle. Ihre Mutter habe ja alles schon geregelt und brülle sie nur öfter mal an. Helfen könne da vielleicht schon die Mutter.

MUTTER: »Und wie könnte ich dir helfen?«

TANJA (wird etwas energischer und lauter): »Indem du mal freundlich bei einem Kräutertee mit mir redest, wie es dir geht, wo und wie auf dem Festland ich dich unterstützen könnte, und nicht verbiestert von der Arbeit kommst mit schweren Taschen bepackt und anfängst zu kochen ohne ein Wort. Ich koche dann auch, aber vor Wut.«

Die Mutter ist ärgerlich über diese Antwort und beginnt sich zu verteidigen. Die Psychologin unterbricht das freundlich und fragt Tanja, was gerade passiere in ihr. Tanja sagt, das sei so ähnlich wie zuhause. Dann kämen Kraftlosigkeit und Ärger hoch, sie könne die Brücke nicht betreten und lege sich auf das Bett.

FRAU S.: »Und was geht dir dann durch Kopf und Herz?«

TANJA (nach längerer Pause): »Ich mache mir Sorgen um meine Mutter. Wie lange hält sie das noch aus und wie lange halten wir das aus?«

Frau S. malt einen dicken Balken quer über die Brücke und fragt, was es brauche, um das Hindernis wegzuräumen, zu verkleinern oder mal drüberzuklettern. Tanjas Mutter beginnt zu weinen.

Die Methode ist leicht anzuwenden. Es kann auch die Beraterin malen, doch – insbesondere – Mädchen haben daran oft Spaß und müssen so nicht nur reden.

3.3.8 *Geht doch!*
Mit dem Jugendlichen reden, während die Eltern zuhören

Insbesondere wenn gestritten wird, wiederholen sich immer wieder die gleichen Konfliktmuster in der Familie, das Klagen und Anklagen wiederholt sich im Beratungszimmer.

»Sehen Sie, so ist es bei uns immer! So ist er immer! Jetzt können Sie selbst sehen, wie das ist!«

»… nun sag doch du mal was, wegen dir sind wir ja hier.«

Dann ist es häufig sinnvoll, wenn die Therapeutin 15 bis 20 Minuten allein mit dem Jugendlichen spricht und die Eltern bittet zuzuhören.

Die Beraterin sollte nicht versuchen, innerhalb des destruktiven Kommunikationsmusters der Familie konstruktive Momente einzuspinnen – was meist sehr anstrengend und oft nicht erfolgreich ist.

Dieses Vorgehen vermeidet, dass man die Eltern in ihrer Autorität oder Kompetenz vor dem Jugendlichen dadurch hinterfragt, dass man ihre Beiträge, die absehbar destruktiv auf den Verlauf der Sitzung wirken, unterbricht. Die Eltern fühlen sich so nicht indirekt kritisiert, der Jugendliche wird in seiner negativen Sicht der Eltern nicht bestätigt.

Eine Sequenz Einzelgespräch mit dem Jugendlichen beinhaltet die Möglichkeit, das Gespräch elegant zu zentrieren und gleichzeitig die elterliche Erwartung, es gehe ja um den Jugendlichen, zu bedienen. Der Jugendliche erhält die Gelegenheit, die beklagte Situation und sein Anliegen aus seiner Sicht zu schildern.

Die Eltern erleben ein Modell für ein Gespräch mit dem Sohn in einer Haltung aktiven Zuhörens und entspannter Offenheit. Oft ist es eine Freude für Eltern zu sehen, dass sich ihr Kind in solch einer Atmosphäre angenehm und recht respektabel verhalten kann.

Mit dem Jugendlichen reden, während die Eltern zuhören, ist ein Spiel über die Bande, d. h., Mitteilungen an Eltern können indirekt gegeben werden und – wenn es gut läuft – mit hoher Aufmerksamkeitsfokussierung.

Familie W. kommt zum Erstgespräch mit ihrer Tochter Svenja (15 Jahre) und den zwei Söhnen (9 und 11 Jahre). Angemeldet haben sie sich wegen erheblicher schulischer und familiärer Konflikte mit Svenja. Ihr droht nicht nur ein Schulverweis wegen Beleidigung von Lehrern, sondern die Mutter hat Svenja bereits dreimal rausgeworfen, weil sie sich anders nicht mehr gegen deren verbale Attacken wehren konnte. Der Vater hat zwar seit einigen Jahren eine eigene Wohnung, unterstützt jedoch die Mutter. Er ist vor allem in der Familie, wenn die Mutter beruflich unterwegs ist. Beide Eltern haben eine akademische Ausbildung und arbeiten selbstständig in künstlerisch-kreativen Feldern. Der Therapeut sieht, dass Svenja mehrfach verbal und auch nonverbal mit Fußtritten den neunjährigen Carsten attackiert bzw. reglementiert. Die Eltern reagieren nicht darauf. Die Kinder dominieren die Beratungssituation mit einer regen, auch recht aggressiven und oftmals abwertenden Kommunikation. Als klar wird, dass auch körperliche Angriffe zuhause öfter vorkommen, spielen die Eltern das Problem herunter. Der Therapeut schlägt vor, eine Phase allein mit Svenja zu sprechen.

THERAPEUT: »Ich sehe, dass du Carsten mehrfach ermahnt hast und ihn dabei auch trittst.«

SVENJA: »Der provoziert immer, das sehen Sie gar nicht.«

THERAPEUT: »Machst du das häufiger so?«

SVENJA: »Ja, der macht doch sonst, was er will.«

THERAPEUT: »Das klingt so, als meintest du, es sei nötig, deine Eltern in solchen Situationen zu vertreten.«

SVENJA: »Ja, die machen doch nichts, darum geht es doch bei uns drunter und drüber.«

THERAPEUT: »Spontan dachte ich, oha, eine junge Frau sieht rot und macht hier den Familiensheriff auf die harte Tour. Aber jetzt klingt das so, dass du auch in Sorge bist, dass ohne deine Erziehungsarbeit in der Familie das Chaos ausbricht.«

SVENJA: »Das Chaos bricht ja trotzdem manchmal aus, aber ich versuche eben, das zu verhindern, meine Eltern warten da viel zu lang oder kriegen nicht mit, was da für ein Stress passiert.«

Einige Hinweise für solch einen Dialog mit Jugendlichen vor den Eltern oder dem Rest der Familie:

- Begegnen Sie der Jugendlichen mit einem achtsamen, mitfühlenden Interesse und respektvoller Neugier an ihrer Person.
- Laden Sie sie freundlich zum Gespräch ein, aber erlauben Sie ihr zu schweigen: auch Schweigen ist als Kooperationsangebot zu sehen (s. Kap. 1.5.1, S. 56).
- Erlauben Sie sich überraschende Reframings, mit denen schwieriges, aggressives oder scheinbar destruktives Verhalten der Jugendlichen als konstruktiv interpretiert wird. So wird aus den aggressiven Attacken von Svenja auf Carsten gut gemeintes Erziehungsverhalten gegenüber dem Bruder und »Chaosbeseitigung« (s. Kap. 3.3.8, S. 198).

- Es ist leichter bei dieser Methode, nebeneinander zu sitzen als gegenüber. Dies scheint vor allem für Jugendliche Stress zu reduzieren.
- Seien Sie interessiert an der Sichtweise und Situation der Jugendlichen.
- Bleiben Sie authentisch und biedern Sie sich nicht an!
- Bringen Sie sich mit Ihren Erfahrungen offensiv ein!
- Nennen Sie grobes Fehlverhalten beim Namen (»Klartext sprechen«); doch dramatisieren Sie nicht, sondern behalten Sie Ruhe und zeigen Sie Humor!
- Seien Sie direkt und ehrlich und vor allem Anwalt von Hoffnung, Ermutigung und aktiver Hilfe!

Durch diese klare Gesprächsstruktur kann in der Familie etwas Neues passieren und die Familienmitglieder können Neues voneinander erfahren.

3.3.9 *In Ruhe lassen ist zwar bequem, aber zu wenig* Die zweitbeste Lösung

Diese Methode lässt sich gut in Einzel- und in Familiensitzungen mit Jugendlichen einsetzen. Bei der Arbeit mit Jugendlichen in Zwangskontexten kann es sein, dass Jugendliche Lösungen anstreben, die nicht realisierbar oder ethisch nicht vertretbar sind.

»Ich will in Ruhe weiter kiffen!«
»Ich werde gar nichts machen: keine Schule, keine Lehre!«

In solchen Situationen kann die Beraterin ihre Zwickmühle deutlich machen, diese »Sehnsuchtsziele« würdigen, gleichwohl anregen, wenn die »beste« Lösung nicht möglich ist, wie ein »Auftrag zweiter Wahl« aussehen könnte (Schmidt, 2019a, S. 120).

»Ich verstehe, was du dir wünschst, ich kann das aber aus folgenden Gründen menschlich und fachlich nicht so vertreten …«

Die Beraterin hat in diesen Situationen keine Ergebnisneutralität, hört dem Jugendlichen zu, macht ihr Dilemma deutlich und drückt aus, dass sie die bisherige Lösung des Jugendlichen nicht unterstützen kann (s. Kap. 1.5.5, S. 61).

Auf Hinweis der Sozialen Dienste bat der Vater des 16-jährigen Max um Beratung. Dieser intelligente und sympathische junge Mann war innerhalb von drei Jahren vom Gymnasium ohne Hauptschulabschluss in das Berufsvorbereitungsjahr einer berufsbildenden Schule abgesackt. Er war im Beratungsgespräch in Gegenwart der Eltern aufgeschlossen, gesprächsbereit, brav und voller guter Vorsätze. Er ordnete sich den Eltern auf kindlich wirkende Weise unter. Aus Schule, Nachbarschaft und Polizei trafen jedoch Hinweise, Briefe und Anzeigen wegen delinquenten Verhaltens ein. Der Vater war ungewöhnlich autoritär und aufbrausend, während die Mutter den Sohn mit ihrer Erkrankung unter Druck setzte. Die geschockten Eltern reagierten mit Hausarrest, Entzug von PC, Handy und verstärkter Kontrolle. Die Schere zwischen verängstigter Anpassung und delinquenten Aktionen mit Peers, Lügen und Täuschungen öffnete sich immer weiter. In den Einzelsitzungen war Max' Wunsch an die Therapeutin, den Eltern davon nichts zu sagen und ihm zu helfen, die Täuschungen und Lügen durchzuhalten, bis er irgendwie das Ganze wieder auf die Reihe kriegte.

Die Beraterin machte ihr Dilemma deutlich, dass sie ihn in dieser sehr schwierigen Lebensphase unterstützen möchte, aber es menschlich, ethisch und fachlich keinen Sinn mache, diesem Wunsch nach äußerer Unterwerfung und Flucht in ein Doppelleben zu entsprechen. Sie bat ihn, über eine zweitbeste Lösung nachzudenken. Diese Verbindung von mitfühlendem Interesse und Verständnis für die große Angst vor dem strafenden Vater und der übermäßig bindenden Mutter sowie klarer Benennung des Beraterinnen-Dilemmas, ihm auf diese Weise nicht helfen zu können und zu wollen, war für Max neu. Er reagierte irritiert, war gleichwohl angeregt, selbst nach anderen Ideen und Lösungen zu suchen. Ein Schwarz-Weiß-Bild gewann zusätzliche Grau- und auch Farbtöne.

Max begann seine Wut über die Eltern zu äußern, schilderte, dass der Vater ihn in eskalierten Situationen schlage, und begann über andere mögliche Lösungen aus der für ihn unerträglichen Situation nachzudenken. Er brachte einen guten Freund mit in die Beratung. Als der Vater ihn das nächste Mal schlug, verließ er die Wohnung und zog zu diesem Freund. Seine Eltern informierte er darüber telefonisch.

Im folgenden gemeinsamen Beratungsgespräch trat er den Eltern mutig und offen gegenüber und machte deutlich, dass er nicht mehr bereit sei, entwürdigende Bestrafungen und Schläge hinzunehmen. Das Schulschwänzen hörte auf und er begann zu überlegen, wie er das bei Lehrern und Freunden verspielte Vertrauen zurückgewinnen könne.

Jugendliche müssen einen eigenen Weg für ihr Leben finden. Erwachsene sehen die Haken und Ösen der momentan gefundenen Wege. Den Jugendlichen ihre momentanen Lösungen ausreden zu wollen, ist meist nicht erfolgversprechend und wurde schon oft ausprobiert. Die Frage nach der zweitbesten Lösung führt aus diesem Dilemma und schafft dem Jugendlichen Raum, über andere Lösungen nachzudenken – ohne sein Modell dauernd gegen einen Erwachsenen verteidigen zu müssen. Aus einer Verteidigungsschlacht kann so lösungsorientiertes Nachdenken werden. Vor allem, wenn nicht gleich der Druck aufgebaut wird, der Jugendliche solle sein Sehnsuchtsziel aufgeben und nun brav die zweitbeste Lösung (Kap. 3.3.9, S. 200) leben.

3.3.10 *Legal, illegal, scheißegal?* Eigenverantwortung, ein gemeinsames Ziel von Jugendlichen und Eltern

Unterschiedliche Sichtweisen zwischen Jugendlichen und Eltern zielführend zu bearbeiten, wird leichter durch ein gemeinsames Ziel. »Eigenverantwortung« wird meist von beiden Seiten akzeptiert. Häufig kommt es zwischen Eltern und Jugendlichen zu heftigem Streit um Kleinigkeiten des Alltags. Einig ist man dabei wahrscheinlich darin, dass sowohl Jugendliche wie Eltern, Lehrer usw. Selbstständigkeit und Autonomie anstreben. Das Wie und Wieviel und an welchen Stellen führt dann oft zum Streit. Manchmal stehen Eltern, Freunde und Lehrer ratlos und völlig überrascht vor delinquenten Entwicklungen, für die sie weder Erklärungen noch Lösungsideen haben.

Eine Mutter schimpft erregt über die Unordnung im Zimmer der 14-jährigen Tochter Eva und deren Weigerung, einfache Pflichten zu übernehmen.

THERAPEUTIN: »Das ist doch verständlich, wie enttäuscht und ärgerlich Sie als Mutter sind, denn Ihr Herzensanliegen ist ja, dass Ihre Tochter Eigenverantwortung übernimmt, selbstständig wird. (Blick von Mutter weg zu Eva) Und das, habe ich gerade gehört, ist ja auch das große Anliegen von dir, Eva. Doch über die Wege dorthin gibt es offensichtlich sehr unterschiedliche Vorstellungen, die zu harten Konflikten führen. Aber in einem Ziel sind Sie beide sich ganz offensichtlich einig, auch wenn man dies noch nicht so recht fühlt und hört. (Pause) Ich frage mich, woran würde der Vater (Blick zu ihm) erkennen, dass nicht nur über das Ziel, sondern auch über den Weg zu mehr Eigenverantwortung etwas mehr Übereinstimmung zwischen Eva und ihrer Mutter entsteht?«

Zunächst wird also der Wunsch nach Eigenverantwortung als gemeinsames Ziel herausgearbeitet, was häufig gut gelingt. Die Therapeutin holt sich so von Jugendlichen und Eltern den Auftrag, gemeinsam nach Wegen für mehr Eigenverantwortung zu suchen. Dann kann über eine Skalierung die Selbsteinschätzung der Beteiligten zu dieser Fähigkeit eingeholt werden. Die Gründe für diese Bewertung werden erfragt und erläutert und Wunschziele können skaliert werden. Daran kann sich die Frage anschließen, woran jeder merken würde, dass der gewünschte Skalenwert erreicht wäre. Auf der linken Seite der bipolaren Skala steht »Unselbstständigkeit, Verantwortungslosigkeit« oder auch »Kleinkind« und rechts »Eigenverantwortung, Selbstständigkeit« oder »selbstständiger Erwachsener«.

Falls heftige Regelverletzungen (Schulabsentismus) oder bereits Gesetzesverstöße vorliegen, lässt sich die Skala um eine entsprechende Senkrechte ergänzen, die von »erlaubt« bis »ungesetzlich« reicht (Loschky, 2009, S. 199–212). So können das aktuelle Verhalten und auch Szenarien zu Wunschentwicklungen »zweidimensional« dargestellt werden, wobei oft überraschende Zusammenhänge zwischen den Dimensionen deutlich werden.

Der 12-jährige Paul wurde aufgrund von Hinweisen der Schule und der Polizei in einer Erziehungsberatungsstelle angemeldet. Er schwänzte immer wieder die Schule oder erschien verspätet. In einem Kaufhaus hatte er während der Schulzeit versucht, eine Hose zu stehlen und war dabei vom Ladendetektiv erwischt worden, der die Polizei einschaltete. Die geschiedenen Eltern reagierten mit vermehrter Kontrolle - auch in seinem Zimmer - und mit Hausarrest, wogegen Paul massiv protestierte und sich entzog.

BERATER: »Ich habe den Eindruck, dass du, Paul - trotz dieses Diebstahls -, möchtest, dass deine Eltern dir wieder vertrauen und dir eigene Verantwortung einräumen.«

PAUL: »Die behandeln mich doch wie ein Kind im Kindergarten.«

BERATER (zu den Eltern): »Wie sehen Sie das denn als Mutter und Vater mit dem Thema Eigenverantwortung?«

VATER: »Davon ist ja nichts zu spüren, da müsste einiges völlig anders laufen.«

MUTTER: »Ja, das wäre eine große und schöne Überraschung.« Sie seufzt und schaut mit traurigem Blick auf Paul.

BERATER: »Ich schlage vor, dass wir uns für dieses Thema etwas Zeit nehmen. Ich lade Sie ein, zu spekulieren und einzuschätzen, wie hoch denn die Eigenverantwortung Pauls aus Sicht von Mutter, Paul und Vater ausgebildet ist. Ich male dafür an das Flipchart eine Skala. Ist das für Sie o. k., wenn wir so vorgehen?«

Der Berater wartet, bis spürbar wird, dass alle sich das vorstellen können.

BERATER: »Sie scheinen interessiert daran. Danke für Ihr Vertrauen. Ich erkläre es etwas genauer. Mit dieser Skala lässt sich leichter darüber reden, was sich jeder unter Eigenverantwortung vorstellt, woran man höhere Verantwortung erkennen könnte und welche Unterschiede und Konflikte es bei diesem Thema in Ihrer Familie gibt.«

Er zeichnet eine waagerechte Linie mit den Endpunkten 0 und 10. Bei »0« schreibt er »Kleinkind«, bei »10« »selbstständiger erwachsener Mann«. Er fragt erst die Mutter.

THERAPEUT: »Welchen Zahlenwert würden Sie auf dieser Skala zurzeit für Ihren Sohn eintragen?«

Die Mutter überlegt und entscheidet sich für eine 2 bis 3. Der Vater wählt eine 2. Paul selbst überlegt länger und entscheidet sich für eine 5 bis 6. Nun sollen Paul und die Eltern ihren Zahlenwert begründen. Das ergibt eine Unterhaltung über die wechselseitige Wahrnehmung von Verantwortlichkeiten in unterschiedlichen Lebensbereichen. Paul argumentiert, dass er sich sehr verantwortlich fühle für die Betreuung seiner kleinen Schwester am Nachmittag, wenn die Mutter arbeitet und er allein zuhause ist, und für die Pflege seiner Freundschaften zu Peers. Der Berater notiert die Stichworte oberhalb der Zahlenwerte. Die Eltern reagieren überrascht, dass Paul sich solche Gedanken macht, und lenken das Gespräch auf die schulischen Pflichten und begründen ihre Werte von dorther. Auch das wird knapp an der Skala notiert. Der Berater fasst die unterschiedlichen Sichtweisen zusammen und anerkennt die disziplinierte und konstruktive Arbeit bei solch einem schwierigen Thema. Er schlägt eine weitere Skalierung vor, und zwar die gleiche Frage zum Zeitpunkt vor zwei Jahren. Nun ähneln sich die Zahlenwerte der Anwesenden und liegen zwischen 6 und 8. Der Berater fragt nach Erklärungen zu dieser Veränderung. Zögernd schildert Paul die Trennung der Eltern, die jetzt neun Monate zurückliege, und gebraucht dabei mit Blick auf den Vater mehrmals das Wort Verantwortung. Der Berater würdigt die Größe der Herausforderung für alle Beteiligten.

THERAPEUT: »Eine solch große Veränderung in der Familie bringt erhebliche neue Anforderungen mit sich, gerade auch welche Lebensbereiche nun besonders viel Verantwortung brauchen, wer sich wofür verantwortlich fühlt. Manchmal kann die Verantwortung auch zu schwer werden.«

Das Gespräch hat hier eine überraschende Wendung genommen. Die Stimmung ist verändert. Auch der Begriff Verantwortung erscheint in einer anderen Dimension. Die Eltern und Paul einigen sich mithilfe des Beraters, im nächsten Kontakt über die verschiedenen Sichtweisen zur Eigenverantwortung in den Bereichen »Verantwortung für die Familie«, »Freundschaften« und »schulische Aufgaben« zu sprechen und bis dahin zu beobachten, was jeder in diesen Feldern wahrnimmt.

Die Eigeneinschätzung des Jugendlichen wird in der Regel stärker in Richtung Selbstständigkeit liegen. Eltern werden niedrigere Werte wählen, weil sie es dem Jugendlichen »zeigen« wollen. In Kapitel 3.7 (S. 242) führen wir aus, wie sich die Arbeit mit einer Skala weiterführen lässt.

Konflikte, eigenwilliges Verhalten und Symptome Jugendlicher lassen sich als Ringen um Autonomie interpretieren und so nutzen. Sie können in den

Kontext von Ablösungsprozessen gestellt werden. Kinder lösen sich oft nicht »planmäßig« ab, sondern finden eigene Wege. Metzger, Reinhard und Wettach (2015, S. 246 ff.) haben in einer empirischen Untersuchung beleuchtet, welche unterschiedlichen Vorstellungen und Bilder in Bezug auf »Ablösung« in verschiedenen Lebensbereichen Jugendliche bzw. deren Eltern haben. Dabei unterscheiden die Autoren die Bereiche Bewegungsfreiheit, Vergnügungen, eigenständige Lebensführung und Freundschaften. Eine wichtige Erkenntnis der Untersuchung ist es, dass eine informierende, auf Austausch und Gespräch orientierende elterliche Begleitung einen unterstützenden Einfluss hat im Gegensatz zu einer hauptsächlich kontrollierenden Begleitung. Dies gilt besonders für den Bereich der Peer-Gruppen-Beziehungen.

Bei einer Gruppe von Jugendlichen ist der Wunsch nach Autonomie so ausgeprägt, dass nahezu jede Form von Regulierung durch Erwachsene abgelehnt wird. Wir können hier von einer gewissen Herrschaftsausrichtung des Jugendlichen sprechen. In Kapitel 5.3 (S. 343) stellen wir dieses Muster ausführlich dar.

Eigenverantwortung impliziert auch die Frage, wie viel Verantwortung Eltern noch haben, bereit oder in der Lage sind zu übernehmen. Bei einer Reihe von Störungen im Bereich kindlicher Entwicklung finden wir eine Haltung bei den Eltern, die sich als parentale Hilflosigkeit (Kap. 5.2, S. 338) bezeichnen lässt. In Kapitel 2.4 (S. 111) beschreiben wir die Situation der 13-jährigen Luise, die als Beispiel parentaler Hilflosigkeit verstanden werden kann.

3.3.11 *Was soll bleiben, was soll anders werden?* Lösungen für Konflikte zwischen Eltern und Jugendlichen finden (vier Körbe)

Die Moderation der vier Körbe (Omer u. von Schlippe, 2016a) in Konflikten zwischen Eltern und Jugendlichen ist hilfreich, um Streitpunkte zu konkretisieren und gleichzeitig Wertschätzung auszudrücken. Dies kann eine aufgebrachte Stimmung beruhigen, symmetrische Eskalation dämpfen und eine wichtige Vorarbeit sein, um Kompromisse auszuhandeln.

Sollte es wegen der heftigen gegenseitigen Attacken nötig sein, können in einer Einzelsitzung mit jeder der Konfliktparteien die Körbe gepackt werden:

- der goldene Bewahrungskorb, in den all dies kommt, was man an der anderen Konfliktpartei schätzt und weiter erleben möchte,
- einen grünen Korb für ärgerliche Verhaltensweisen, die die Konfliktpartei aber weiterhin hinnehmen kann, über die sie großzügig hinwegsehen kann,

- einen gelben Korb mit Verhaltensweisen, die zwar inakzeptabel sind, aber die momentan nicht so pressieren, die sich aber langfristig ändern sollten, und
- einen roten Korb, in den Verhaltensweisen kommen, die absolut inakzeptabel sind und für die andere Lösungen erarbeitet werden müssen.

Im Fallbeispiel von Kapitel 3.3.7 (S. 195) von Frau B. und Tanja werden so in getrennten Sitzungen mit beiden die vier Körbe gepackt. Dabei achtet die Beraterin darauf, dass der rote Korb nur ein oder zwei inakzeptable Ärgerpunkte enthalten darf. Dies führt sie als Regel ein. Es gibt bei beiden durchaus volle goldene Bewahrungskörbe. Beide schätzen sich sehr, was in dem aktuellen Streit nicht mehr ausdrückbar und nur noch wenig in ihrem Bewusstsein war. Bei der folgenden gemeinsamen Sitzung schafft dies eine milde, versöhnliche Stimmung, die ein Aufeinanderzugehen erleichtert. Das fördert das Zuhören und Aufnehmen, als die grünen und gelben Körbe der jeweils anderen vorgestellt werden. Erst bei der Vorstellung der roten Körbe erhöht sich die Spannung wieder und eine erneute Verhärtung der Haltung ist spürbar. In Tanjas rotem Korb liegt das erregte Schreien der Mutter, oft verbunden mit Abwertungen der Tochter. Frau B. kann dies durchaus verstehen, kennt die schnell emporschießende Wut in sich, vor allem, wenn sie nach einem stressigen Tag die Wohnung betritt. Tanja treffe dann viel, was sich am Tag angestaut hat. Die Beraterin, Tanja und Frau B. suchen nach Lösungen für diesen schwierigen Übergang von Arbeit und Einkaufen zum Betreten der Wohnung. Dazu gehört das Angebot von Tanja, Einkäufe zu übernehmen, ebenso wie die Idee, lieber eine halbe Stunde später zuhause einzutreffen und noch in ein Café zu gehen, um etwas Stress des Tages abzubauen und sich selbst wieder zu zentrieren. Im roten Korb von Frau B. liegt »der stumme und aggressive Rückzug mit Türenschlagen von Tanja, öfter auch verbunden mit der Verweigerung des Schulbesuchs«. Dies halte sie nicht mehr aus. Im Gespräch wird deutlich, dass beide hochschießende Gefühle mit Vehemenz in der Beziehung ausleben und dies bisher wenig kontrolliert haben. So wird mit Tanja daran gearbeitet, wie sie ihre Wut aushalten kann und noch vor dem Schlafengehen – trotz Ärger über die Mutter – einigermaßen die große innere Wut verarbeiten kann. Dazu gehört auch, an solchen unglücklichen Tagen vor dem Schlafengehen für eine Stunde spazieren zu gehen oder eine Freundin zu besuchen. Ziel ist es, sich so weit zu beruhigen, dass Tanja schlafen kann. Oft kommt sie nach diesen Streitereien über Stunden nicht zur Ruhe und in den Schlaf. Nach solchen Nächten hat sie dann morgens das Gefühl, ein Recht zu haben, die Schule zu schwänzen und gleichzeitig der Mutter zu zeigen, wie sehr sie verletzt wurde. Die Mutter erklärt sich einverstanden damit, Tanja abends nach solch einem Streit in Ruhe zu lassen und es Tanja allein zu überlassen, wieder mehr zur Ruhe zu kommen.

3.4 *Stärken stärken wirklich!* Ressourcenaktivierende Arbeit

Grawe (2004) konnte, auch zusammen mit Donati und Bernauer (2001), in sehr umfangreicher Therapiebegleitforschung zeigen: Wenn von Beginn der Sitzung an ressourcenaktivierend gearbeitet wird, dann wird diese von den Klientinnen positiv und effektiv erlebt, auch wenn gefühlsmäßig sehr belastende Themen zur Sprache kamen. Darüber hinaus werden die gesamten Therapien, in denen von Beginn an in jeder Stunde entsprechend gearbeitet wird, sowohl in Bezug auf Außenkriterien als auch in der Selbsteinschätzung von Klienten als erfolgreich eingestuft. Grawe (2004) zeigt zusätzlich, dass die positiven Effekte nur auftreten, wenn die Therapeutin von Beginn der Sitzung an ressourcenaktivierend arbeitet und nicht nur in den letzten zehn Minuten der Sitzung – was in seiner Untersuchung fast alle taten!

Das Anknüpfen an die persönlichen Stärken, Neigungen, Besonderheiten der Jugendlichen sollte dabei authentisch und natürlich geschehen. Ein ritualisiertes Schönreden ist damit keinesfalls gemeint. Der Berater sollte auf dem Hintergrund einer anteilnehmenden Neugier wirklich an den Besonderheiten und Eigenwilligkeiten der Jugendlichen interessiert sein.

3.4.1 *Reden allein nutzt nichts. Aufs Spüren kommt es an* Ressourcenbenennung ist nicht Ressourcenaktivierung

Oft werden Ressourcen zwar verbal benannt, aber damit sind sie noch nicht aktiviert. Eine tatsächliche Aktivierung der Ressourcen ist bei der Klientin erkennbar: In ihrem Gesichtsausdruck, ihrem Blick, ihrer Körperhaltung, dem Klang ihrer Stimme und Sprache sollte eine Veränderung beobachtbar sein. Ist eine solche Veränderung nicht zu sehen, dann sind die Ressourcen zwar benannt, aber wahrscheinlich nicht aktiviert und damit nicht wirksam. Damit dies eintritt, ist es meist notwendig, dass der Berater die entsprechende Ressource ausführlich ausmalt, diese verdeutlicht, breiter darstellt, feiert. Es dauert einige Zeit, bis eine verbale Beschreibung auch tatsächlich eine körperlich-seelische Wirkung auslöst. Es wird eher funktionieren, wenn die Beraterin selbst innerlich engagiert ist und Freude, Wertschätzung und Bewunderung über die Ressource spüren kann. Diese Haltung des Beraters kann eine ansteckende Wirkung auf die Klientin und auch ihre Familie haben.

Der Berater sollte mit einer gewissen Beharrlichkeit bei der Beschreibung und dem Feiern einer Ressource bleiben. Das auszuhalten ist manchmal nicht leicht, weil es für die Betroffenen oft ungewohnt bis unangenehm ist, wenn eigene Stärken so präzise beschrieben und herausgestellt werden. Ressourcenaktivierung ist eben nicht nur eine kognitive Übung nach der Devise »kurz erwähnt und dann weiter zum Problem«, sondern zielt auf eine sichtbare Veränderung der Befindlichkeit der Klientin. Es gilt: Nur aktivierte Ressourcen sind wirksam und eben nicht lediglich benannte!

Ist die körperliche Wirkung bei der Klientin beobachtbar, kann der Effekt gesteigert werden, indem der Berater spiegelt, welche Veränderung bei der Klientin er jetzt gerade, wo ihre Stärke im Gespräch Raum bekommt, registriert. Auch hier kommt es wieder auf eine präzise Beschreibung davon an, was sich im Ausdrucksverhalten der Klientin tatsächlich verändert hat. In der Regel wird sie das bestätigen können, wenn die Spiegelung präzise war. Erst jetzt wird die Klientin der eigenen körperlichen Veränderung gewahr. Das verstärkt wiederum den veränderten inneren Zustand und schafft zusätzlich Bewusstheit darüber. Nun kann man noch den Unterschied zu dem vorherigen Zustand herausarbeiten. Das lässt sich auch über eine kleine Skulptur veranschaulichen.

Katja (17 Jahre) hat immer wieder depressive Stimmungen, zieht sich dann von Freundinnen zurück, will morgens nicht aufstehen, vernachlässigt dann auch die Schule. Sie lebt seit einem Jahr in einer Mädchenwohngruppe. Das Jugendamt hatte die Situation in Katjas Familie lange als latente Kindeswohlgefährdung eingeschätzt. Vor einem Jahr hat sich Katja in Obhut nehmen lassen. Die Betreuerinnen der Wohngruppe haben Katja wegen der immer wieder auftretenden depressiven Stimmungen in die Beratungsstelle geschickt. Katja beginnt die Sitzung damit, darüber zu klagen, dass sie mit ihrer besten Freundin Stress habe. Sie hätten sich gestritten. Katja habe sich dagegen gewehrt, dass die Freundin immer ihre Kleidungsstücke ausleiht, und habe ihr gesagt, dass sie das nicht will. Jetzt klagt Katja, weil die Freundin sich zurückgezogen habe. Sie habe das Gefühl, keine Freunde zu haben, keine Beziehungen auf die Reihe zu bekommen, immer würden die Leute letztlich vor ihr fliehen, weil sie so blöd sei.

BERATER: »Katja, du hast das in meinen Augen klasse gemacht! Wie oft hast du mir erzählt, dass du dich nicht wehren kannst? Jetzt hast du dich super gewehrt! Du hast es wirklich drauf! Herzlichen Glückwunsch! Ich bin stolz auf dich! Ich möchte dir dazu gratulieren! War es eine Premiere oder erinnerst du andere Situationen, in denen es gut geklappt hat?«

Katja sitzt mit hängenden Schultern da und sieht etwas ärgerlich aus.

KATJA: »Ja, toller Erfolg. Jetzt habe ich eine Freundin weniger. Habe ja sowieso kaum welche!«

BERATER: »Ja, das verstehe ich und doch bin ich von dir beeindruckt. Ich weiß, wie schwer es dir fällt, dich zu wehren. Wie viele Jahre du zuhause ausgehalten hast, bevor du dich hast in Obhut nehmen lassen. Dann hast du es vor einem Jahr geschafft. Du hast eine Grenze gesetzt! Und jetzt hast du es wieder hinbekommen. Das zählt aus meiner Sicht. Du hast dort wieder eine Grenze gesetzt, wo sie dir wichtig ist! Auch deine Familie war zunächst sauer und dann hat es sich eingerenkt. Ich vermute, das wird mit deiner Freundin ähnlich sein. Wenn man sich wehrt, dann ist man nicht mehr Everybody's Darling. Klar! Aber alles mitzumachen, kann nicht die Lösung sein. Deshalb bin ich stolz auf dich, weil ich sehe, dass du es draufhast, dich zu wehren, wenn eine Grenze bei dir überschritten ist. Eigentlich sollten wir auf diesen neuen Erfolg einen Sekt trinken. Geht hier leider nicht!«

Katja zeigt jetzt ein leichtes Lächeln und sitzt etwas aufrechter im Sessel.

Berater: »Super! Jetzt kann ich sehen, dass du deinen Erfolg auch beginnst zu genießen! Merkst du, dass du jetzt anders dasitzt? Manchmal bekommt man gar nicht mit, wenn man was hinbekommen hat. Aber das war wirklich ein großer und mutiger Schritt von dir. Jetzt bekomme ich mit, dass du auch anfängst ihn wahrzunehmen. Das Schmollen deiner Freundin und ein bisschen Zurückziehen gehört zum Wehren dazu! Gibt eben nichts umsonst! Aber dass du dich jetzt wehren kannst und das immer besser, das ist der Riesenerfolg. Einfach klasse! Kannst du mir beschreiben, was jetzt anders bei dir ist, nachdem ich dich auf deinen Riesenerfolg aufmerksam gemacht habe?«

Indem wir den Unterschied zum Zustand vor der Aktivierung der Ressource erarbeiten, schaffen wir mittels somatischer Marker ein Bewusstsein über Problemtrance[45] und Kompetenzerleben, ein Zustand, in dem Kreativität, smartes Denken und neue Lösungen wahrscheinlicher sind. Schmidt (2011) beschreibt den Wechsel zwischen solchen Zuständen als Problem-Lösungs-Gymnastik. Der Ausdruck beschreibt diese Art der Arbeit zutreffend. Das Kapitel 2.3.4 (S. 104) führt die Arbeit mit somatischen Markern näher aus.

45 Der Begriff »Problemtrance« wird für einen Zustand des Klienten oder des Therapeuten verwendet, in dem man sich nur auf die Schwierigkeiten, Probleme und Defizite des Klienten konzentriert. In solchen Zuständen werden wie in einer Trance Teile der Wirklichkeit ausgeblendet: Ressourcen, Kompetenzen, gelingendes Leben der Klientin. Dadurch entsteht ein unrealistisch reduziertes und verzerrtes Bild oder Selbsterleben, welches wenig hilfreich ist, um Lösungen zu erarbeiten.

3.4.2 *Nomen est omen*
Den Vornamen für Komplimente nutzen

Auch hier ist es wieder nicht mit dem Benennen der Ressourcen getan, sondern es geht darum, diese Ressourcen länger und ausführlich zu erfragen, sie durch Familienmitglieder ausmalen zu lassen, interessiert nachzufragen, mit Beispielen belegen zu lassen, sie zu feiern, um sie letztlich zu aktivieren. Dazu sollte man sich Zeit nehmen!

Den Vornamen des Jugendlichen aufzuschreiben und jeden Buchstaben als Anfangsbuchstaben für eine Ressource zu nutzen, führt zu einer intensiven Ressourcenverankerung. Dabei ist die ganze Familie aufgerufen, die Ressourcen zu benennen.

Zum Beispiel bei »Kurt«:
K (guter) **K**umpel
U **u**nabhängig
R **R**ealitätssinn
T **t**oller Freund

3.4.3 *Was du alles drauf hast!*
Positives Spekulieren

Die Familie sitzt ähnlich einem Reflecting Team zusammen. Einer hört zu und die anderen »tratschen« über die Frage, was der Zuhörende in der Beratung an Besonderem, Kreativem, Originellem, Eigenwilligem, Hilfreichem etc. beitragen könnte. Nach drei Minuten ist dann der Nächste dran. Eine solche spekulierende Runde verändert die Stimmung der Familie und jedes Einzelnen in der Regel stark. Die Überwindung der Problemtrance führt häufig zu einem spürbaren Gewinn an Selbstwirksamkeit.

3.4.4 *Ist ja super, was du alles kannst!*
Einleitendes Ressourceninterview

Das Ressourceninterview ist eine unterstützende Methode, um der einseitigen Etikettierung und »Schlechtschreibung« der Jugendlichen entgegenzuwirken. Der Berater macht damit deutlich, dass er nicht bereit ist, diese Sicht zu übernehmen (s. Kap. 2.5, S. 117). Den Eltern ist es im Gespräch oft angenehm, dass ihr Kind in seinen Stärken auftaucht. Die Jugendliche selbst kann sich für eine Zeit im Gespräch als kompetent zeigen und erleben (Haine, 2009).

Im Ressourceninterview können wir erfragen:
- Was kann die Jugendliche besonders gut?
- Was gefällt ihr?
- Womit beschäftigt sie sich gern?
- Was schätzen die Freunde und Freundinnen an ihr?
- Welche Musik hört sie besonders gern?
- Welche Klamotten gefallen ihr gut?
- Was isst sie gern?

Dies alles lässt sich zusammenfassend als Kompetenz deuten, als die Fähigkeit, Vorlieben zu entwickeln und das Leben zu genießen. Ziel ist, der übertriebenen »Schlechtschreibung«, die wir in der Arbeit mit Jugendlichen und ihren Familien oft erleben, entgegenzuwirken und Kompetenzerleben zu aktivieren. Auch für diese Methode braucht es Gespür und Resonanzfähigkeit, damit die Intervention gut anschlussfähig ist. Nicht selten wird bei einer deprimierten Jugendlichen Pacing notwendig sein, bevor sie vielleicht offen ist, andere Sichtweisen an sich heranzulassen. Gerade bei depressiven Jugendlichen wollen das Leiden und das Problem zunächst ausreichend gewürdigt sein, bevor auch die Seite der Kompetenz Platz im Dialog erhalten darf.

3.4.5 *Endlich als gute Tochter gesehen werden!* Identitäten positiv würdigen

Wenn die Kinder Schwierigkeiten innerhalb oder außerhalb der Familie oder mit Institutionen haben, dann zweifeln Mütter und Väter offen oder verborgen an sich. Tatsächlich werden die Eltern und die Familie in solchen Fällen meistens auch von außen kritisch gesehen. Das spüren Eltern und manche haben den Eindruck, dass sie falsch beurteilt werden, dass sie in ihrem Bemühen, unter den gegebenen Umständen gute Eltern zu sein, nicht gewürdigt werden. Sie vermuten, von den Fachleuten in ihrer Rolle als Eltern negativ bewertet zu werden und eigentlich doch anders zu sein.

Beratung und Therapie sind aber schwierig, wenn der Klient damit beschäftigt ist, der Beraterin zu zeigen, dass er eigentlich anders ist. Das führt zu einer schwierigen und stressigen Kommunikationsstruktur. Auch Jugendliche können in eine ähnliche Position kommen, falls sie von Eltern und anderen Erwachsenen angeklagt werden. Auch sie versuchen dann immer wieder aufs Neue, dem Berater und/oder den Eltern direkt oder indirekt deutlich zu machen, dass sie – im Rahmen der schwierigen Situation – versuchen, ein guter Sohn oder eine gute Tochter zu sein. Erst indem die Beraterin die Familienmitglieder intensiv anerkennt in ihrem Streben, ein guter Vater, eine gute Mutter, ein guter Sohn oder eine gute Tochter zu sein, verändert sich dieses Kommunikationsmuster.

»Sie tun Ihr Bestes, eine gute Mutter zu sein unter all diesen Schwierigkeiten. Das kann ich sehen und wahrnehmen!«

»Ja, Sie rasten aus, wenn Ihr Sohn Peter sich nicht an Regeln hält, in seinem Zimmer raucht, gleichwohl denken Sie, es gehört auch dazu, Grenzen zu setzen, und das ist Ihnen wichtig. Auch wenn Sie dann ausrasten und vielleicht sogar handgreiflich werden, so ist das doch Ihr Bemühen, auf Ihre Weise ein guter Vater zu sein! Sie wollen, dass Ihr Sohn etwas Wichtiges versteht und Grenzen anerkennt. Auch wenn ich weiß und Sie wissen, dass Peter in der Folge dann für Tage bei Freunden untertaucht. Aber Ihr Bemühen ist es, nach bestem Wissen und Gewissen ein guter Vater zu sein, das sehe ich!«

»Ich verstehe, Peter, dass das Abfangen des Briefes von der Schule an deine Eltern mit der Einladung zum Gespräch in der Schule, weil du den Schlagring mit in der Schule hattest und andere bedroht hast, dein Versuch war, den Familienfrieden zu wahren. Du wolltest verhindern, dass dein Vater und deine Mutter sich wieder so stark aufregen und dein Vater vielleicht wieder Herzprobleme bekommt oder tagelang traurig und enttäuscht ist. Du hast einfach versucht, auf deine Weise ein guter Sohn zu sein, der seine Eltern liebt und sie schützen will vor Enttäuschung, Aufregung und Stress! Klar, keine sehr erfolgreiche Aktion unter dem Strich! Vielleicht wolltest du dich auch selbst schützen. Dein Wunsch und dein Bemühen um Schutz durch deine Eltern und um Familienharmonie ist für mich deutlich. Du bist bereit, viel dafür zu tun, auch wenn es riskant ist und dir Ärger einbringen kann. Es ist dein Versuch, ein guter Sohn zu sein. Erwischt zu werden und neuen Ärger zu bekommen, ist dir das durchaus wert.«

Gerade wenn die Konflikte lange andauern und mehrere Helferinnen involviert sind, ist diese ausdrückliche Anerkennung der positiven Identität eine wichtige Voraussetzung, um eine kreative und konstruktive Lösungssuche möglich zu machen. Erst wenn der Klient seine Beweisführung, ein guter Sohn zu sein, einstellen kann, erst wenn er mehrfach gehört hat, dass dies gesehen und anerkannt wurde, ist er in der Lage, etwas Neues zu denken, zu erleben, ist er bereit, sich mit Zukunft zu beschäftigen. Aus Erfahrung braucht die ausdrückliche Würdigung, sich unter widrigen Umständen zu bemühen, die Rolle als Vater, Mutter, Sohn oder Tochter gut auszufüllen, einige Wiederholungen und verbale Glaubwürdigkeit. Erst dann tritt die Wirkung ein. Zu oft erleben die Klientinnen bei chronischen Problemen und Konflikten, dass sie eben nicht als gute Mutter, guter Vater, guter Sohn, gute Tochter von Familienmitgliedern, Lehrern, Erzieherinnen, Helfern gesehen wurden und natürlich kommen die eigenen Selbstzweifel dazu. Tatsächlich ging es meist in Gesprächen immer wieder um ihre Mängel und ihr Versagen.

Auch wir als weitere Helfer sind versucht, zunächst die Defizite der Klientinnen zu sehen. Das Bemühen unserer Klientinnen zu sehen, doch gute Väter, Mütter, Söhne, Töchter zu sein, und das auch noch ausführlich verbal auszudrücken, fällt oft nicht leicht. Das schwierige Verhalten steht meist im Vordergrund unserer Sicht. Die wiederholte Würdigung ihrer Sicht verlangt uns einiges ab. Wenn wir es schließlich doch tun, dann oft nur mit einem mageren Satz und danach kommen wir gleich zu »aber« und es geht wieder darum, wie problematisch das Verhalten ist. Erfahrungsgemäß ist bei uns allen der Hunger nach Anerkennung unseres Bemühens sehr groß.

»Ich sehe, wie wichtig es Ihnen ist, ein guter Vater zu sein; Sie kommen direkt nach einem langen Arbeitstag in die Beratung ohne Pause und ohne Essen! Alle Achtung! Das würde nicht jeder machen!«

»Sicher, du kämpfst mit deinen Eltern, du widersetzt dich, du beleidigst sie auch! Aber ich sehe auch, dass du hier bist und dich mit ihnen auseinandersetzt. Das würde nicht jeder 17-Jährige machen. Das ist auch Respekt vor ihnen und der Familie. Wenn andere sie beleidigen würden, dann kann ich mir vorstellen, dass du das nicht hinnehmen würdest. Wahrscheinlich würdest du für die Ehre deiner Familie eintreten! Auf deine Art kämpfst du darum, ein guter und loyaler Sohn zu sein.«

Die hier skizzierte Haltung rüstet für die Gratwanderung zwischen Wahrnehmung destruktiven Verhaltens und dem Blick auf die positiven Motive dahinter, ohne zu einer der beiden Seiten des Grats abzustürzen. In aller Regel hat jedes Familienmitglied Interesse daran, dass es der Familie und allen Mitgliedern gut gehen kann.

3.4.6 *Wie genau haben Sie das gemacht?* Cheerleading

Das Wort Cheerleading setzt sich aus zwei Teilen zusammen: »to cheer« (bejubeln) und »to lead« (führen). Und genau darum geht es bei dieser Methode. Wir bejubeln die kleinen oder auch großen Veränderungen der Klientin, freuen uns darüber, feiern sie, begeistern uns dafür. Wir explorieren intensiv, wie sie sich erklärt, dass dies möglich wurde. Damit führen wir sie aus dem Gespräch über – natürlich weiterhin vorhandene – Defizite heraus, erkunden die Bedingungen positiver Veränderungen und ermutigen zu weiteren Versuchen. Wir feiern unsere Klientin als kompetente Gestalterin ihres Lebens, unterstützen und aktivieren genau dieses Erleben, diesen inneren Zustand, in dem sie das kann. Technisch sind es nach Walter und Peller (2015) und Durrant (2015) folgende vier Fragen oder Kommentare, mit denen Cheerleading möglich wird:

»Wie haben Sie sich entschieden, das Neue, Überraschende zu tun?«
Oft sind die Klienten nicht in der Lage, auf diese Frage eine klare Antwort zu geben. Das macht nichts. Ziel dieser Frage ist es, den Aufmerksamkeitsfokus der Klientin stärker darauf zu lenken, dass sie sich offensichtlich dazu entschieden hat, etwas anders zu machen. Dass sie in der Lage ist zu entscheiden, wie sie sich verhalten will - und nicht ein Verhalten über sie kommt! Wir feiern und wertschätzen sie in dieser Fähigkeit, über sich und ihr Verhalten zu entscheiden - auch wenn wir nach mehrmaligem Stellen der Frage keine überzeugende Antwort bekommen. Schon die Frage wirkt, auch wenn keine Antwort kommt.

»Was genau haben Sie anders gemacht? Wie haben Sie das hinbekommen?«
Indem wir mit der Klientin en détail ihr neues Verhalten ansehen, wird es ihr noch mal in allen Einzelheiten bewusst. Wir verankern so das Neue im Bewusstsein der Klientin. Es soll einen größeren und facettenreicheren Raum in ihr haben, bedeutender werden. Klienten haben oft wenig Bewusstsein darüber, wie genau sie etwas hinbekommen haben, meist übergehen sie das und wundern sich nur über die positive Ausnahme in ihrem Leben. Hier geht es neben Würdigen und Feiern auch um das »handwerkliche Wissen«, wie anderes, neues Verhalten geht.

»Wie erklären Sie sich, dass das möglich wurde?«
Hier interessieren wir uns für die Überzeugungen und das Glaubenssystem unserer Klienten. Wir suchen in ihren Konstruktionen nach Elementen, die wir auch weiterhin für Veränderung nutzen. Gleichzeitig geben wir so dem Neuen auch Würdigung, vergrößern es im Bewusstsein der Klientin und geben ihm mehr Raum in unserem Dialog mit der Klientin.

»Das ist ja großartig!!!«

Damit Cheerleading eine Wirkung hat, muss es von einer echten begeisterten Grundstimmung des Beraters getragen sein – sonst wird es keine Wirkung haben. Kann ich persönlich wirklich wahrnehmen, dass hier etwas Neues, Positives passiert ist? Kann ich authentisch ausdrücken, dass ich das wahrnehme und feiere? Kann ich eine distanziert professionelle Beraterhaltung ablegen und zum »Fan meiner Klientin« werden? Gelingt mir dies – obwohl ich sehe, was noch alles schiefläuft im Leben der Klientin!?

»Du bist dann in der Kneipe provoziert worden und hast nicht zugeschlagen. Finde ich super! Eine Riesenleistung für dich, fast was fürs Guinness-Buch – oder? Wie hast du dich denn entschieden, das zu lassen? – Ja, was hat dich denn dazu gebracht, es nicht zu machen? – Was hast du genau gemacht und gedacht, als du in der Situation warst? – Das heißt, du hast zum ersten Mal zuerst an die Folgen gedacht, bevor du was gemacht hast, z. B. Zurückpöbeln oder Zuschlagen. Das ist ja echt was Neues! Wie fanden denn deine Kumpels das? – Und deine Freundin? – Und wie hat der Typ reagiert, der hat doch sicher nur drauf gewartet, dass du so wie immer drauf bist? – Wie erklärst du dir das denn, dass du es diesmal geschafft hast. Ja, ich weiß, das sind nervige Fragen, du weißt ja, ich will immer alles ganz genau wissen, weil, ich find das toll, was du da hingekriegt hast« (Schwing u. Fryszer, 2015, S. 308).

3.5 *You'll never walk alone!* Lebenskontexte darstellen

Menschen sind Gemeinschaftswesen. Fragen von Sympathie und Freundschaft, Liebe und Geborgenheit, Zugehörigkeit, Schutz und Versorgung sind so elementar wie Konkurrenz und Wettbewerb, Neid und Bewertungen, Rivalität und Hass. Systemikerinnen haben die sozialen Hintergründe von Symptomen und Problemen in das Zentrum ihres Denkens und Arbeitens gestellt. Erst später haben sie sich mit den inneren Stimmen befasst, den unsichtbaren Konflikten, Ambivalenzen, Annäherungs- und Vermeidungskonflikten.

Skulpturmethoden sind konkrete, räumliche Darstellungen der Beziehungen zwischen den Mitgliedern einer Familie oder auch anderer Systeme (Team, Peer-Gruppe, Schulklasse, Familien-Helfer-System etc.). Skulpturmethoden sind eine Form der Externalisierung innerer Sichtweisen. Man holt Beziehungen, Themen, Symptome, Probleme, Motive aus der Verborgenheit und stellt sie (mit Figuren,

Stofftieren, Klötzchen in Einzelsitzungen oder auch anwesenden Personen in Gruppen- oder Familiensitzungen) in einen sichtbaren Zusammenhang. Skulpturen eignen sich gut im Einzel- und im Familiengespräch mit Jugendlichen: Man bleibt nicht ausschließlich im Gespräch, sondern benutzt ergänzend eine symbolische Darstellung. Damit wird man der Art der Verarbeitung Jugendlicher im Alter von 13 bis 20 Jahren eher gerecht. Es sind strukturierte Methoden, die Kommunikationsmuster von ungleicher Beteiligung, Anklage oder Vorwurf unterbrechen. In Schwing und Fryszer (2013) und Bleckwedel (2015) sind verschiedene Formen der Skulpturarbeit vorgestellt.

3.5.1 *Lust auf ein Spiel?* Skulpturen mit Figuren oder auf dem Familienbrett

Das Familienbrett ist ein verbreitetes, praxistaugliches Instrument zur Darstellung innerer (inneres Team etc.) und äußerer Szenarien mit Einzelpersonen, Paaren, Familien, Gruppen, Teams, Organisationen etc. (Ludewig u. Wilken, 2000). Es ist ein ca. 50 × 50 cm großes Brett mit je vier rechteckigen und runden Holzfiguren in zwei verschiedenen Größen (ca. 7 und 10 cm hoch). Die Figuren haben neutral stilisiert Augen, Mund und Nase, sodass die Blickrichtung darstellbar ist. Mit drei zusätzlichen (weißen, roten, schwarzen) Figuren (10 cm) können weitere Personen, Themen, Atmosphären, Eigenschaften, Absichten eingeführt werden. Die wesentlichen Dimensionen sind Positionen der Figuren auf dem Brett, Größe der Figuren (Macht), Abstände zueinander, Blickrichtungen. Zusätzlich lassen sich mit Stäben oder Fäden Grenzen von Subsystemen darstellen. Man kann auch zusätzlich kleine Tiere (für den Familienhund) und Gegenstände (die Flasche des Trinkers) nutzen.

Der Einsatz des Familienbretts verlangsamt das Tempo, kann Aggressionen dämpfen, bringt eine spielerische Note in die Sitzung und schafft neue Aufmerksamkeit durch den Wechsel auf eine andere Ebene der Kommunikation. Wichtiger als das Brett sind die Klötzchen. Man kann daher auch auf die Nutzung des Brettes verzichten (sehr platzsparend z. B. bei Transporten zu Hausbesuchen oder Supervisionen) und die Klötzchen direkt auf eine Tischplatte stellen.

Diese Methode ist sehr gut bei der Arbeit mit Jugendlichen einsetzbar. Klebezettel mit Namen an die Klötzchen angeheftet helfen der Erinnerung, wenn viele Figuren genutzt werden, oder man stellt die Klötzchen direkt auf ein Flipchartblatt, markiert die Positionen und schreibt die Namen auf das Flipchart. Es ist sinnvoll, vorher das Ziel der Familienbrettarbeit miteinander zu entwickeln, um dann lösungsorientiert arbeiten zu können.

Mit dem Familienbrett und seinen Figuren können alle möglichen aktuellen Kontexte beschrieben werden. Vergangenheit, Gegenwart und (gewünschte) Zukunft der beklagten Situation sind darstellbar. Auswirkungen veränderter Positionen können erspürt werden. Die Beraterin kann Klötzchen umsetzen und die Auswirkungen erfragen. Horror- und Sehnsuchtsszenarien lassen sich ausdrücken. Elternteile können jeweils ihre Sicht der aktuellen Konstellation darstellen und das wechselseitig kommentieren. Jugendliche oder Eltern können das System aus der vermuteten Sicht des anderen darstellen. Jugendliche können Veränderungswünsche entwickeln. Ressourcen im Umfeld können erfasst werden. Konstellationen können als Film, Roman, Zeitungsartikel, Musikstück vorgestellt werden und einen Namen erhalten. Ein Familienmitglied kann stellen, während die anderen als Reflecting Team die Aufstellung kommentieren.

Nach einer Einführung, in der die unterschiedlichen Klötzchen gezeigt und die Methode erklärt wird, ist abzusprechen, wer welche Konstellation mit den Klötzchen inszeniert. So kann die Jugendliche den Streit der Eltern darstellen oder der Vater den Konflikt zwischen Tochter und Mutter. Zwei Personen können gemeinsam die Figuren aufstellen und der Rest kommentiert. Welche Situation mit dem Familienbrett gestellt wird, ist von der Methode her offen: Situationen vor, während und nach Trennungen, Um- und Auszügen, Erkrankungen, Tod, Delinquenz, beruflichen Veränderungen, Erfolgen oder Niederlagen, Konflikten etc. Parallel zum Stellen der Klötzchen lassen sich unterschiedliche Affekte erspüren. Das Verstellen von Klötzchen eignet sich sehr gut für zirkuläre Fragen.

»Wenn ich Sie jetzt so dicht an den Vater stellen würde, wie wäre das für Ihre Mutter?«
»Stelle doch die Klötzchen so um, dass die Situation entspannter (oder stressiger) wird. Bitte kommentieren Sie als Eltern und Geschwister die neue Situation!«

Auf verschiedenfarbige kleine Kärtchen können Ressourcen und Veränderungswünsche geschrieben werden und mit Klebezetteln Eigenschaften von Familienmitgliedern an die Klötzchen geklebt werden. Es empfiehlt sich, länger spielerisch und kreativ mit dem Brett zu arbeiten und nicht rasch wieder in ein normales Gespräch einzusteigen. Die Aufstellung lässt sich gut fotografieren und eignet sich zum Mitgeben.

Der 14-jährige Tim wird vom Vater zur Beratung angemeldet. Er ist wegen ADHS in medizinischer Behandlung. Tim übernimmt so gut wie keine Pflichten im Haushalt, vergisst Termine und Absprachen. Zwischen ihm und der Mutter kommt es häufig zu heftigen Streitereien, die für beide belastend sind. Die Eltern leben getrennt im gleichen Stadtteil. Zu ihrer Entlastung entschied die Mutter vor einem Jahr, dass Tim im Rhythmus von 14 Tagen zwischen dem Haushalt des Vaters und der Mutter wechselt, da Tim immer wieder betonte, wie gut er sich mit dem Vater verstehe und dass es mit diesem kaum Konflikte gäbe.

Tim stellt auf dem Familienbrett die beiden Haushalte dar und seinen Wechsel von einem zum anderen Haushalt. Das Klötzchen, das ihn symbolisiert, wechselt jeweils die Gruppe. Als er seinen 14-tägigen Umzug kommentiert, wird deutlich, wie sehr er sich durch diesen Wechsel belastet fühlt und dass die komplexe Lebenssituation seine Selbstregulation und Eigenverantwortung zusätzlich erschwert. Er finde seine Schulsachen nicht, wache nachts oft auf und wisse nicht, wo er sich befinde. Er verstehe sich mit dem Freund der Mutter nicht.

TIM: »Es ist egal, wo ich bin, ich gehöre eh nirgendwo dazu.«

Er konnte dies zuvor aufgrund des eskalierten Machtkampfes mit der Mutter in der Beratung nicht verbalisieren, da Tim es als Zeichen von Schwäche erlebt hätte. Erst die Externalisierung mit dem Familienbrett schafft spielerisch Raum für die Inszenierung des inneren und äußeren Konfliktes. Die Mutter ist von Tims Darstellung so angerührt, dass sie im Einverständnis mit ihm und dem Vater die Regelung beendet. Tim zieht nun ganz in den Haushalt des Vaters und dieser kann Tim dafür gewinnen, sich an der Hausarbeit zu beteiligen.

Das Material, das man für Skulpturen nutzt, kann kreativ gewählt werden. Selbst zusammengestellte Sets sind ebenso hilfreich wie das Familienbrett:

- Klötzchen lassen sich leicht aus Rund- und Vierkanthölzern sägen. In einem passenden Beutel (ohne Brett) ist es so leicht z. B. bei aufsuchender Arbeit, Supervisionen, SPFH etc. zu transportieren. Mit kleinen Holzscheiben oder Münzen kann man die Größe (Macht, Einfluss) differenzierter darstellen oder damit experimentieren.
- Mit Playmobilfiguren lässt sich durchaus ähnlich arbeiten. Es gibt eine anschauliche DVD dazu (Familien aufstellen mit Figuren im Einzelsetting; Werkstatt-DVD von Sieglinde Schneider; hrsg. von Gunthard Weber in Kooperation mit dem Carl-Auer-Verlag, Heidelberg).
- Auch unterschiedliche Sets aus erlesenen Naturmaterialien (Steine, Kristalle, Muscheln, Glaskugeln, kleine Zweige, Kastanien, Eicheln etc.) in einem schön gestalteten Kistchen und einem dekorativen Seidentuch als Unterlage lassen sich gut nutzen, um innere und äußere Welten darzustellen.
- Unterschiedliche, fantasievolle Figürchen (Tiere, Cowboys und Indianer, Ritter,

Bauern, Micky Maus, Goofy, Schlümpfe, Zwerge, Dinosaurier, Monster, Außerirdische etc.) ergeben ebenfalls attraktive Sets.

Eine Methode, die den Dialog mit jüngeren Jugendlichen besonders erleichtert, ist die Verwendung von Tierfiguren, um Probleme des sozialen oder des inneren Systems darzustellen. Die an der Problemsituation Beteiligten werden dabei durch Tierfiguren symbolisiert. Auf diese Weise wird eine Skulptur der Szene aufgebaut, die dem inneren Erleben des Jugendlichen entspricht. Dabei kann es bleiben oder dem Aufbau folgt ein Enactment, in dem stattgefundene Dialoge nachgespielt und alternative Umgangsweisen mit der Situation erprobt werden sowie das Erleben des Klienten inszeniert wird (s. Kap. 3.6, Teilearbeit, S. 226).

Sascha (13 Jahre) wird in der Erziehungsberatungsstelle vorgestellt, weil er sich oft weigert, zur Schule zu gehen. Er meidet es, Mitschüler zu treffen, hat sich sozial zurückgezogen. Den Kontakt zu einigen wenigen alten Freunden außerhalb der Schule hält er noch eingeschränkt aufrecht. Seine Leistungen sind durchschnittlich. Er klagt über die Klasse, fühlt sich in ihr nicht wohl. Oft sind es Bauchschmerzen oder Kopfschmerzen, deretwegen er nicht in die Schule will. Die Eltern fühlen sich hilflos und die Zahl der Fehltage steigt. Sascha ist das Gespräch mit der Beraterin deutlich unbehaglich, er ist nicht sehr gesprächig und beantwortet nur zäh die Fragen. Das Gespräch ist anstrengend.

Die Beraterin fragt Sascha, ob er bereit sei, die Klasse - jedenfalls die wichtigsten Schüler - mit Tierfiguren nachzustellen. Für Sascha ist das in Ordnung, er stimmt zu. Eine Kiste mit Tierfiguren wird geholt und ein Flipchartblatt als Unterlage auf den Tisch gelegt. Sascha sucht vier Raubtierfiguren aus der Kiste heraus (Tiger, zwei Löwen, Panther). Er stellt sie als eine Gruppe zusammen. Das seien einige Jungen in der Klasse, die eine Art lose Bande bilden würden. Er gibt ihnen die Namen von Mitschülern. Die Beraterin schreibt die Namen neben die jeweiligen Tierfiguren. Sascha stellt einen Löwen in die Mitte. Das sei der Boss der Gruppe und dessen Freund (der zweite Löwe). Dann wählt er einige Pferde, Kühe und Ziegen. Das seien die Mädchen in der Klasse. Zwei Pferde seien besondere Mädchen. Sie würden sich auch mit den Raubtieren anlegen, wenn es nötig wäre. Auch hier werden die Namen der Schülerinnen neben die Figuren geschrieben. Andere Jungen in der Klasse stellt er mit der Giraffe, einem Elefanten, zwei Büffeln und einem Krokodil dar. Er selbst wählt für sich den einen Büffel aus. Diese Figuren stehen eher vereinzelt ohne großen Zusammenhang. Auch hier werden die Namen der Mitschüler dazugeschrieben. Die Beraterin fragt, was denn an dieser Tiergruppe für den Büffel, der Sascha darstellt, blöd sei. Sascha erwidert, dass es blöd wäre, wenn die Raubtiere angreifen würden. Auf die Frage, wie das denn aussähe, nimmt Sascha den Boss-Löwen und ruft zum Büffel: »Na, du Spast! Hast du gestern wieder deine Tage gehabt und warst deshalb zu Haus!« Jetzt rückt Sascha alle Raubtiere so, dass sie zum Büffel, der für ihn steht, schauen. Der Büffel ruft zurück: »Sehr witzig!« Darauf der zweite Löwe: »Pass bloß auf, ja. Nicht frech werden!« Die Beraterin fragt, wie die anderen Tiere reagieren würden. Sascha meint, dass die sich nicht groß darum kümmern würden. Nur die beiden Pferde (zwei Mädchen) würden herüberschauen. Auf die Frage, ob sie eingriffen, meint er, dass sie erst dazwischengingen, wenn es zu einer Schlägerei käme. Ob ihm denn ein anderes Tier helfen könnte, fragt die Beraterin. Sascha antwortet, dass sich die anderen nicht einmischten. Der Elefant interessiere sich für nichts und die Giraffe habe Angst vor den Raubtieren, noch mehr als der Büffel. Der andere Büffel habe auch etwas Angst. Das Krokodil aber nicht. Das sei ein ehemaliger Freund von ihm. Jetzt hätten sie schon länger nichts miteinander zu tun. Ganz früher seien das Krokodil und der andere Büffel mit ihm zusammen auch so eine lose Bande gewesen, aber jetzt hätten sie wenig miteinander zu tun. Die Beraterin fragt Sascha, ob er darüber traurig sei. Ja schon: Mit dem anderen Büffel sei er seit dem Kindergarten befreundet gewesen. Aber der habe noch die gleichen Interessen wie kleine Kinder. Es mache Sascha nun keinen Spaß mehr, mit ihm zu spielen. Die Raubtierbande führe sich auf wie die ganz Coolen und er wolle auch gar nicht zu denen dazugehören. Früher sei das Krokodil ein guter Freund gewesen, aber dann hätten sich die Eltern vom Krokodil getrennt und sein Freund sei weggezogen. Jetzt lebe er in einem anderen Stadtteil und hänge immer durch, sei oft schlecht drauf, unfreundlich und zurückgezogen. Beide Büffel wissen nicht, was sie in der Klasse sollen. Und solche Jungen wie die Raubtierbande gebe es überall, oft seien sie Ausländer und sehr frech und sie hielten oft zusammen. Da könne man nichts machen. Die beiden Pferde (Mädchen) finde er noch ganz nett, aber mit Mädchen könne er gerade nicht so viel anfangen.

Auf die Frage, wer oder was ihm helfen könne, antwortet Sascha sehr schnell. Es sei das Krokodil. Wenn das Krokodil sich zusammen mit ihm gegen die Raubtiere stellen würde, dann würde es ihm besser gehen. Die Beraterin bittet ihn, das mit den Figuren entsprechend zu stellen. Beide sehen das neue Bild. Die Beraterin fragt Sascha, was sich dann noch ändern würde. Sascha stellt den zweiten Büffel so, dass das Krokodil und die beiden Büffel eine Front gegen die Raubtiere bilden. Und Sascha stellt die beiden Pferde anders. Sie rücken eher zu der Gruppe um das Krokodil und schauen ebenfalls zu den Raubtieren. Die Stimmung in der Stunde ist nun weniger zäh. Sascha ist lebendiger.

Die Skizze der Stunde zeigt, dass der 14-jährige Junge mit einem rein sprachlichen Diskurs über seine sozialen Ängste überfordert ist. Aber die Arbeit mit Tierfiguren, mit denen die Situation in der Klasse angerissen wurde, hat ihn in einen Raum von eventuellen Lösungen gebracht. Er konnte Ressourcen im Problemsystem wahrnehmen und Ideen für Handlungen entwickeln. Auch die Trauer um einen verlorenen Freund konnte er ausdrücken. Der Verlust und die Trauer haben ihn im Problemsystem anfällig gemacht und geschwächt. Soziale Angst und Vermeidung – auch Somatisierung – waren seine bisherige Lösung.

Die nur verbale Arbeit am direkten Problemgeschehen ist für viele Klienten unter 16 Jahren je nach Entwicklungsstand auch überfordernd oder langweilig. Hier ist die Exploration des Problemsystems mit Tierfiguren eine gute Lösung. Sie ermöglicht Distanzierung über die Bühne auf dem Tisch und gleichzeitig die Erprobung von möglichen Lösungen, seien sie nun realistisch oder nicht. Selbst unrealistische Lösungen, auf dieser Bühne durchgespielt, haben oft eine befreiende Wirkung. Sie machen Mut und stärken nach Kränkungen und Niederlagen. Wir wissen, dass eine vorgestellte Situation und eine tatsächlich erlebte Situation in den hirnorganischen Reaktionen sehr ähnlich sind. Eine vorgestellte Rache und Wiedergutmachung für eine erlittene Kränkung, ein vorgestellter Sieg über Gegner hat im psychischen System auch eine stärkende und stabilisierende Wirkung – das kann der Leser im Selbstversuch gut überprüfen. Wenn daraus dann mehr Kraft und Mut für realistische Handlungsimpulse in Richtung Lösung erwachsen, hat die unrealistische Lösungsfantasie eine gute Wirkung gehabt. So lohnt es sich, bei der Darstellung des Problemsystems mit Tierfiguren auch sehr unrealistische, kindliche, fantastische Lösungsfantasien kurz anzuspielen. Sie kräftigen auf emotionaler Ebene, lindern erlittene Kränkungen ein wenig und befreien Klienten von Hemmungen aufgrund von Verletzungen und Beschämung.

3.5.2 *Was soll ich tun?* Entscheidungsfindung mit dem sozialen Atom

> Was macht ein Jude, wenn er ein Problem hat? –
> Er lädt seine Familie zum Essen ein!

Der etwas seltsame Begriff »soziales Atom« stammt von Moreno (2001). Er sah den Klienten als Atomkern, um den auf engeren oder weiteren Bahnen die wichtigen Menschen seines sozialen Kontextes (als Elektronen) kreisen. Er kreiert damit eine Analogie zwischen den elementaren Bausteinen der materiellen Welt und der gesellschaftlich-sozialen Welt. Visualisieren und symbolisieren lässt sich das soziale Atom mit all den unterschiedlichen Materialien, wie wir sie in Kapitel 3.4.1 (S. 153) zu Skulpturverfahren vorgestellt haben.

Mit dem sozialen Atom lässt sich ein Überblick über das soziale Netz mit den darin enthaltenen Ressourcen und Beziehungen erstellen. Es kann die verschiedenen Positionen im sozialen Feld zu wesentlichen Fragen des Jugendlichen verdeutlichen: Wie sollte der Klient leben? Wie sollte er in einer Lebensfrage entscheiden? (»Soll ich mich von meiner Freundin trennen« »... auf meine Mutter hören« »... weglaufen« »... die Schule abbrechen«?) Was denken die Personen des Umfeldes dazu, was sich durch die Beratung ändern sollte? Was denken sie, worin das Problem besteht? Worin sollte die Lösung bestehen? Wer sollte was ändern? Das soziale Atom ist damit eine Methode, die dem Jugendlichen hilft, die Erwartungen der wichtigen Personen seiner Umgebung im Hinblick auf Identitätsentwicklung und Entscheidungen zu untersuchen.

Katharina (15 Jahre) lebt in einer Wohngruppe, die von Sozialarbeiterinnen betreut wird. Seit drei Monaten hat sie einen 17-jährigen Freund (John), von dem sie schwanger ist. Sie muss entscheiden, ob sie das Kind bekommt. Die Betreuerinnen, die Mitbewohnerinnen, ihre Freundin, die Clique, auch die des Freundes und einige Mitglieder der Herkunftsfamilie wissen Bescheid. Die Lehrer, ihr getrennt lebender Vater und einige Erwachsene wissen nichts davon. Mit denen, die es wissen, redet sie sehr viel darüber. Die Gespräche verlaufen oft nach folgendem Muster: »Was denkst du, was ich tun soll?« Dann antwortet ihr jeweiliges Gegenüber und sie reagiert mit »Ja, stimmt schon, aber für mich spricht dagegen, dass ...« Und zum Schluss kommt von ihr ein erschöpftes »Ich weiß jetzt auch nicht, was ich machen soll!«. Ihre Bezugsbetreuerin und sie wollen an der Frage arbeiten. Katharina interessiert sehr, was die Betreuerin meint, das sie tun soll. Diese schlägt ihr vor, mit einem Set aus Spielzeugfigürchen ihr soziales Atom aufzubauen und alle Personen, die in ihrem Leben zurzeit wichtig sind, darin vorkommen zu lassen. Die eigene Sicht möchte die Betreuerin erst danach sagen. Katharina ist einverstanden. Sie sieht sich die Figuren an und entscheidet, welcher Figur eine Person ihres Umfeldes zugeordnet wird. Für sich selbst wählt sie einen schönen weißen Kiesel aus. Die Betreuerin legt ein Flipchartblatt auf den Tisch und bittet sie, den Kiesel als Symbol für sich in die Mitte zu legen. Die anderen Figuren positioniert Katharina näher oder weiter entfernt von dem Kiesel, je nach Intensität ihrer Beziehung zu den Personen, die von den Figuren repräsentiert werden. Personen, die zusammengehören, werden als Gruppe angeordnet. So wird deutlich, welche Gruppen in ihrem Leben wichtig sind. Da es anstrengend ist, sich zu merken, welche Figur für welche Person steht, schreibt die Betreuerin die Namen der entsprechenden Personen neben die Figuren. Nachdem Katharina alle Personen in die Skulptur gestellt hat, fragt die Betreuerin, welche anderen Personen zu dieser Frage etwas zu sagen hätten, die zurzeit nicht zu ihrem Netz gehören. Das könnten Vorbilder sein, denen sie tatsächlich begegnet ist, oder auch Idole, die ihr wichtig sind: Heilige, Filmschauspieler etc. So kommen die verstorbene Lieblingsgroßmutter, eine frühere Lehrerin und die Jungfrau Maria in die Skulptur.

Die Betreuerin fragt, wessen Meinung Katharina besonders interessiere. Sie entscheidet sich für die tote Oma. Die Betreuerin stellt der toten Oma die Frage: »Frau S., Sie sind nun schon ein paar Jahre tot. Sicher sehen Sie von da oben zu, was Ihre Familie so macht. Dann wissen Sie wohl auch, dass Katharina eine ganz schwere Entscheidung treffen muss. Was denken Sie, was sollte Katharina tun?« Katharina legt den Finger auf die Figur, die die Oma symbolisiert, und antwortet als Oma in der ersten Person: »Ja, die tut mir leid. Das Kind ist ja noch so jung, viel zu jung für ein eigenes Kind. Sie wird sich das ganze Leben verderben, wenn sie das Kind zur Welt bringt! Und für das Kind kann das auch schlecht sein!« Betreuerin: »Warum denken Sie so? Ist es Ihre Lebenserfahrung?« Katharina antwortet als Oma: »Ja. Ich habe Katharina oft gesagt, dass sie bloß aufpassen soll. Ich habe ihr erzählt, wie schlimm es für mich war, schon mit 19 Jahren meinen ersten Sohn bekommen zu haben. Sein Vater war schon vor der Geburt auf und davon. Mit sechs Monaten kam mein Kind ins Heim. Ich konnte es einfach nicht und später, wenn ich ihn sah, tat er mir immer so leid. Das war der größte Fehler meines Lebens!« Als Nächstes interessiert sich Katharina für die Meinung von John. Die Betreuerin interviewt John in ähnlicher Weise und Katharina berührt Johns Figur und antwortet für ihn in der ersten Person. So geht es von Figur zu Figur. Zum Schluss soll Katharina die Figuren auf einer Skala positionieren zwischen den beiden Punkten »das Kind auf jeden Fall bekommen« und »das Kind auf keinen Fall bekommen«. Katharina ordnet so ihr gesamtes soziales Netz auf dieser Skala ein, auch ihre Betreuerin – jedenfalls so, wie sie selbst vermutet, dass die Betreuerin auf einer solchen Skala einzuordnen sei. Auch sich selbst (den weißen Kiesel) soll Katharina auf dieser Skala einordnen. Sie soll die Position wählen, die gerade für diesen Moment stimmt. Die Betreuerin sagt dann, ob sie sich richtig auf der Skala eingeordnet fühlt und korrigiert gegebenenfalls die Position.

Im Fallbeispiel wurde das »soziale Atom« der Klientin durch wichtige Menschen aus der Vergangenheit ergänzt (tote Oma und frühere Lehrerin) und durch Orientierung gebende Idole (heilige Maria). Sie wurden als wesentliche Zeugen des Lebens der Jugendlichen hinzugezogen. Diese Arbeit mit Zeugen wird in Schwing und Fryszer (2015) ausführlich dargestellt. Gegen Ende wurde das soziale Atom zu einer Skalierung der Meinungen, die im Lebenskontext der Klientin vorhanden sind, genutzt. Das Beispiel zeigt, wie mit der Methode an Entscheidungsfindung gearbeitet werden kann. Für die Beraterin hat dieses Vorgehen den Vorteil, dass ihre eigene Meinung nun in einem »Kosmos an Sichtweisen und Meinungen« steht, der durch die Arbeit mit dem sozialen Atom entstanden ist. So steht die Meinung der Beraterin nicht allein und übermächtig da. Die Pluralität der Meinungen, die exploriert wurden, gibt der Jugendlichen Freiheit – auch gegenüber der Meinung der Beraterin. Das erhält langfristig die Beziehung, unabhängig davon, ob die Jugendliche mit ihrer Entscheidung der Meinung der Beraterin folgt oder einen anderen Weg geht.

Wenn es klar wird, durch welche erlebten biografischen Erfahrungen diese Person zu einer bestimmten Position kommt, dann wird deutlich, dass ihre Meinung keine absolute Wahrheit ist und nicht für alle Menschen Gültigkeit hat. Diese Art von Dekonstruktion gibt der Jugendlichen Freiheit, ihren Weg jenseits von absoluten Positionen zu finden.

3.5.3 *Bei wem könntest du übernachten, wenn die Eltern dich rausschmeißen?* Die VIP-Karte

Gerade Jugendliche haben bedeutsame Kontexte außerhalb der Familie, in der Schule oder bei Arbeit, mit Freunden und Institutionen. Gleichwohl wird – gerade in der systemischen Arbeit – oftmals die Aufmerksamkeit nur auf den Jugendlichen und seine Familie gerichtet. Für Informationen über die Bedeutung anderer wichtiger Menschen in seinem Leben fehlt es den Helfern oft an Zeit, aber auch an methodischen Hilfen. Die VIP-Karte (VIP = **V**ery **I**mportant **P**erson) ist eine geeignete methodische Brücke, um mit einem Jugendlichen in ein Gespräch über die wichtigen Menschen in seinem Leben zu kommen:

Im Vordergrund der Exploration stehen angenehme und positiv besetzte Menschen. Doch auch schwierige Beziehungen können wichtig sein und sollten nicht ausgeblendet werden. Die Beraterin sollte ein aufrichtiges Interesse daran haben, den Jugendlichen und dessen wichtige Freundinnen, Familienmitglieder, Helferinnen, Mitschüler, Arbeitskolleginnen kennenzulernen. Die Aufmerksamkeit gilt der Gegenwart, doch sollte man durchaus auch nach Menschen fragen, die früher einmal wichtig waren. Für die VIP-Karte braucht es ausreichend Zeit, Geduld und eine Haltung respektvoller Neugier. Auch wenn die Beraterin das Vorgehen erläutert und die Beziehungen visualisiert, liegen Regie und Entscheidung beim Ausfüllen der Karte bei dem Jugendlichen. Die VIP-Karte ist ein Vier-Felder-Diagramm, das auf ein Flipchart (leichter funktioniert am Tisch ein halbiertes Flipchart) gezeichnet wird. Das Blatt wird in vier gleich große Quadrate unterteilt. Diese vier Felder stehen für:

1. Familie,
2. Freunde/Bekannte,

3. Schule/Arbeit und
4. Helfer/Profis/Vereine

und werden entsprechend klein in einer Ecke, damit genügend Platz für die VIPs bleibt, beschriftet. Die folgende anschauliche Beschreibung von Herwig-Lempp (2009, 2004) hilft vor dem ersten Einsatz.

Hat man dazu die Zustimmung des Klienten, so zeichnet man die vier Felder auf und beschriftet sie. In die Mitte zeichnet man den Klienten: »Wir werden in jeden dieser vier Bereiche die Menschen eintragen, die für Sie am wichtigsten sind oder vielleicht auch mal wichtig waren. Mit welchem Feld wollen Sie anfangen?« Am besten zeichnet man die Personen nach den Anweisungen des Jugendlichen: »Wohin soll ich Ihren Freund zeichnen?« Während man interessiert und freundlich nachfragt, entwickelt sich ein Gespräch:

»Was haben Sie mit Ihrer Freundin erlebt?« »Was schätzen die anderen an Ihnen?« »Was schätzen Sie an denen?« »Welche Erfahrungen haben Sie mit wem gemacht?« »Welches Verhältnis hatten Sie zu Ihrer Schwester?« »Was haben Sie an diesem Lehrer gemocht?« »Was hat dieser Lehrer vielleicht über Sie gedacht?« »Wer ist bei Bedarf wie gut erreichbar?« Dabei leitet uns eine ressourcenorientierte Haltung: »Wenn ich Ihren Freund fragen würde, was Sie gut können, was würde er möglicherweise sagen?« »In welchen Situationen würde Ihr Onkel Ihnen helfen können?« »Könnten und würden Sie auch etwas für Ihre Oma tun?« »Was haben Sie miteinander erlebt?« »Wie haltbar ist diese Verbindung?« »Ist Geben und Nehmen ausgewogen?« »Welchen Rat würde Ihnen X in einer solchen Situation vielleicht geben?« »War Y einmal in einer ähnlichen Situation wie Sie?«

Durchaus sinnvoll kann es auch sein, praktische und materielle Unterstützungsmöglichkeiten zu erfragen: »Wer würde Ihnen in einer schwierigen Situation Geld leihen, gibt es jemanden, der Ihnen sein Auto, Fahrrad, Werkzeug leihen würde?« »Bei wem könnten Sie vielleicht einige Tage wohnen, wenn Sie es allein nicht mehr aushalten oder rausgeworfen würden?« »Bei wem würden Sie sich trauen, danach zu fragen?« »Wären Sie bereit, jemandem auf ähnliche Weise zu helfen?«

Heikel wird es, wenn der Jugendliche sagt, dass es keine wichtigen Menschen in seinem Leben gäbe. Diese Aussage ist einerseits ernst zu nehmen, andererseits ist es sinnvoll, entspannt zu helfen, damit der Jugendliche merkt, dass es in jedem Leben wichtigere und unwichtigere Personen gab oder gibt.

»Mit wem hatten Sie denn in letzter Zeit Kontakt, wer ist ein wenig wichtiger als andere?« »Gab es früher mal Menschen, mit denen Sie mehr zu tun hatten?« »Erinnern Sie sich an eine kleine Situation, in der jemand für Sie wichtig war?« »Welche Erfahrungen bringen Sie dazu zu sagen, dass es für Sie keine wichtigen Menschen gibt?«

In die VIP-Karte kann ein Unterstützerplan (Eberding, 2020, S. 65) integriert werden. So lässt sich gezielt nach möglichen Unterstützerinnen in den vier Bereichen fahnden:

- Welche möglichen Unterstützer lassen sich in den vier Bereichen ausmachen?
- Mit was oder wie könnten diese unterstützen?

Im Laufe der Arbeit kann man immer wieder ergänzen, ob andere mögliche Unterstützerinnen neu aufgetaucht sind oder ob Menschen, von denen man Unterstützung erwartet hat, sich als nicht hilfreich erwiesen haben. So schärft man den Blick für Ressourcen, aber auch für die Realität.

3.6 *Wer bin ich und wenn ja, wie viele?* Teilearbeit mit Jugendlichen

Verantwortung für das eigene Tun zu übernehmen ist ein wesentliches Ziel von Autonomieentwicklung. Die hier dargestellten Formen der Teilearbeit erweitern den Raum von Verantwortung, Handlungsfreiheit und emotionaler Intelligenz des Jugendlichen im Hinblick auf seine Innenwelt. Gefühle, Gedanken und innere Impulse kommen einfach über uns, doch wir können sie genauer untersuchen, erforschen, besser kennenlernen. In der Folge fällt es uns leichter, mit ihnen reifer und verantwortlicher umzugehen. Das sollte kein neuer Imperativ sein, sondern neu entwickelte Freiheit in Verantwortung. Wir liefern Klienten mit diesen Teilemodellen ein Werkzeug, mit dem sie sich selbst besser verstehen und an sich (allein oder mit uns in der Beratung) arbeiten können.

Die Arbeit mit Ich-Anteilen eignet sich für die Einzelarbeit mit Jugendlichen ab dem 14. Lebensjahr. Teilearbeit in jüngeren Jahren verbunden mit Symbolspiel ist gut möglich, wie Aichinger (2010, 2017a, 2017b) ausführlich dargestellt hat.

Teilearbeit mit Jugendlichen kann über Imagination erfolgen oder auch, indem man die Ich-Anteile durch Stühle, Tierfiguren oder einfach Gegenstände im Raum symbolisiert und externalisiert. Gerade weil innerpsychisches Geschehen konkretisiert wird und unter Umständen externalisiert wird, nehmen Jugendliche dieses Angebot in aller Regel gern an. Wir vermeiden so ein abstraktes Metagespräch über psychisches Erleben und machen unsichtbare psychische Prozesse sichtbar.

Manchmal ist für die Jugendlichen die Idee, aus verschiedenen psychischen Anteilen zu bestehen, ungewohnt. Aber wenn das erste Fremdeln mit dieser Idee von Persönlichkeit überwunden ist, wird das Modell in der Regel bereitwillig aufgegriffen. Die Idee, dass wir aus vielen Anteilen bestehen, kann etwas Befreiendes haben und entspricht unserer alltäglichen Erfahrung, dass wir unterschiedliche, oft auch widersprüchliche innere Stimmen, Empfindungen, Regungen, Sichtweisen in uns erleben.

Wir stellen Teilearbeit mit Jugendlichen im Folgenden an zwei Fallbeispielen vor. Zudem machen wir einen Vorschlag zum methodischen Vorgehen, um die Leserin anzuregen, selbst Erfahrungen mit dieser Methode zu sammeln. Der Hintergrundtext in diesem Kapitel beschreibt verschiedene Teileansätze und ihre Anwendung.

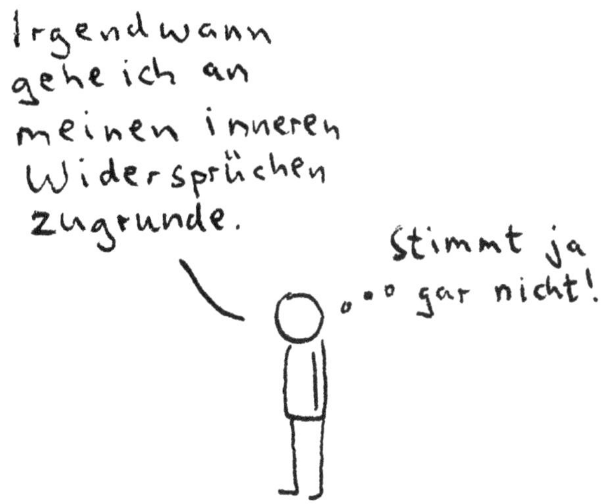
Irgendwann gehe ich an meinen inneren Widersprüchen zugrunde.
... Stimmt ja gar nicht!

Josef, ein eritreischer Junge von 15 Jahren, besucht eine Schule, in der er entweder den Hauptschulabschluss oder den Realschulabschluss erwerben kann. Welchen Abschluss er bekommt, hängt von seinen Leistungen und seinem schulischen Verhalten ab. Er möchte gern den Realschulabschluss schaffen. Dem steht entgegen, dass er ab und zu nicht zur Schule kommt, manchmal in Konflikte mit Lehrern gerät und sich weigert, deren Forderungen zu erfüllen. Josef lebt mit seiner Mutter und seiner 21-jährigen Schwester zusammen. Es besteht kein Kontakt zum Vater. Er gehört zur zweiten Migrationsgeneration, ist hier geboren und sozialisiert. Die

Schwester ist erfolgreich und beginnt gerade ein Studium. Er hat in normalem Umfang soziale Kontakte und hat bis vor kurzem in einem Football-Team gespielt. Aus diesem ist er ausgestiegen, weil er aufgrund einer Verletzung Rückenprobleme hat. Wenn er nicht aufsteht, um zur Schule zu gehen, sagt er, dass Rückenschmerzen ihn daran hindern. Die Schulsozialarbeiterin (im Folgenden Beraterin genannt) kennt ihn und hat in der Vergangenheit bei Konflikten, die er mit einem Lehrer hat, moderiert. Sie weiß um die Diskrepanz seines Wunschabschlusses und seines aktuellen Verhaltens in der Schule. Sie lädt ihn deshalb zu einem Gespräch ein. Josef kommt pünktlich. Nach einem kurzen Joining macht die Beraterin ihm ein Angebot. Sie fragt, ob der Realschulabschluss noch sein Ziel sei. Er bejaht. Sie möchte ihn unterstützen, dieses Ziel zu erreichen, ähnlich wie ein Trainer seine Mannschaft unterstützt, um das Spiel zu gewinnen. Es sei ja bekannt, dass er öfter nicht zur Schule gehe und manchmal Ärger mit Lehrern habe. Dies könne leicht dazu führen, dass er sein Ziel nicht erreiche. Genau an diesem Punkt könne sie ihn unterstützen. Er willigt ein. Die Beraterin fragt ihn, wie das an den Morgen ist, an denen er nicht zur Schule geht, obwohl ihm der Realschulabschluss so wichtig ist. Er berichtet, dass er dann Schmerzen habe und es ihm gar nicht gut gehe. Die Beraterin sagt, sie würde diesen Zustand gern besser kennenlernen. Es gebe diesen Josef an diesen Morgen und einen ganz anderen Josef an anderen Morgen, an denen er zur Schule gehe. Sie nimmt einen weiteren Stuhl, Josef soll sich daraufsetzen und erzählen, wie es ihm geht, wenn er in der Stimmung sei, in der er nicht aufstehen will. Josef berichtet von den Schmerzen, die er dann im Rücken, aber auch sonst im Körper spüre. Die Beraterin fragt, welche Gedanken, welche Sätze zu diesem Zustand gehören. Josef sagt, es seien Sätze wie: »Ich kann nicht!« »Die sind alle gegen mich!« »Es hat alles keinen Zweck.« »Ich will nicht raus aus dem Bett!«. Die Beraterin fragt nach, welche Gefühle Josef in dieser Situation habe. Josef sagt, es gehe ihm dann schlecht, seine Stimmung sei schlecht, er fühle sich gar nicht wohl. Die Beraterin fragt, wie es heute Morgen gewesen sei, als er aufgestanden sei, um zur Schule zu gehen. Wie der innere Zustand denn aussehe, wenn er in die Schule ginge, wie heute. Josef sagt, es sei ganz anders, er sei dann absolut anders drauf. Aber nur bis zur Pause, dann sei er mit einem Lehrer, Herrn S., aneinandergeraten und in eine völlig andere Stimmung gekommen. Die Beraterin schlägt ihm vor, noch einen weiteren Stuhl zu nehmen für den Josef von heute Morgen, der zur Schule gekommen sei. Er setzt sich auf den neu hinzugekommenen Stuhl. Sie fragt ihn wieder, welche Gedanken er habe, wenn er in diesem Zustand sei. »Ich möchte in die Schule und meine Freunde sehen.« »Ich werde den Realschulabschluss machen.« »Mal sehen, was heute in der Schule los ist!« Sie fragt, welche Gefühle zu diesem Josef gehören. Er berichtet, dass er sich dann gut und stark fühle, beweglich und fit. So sei er aufgestanden und in dieser

Stimmung geblieben, bis er den Streit mit Herrn S. gehabt habe. Der habe sich über ihn aufgeregt, weil er, Josef, nicht gehört habe. Die Beraterin schlägt vor, noch einen weiteren Stuhl zu nehmen für diesen neuen Zustand, in den er gekommen sei, als er mit Herrn S. aneinandergeraten sei. Josef nimmt einen weiteren Stuhl und setzt sich darauf. Er sei so wütend gewesen. Er habe Herrn S. am liebsten schlagen wollen. Er habe Gedanken gehabt wie: »Der will mich hier raushaben!« »Der ist ungerecht zu mir!« »Den würde ich gern fertigmachen, schlagen, verletzen!« Er habe nur Wut gefühlt und kaum etwas anderes wahrgenommen. Die Beraterin bittet ihn, wieder auf seinen ursprünglichen Stuhl zu gehen. Sie fragt, welche von den drei Josefs er o. k. finde. Er sagt sofort, dass die beiden Josefs von heute Morgen sehr gut seien. Der eine, weil dann das Leben Spaß mache und er sich gut fühle und auch in der Lage sei, Erfolge in der Schule zu haben. Der andere wütende Zustand sei auch gut. Man müsse sich verteidigen und wehren können, sonst könne man nicht überleben. Die Beraterin schlägt ihm vor, dass die drei ja eine Mannschaft oder ein Team sein könnten und er der Chef oder der Trainer des Teams - ähnlich wie er es vom Football kenne. Was brauche er denn von jedem der drei, damit er den Realschulabschluss schaffen könne. Josef meint, dass der, der nicht aufstehen wolle, eine echte Behinderung sei. Die Beraterin fragt ihn, was er denn tun könne mit diesem Teammitglied. Josef hat keine rechte Idee. Sie schlägt vor, dass er ihn mal ansprechen könne und fragen, ob er bereit sei, mit ihm als Chef oder Trainer zusammenzuarbeiten. Er solle in der Fantasie diesen Josef (erster Stuhl) fragen und mal schauen, ob der antworte. Josef sagt, er habe sich vorgestellt ihn zu fragen, aber der habe nichts gesagt. Die Beraterin fragt, ob er denn in der Fantasie überhaupt reagiert habe. Doch, das habe er. Er habe aufgeschaut und ihn angesehen. Sie schlägt Josef vor, diesem Teil in der Fantasie zu sagen, dass er gebraucht wird, dass er ja immerhin aufpasse, dass Josef sich nicht überanstrenge, wenn es ihm schlecht gehe, dass er auf den Körper achte. Josef findet es erst komisch, in der Fantasie das alles diesem Anteil zu sagen - macht es dann aber. Die Beraterin fragt, wie dieser Teil reagiert habe. Josef sagt, in der Fantasie habe der Teil jetzt freundlicher ausgesehen. Der Teil habe sich jetzt darüber gefreut, aber nichts gesagt. Die Beraterin bittet Josef, dem Teil zu sagen, dass er als Trainer seine Unterstützung brauche, damit die Mannschaft zusammen das Spiel gewinne. Josef berichtet, dass der Teil jetzt gesagt habe, es sei schon o. k., aber er könne nicht anders, er habe doch Schmerzen und da könne man nichts machen! Nun soll Josef den Teil fragen, ob er als Trainer der Mannschaft etwas tun könne, damit es leichter würde für diesen Teil, trotz Schmerzen aufzustehen. Josef berichtet, der Teil habe gesagt, er brauche morgens viel mehr Zeit, um langsam wach zu werden und aufzustehen. Das ginge sonst alles zu schnell. Er brauche auch mehr Zeit für den Schulweg und in der Schule sei ihm der viele

Kontakt zu den anderen zu viel! Im Laufe des weiteren Gesprächs schließt Josef, auf Empfehlung der Beraterin, eine kleine Vereinbarung mit diesem Anteil von sich: Dieser Anteil werde an solchen Morgen nicht völlig den Körper übernehmen und im Bett bleiben. Im Gegenzug werde Josef (als Trainer) darauf achten, dass der Anteil viel Zeit bekomme, alles ganz langsam machen könne und dann eben erst zur zweiten Stunde in der Schule ankommen werde. Dort werde er sagen, dass er Kopfschmerzen habe und seine Ruhe vor den Klassenkameraden bräuchte. Josef und die Beraterin einigen sich, nächstes Mal wieder die drei Anteile, die sie gemeinsam entdeckt haben, und ihn als Trainer zusätzlich in die Beratung einzuladen. Gemeinsam wollen sie dann sehen, was aus der Vereinbarung geworden sei, wie es jedem Anteil damit gehe und dann auch mehr die beiden anderen Anteile zu Wort kommen lassen. Er als Trainer solle auch beobachten, in welcher Situation welcher Anteil den Körper übernähme und handeln würde.

Gerade wenn es um Ambivalenzen, Unterschiede zwischen Wollen und Handeln oder um Verhalten geht, das die Jugendliche sich selbst gar nicht erklären kann (»Da raste ich aus, warum, weiß ich auch nicht!«), ist die Arbeit mit Ich-Anteilen eine hilfreiche Methode.

Im Folgenden stellen wir ein mögliches Vorgehen in der Arbeit mit inneren Anteilen Schritt für Schritt dar. Dies soll anregen, eigene Erfahrungen im Dialog mit Jugendlichen zu machen:

1. Die Beraterin sollte zunächst kurz und einfach die Idee, dass Menschen aus verschiedenen Anteilen bestehen, erklären, den Nutzen dieses »Spiels« begründen und sich die Erlaubnis holen, das miteinander mal auszuprobieren.
   Ziel von Schritt 1: Den Klienten mit dem Modell vertraut zu machen und der damit verbundenen Vorstellung von Persönlichkeit.
2. Die Beraterin bittet dann den Jugendlichen, die verschiedenen Seiten von sich zu benennen, die er in der Situation, um die es geht, wahrnimmt. Die Beraterin kann auch selbst beginnen die Anteile, die sie bisher im Gespräch zu diesem Thema wahrgenommen hat, zu benennen. Dies ist oft unterstützend für den Klienten, weil er am Beispiel erlebt, wie man Anteile benennen kann. Gleichzeitig stellt das ein Feedback der Beraterin an den Jugendlichen dar, an dem Jugendliche oft interessiert sind.
   Ziel von Schritt 2: Miteinander zu klären, welche verschiedenen Anteile des Jugendlichen in der Situation, um die es geht, sichtbar werden, welche er selbst erlebt und erkennt. Die Beraterin kann anbieten, welche Anteile sie wahrnimmt. Der Jugendliche entscheidet, ob er diese Angebote annimmt.

3. Wenn die unangepassten, unbequemen, störenden Anteile in der Beratung sichtbar gemacht werden (im vorangehenden Beispiel die Stühle), tauchen sie damit erst einmal in der Beratung auf. Gerade diese Anteile stehen dem Erreichen der Beratungsziele in der Regel im Weg! Jetzt gilt es, sie in der Beratung willkommen zu heißen – statt sie zu bekämpfen. In der Regel haben Beraterinnen mit diesen Anteilen der Klienten keine Arbeitsvereinbarung oder Kooperationsvereinbarung, sondern nur mit den Persönlichkeitsanteilen, die sich mit den Zielen der bisherigen Arbeit identifizieren. In diesen Schritten wird für den Jugendlichen deutlich, dass Ich-Anteile manchmal über seinen Körper verfügen und es dann zu Verhalten kommt, das ihn unter Umständen in Schwierigkeiten bringt. Die Beraterin begrüßt diese Anteile und heißt sie in der Beratung willkommen.
   Ziel von Schritt 3: Störende, nicht kooperierende Ich-Anteile, mit denen die Beraterin keine Kooperationsvereinbarung hat, in der Beratung willkommen zu heißen und deren Erlaubnis zu erbitten, weiterhin an den Beratungszielen zu arbeiten. Ein weiteres Ziel von Schritt 3 ist es, innere Anteile, die »Problemmacher« sind, zu externalisieren. Auch wenn diese Anteile nicht sofort kooperativ sind, ist schon viel erreicht, wenn es bis zu Schritt 3 gekommen ist. Einiges ist geklärt, ein inneres Bild, welches störendes, bisher unerklärliches Verhalten darstellt, ist geschaffen. Vielleicht kommt man zu einem späteren Zeitpunkt weiter.
4. Jetzt können diese Anteile exploriert werden: Was sind ihre Gefühle? Was sind ihre Gedanken? Was sind die Handlungsimpulse dieser Anteile? Was sind ihre Wahrnehmungen? Was nehmen diese wahr und was nicht? Dabei können wir das Konzept von BASK (s. Hintergrundtext S. 247) nutzen, um innere Anteile zu erforschen. Die Anteile in die Beratung einzubeziehen, zu befragen, sodass sie antworten oder überhaupt reagieren, sie in den Dialog in der Beratung zu integrieren ist nicht immer möglich.
   Ziel von Schritt 4: Den Klienten dabei zu unterstützen, Ich-Anteile besser kennenzulernen und zu erforschen. Wir helfen dem Klienten, sich Anteilen zu nähern, die unangepasst sind, ihn in seinen Zielen behindern, ihn stören, die er vielleicht auch als fremd und sogar als nicht zur eigenen Person gehörig erlebt.
5. Die innere Bühne zur Situation, um die es geht, ist nun geschaffen. Nun können wir vertieft Kontakt mit einzelnen Anteilen aufnehmen. Wir können Anteile befragen, welchen Beitrag sie auf ihre Weise leisten wollen, damit das Leben gelingt. Wir können sie würdigen in ihrem Bemühen – auch wenn wir erleben, dass diese Anteile Probleme verursachen oder die Erreichung von Zielen behindern. Dabei bevorzugen wir eine Technik, in welcher der Klient aufgefordert wird, in der Fantasie einem Anteil etwas zu sagen oder ihn zu fragen. Er soll

in seiner Imagination beobachten, wie diese Teile reagieren (mimisch, verbal, emotional etc.). Dabei kann die Beraterin dem Klienten Vorschläge machen, was er den jeweiligen Anteil fragen oder zu ihm sagen könnte. Klienten brauchen viele Anregungen und Ideen von der Beraterin, weil sie oft nicht über die Kompetenzen verfügen, jemanden für eine Kooperation zu gewinnen. Immer wieder wird der Klient aufgefordert, in der Vorstellung zu beobachten, welche Antworten und Reaktionen der Anteil zeigt, und diese Beobachtungen der Beraterin mitzuteilen.

Ziel von Schritt 5: Der Klient lernt, mit einem einzelnen Anteil besser zu kommunizieren und sich mit ihm auseinanderzusetzen. Es ist gleichzeitig eine Übung, vielleicht auch außerhalb der Sitzungen mit diesem Anteil zu dialogisieren, wenn es schwierig wird. Weiteres Ziel ist es, diesen Ich-Anteil in seiner guten Absicht zu verstehen und zu würdigen. Nach unserer Erfahrung wollen auch sehr störende Anteile immer einen positiven Beitrag zum Gelingen des Lebens beitragen! Wir legen damit die Grundlage, dass solche Anteile vom Klienten angenommen werden können, in die Gesamtperson integriert werden können und eine Kooperation mit diesem Anteil eingeleitet wird.

6. Nun kann die Beraterin das Bild eines inneren Teams einführen, wie dies im Fallbeispiel dargestellt ist. Damit wird die Person des Teamleiters eingeführt. Dies ist nicht immer sofort möglich. Je nachdem, wie stark der Klient Anteile als fremd und/oder sehr störend erlebt, kann es länger dauern, bis der Klient bereit ist, die Leitung zu übernehmen. Die Übernahme der Rolle des Teamleiters bedeutet ja auch eine innere Realität zu akzeptieren und damit/daran zu arbeiten.

   Die Metapher des Teams und des Teamleiters gibt dem Dialog Richtung und Ziel. Teammitglieder gehören zum Team und man kann sie nicht einfach rausschmeißen. Sie haben Kündigungsschutz! Von Ich-Anteilen kann man sich nicht trennen, weil man sie gerade für hinderlich hält. Die Einführung der Rolle eines Teamleiters ist eine hilfreiche Intervention, um den Klienten in die Verantwortung für »schwieriges« Verhalten zu bringen. Die Beraterin wird damit zur Trainerin des Teamleiters. Als Teamleiter muss man Teammitglieder in die Aktionen einbeziehen – egal wie schwierig sie sind. Man muss lernen zu verstehen, wie die Beziehungen der Mitglieder untereinander sind, um das Geschehen im Team zu verstehen. Ziel ist dabei immer, eine bessere Kooperationsbasis herzustellen, sodass das gesamte Team eine erfolgreiche Performance abliefert. Dabei kann man den Klienten trainieren, wie man mit nicht ganz einfachen Teammitgliedern umgehen kann. Wie Vereinbarungen mit ihnen geschlossen werden können, dass sie sich zurückhalten und nicht durch ungeplante Aktionen den Erfolg des ganzen Teams gefährden. Schließlich kann man mit dem Klienten überlegen, ob alle Teammitglieder beisammen sind, die man für die

anstehende Aufgabe braucht, oder ob man zusätzliche, neue Teammitglieder mit besonderen Fähigkeiten für die anstehende Aktion benötigt.
Ziel von Schritt 6: Ein einfaches Bild zu vermitteln, das dem Klienten erlaubt, stimmig zu handeln und neue Erkenntnisse umzusetzen. Die Idee vom inneren Team stammt von Schulz von Thun (2013; s. Hintergrundtext S. 234).

7. Hausaufgaben geben: Die Beraterin kann dem Klienten vorschlagen, in oder vor bestimmten Situationen oder in zeitlichen Intervallen ähnliche Dialoge mit einzelnen Mitgliedern des inneren Teams außerhalb der Beratung zu imaginieren.
Ziel von Schritt 7: Diese Anteile, die für erfolgreiches Leben zunächst hinderlich sind, stärker im Alltag wahrzunehmen und in die Kooperation zu bringen. Die mehrfache Wiederholung dieser Imagination verankert die Konstruktion in der Selbstreflexion des Klienten und macht sie zu einem Arbeitsmittel in seiner inneren Auseinandersetzung.

Die Arbeit mit Ich-Anteilen ist nicht auf explizit beraterische oder therapeutische Settings beschränkt. Auch in pädagogischen Arbeitszusammenhängen lassen sich solche Ansätze produktiv nutzen. Aus einem solchen Kontext stammt das folgende Beispiel.

Karl (14 Jahre) fällt in der Schule immer wieder durch massive Wutausbrüche mit Kontrollverlust sowie eine geringe Frustrationstoleranz auf. Dabei hat er völlig unrealistische Vorstellungen über seine Möglichkeiten, legt sich mit wesentlich älteren und stärkeren Jungs an. Er bekommt einen Schulverweis, besucht verschiedene Einrichtungen zur Therapie von verhaltensauffälligen Kindern. Dann wird er in eine Rückführungsmaßnahme für Schüler aufgenommen, die anders nicht mehr beschulbar sind. Auch dort machen seine Wutausbrüche ihn und seinen Lehrer hilflos. Karls Antwort nach dem Ausflippen: »Ich weiß auch nicht, warum ich …« Es ist deutlich, dass er selbst nicht in der Lage ist, seine Wut zu steuern. Er hat durchaus einen Leidensdruck: Beziehungen zu anderen Kindern gehen in die Brüche, Sachen werden zerstört, auch der Ärger des Lehrers ist ihm nicht gleichgültig. Der Lehrer schlägt ihm vor, dass sie beide davon ausgehen sollten, dass in ihm noch eine andere Person neben dem netten Karl sei, die ab und zu den Körper übernehmen würde. Karl greift diese Idee auf. Sie ist zumindest eine Erklärung für etwas, was er anders selbst nicht erklären kann. Er nennt diesen anderen Anteil oder diese andere Person Schorsch. Jetzt drehen sich viele Dialoge zwischen Karl und dem Lehrer um das Verhältnis zwischen Karl und Schorsch: »Wer war das eben: Karl oder Schorsch?« »Wer ist heute stärker: Karl oder Schorsch?« »Was kannst du tun, dass

Schorsch heute nicht so stark wird?« »Wie fühlst du dich, wenn Schorsch stärker war und deinen Körper übernommen hat?« »Was braucht Schorsch heute, damit er ruhig bleibt?« »Bemerkst du, wenn Schorsch anfängt aktiv zu werden?« »Karl, was macht Schorsch gerade? Ist er wach oder schläft er ruhig?« Diese Dialoge erlauben sowohl dem Lehrer als auch Karl, nicht nur hilflos zu sein, sondern Situationen einzuordnen und zu besprechen. Dadurch entsteht eine Vertrauensbasis zwischen Karl und seinem Lehrer. Zudem verschiebt sich bei Karl die Aufmerksamkeit von außen nach innen, so dass er bei sich innere Impulse wahrnimmt, was die Voraussetzung dafür ist, seine Emotionen wie Wut eigenständig zu steuern. Er flippt seltener aus.

Bedingung dafür, dass eine Intervention nach dem Teileansatz Erfolg haben kann, scheint ein Erleben von Leiden unter den nicht integrierten Anteilen beim Jugendlichen zu sein.

Wir haben folgende Erfahrung gemacht: Wenn Karl im oberen Beispiel keinen Leidensdruck unter seinen Aggressionsausbrüchen hat, dann ist es unwahrscheinlich, dass er sich auf diese Art der Arbeit einlässt.

Ist das nicht gegeben, greift die Intervention mit dem Teileansatz in der Regel nicht und der Jugendliche lehnt diese Form der Arbeit ab. Wenn das Leiden an den Ich-Anteilen zu stark ist, dann braucht es mehr Wiederholen der Teilearbeit. Das große Leid führt dazu, dass das Erarbeitete immer wieder »wegrutscht«. Die Wiederholung erlaubt, dass das Konstrukt sich endlich doch im Innenleben etabliert.

Das bereits vorgestellte Protokoll versteht sich nicht als Rezept, das immer so umgesetzt werden sollte, sondern mehr als Anregung, in der hilfreiche Ideen der Arbeit mit Anteilen dargestellt sind. In dieser Art oder so ähnlich haben wir es oft erfolgreich angewendet.

Schwierigkeiten in der Verwendung des Teilemodells gibt es unter Umständen, wenn Jugendliche stark traumatisiert sind. Die intensive Exploration der inneren Anteile kann die Traumasymptome verstärken. Auch dies ist dann ein wichtiger Hinweis für die Weiterarbeit. Sobald man das bemerkt, lässt sich weiter ressourcenorientiert und unterstützend arbeiten und schauen, ob der Jugendliche bereit ist, in der Zukunft eine Traumatherapie zu beginnen.

Hintergrund: Varianten von Teilearbeit in der Geschichte der Psychologie
In der Geschichte der Persönlichkeitstheorien gibt es, mit Sigmund Freud begonnen (Über-Ich, Ich, Es), viele verschiedene Modelle, in denen die Psyche des

Menschen als Zusammenspiel verschiedener Anteile oder auch Instanzen gedacht wird. Diesen Modellen gemeinsam ist, dass die angenommenen Teile interagieren, miteinander in Beziehung treten, sich unterstützen, kooperieren, ergänzen oder bekämpfen. Man stellt sich vor, dass diese Anteile in einem dynamischen Austausch stehen. Deshalb kann man bei diesen Modellen auch von psychodynamischen Modellen sprechen.

Dieses Denken kommt dem systemischen Ansatz sehr nahe, weil die Psyche als System gedacht wird, in dem unterschiedliche Bestandteile oder Teilnehmer des Systems in Beziehung und Interaktion zueinander stehen. Sie kämpfen oder kooperieren, wollen ihre Ziele erreichen. Sie haben Intentionen und Sichtweisen von der Welt, unterscheiden sich. Auch hier – wie wir es auch in unserer Arbeit mit sozialen Systemen tun – muss die Klientin die Anteile ihres inneren, psychischen Systems verstehen, validieren, zur Kooperation bewegen. Wie systemische Berater in der Arbeit mit sozialen Systemen kann sich die Klientin in der Arbeit mit den Anteilen ihres inneren Systems verstricken, Distanz verlieren, sich ohnmächtig fühlen. Er braucht dann unsere Unterstützung, damit sie erfolgreich mit ihrem inneren System weiterkommt. Wir können dabei unser ganzes systemisches Können aus der Arbeit mit sozialen Systemen (Beziehungen, Beziehungsstrukturen, Wechselwirkungen, Austauschprozesse, Rückkopplungen, Rahmensetzung des »Sowohl-als-auch« statt des »Entweder-oder« etc.) nutzen.

Im systemischen Ansatz wird der Mensch als biologisches, psychisches, soziales Wesen und in seiner Mitgliedschaft in Institutionen gedacht (Simon, 2018). Mit Teileansätzen können wir als Systemikerinnen die psychische Ebene als System denken und davon ausgehend ihre dynamische Wechselwirkung mit der sozialen Umgebung und der biologischen (physiologischen) Basis des Menschen betrachten.

Mit den Teileansätzen haben wir ein theoretisches Modell für intrapsychische Prozesse, das uns der systemische Ansatz genuin nicht liefert und das uns erlaubt, unser Wissen um die Funktionsweise von sozialen Systemen voll zu nutzen.

Wir haben die Erfahrung gemacht, dass Jugendliche Teilemodelle gut annehmen. Sie sind oft froh darüber, ihr psychisches Erleben mit all seinen Ambivalenzen, gegensätzlichen Strömungen, voneinander separierten Sichtweisen und seinen wechselnden Handlungswünschen ausdrücken zu können. Oft leiden Klientinnen ja an eigenem bizarrem, widersprüchlichem Erleben, Fühlen und Handeln und können sich das selbst nicht erklären, geschweige denn darüber konstruktiv nachdenken.

Beispiele:

- Morgens im Bett zu bleiben, obwohl man in der Folge viel Ärger bekommen kann und eigene Ziele verfehlt,

- sich selbst manchmal zu hassen,
- aggressive Ausbrüche, die einem viel Ärger einbringen, aber einfach »über einen kommen«,
- sich zu ritzen, obwohl das Narben und Schmerzen hinterlässt, die man dann doch nicht will, und anderes Suchtverhalten,
- der Wunsch sich umzubringen, der »plötzlich über einen kommt«,
- zu erstarren, obwohl man es in dieser Situation nicht will und der Körper es gegen den eigenen Willen macht.

Über die Methode der Teilearbeit, die das Innenleben darstellt und externalisiert, findet automatisch eine Distanzierung statt. Gerade bei sehr heftigem belastendem Erleben ist dann nicht mehr nur das Erleben im Fokus, sondern man ist gleichzeitig der Beobachter der Szene. Damit entsteht ein zweiter Fokus. So findet eine Distanzierung von heftigem unangenehmem Erleben statt, die wohltuend ist. Man ist das Erleben, Handeln etc. und man ist gleichzeitig Beobachterin dieses Erlebens oder Handelns. Dieser Moment - beides zu sein, die Beobachterin (Teamleiterin) und gleichzeitig die Erlebende (voller Wut, Trauer oder Verzweiflung) - ist ausgesprochen vorteilhaft, um neue Lösungen zu finden! Durch die Beobachterperspektive ist man in Bezug auf die Gefühle etwas weniger involviert und etwas stärker distanziert. Oft gibt erst die Distanz von der völligen Betroffenheit die Sicht auf neue Lösungen frei.

Die Autorinnen, die im Feld von Teilearbeit unterwegs sind, unterscheiden sich ganz erheblich in ihrer Arbeitsweise, z. B.
- darin, ob lediglich Vorstellungen oder leichte Fantasiereisen oder sogar Hypnose/Trance verwendet werden, um mit Teilen in Kontakt zu kommen[46],
- darin, ob ein systemischer Blick auf das ganze psychische System des Klienten und die Interaktion der Teile oder ein eher individualistischer Blick auf einzelne Teile vorherrscht,

46 Manchmal bleibt die Arbeit mit Teilemodellen ausschließlich auf der imaginativen Ebene, d. h., Klient und Beraterin stellen sich die Teile, den Dialog mit ihnen und ihre Interaktion nur vor. Diese Imagination kann mit offenen oder geschlossenen Augen erfolgen. Man könnte auch von einer imaginativen Reise sprechen. Man kann auch Stühle oder andere Symbolisierungen für die verschiedenen Teile verwenden. Im Fallbeispiel von Josef im vorausgehenden Kapitel wurden Stühle verwendet. Somit wurde zusätzlich mit einer Externalisierung der inneren Zustände gearbeitet. In der Arbeit mit Jugendlichen erleben wir dies als hilfreich, weil es konkreter erlebbar wird und nicht nur alles abstrakt imaginativ bleibt. Aichinger (2010, 2017a, 2017b) beschreibt Teilearbeit mit Kindern, bei der die Teile durch Tierfiguren symbolisiert werden. Im dann folgenden Symbolspiel mit den Tierfiguren spielt die Therapeutin mit und unterstützt die Gruppe der Tiere dabei, Ausgleich und Harmonie zu finden, sodass jedes Tier seinen Platz hat.

- darin, welche Arbeitsrichtung in der Sitzung angestrebt wird,
- in ihren Vorstellungen davon, was ein Teil ist,
- darin, ob angenommen wird,
  - dass es grundsätzlich unterscheidbare Kategorien von Teilen mit festen Funktionen und einem festgelegten Charakter gibt, oder
  - ob man dessen ungeachtet einfach individuell schaut, welche Teile denn so beim jeweiligen Klienten zu finden sind, oder
  - dass es nützlich ist, eine koordinierende, leitende oder nur beobachtende Instanz zu konstruieren.

Die verschiedenen Teilemodelle sind unterschiedliche Angebote an Berater, wie man Psyche abbilden und sich vorstellen kann, ohne dass eine Diskussion, welche Metapher besser oder sogar »richtiger« sei, Sinn macht. Die unterschiedlichen Metaphern und Vorgehensweisen zu kennen, vergrößert allerdings die Kompetenz der Beraterin, mit inneren Anteilen zu arbeiten. Es verfeinert die eigene Vorstellung davon, wie man sich selbst einen Anteil vorstellt, die eigene Vorstellung vom Zusammenwirken von Teilen und davon, ob es eine beobachtende, vielleicht sogar leitende oder dirigierende Instanz gibt. Es hilft, die eigene implizite Theorie über das Psychische besser kennenzulernen und sogar zu erweitern. Ein eigenes Vorgehen in Sitzungen mit Teilearbeit kann so entwickelt werden. Deshalb skizzieren wir einige dieser Modelle im Folgenden.

Virginia Satir (2019) hat die Form der Parts-Party entwickelt. Es handelt sich um eine Methode, mit der in einer Gruppensitzung ein Teilnehmer wesentliche Anteile seiner selbst besser kennenlernt. Satir arbeitete mit psychodramatischem Rollenspiel. Der Leiter der Sitzung bittet die Klientin zunächst wesentliche Anteile ihrer selbst, die für das Thema, um das es gerade geht, von Bedeutung sind, zu benennen. Jedem dieser Anteile wird nun eine bekannte Gestalt aus der Vergangenheit oder Gegenwart zugeordnet. Jede der ausgewählten bekannten Gestalten wird nun im Rollenspiel durch ein Gruppenmitglied übernommen. Diesen Rollen werden jetzt noch Adjektive zugeordnet, vielleicht auch ein typischer Satz, ein Wert oder eine besondere Ressource, die zu dieser Figur gehört. Nun wird im Rollenspiel eine Party inszeniert, zu der alle Anteile eingeladen sind. Die Klientin, um die es geht, übernimmt die Rolle der Gastgeberin. Die Party beginnt damit, dass die geladenen Gäste sich vorstellen und dann im freien Spiel miteinander agieren. Die Gastgeberin sieht dabei zu. Nachdem die Interaktion eine Weile läuft, kann die Beraterin die Situation einfrieren und die Rollenspieler bitten zu benennen, welche Gefühle sie in der Rolle hatten. Danach wird die Party weitergespielt, aber die Gefühle werden übertrieben ausgespielt. Die Beraterin kann wieder stoppen und die Rollenspieler nach Gefühlen und Erleben befragen. Die Beraterin kann das Geschehen konflikthaft zuspitzen, indem sie die Aufgabe an alle Gäste gibt, auf ihre Weise die Party zu dominieren, oder sie kann sie auffordern, miteinander zu agieren, um zu Kooperationen und Koalitionen zu kommen. Die Gastgeberin (Klientin, Protagonistin) bekommt so einen intensiven Einblick in das Zusammenspiel wesentlicher Anteile ihrer selbst, über die eigene Interaktion und Dynamik. Dabei hat sie gegen Ende die Möglichkeit, alle Teile in ihren jeweiligen Zielen, Ressourcen und Werten zu würdigen. Virginia Satirs Ziel war es, Menschen zu unterstützen, sich selbst in ihrer Vielfältigkeit zu erkennen, damit Leben besser gelingt. Es hilft Klientinnen, Anteile, die sie vielleicht nicht mögen oder die sie stören, zu erkennen und diese besser anzunehmen. Klientinnen können erleben, wie diese Anteile eine Beziehungsdynamik entwickeln, welche Ressourcen, Werte und Motive in ihnen schlummern. Satir überlässt es der Klientin, aus der Parts-Party selbst eigene Lösungen zu entwickeln. Sie baut dabei auf die Selbstorganisierungskräfte der Klientin, eigene Lösungen zu finden.

Schulz von Thun (2013) entwickelte die Arbeit mit dem »inneren Team«. Er geht davon aus, dass wir oft verschiedene Stimmen und Stimmungsmacher in uns haben, die sich wechselnd in bestimmten Situationen zu Wort melden. Diese Wortbeiträge sammelt er zunächst mit dem Klienten, der sich mit einer bestimmten Situation auseinandersetzen will (manchmal an einem Flipchart). Er überlegt mit dem Klienten, welche Beiträge wohl jeweils der gleichen Person zugeordnet werden können. So entstehen Personen, die eine bestimmte Sichtweise haben und einen bestimmten Charakter. Nun hat man die Teilnehmer des inneren Teams, die in dieser Situation aktiv sind.

In seinem Modell geht Schulz von Thun davon aus, dass es einen Teamleiter gibt. Dessen Aufgabe ist es, aus dem zunächst oft chaotischen Haufen ein funktionierendes Team zu bilden, mit dem man in der Außenwelt erfolgreich und angemessen handeln kann. Angemessen meint bei ihm nicht nur der Situation gegenüber angemessen, sondern auch stimmig gegenüber der eigenen Person. Wenn man mit dem Mittel der Aufstellung arbeitet, dann kann man den Teamleiter bitten, eine Aufstellung vom inneren Team zu machen: Wer steht ihm spontan am nächsten? Wer weiter weg? Wer steht neben wem oder verdeckt wen? Wie will der Teamleiter die Aufstellung verändern? Wer soll in der Situation, um die es geht, eher im Hintergrund bleiben? Wer sollte aktiver sein? Vielleicht fehlen einige Teammitglieder (Eigenschaften), die man zum erfolgreichen Handeln in dieser Situation brauchen könnte? Vielleicht müssen einige Teammitglieder entwickelt werden und mehr Beachtung finden, damit sie tragende Rollen in solchen Situationen bekommen. Oft geht es darum, Widersacher ins innere Team einzubinden, damit sie die Aktion im Außen nicht gefährden. Ziel der Arbeit des Teamleiters ist es, die innere Pluralität in

Harmonie zu bringen. In diesem Bild gibt es eine klare Hierarchie zwischen Teamleiter und Teammitgliedern, aber auch die Regel, dass störende Teammitglieder nicht gefeuert werden können, sondern positiv eingebunden werden müssen. Dies bleibt der Geschicklichkeit des Teamleiters überlassen. In der Beratung ist es oft sinnvoll, den Teamleiter in seiner Fähigkeit, mit störenden Teammitgliedern umzugehen, oder bei der Strukturierung einer sehr chaotischen Teamsituation zu trainieren.

Richard Schwartz (2008) entwickelte die Therapie der Internal Family Systems, in der Gruppen von Anteilen zusammengefasst werden, die spezielle Funktionen haben:

- **Manager**, die organisieren, regeln, planen, koordinieren, um den Alltag zu meistern.
- **Exiles** (Verbannte), die schmerzliche und traumatische Erfahrungen verkörpern. Sie werden von den Managern oft weggesperrt, damit sie den Erfolg des ganzen Menschen nicht behindern.
- **Firefighter** (Feuerwehrmänner), die spontan und machtvoll in Aktion treten, wenn die Manageranteile nicht in der Lage sind, die Exiles zu kontrollieren. Firefighter können aggressiv handeln oder einen Rückzug veranlassen oder mit Ablenkung reagieren. Dabei kann es zu aggressiven, destruktiven Ausbrüchen, Suchtverhalten oder Selbstschädigung kommen. Das verschafft kurzfristig Erleichterung von extrem belastendem Erleben und Erinnern, kann aber langfristig ausgesprochen schädlich sein.

> Schwartz stellt sich die Teile wie folgt vor: »Ein Teil ist nicht nur ein vorübergehender emotionaler Zustand oder ein gewohnheitsmäßiges Gedankenmuster. Vielmehr ist es ein einzelnes und autonomes Denksystem, das seinen eigenen Emotionsbereich, Ausdrucksstil, seine eigenen Fähigkeiten, Wünsche und seine eigene Weltsicht hat. In anderen Worten, es ist, als enthielte jeder von uns eine Gesellschaft von Leuten, von denen jeder ein anderes Alter und andere Interessen, Talente und Temperamente hat« (2008, S. 61).

In seinem Modell werden diese Anteile um ein Selbst ergänzt:

> »Das Selbst hat gegenüber all diesen Teilen einen besonderen Status. Schwartz hat es nicht als weiteren Teil der Psyche konzipiert, sondern als eine Instanz, einen inneren Ort oder Zustand, von dem aus ein Mensch sich auf all seine Teile beziehen kann mit Neugier, Mitgefühl, Ruhe, Zuversicht, Mut, Klarheit, Kreativität, Perspektive, Vertrauen und Verbundenheit. Das Selbst tritt in dem Maße ins Bewusstsein, in dem ein Mensch sich von seinen extremen Gefühlen und Gedanken separieren kann« (Waterholter, 2008, S. 47).

Das Ehepaar Watkins (2012) entwickelte mit der Ego-State-Theorie eine etwas andere Metapher:

> »Ein Ich-Zustand kann definiert werden als organisiertes Verhaltens- und Erfahrungssystem, dessen Elemente durch ein gemeinsames Prinzip zusammengehalten werden und das von anderen Ich-Zuständen durch eine mehr oder weniger durchlässige Grenze getrennt ist« (Watkins u. Watkins, 2012, S. 45).

Ich-Zustände, die durchlässige Grenzen haben, erlauben mehr harmonisches Zusammenwirken und gelten für Watkins und Watkins als »normal, gut angepasst«. Diese Zustände können mehr Austausch miteinander haben und sich überschneiden. Je weniger durchlässig die Grenzen zwischen den Ego-States sind, desto schwerer ist die Gesamtpersönlichkeit in ihren Augen gestört.

In ihrer Vorstellung wirken die Ego-States optimal in einem demokratischen Miteinander ohne Hierarchie und Chef zusammen:

> »Die Therapie der Ich-Zustände beruht auf der Anwendung von Techniken aus Einzel-, Gruppen- und Familientherapie zur Lösung von Konflikten zwischen den verschiedenen Ich-Zuständen, die eine Selbst-Familie konstituiert. Der ideale Zustand ist gegeben, wenn die unterschiedlichen Persönlichkeitseinheiten harmonisieren und zusammenarbeiten. Auch wenn diese unterschiedlichen Einheiten unterschiedliche Haltungen oder Bedürfnisse zum Ausdruck bringen, verursacht eine demokratische Beziehung zwischen ihnen den geringsten Stress« (Watkins u. Watkins, 2012, S. 128).

Gleichwohl gibt es in ihrer Vorstellung ein Selbst:

> »Nach unserer Konzeption besteht das Selbst aus reiner Ich-Energie (Ich-Besetzung), nicht aus Inhalten, wie zum Beispiel Motivationen, Affekte, Gedanken usw. Diese Energie/Besetzung ist nicht die Energie des Selbst, sie ist das Selbst. Wenn diese Ich-Energie in Inhalte fließt, dann werden diese Inhalte als Teil des Selbst, als ›Ich‹ erfahren« (Watkins u. Watkins, 2012, S. 59).

Damit ist eine besondere Vorstellung des Selbst kreiert: Nicht als ein innerer Beobachter, nicht als eine koordinierende Instanz, sondern jeder Ego-State kann zum subjektiv erlebten Selbst werden, wenn er gerade aktiviert ist.[47] Ein Ego-State, der

47 Wir haben im Text oft die Metapher »übernimmt den Körper« verwendet, weil wir die Erfahrung machen, dass dies oft das Erleben der Klienten trifft.

gerade aktiv ist, hat Energie erhalten, die im Selbst wie in einem Lager gespeichert liegt. Ist der Ego-State durch diese Energie aus dem Selbst aktiviert, dann wird er als Ich erlebt. Das Selbst bei Watkins und Watkins hat so eine ausschließlich aktivierende Funktion, ohne zu steuern, zu beobachten oder zu dirigieren.

Viele Teilemodelle stammen aus der Hypnotherapie und die Therapeuten arbeiten unter Hypnose. Watkins und Watkins (2012) kommunizieren in Hypnose mit den Ego-States, lernen sie kennen und beeinflussen die States, animieren sie dazu, Dinge zu tun oder zu lassen (S. 119 ff.) und schließen sogar Verträge mit einzelnen States (S. 99). Sie versuchen so, eine Harmonie zwischen den Teilen im Inneren der Persönlichkeit herzustellen, die das Leben der Klienten gelingen lässt. Dabei installieren sie aktiv Lösungen und geben Teilen Aufträge.

Watkins und Watkins (S. 173 ff.) arbeiteten manchmal aber auch dezidiert ohne Hypnose und ließen dann die unterschiedlichen Anteile des Klienten über Stühle externalisieren und symbolisieren. Sie unterstützten den Klienten dabei, seine Teile genauer zu beschreiben, zu einer Skulptur zu formieren (wer steht in der Frage, um die es gerade geht, zusammen und wer auf der anderen Seite?), und ließen die verschiedenen Teile miteinander kommunizieren, indem der Klient die Rolle von jedem Teil einnahm. Und zwar in einem vorgegebenen Ablauf, in dem zuerst nacheinander die Innensicht der Teile exploriert wird und in einer zweiten Runde die Außensicht auf diese inneren Anteile. In dieser Form der Arbeit überließen sie es dem Klienten selbst, Lösungen zu finden und begleiteten ihn dabei nur. Hier bauten auch sie – im Gegensatz zu ihrer Arbeit mit Hypnose – ganz auf die Selbstorganisierungsfähigkeit des Klienten.

Gunther Schmidt (2019b) arbeitet mit dem Bild der inneren Familie oder auch mit dem Bild eines inneren Parlaments. Auch für ihn gibt es ein steuerndes Ich, dessen Aufgabe es ist, die verschiedenen »Teilpersönlichkeiten/Potentiale« zu einer »optimalen Synergie« oder »Orchestrierung« zusammenzuführen. Wie diese Zusammenführung von Teilpersönlichkeiten gerade aussieht, hängt von der Situation, dem Kontext, den eigenen Gestaltungsmöglichkeiten ab. Wir sind so je nach den Gegebenheiten verschiedene Personen und die Steuerungsinstanz (Vorsitzender der Familie oder Chef des inneren Parlaments) entscheidet, wer gerade auftritt (nach Peichl, 2013) und wie wir nach außen wirken. Man kann auch sagen, wer wir gerade sind.

Schmidt vereinfacht durch seine Art der Arbeit mit der steuernden Instanz die Arbeit mit den Teilen. Bei seinem Vorgehen geht es nicht mehr darum, das Erleben der einzelnen Teile und ihre Bedürfnisse zu erforschen. Sein Bestreben ist es, dass es in der Beratung nicht immer mehr Teile gibt mit eigenem Charakter, eigenen Bedürfnissen, Zielen, Motiven. Das Bild kann so sehr kompliziert werden und damit wenig hilfreich für den Klienten. Wenn wir aber den Fokus auf die steuernde Instanz legen und mehr auf die Interaktion der Teile und nicht so sehr auf die verschiedenen Teilpersönlichkeiten, vereinfachen wir den Prozess. Wir unterstützen so das Bild der steuernden Instanz, welche die anderen Ich-Anteile reguliert, integriert und für internen Ausgleich sorgt. Diese optimal arbeitende steuernde Instanz gilt es zu finden und zu unterstützen. Der direkteste Weg nach Schmidt ist dabei, den Körper und sein Wohlbefinden zu nutzen, quasi den optimalen Zustand der steuernden Instanz zu imaginieren, körperlich zu suchen, einzunehmen und so zu speichern:

> »Wenn wir auf das fokussieren, was die optimale Körperkoordination wäre, so dass die Person sich optimal steuernd erleben kann und sagen kann: ›Jetzt kommt die dran, jetzt der, jetzt ist dahinten Ruhe, was ist da? Was ist hier?‹ Die einfachste Form: Sie laufen etwas im Raum herum und fragen Ihren eigenen Organismus. Wie würdest du dich gerade bewegen wollen, wenn er dir gerade vermitteln wollte durch sein organismisches Feedback: Wow, jetzt bist du optimal in der steuernden Position, und deinen ganzen Verein hast du dabei? – Aber keiner haut dir ins Genick und keine in den Bauch, aber sie sind ein optimales Team, ein Team. Wie würde Ihr Organismus laufen, Ihre Hände, die Dirigentenfunktionshelfer, die sagen: dahin, dahin, dahin, und was wäre die orchestrierende Musik?« (G. Schmidt, Mitschrift in einem Übungsseminar 2008 nach Peichl, 2013).

Dieser knappe Überblick zeigt, dass wir eine reiche Auswahl an Modellvorstellungen zum Aufbau der Persönlichkeit nach dem Teilemodell und zum Vorgehen in der Beratung/Therapie haben. Uns bleibt die Aufgabe, mit unserem Klienten zu entscheiden, welches Vorgehen von uns authentisch vertreten werden kann und für ihn anschlussfähig und hilfreich ist.

3.7 *Höher, weiter, schneller oder weniger* Skalenarbeit

Die gute alte Skalierung ist nicht nur unter systemischen Beratern weit verbreitet, sondern erfreut sich auch großer Beliebtheit unter Jugendlichen. Skalierung wird in Gesprächen von Jugendlichen gern spontan benutzt. Darin sehen wir eine Chance. Offensichtlich ist diese Art sich auszudrücken ausgesprochen anschlussfähig für Jugendliche! Das können wir nutzen.

Skalierungsfragen können drei verschiedene Einsatzbereiche haben:

- Unterschiede zwischen Mitgliedern eines sozialen Systems können mittels Skalierung dargestellt werden.
- Verhalten und Erleben des Klienten kann einfacher diskutiert werden – auch mit dem Umfeld der Jugendlichen.
- Innere Zustände und Gedanken können mit Skalen untersucht und bearbeitet werden.

Wir stellen im Folgenden diese drei Möglichkeiten der Skalenarbeit dar.

Grundsätzlich eignen sich Skalierungsfragen,

- um über zunächst etwas unklare Begriffe (selbstständig sein, autonom sein, faul sein usw.) zu sprechen, ohne sie sofort genau definieren zu müssen,
- um subjektives Erleben in seinem Ausmaß vergleichbar zu machen (wie stark glücklich, traurig, wütend),
- um ins Gespräch über Unterschiede zwischen Menschen zu kommen (hält sich an Absprachen, erledigt Hausarbeiten etc.),
- um kleine Veränderungen, manchmal auch Fortschritte, sichtbar zu machen,
- um aus einer – meist allzu – einfachen Betrachtung von entweder – oder, ja oder nein, weiß oder schwarz (ordentlich oder unordentlich, wütend oder nicht wütend etc.) herauszukommen und für detaillierte Unterschiede zwischen weiß und schwarz zu sensibilisieren (für die verschiedenen Schattierungen im Grau).

Der letzte Punkt ist besonders bedeutsam. Klienten hängen oft der Konstruktion an »entweder ordentlich oder unordentlich«, »entweder suizidal oder nicht suizidal«, »entweder aggressiv oder nicht aggressiv« etc. Indem wir Skalierung einführen, unterminieren wir diese Konstruktion. Skalenarbeit wird so zu einem Reframing: Wir führen implizit eine Sichtweise von »mehr oder weniger« ein und ersetzen damit eine Sicht von »entweder – oder«. Wir verflüssigen eine oft starre Konstruktion und erlauben damit, feinere Unterschiede und manchmal auch kleine Fortschritte wahrzunehmen. Wir geben dem gerade diskutierten Thema einen neuen kognitiven Rahmen, der aus unserer Sicht eher Entwicklung ermöglicht. Die Zweiteilung in Top versus Flop, Daumen hoch oder runter findet man häufig, sie ist aber eine belastende Verzerrung.

3.7.1 *Wie gern kommt dein Vater zum Jugendamt?* Unterschiede sichtbar machen

In einer Familiensitzung: »Baran, kannst du mal alle Familienmitglieder auf einer Linie aufstellen? Wer am meisten wollte, dass ihr diese Beratung macht, kommt ganz nach links. Wer es am wenigsten wollte, ganz nach rechts und alle anderen dazwischen. Das Ganze wäre eine Skala mit dem Titel ›Motiviert für die Beratung‹. Ganz links wäre dann 10 für ›Super motiviert in die Beratung zu kommen‹. Ganz rechts wäre 1 für ›Ganz wenig Motivation für die Beratung‹. Stell mal dich und die anderen Familienmitglieder so auf die Skala, wie du denkst, dass ihr richtiger Platz auf der Skala ist.«

»Karl, lass uns mal konkret werden. Stell dir vor, wir haben hier auf dem Boden eine Skala ›Auf die Mama hören‹. Die Skala beginnt bei 1 dort an der Blumenvase und endet bei 10 hier an der Tür. 10 bedeutet ›Hört total auf die Mama‹. 1 bedeutet ›Hört gar nicht auf die Mama‹. Welchen Platz hätten deine beiden Geschwister auf der Skala und welchen Platz hätte dein Papa? Stell sie mal auf ihren Platz, so wie du das siehst.«

Gruppenbesprechung in einer Wohngruppe für Jugendliche: »Stellen wir uns vor, es gäbe eine Skala ›Die Ausgehregeln einhalten‹. 10 bedeutet auf dieser Skala ›Hält die Ausgehregeln super gut ein‹ und wäre an dem roten Sofa. 1 bedeutet ›Hält die Regeln gar nicht ein‹ und wäre am Schreibtisch. Peter, kannst du mal die anderen Jungen und dich selbst auf dieser Skala einordnen? Welcher Junge aus der Gruppe steht wo?«

Die Skalierung kann genutzt werden, um über Unterschiede zwischen den Mitgliedern eines sozialen Kontextes ins Gespräch zu kommen. Dabei ist zu Beginn der Diskussion noch nicht klar, was die Festlegung/Zuordnung der unterschiedlichen Skalenwerte auf der Skala bedeutet. Erst im weiteren Dialog kann dies nun konkretisiert werden.

»Baran, woran machst du das fest, dass deine Mutter bei 9 auf der Skala ›Motiviert für die Beratung‹ steht und dein Vater bei 2,5? Kannst du uns das mal erklären? Das ist ja spannend! Was sind die wesentlichen Unterschiede zwischen 9 und 2,5 für dich, Baran?«

»Karl, gib mal Beispiele dafür, warum du dich bei 8 auf der Skala ›Auf die Mama hören‹ gestellt hast und deinen Bruder auf 4! Ist ja ein deutlicher Unterschied.«

Es bietet sich an, die Wahrnehmungen zwischen den Mitgliedern zu vergleichen und dann über die Unterschiede in der Wahrnehmung zu sprechen.

An den Vater: »Sie sehen ja, wie Baran die Familienmitglieder auf der Skala ›Motiviert für die Beratung‹ einschätzt. Stimmen Sie zu oder was würden Sie verändern?«

An alle anwesenden Familienmitglieder: »Findet ihr, dass Karl recht damit hat, wie er euch und die anderen auf der Skala ›Auf die Mama hören‹ eingeordnet hat? Wenn nicht, dann könnt ihr es verändern und mal eure Sicht zeigen.«

Wir haben mit der Skalenarbeit die Möglichkeit, unterschiedliche Sichtweisen der sozialen Beziehungen deutlich zu machen. Verschiedene Wahrnehmungen sind normal und müssen nicht beseitigt werden, man kann sie sich ansehen, und das lohnt sich. Es lohnt meist nicht, darum zu kämpfen, wessen Wahrnehmung richtig ist!

Unterschiede akzeptieren und diskutieren jenseits von richtig und falsch kann für Jugendliche, Familien und Gruppen neue Entwicklungen ermöglichen. Gerade wenn es bei Jugendlichen um Autonomie und Ablösung geht, ist häufig das Thema: Wie viel Individualität geht noch und wo lässt sich Eigensinn mit dem Zusammenleben nicht mehr vereinbaren?

»Baran, was müsste hier in der Beratung passieren, damit dein Vater auf der Skala ›Motiviert für die Beratung‹ einen höheren Wert hätte?«

»Baran, was müsste hier in der Beratung passieren, damit deine Motivation um zwei Werte auf der Skala sinken würde? Was müssten dein Vater und deine Mutter oder ich tun, damit das passiert?«

Hintergrund: Im Konflikt ticken Systeme anders – wie Skalierung helfen kann

Häufig sind soziale Konflikte, die Jugendliche in den verschiedenen Lebensbereichen haben, Gründe für die Beratung. So lohnt es sich, Wissen über Konfliktdynamik und Konfliktlösungen in die Arbeit mit Jugendlichen zu integrieren. Glasl (2007, 2017) beschreibt sehr überzeugend, dass bei Menschen im Konflikt regelmäßig Veränderungen ihrer Person, ihres Denkens, Handelns und Fühlens zu beobachten sind. Zwei wesentliche Veränderungen sind Empathieverlust und eine egozentrische Komplexitätsreduktion.

Empathieverlust bedeutet, dass Menschen, die sich sonst ganz gut in andere einfühlen und damit antizipieren können, wie der andere auf ihr Handeln und Sprechen emotional und mit seinem Verhalten reagieren wird, im Konflikt diese Fähigkeit zunehmend verlieren. Sie unterschätzen die Heftigkeit der Reaktionen des anderen auf ihr Handeln, können diese nicht mehr präzise antizipieren. Damit treiben sie immer wieder die symmetrische Eskalation an – oft ohne es zu wollen und mit von Außenstehenden gut vorhersagbaren negativen Folgen für sich selbst. Der Empathieverlust ist damit ein wesentlicher Mechanismus, der symmetrische Eskalation vorantreibt!

Wenn wir auf einer Skala die Sichtweisen und Einschätzungen der Mitglieder des Systems darstellen lassen und zudem Raum dafür geben, wie sie zu diesen Einschätzungen kommen, dann wird ganz kleinschrittig wieder Empathie trainiert. Es findet eine Sensibilisierung für die Welt des anderen statt. Auch ausführliche Exploration der Sicht eines Beteiligten, während die anderen zuhören, trainiert wieder Empathie! Gedankenlesende Fragen sind ein guter Test, um festzustellen, wie stark Empathie im Konflikt schon verloren gegangen ist, und ermöglichen es gleichzeitig, Empathie neu zu trainieren, indem die Person, deren Gedanken erraten werden sollten, ihre Antworten korrigiert.

Egozentrische Komplexitätsreduzierung bedeutet, dass eine komplexe, differenzierte Wahrnehmung der Realität im Konflikt abnimmt und durch recht einfache, plakative Stereotype ersetzt wird. Diese sehr einfachen Konstruktionen verzerren die Wahrnehmung der Situation häufig erheblich. Die Fähigkeit zur differenzierteren Wahrnehmung ist einfach nicht mehr vorhanden. Die Jugendliche ist aber oft darauf angewiesen, dass ihre sozialen Konflikte konstruktiv gelöst werden, weil sie oft in der schwächeren Position in Schule, Familie oder Lehre ist und im negativen Fall von Ausgrenzung bedroht ist.

Paula (17 Jahre) kommt manchen Aufgaben, die sie zuhause hat, selten nach. Nach vielen Konflikten um die Sache findet bei den Eltern eine Komplexitätsreduzierung statt: In der Wahrnehmung der Eltern erfüllt sie die Aufgaben nie. Sie ist faul und sieht das nicht ein! Über intensive Skalierung können die Eltern dazu gebracht werden, wieder differenzierter hinzusehen und ihr Schwarz-Weiß-Denken in Bezug auf Paula zu reduzieren.

Zudem erfolgt nicht nur eine Vereinfachung, sondern auch noch eine Verzerrung hin zu einer sehr egozentrischen Sicht. Nur die eigene Perspektive bekommt Raum. Mit anderen Perspektiven kann und mag man sich nicht mehr beschäftigen. Man denkt von anderen und von sich selbst in Kategorien von entweder - oder, schwarz oder weiß, gut oder böse. Im Konflikt sind für den Konfliktgegner die negativen Adjektive (böse, nicht motiviert, faul, böswillig, hinterhältig etc.) reserviert und für einen selbst die positiven Adjektive (gutwillig, motiviert, fleißig, immer offen und auf der Suche nach friedlichen und konstruktiven Lösungen etc.).

Paulas Eltern sehen nicht, dass auch sie sich nicht mehr an bestimmte Absprachen mit Paula halten. Sie sehen auch nicht mehr, dass der 12-jährige Bruder manchmal Aufgaben zuhause nicht erfüllt. Für sie ist - nach jahrelangen Auseinandersetzungen - Paula ein ziemlich missratenes Kind und sie als Eltern haben ihr Möglichstes unter großen Mühen, in immer neuen positiven Anläufen, mit gutem Willen und mit Engelsgeduld getan. Man könnte auch etwas dramatisch sagen, dass es inzwischen bei ihnen ein Engel-Teufel-Schema in der Beschreibung der Situation gibt.

So hilft Skalierung, den zweiten Antreiber symmetrischer Eskalation, die egozentrische Komplexitätsreduzierung, zu beseitigen. Wir können Skalenarbeit als Training verstehen, erneut differenzierter wahrzunehmen.

3.7.2 *Wie hilfsbereit warst du letzte Woche und wie sieht das deine Mutter?* Verhalten diskutierbar machen

Das Verhalten von Jugendlichen wird oft von Eltern und Lehrern anders erlebt als vom Jugendlichen selbst. Klassisches Thema ist oft, ob Autonomie verantwortlich und kompetent gelebt wird:

- Werden in ausreichendem Maß Aufgaben vom Jugendlichen übernommen?
- Werden übernommene Aufgaben gründlich genug ausgeführt?
- Ist die Selbsteinschätzung des Jugendlichen realistisch genug, um abzuschätzen, dass gewählte Ziele auch erreicht werden (Schulabschluss, Verhinderung von Kündigung, anvisiertes Berufsziel etc.)?

»Karl, angenommen du wärst einen kleinen Schritt auf der Skala ›Nimmt ernst, was die Mutter sagt‹ weiter oben, einen Wert höher, woran könnte man das sehen? Was wäre für dich möglich, damit du einen Schritt höher kämst?«

Im Beispiel aus Kapitel 3.3.10 (S. 202) wird zunächst mittels der Skala ein Gespräch zwischen den Eltern und Paul darüber möglich, was für jeden die jeweiligen Werte auf der Selbstständigkeitsskala in verschiedenen Lebensbereichen bedeuten. Mit Unterstützung des Beraters kann sich die Familie einigen, was sie an Eigenverantwortung von Paul in den wesentlichen Lebensbereichen aktuell erwartet. Im selben Kapitel skizzieren wir das Vorgehen von Loschky (2009, S. 199–212), die zwei Skalen zugleich nutzt. Es entsteht ein Koordinatensystem mit einer waagerechten bipolaren Achse mit den Polen »Unselbstständigkeit, Verantwortungslosigkeit« und »Eigenverantwortung, Selbstständigkeit oder selbstständiger Erwachsener« und einer senkrechten bipolaren Achse, die von »erlaubt« bis »ungesetzlich« reicht. Der Schnittpunkt beider Achsen ist der Nullpunkt (weder unselbstständig noch selbstständig, weder erlaubt noch ungesetzlich). Nun können konkrete Aktionen des Jugendlichen von den Anwesenden in diesem Koordinatensystem eingeordnet werden. Gerade wenn es nicht nur um Autonomie geht, sondern Devianz eine Rolle spielt, ermöglicht diese Methode (die zwei Skalen kombiniert), differenzierter über das Verhalten des Jugendlichen zu reden – ohne dass es dauernd um Anklage und Abwertungen des Jugendlichen geht.

Hintergrund: Arbeit mit dem BASK-Modell

Mit dem BASK-Modell hat Braun (1988) ein Werkzeug entwickelt, mit dem sich psychische und physische Zustände (States[48]) von Menschen explorieren lassen. Das Modell wurde im Zusammenhang von Dissoziation und Trauma und im Rahmen von Hypnotherapie entwickelt. Es eignet sich aber auch generell, um den Zustand, in dem sich ein Jugendlicher befindet, zu erforschen.

Das Modell unterscheidet vier Ebenen des situativen Erlebens:

Behavior (B): Hier geht es um Verhalten. Von welchem Verhalten reden wir? Welches Verhalten ist wann störend? Wenn die Jugendliche in einem bestimmten inneren Zustand ist, welches Verhalten zeigt sie dann? Zu welchen Verhaltenstendenzen neigt sie dann? Welches Verhalten wäre geeigneter? Was würde sie gern lernen?

Affection (A): Welche Gefühle hat die Jugendliche in diesem Moment? Aus unserer Sicht geht es dabei um das seelische Fühlen und nicht um das körperliche Spüren, welches unter Sensation im nächsten Punkt erfasst wird. Also um gefühlten Ärger, Wut, Liebe, Angst und nicht um die dazugehörigen körperlichen Reaktionen. Im Hintergrundtext zu Emotionen und Gefühlen (S. 82) beschreiben wir, wie wir die Begriffe »Gefühl« und »Emotion« in unserem Buch verwenden – wohl wissend, dass es in der Literatur völlig unterschiedliche Definitionen der beiden Begriffe und des Begriffs der Affekte gibt.

Sensation (S): Welches Körpererleben hat die Jugendliche in diesem Moment? Was spürt sie körperlich? Welche körperlichen Reaktionen nimmt sie wahr? Dazu gehören auch ein roter Kopf, hoher Blutdruck, schneller Puls, Schweißausbrüche. Aber auch, welche Körperreaktionen ein anderer Beobachter wahrnehmen kann (Mimik, Gestik, Hautfarbe, Schwitzen, Frieren etc.).

Kognition (K) (manchmal auch Knowledge): Damit sind sowohl die Gedanken gemeint, die in dieser Situation da sind, als auch alles Wissen, welches in dieser Situation präsent ist.

In nicht dissoziativen Zuständen sind uns alle vier Erlebensebenen zugänglich und mit der Situation verbunden. In dissoziativen Zuständen sind immer eine oder mehrere Erlebensebenen nicht miteinander verbunden.

BASK erinnert sehr an das englische Wort »basket« für Korb. Mit den vier Elementen können wir wie in einem Korb das Erleben eines Menschen, der sich gerade in einem bestimmten Zustand befindet, erfassen. Dieses Bild erleichtert es Therapeutinnen, den Dialog mit Klienten zu führen. Zudem bildet es den Menschen als biopsychosoziale Einheit ab.

48 Im Englischen bilden States (Zustände) und Traits (Eigenschaften) ein Gegensatzpaar. Damit steht States ausschließlich für temporäre Zustände und nicht für dauerhafte Charaktereigenschaften.

Immer wenn wir in der Arbeit mit einer Jugendlichen ihren momentanen Zustand erforschen wollen oder auch ihr Befinden in einer anderen Situation, eignet sich das Modell. Das kann im Rahmen einer Skalenarbeit sein. Wir können erforschen, wie genau das innere Erleben ist, wenn man auf der 5 steht und wie es auf der 8 aussieht, was der Unterschied zwischen beiden Positionen ist, woran im inneren Erleben die Klientin merkt, dass sie auf 3 ist. Erst dadurch wird die Skala konkret und erhält Sinn und Lebendigkeit.

Auch um bestimmte innere Anteile zu konkretisieren, eignet sich das BASK-Modell. Wir können dann immer die vier Erlebensebenen abfragen, um den entsprechenden Zustand möglichst vollständig zu erfassen, in dem die Klientin ist, wenn ein bestimmter Anteil gerade aktiv ist. Wir registrieren so die Verhaltenstendenzen, die Gefühle, die Wahrnehmungen des eigenen Körpers und der Situation sowie die Gedanken, die zu einem Anteil gehören. Wir und unsere Klienten können die Anteile so besser kennenlernen.

3.7.3 *Wenn deine Wut morgen bei drei wäre, woran würdest du das merken?* Emotionsmanagement und Impulskontrolle trainieren

»Jutta, lass uns doch mal die Sache mit der Aggressivität genauer ansehen. Gestern in der Schule, als du den Konflikt mit deinem Klassenlehrer hattest, wie aggressiv warst du da? Stellen wir uns vor, du hättest eine ganz persönliche Aggressivitätsskala von 1 bis 10. Wo warst du gestern?«

Probleme vieler Jugendlicher und Erwachsener gehen auf überregulierte Emotionen zurück (Giesemann, 2017) oder beruhen auf dem Gegenteil, der Unfähigkeit, ihre Emotionen zu regulieren. Wo »Es« (die verwirrende, triebhafte Welt der Gefühle) war, soll »Ich« (bewusste Planung, Steuerung, Gestaltung) werden; dies war bereits ein therapeutisches Leitmotiv von Sigmund Freud.

Die Skalierung innerer Zustände ist eine geeignete Methode, um Jugendlichen zu helfen, ihre Emotionen wahrzunehmen und dadurch anders damit umzugehen. Emotionsregulation und Impulskontrolle ist ein häufiges Thema von Jugendlichen – aber auch von Eltern und Lehrerinnen in Konflikten mit ihnen! Es braucht sowohl eine wahrnehmend-akzeptierende Haltung als auch Veränderungsbereitschaft, dann kann Skalierung eine hilfreiche Methode bei Problemen der Emotionsregulation sein.

Zunächst sensibilisieren wir für die Wahrnehmung, was im Moment sowohl körperlich als auch seelisch von der Klientin wahrgenommen wird. Dazu können wir die Anregungen von Damasio (2004b) nutzen, die wir im Hintergrundtext auf S. 82 darstellen, sowie das BASK-Modell von Braun (1988), welches wir im Hintergrundtext auf S. 247 skizzieren. Nun können wir diese Wahrnehmungen genauer betrachten, indem wir sie skalieren. Damit lernt die Klientin eine stärker differenzierte Wahrnehmung innerer Zustände. Wir können so die ganze Bandbreite von Gefühlslagen wie Wut, Angst, Traurigkeit, Suizidalität oder Hemmungen explorieren, aber auch positive Gefühle wie im folgenden Praxisbeispiel.

»O. K. Jutta, gestern warst du in der Schule beim Konflikt mit deinem Klassenlehrer bei 5,5 auf deiner persönlichen ›Aggressionsskala‹. Stell dir vor, die Skala ist hier auf dem Boden, such dir einen Gegenstand aus, der für 1 steht, und einen Gegenstand, der für 10 steht. Stell dich bitte mal auf die 5,5. Und jetzt lass uns mal genauer ansehen, woran du 5,5 erkennst.
- Erinnerst du dich noch, welche Gedanken du in der Situation hattest? Was ist dir durch den Kopf geschossen?
- Welche Gefühle hast du in der Situation wahrgenommen? Wie hast du die 5,5 körperlich gespürt? Wo hast du körperlich etwas gespürt und wie?
- Was hast du wahrgenommen? Innerlich haben wir uns das gerade angesehen. Was konntest du in dieser Situation in der Außenwelt noch wahrnehmen – und was vielleicht nicht mehr? Lass dir genügend Zeit.
- Was hast du in der Situation gemacht? Und was hättest du gern gemacht? Wonach war dir?
- Lass uns jetzt mal andere Situationen anschauen. Wann warst du das letzte Mal bei 8 auf der Skala? … Gut, dann stell dich jetzt mal auf 8. Beschreibe mir mal diese Situation. … Jetzt lass uns wieder durchgehen, wie du innerlich 8 erlebst.«

Wieder werden
- Gedanken,
- Affekte, Emotionen und Gefühle,
- Wahrnehmungen,
- Handlungen und Handlungstendenzen erfragt.
- »Und jetzt noch einen letzten Wert auf unserer Aggressionsskala. Erinnerst du eine Situation, in der du bei 2,5 warst?«

Aus unserer Arbeit heraus halten wir es für sinnvoll, mindestens drei Intensitätsstufen auf der Skala eines inneren Zustandes zu explorieren, um die Klientin ausreichend für unterschiedliche Stärken eines inneren Zustandes zu sensibilisieren. Außerdem sollte wiederholt mit der gleichen Skala in verschiedenen Sitzungen gearbeitet werden. Wir haben den Eindruck, dass erst dann die Skala für die Klientin lebendig wird oder als wirksame Eigenregulation bei ihr nachhaltig implementiert ist. In einem weiteren Schritt lohnt es sich, den jeweiligen

Grad des ausgelösten Gefühls mit Situationen in Verbindung zu bringen. Dabei sollte man darauf achten, ob die Jugendliche mit solch differenzierten Fragen gut umgehen kann und keinesfalls Stress aufbauen.

»Was war dein bisher höchster Wert auf der Skala?« »Was ist in dieser Situation passiert?« »Was hat dich so hochgebracht?« »Weißt du, was genau das war?« »Was war gestern dein niedrigster Wert? Wann war das? Was ist da passiert?« »Was müsste heute noch passieren, damit du auf 6 kommen würdest?« »Wie genau bringt dich dein Klassenlehrer zum Ausrasten?« »Was genau muss er sagen?« »Wie genau muss er schauen?« »Hast du eine Ahnung, wie er dich am besten dazu bringen kann, dass du ausrastest?« »Wer muss dabei sein, dass die Wirkung besonders stark ist?« »Wann und wo muss der Klassenlehrer es tun, damit du besonders ausrastest?«

Solche Prozesse sind durchaus mühsam und fordern von uns und den Klientinnen Zeit und Geduld. Hier geht es um ein ruhiges Bewusstwerden und auch Üben von Gefühls- und Emotionswahrnehmung (zum Unterschied zwischen Gefühl und Emotion siehe S. 109). Eigene Emotionen differenziert selbst wahrzunehmen heißt, sie zu haben und gleichzeitig selbst beobachten zu können – man könnte auch sagen, gleichzeitig ein erlebendes Ich und ein beobachtendes Ich zu sein (zu Teilearbeit und Distanzierung siehe vor allem Kap. 3.6, S. 226).

Im sozialen Zusammenleben empfindet jeder dann und wann Wut. Mit dieser situationsangemessen umzugehen ist notwendig, um in Gesellschaft erfolgreich zu sein. Dieser Prozess beginnt beim Kleinkind und sollte beim Eintritt in den Kindergarten, spätestens in die Schule schon erhebliche Fortschritte gemacht haben. Leider beobachten wir bei einer Reihe von jugendlichen Klienten, dass dieser Prozess der Sozialisation nicht wirklich erfolgreich verlaufen ist und dies zu der Gefahr sozialer Ausgrenzung führt.

3.7.4 *Wer will überhaupt meine Unterstützung?* Skalierung in der Auftragsklärung

In der Arbeit mit Jugendlichen und ihren Familien sind die Beteiligten in unterschiedlichem Ausmaß bereit zur Mitarbeit. Im Rahmen der Auftragsklärung lohnt es sich deshalb, die Bereitschaft der Beteiligten zur Zusammenarbeit zu explorieren. Dabei eignen sich vor allem drei Fragen, deren Antworten jeweils auf einer Skala von 1 bis 10 skaliert werden können:

- Wie wichtig ist Ihnen die Beratung? Wie groß ist die Bedeutung der Beratung?
- Wie viel Zeit sind Sie bereit zu investieren? Wo liegen Ihre Grenzen?
- Wie zuversichtlich sind Sie, dass wir hier ein gutes Ergebnis erzielen?

Diese Fragen schaffen nicht nur innerhalb der Familie Klarheit darüber, wo die Beteiligten stehen. Gerade wenn andere Systeme (Schule, Lehrstelle, Betreuer in Wohngemeinschaften) involviert sind, weil das Problemsystem vielleicht nicht in der Hauptsache die Familie ist, kann die Exploration der Haltung dieser Beteiligten bedeutsam sein. Dadurch entsteht ein realistisches Bild bei der Jugendlichen,

- wie weit die Konflikte eskaliert sind,
- was sie von den jeweiligen Beteiligten in diesen Systemen erwarten kann und was nicht,
- wie viel Optimismus in Bezug auf ihre Entwicklung noch da ist.

Skalierungen im Raum bilden die Situation sehr anschaulich ab. Gerade wenn die Konflikte nicht in der Familie liegen, verlieren Jugendliche manchmal eine realistische Einschätzung der Situation, wie weit die andere Seite ihnen noch offen gegenübersteht und zu wie viel Engagement sie bereit ist. So entsteht für alle Beteiligten ein realistischeres Bild über die Ausgangssituation.

3.7.5 *Skaleningenieure*
Einige technische Hinweise zur Skalenarbeit

Bipolare oder monopolare Skalen?

In den Fallbeispielen dieses Buches ziehen wir immer monopolare Skalen vor. Lediglich bei der Form des Diamanten nach Loschky (2009, S. 199–212) beschreiben wir in Kapitel 3.3.10 (S. 202) eine bipolare Skala. Auch diese Skala ließe sich monopolar nutzen. Nach unserer Erfahrung sind monopolare Skalen für Klienten einfacher zu erfassen.

Selbstständigkeit als monopolare Skala: »Stellen wir uns vor, wir haben hier eine Skala Selbstständigkeit. Sie fängt bei Selbstständigkeit 0 (ganz wenig selbstständig) an und endet bei 10 (sehr, sehr selbstständig).«

Selbstständigkeit als bipolare Skala: »Stellen wir uns vor, wir haben eine Skala Selbstständigkeit. Sie verläuft von –5 (sehr unselbstständig) über 0 in der Mitte zu +5 (sehr selbstständig).«

Wie formuliert man die Extrempunkte?

Oft braucht man die Extremwerte der Skala gar nicht genauer zu beschreiben. Man kann die gewählten Werte dann, wie in den Fallbeispielen, explorieren, so wird die Skala konkreter und die Werte bekommen Bedeutung. Manchmal wollen Klienten aber eine Orientierung. Dann gibt es die Möglichkeit, die Endpunkte der Skala entweder sehr extrem, fast unrealistisch zu formulieren, oder mehr an der Realität zu bleiben.

> Paul ist mittlerweile 15 Jahre alt und es geht wieder um die Selbstständigkeitsskala. Selbstständigkeit mit sehr unrealistisch formulierten Extremwerten: »Selbstständigkeit 0 heißt, Paul macht nichts selbstständig, isst nicht allein, zieht sich nicht allein an, ist fast wie ein Baby. Selbstständigkeit 10 bedeutet, Paul braucht niemanden mehr, verdient sein eigenes Geld, lebt allein …«
>
> Selbstständigkeit mit eher realitätsnahen Extremwerten: »Selbstständigkeit 0 heißt, Paul schafft den Schulweg allein, kann sich selbst ein kleines Essen machen, sucht sich noch nicht allein raus, was er anziehen will. Selbstständigkeit 10 bedeutet, Paul regelt die Schulangelegenheiten alle allein, kauft alle Anziehsachen allein und hält sie auch allein sauber …«

Wir empfehlen die Extremwerte eher nicht zu skizzieren. Wenn Klienten eine Vorgabe wünschen, dann ist es günstiger, eher realistische Extrempunkte zusammen mit ihnen zu entwickeln. So lernt man ihren Erwartungshorizont kennen. Formuliert man extrem übertrieben unrealistisch die Endpunkte, dann hat das zur Folge, dass alle gewählten Werte dicht beieinander im mittleren Bereich der Skala liegen. Das reduziert Unterschiede, die uns ja gerade bei Skalenarbeit interessieren.

Verbal an der Skala arbeiten oder im Raum inszenieren?

Wir ziehen es vor, wie in den meisten Fallbeispielen beschrieben, die Skala im Raum zu inszenieren und die Klientinnen zu bitten, sich dann auf den jeweiligen Punkt der Skala zu stellen. Die Klientinnen wandern dann im Laufe der Arbeit immer wieder zu neuen Punkten auf der Skala. Diese körperliche Aktivität erleben wir als angenehm. Uns erscheint es so, dass die körperliche Bewegung innere Bewegung begünstigt. Vor allem Jugendliche mögen es, wenn die starre Gesprächssituation durch die Inszenierung der Skala auf diese Weise gebrochen wird.

3.8 *Das Schöne am Körper ist, dass man ihn meistens dabei hat* Arbeit mit somatischen Markern

Es gibt inzwischen eine Reihe von Hilfen, um körperliche Wahrnehmungen zu nutzen, insbesondere zur Emotionsregulation (Sulz u. Bronisch, 2017). Auch Achtsamkeitsübungen (s. Kap. 2.3, S. 92), welche wir unter Strategien und Haltungen ausführen, gehören dazu. Wir beschreiben hier drei weitere Möglichkeiten, die wir oft erprobt haben.

3.8.1 *Reden überflüssig* Selbstcoaching mit Bodenankern

Eine solche einfache, meist wirksame Übung verdanken wir Kurt Hahn[49], der sie »Selbstcoaching mit Bodenankern« nennt. Es ist eine wirksame Methode, die »Weisheit des Körpers« (Embodiment) zu nutzen, um neue Anregungen und Ideen für den Umgang mit Problemen zu erhalten.

Die Klientin (K) arbeitet an einer aktuellen Herausforderung (ein Problem, das sie zurzeit beschäftigt) und wird vom Berater (B) durch die Übung begleitet.

1. Schritt: K wählt eine Herausforderung. B schreibt eine erste Karte, auf der die Herausforderung (H) von K notiert wird und legt die Karte auf den Boden. K nimmt im Raum den jetzt erlebten Abstand zur Herausforderung (H) ein und positioniert sich in entsprechendem Abstand zu diesem Bodenanker.

2. Schritt: K bekommt jetzt die Aufgabe, einen Abstand und eine Blickrichtung zum Bodenanker H (Bodenanker ist jeweils eine Karte, die beschriftet ist und einen Pfeil mit der Blickrichtung enthält) einzunehmen, den er als seine »innere Führungskraft« für angemessen hält. K soll mit Abständen experimentieren, bis der Abstand für ihn als »seine eigene kompetente innere Führung« passend ist. B unterstützt. Diese Position wird mit einem Bodenanker (F1) markiert und mit einer Blickrichtung (Pfeil) versehen.

3. Schritt: K soll sich im Raum nun eine »Wohlfühlposition« (W) suchen. Also einen Ort, der unter den gegebenen Umständen im Angesicht der Herausforderung am ehesten angenehm ist. K soll sich ausreichend Zeit lassen, bis ein guter Ort gefunden ist (er kann sich auch setzen, legen etc.). Dieser Punkt wird nun mit einem W markiert.

---

49 Diese Übung hat Hans-Werner Eggemann-Dann in einem Seminar mit Kurt Hahn erlebt und inzwischen vielfach in verschiedenen Kontexten genutzt.

4. Schritt: K sucht nun einen Ort, benannt als »guter Freund«. Mit Unterstützung von B imaginiert sie, was ein guter Freund ihr zum Umgang mit dieser Herausforderung raten würde (Markieren mit F2).

5. Schritt: K sucht nun ein »freies Element«, d. h. einen Ort und eine Blickrichtung, wo ihm vielleicht noch etwas einfällt, was er bisher nicht bedacht hat. Dieser Punkt wird mit Bodenanker E markiert.

6. Schritt: K geht mit B die Bodenanker nacheinander ab und B spürt dem nach, was er an der entsprechenden Stelle und mit der entsprechenden Blickrichtung empfindet.

7. Schritt: Gemeinsame Auswertung des Erlebten.

Es ist erstaunlich, wie viele Anregungen und neue Ideen eine solche stille Arbeit, die in den Körper hineinhört und spürt (ohne das Denken einzustellen), meistens liefert. Man kann diese Übung auch gut allein machen.

Jana (20 Jahre) macht sich große Sorgen um ihre Eltern. Der Vater hatte eine Freundin, die Mutter ist furchtbar verletzt und sehr eifersüchtig und droht nun mit Trennung, obwohl die Affäre bereits vier Monate vorüber ist. Jana schläft schlecht und vernachlässigt ihr Studium, hat jetzt eine Prüfung verschoben, weil sie ungenügend vorbereitet war. Sie hat sich in einer Beratungsstelle für Studierende angemeldet.

Die Psychologin schildert nach Joining und Anliegenklärung kurz das bereits beschriebene Vorgehen. Jana ist interessiert daran, es auszuprobieren.

Beim 1. Schritt (Abstand jetzt) steht sie nur einen Fußbreit vor dieser Herausforderung.

Im 2. Schritt entfernt sie sich und hat nun ca. zwei Meter Abstand.

In der Wohlfühlposition (3. Schritt) experimentiert sie und legt sich schließlich gemütlich auf den Boden.

Im 4. Schritt erhält sie von einer Freundin den ausdrücklichen Hinweis: Du bist eine sehr gute Tochter, aber nicht verantwortlich für das Glück oder Unglück deiner Eltern!

Im 5. Schritt fällt Jana ein, dass die Mutter sie gebeten hat, mit ihr ein verlängertes Wochenende zu verbringen, und Jana das für keine gute Idee hält. Vielleicht sollte Jana stattdessen mit ihrem Freund mal wegfahren.

Jana schreitet den »Parcours« mit den Bodenankern ab und erinnert sich. Im Nachgespräch ist sie erstaunt und erleichtert, wie gut die einzelnen Schritte und Ideen zueinander passen und wie stimmig das auch gefühlsmäßig ist. Sie überlegt mit der Psychologin abschließend, wie sie der Mutter erklären kann, dass sie nicht mit ihr wegfahren möchte.

3.8.2 *Ich bin cool, wenn ich im Internet surfe* Das Zürcher Ressourcenmodell (ZRM) nutzen

Ein weiteres praxistaugliches Instrumentarium, das ganz auf Jugendliche zugeschnitten ist, stellt das Zürcher Ressourcenmodell (ZRM) dar. Die neue Ausgabe heißt »Ich packs!« (Riedener Nussbaum u. Storch, 2018) und hilft Jugendlichen, sich über Ressourcenaktivierung mithilfe des Unbewussten und mit somatischen Markern zu klären. Die Jugendlichen wählen bestimmt von ihrem Gefühl (somatischer Marker) aus einer Reihe von farbigen Bildkarten ihr Wunschbild.

»Denke an dein Problem und daran, was du gut gebrauchen könntest, um weiterzukommen und um weniger Stress zu haben. Lass dich von den Karten animieren und wähle spontan eine Karte, die dich angenehm anspricht. Orientiere dich dabei an deinem Gefühl.«

Das Verfahren ermöglicht auf einfache und unterhaltsame Weise eine individuelle, störungsunspezifische Ressourcenaktivierung. Als Ressourcen gelten im ZRM neuronale Netzwerke, die Stress reduzieren und positive psychische Flexibilität ermöglichen. Der Gegensatz sind maladaptive neuronale Netzwerke, also solche, die uns Stress und Schwierigkeiten machen (z. B. impulsive Aggressivität, ängstliches Vermeiden etc.). Die körperlich-emotionalen Signale, anhand deren die Bildkarten ausgewählt werden, werden somatische Marker genannt. Ein somatischer Marker nach Damasio (2004b) ist ein körperliches Bewertungssystem, welches durch gespeicherte Erfahrungen entsteht und wächst. Der somatische Marker erzeugt körperliche/emotionale Signale. Diese erinnern uns an Erfolge oder auch Misserfolge. Sie können unser Annäherungs- oder auch Vermeidungsverhalten schneller beeinflussen als das reine Nachdenken. Jugendliche haben also einen wertvollen zusätzlichen Erfahrungsschatz, den sie für Entscheidungen, Wünsche, Planungen und Zielentwicklungen nutzen können. Im Vorgehen wird mit den Karten und diesen körperlichen Anmutungen in einer Abfolge von Schritten gearbeitet:

Beispiel für die Entdeckung eines wohlangepassten neuronalen Netzwerks bei einem Jugendlichen, der, wenn er sich angegriffen fühlt, oft verbal und zum Teil auch körperlich übertrieben aggressiv reagiert und sich damit schon viel Stress eingehandelt hat. Im Rahmen eines ZRM-Trainings wird er gebeten, Bildkarten auszuwählen für Situationen, in denen er nicht aggressiv reagieren musste, obwohl er sich angegriffen fühlte. Er schildert nach seiner Kartenauswahl und im Gespräch über seine Karten die Erinnerung, dass er sich bei einem Paddel-Urlaub mit einer

Jugendgruppe in Südfrankreich so sicher und akzeptiert fühlte, dass er relaxt und cool auf solche »Attacken« reagieren konnte. Alles, was ihn an diese schöne und entspannte Zeit erinnert (Bild eines Flusses, Kanu, südfranzösische Landschaft, junge Leute mit Booten etc.), ist nun eine Ressource im oben angeführten Sinn.

Wir schildern den praktischen Ablauf in sechs Schritten:

1. Schritt: Der Jugendliche wird zunächst gebeten, sich an eine Situation zu erinnern, in der er erfolgreich mit dem Problem umgehen konnte, und dafür ein Bild zu wählen. Er lässt sich bei der Auswahl seines Bildes ganz von seinen Gefühlen leiten. Dafür braucht es häufig Vorbereitung und Hilfe.

Der Jugendliche wählt ein Bild mit einem sportlichen Surfer, der dynamisch eine hohe Welle reitet.

2. Schritt: Danach werden bewusste Motive für die Bildauswahl erfragt. Zu dem ausgewählten Bild werden zunächst vom betreffenden Jugendlichen selbst ressourcenorientierte Ideen assoziativ entwickelt und notiert.

Die Beraterin fragt den Jugendlichen, welche Worte ihm zu diesem Bild spontan einfallen. Der Jugendliche nennt: Mut, stark, Körperbeherrschung, Freiheit, beneidenswert, erfolgreich, harmonisch. Die Beraterin notiert die Begriffe auf einem Flipchart.

3. Schritt: Arbeitet man in Mehrpersonensettings (Gruppenarbeit, Familien), ergänzen die anderen Anwesenden die Begriffe. Im Einzelcoaching trägt die Beraterin zu dem ausgewählten Bild ebenfalls in einem Brainstorming weitere ressourcenorientierte Assoziationen bei, die ihr zu dem Bild einfallen. Auch diese werden auf einem Flipchart notiert. Der Jugendliche wählt Begriffe, die ihm gefallen.

Die anwesenden Familienmitglieder ergänzen die Sammlung des Jugendlichen mit eigenen Assoziationen: Gleichgewicht, Beherrschung, Kontrolle, Sonne, Lebensfreude. Der Jugendliche wählt: Freiheit, harmonisch, stark, Beherrschung.

4. Schritt: Im nächsten Schritt geht es darum, mit dem Jugendlichen ein Motto zu finden, welches in Zukunft helfen kann, die Problemsituation besser zu lösen. Ein solches Motto hat einen wichtigen Unterschied zu einem Ziel. Es ist allgemeiner, unbestimmter. Es koppelt eng an das Unbewusste des Jugendlichen und ist eine positive Vorwegnahme eines angenehmen Zustandes. Ein solches Handlungsmotto engt weniger ein als ein Ziel.

Die Beraterin bittet den Jugendlichen nun, mit ihrer Unterstützung aus diesen ausgewählten Worten ein gutes Handlungsmotto zu bilden, das ihm in zukünftigen Situationen helfen könne. Der Jugendliche findet folgendes Motto: »Mit innerer Freiheit und Stärke kann ich mich beherrschen und komme harmonisch mit meinen Freunden klar!«

5. Schritt: Danach entwickelt der Jugendliche mithilfe der Beraterin Wünsche und Ziele, mit denen er zukünftig die schwierigen Situationen anders bewältigen könnte. Die Beraterin fragt den Jugendlichen, was gute Ziele für eine Weiterarbeit an diesem Problem wären. Jugendlicher: »Ich fühle mich oft in solchen Situationen nicht frei und stark und werde das erst wieder, wenn ich draufhaue. Ich müsste früher bemerken, wenn ich mich schwach und unfrei fühle, bevor ich zuschlage!«
6. Schritt: Nun wird nach Hilfen, Übungen und Unterstützung im sozialen Kontext des Jugendlichen gesucht, mit denen er entsprechend dem Motto sein Ziel auch erfolgreich erreichen kann.
Die Beraterin schlägt im letzten Schritt dem Jugendlichen eine »Forschungsaufgabe« vor und erklärt deren Sinn. Er solle beobachten, wann, wo, mit wem er sich eher »stark und frei« und wann eher »schwach und unfrei« fühle. Sie bittet den Jugendlichen zu überlegen, mit welchem seiner Freundinnen er über dieses Thema sprechen könnte, und beendet damit die Arbeit.

Diese Art der Arbeit ist für Jugendliche attraktiv, weil sie nicht von der Interpretation durch einen Experten abhängig sind. Sie entwickeln Interpretationen und Lösungen selbst und erleben einen spielerischen, direkten Zugang zu ihren eigenen inneren, aber manchmal verborgenen Schätzen.

3.8.3 *Sprache und Körper arbeiten zusammen* Focusing

Mit körperlichen Hinweisen im Sinne von somatischen Markern (s. Kap. 2.5.3, S. 122) hat auch Gendlin (2012, S. 191 f.) gearbeitet. Gendlin hat ein einfaches Vorgehen entwickelt, das auch zur Selbsthilfe geeignet ist. Er beobachtete, dass Menschen ihre Probleme dann erfolgreich lösen, wenn sie beim Sprechen und Nachdenken über ihre Fragen gleichzeitig aufmerksam wahrnahmen, was in ihrem Körper passiert. Dieses direkte Lauschen auf die Signale des Körpers beim Sprechen oder Nachdenken in der Therapie nennt Gendlin »Focusing«. Das genaue körperliche Empfinden in einer konkreten Situation bezeichnet Gendlin als »felt sense«.[50] Er entdeckte so etwas wie einen »missing link«, eine fehlende

50 Man kann diesen Ausdruck nicht wirklich übersetzen. Die Doppeldeutigkeit bei »sense« von Gefühl und Sinn ist beabsichtigt. Also ein gespürtes/gespürter Körpergefühl/Körpersinn. Gemeint ist ein umfassendes, komplexes Körpergefühl, als Ergebnis oder besser Resonanz achtsamen Spürens.
»[…] das vielfaserige Gewebe körperlichen Bewusstseins« (Gendlin, 2012, S. 106).
Wenn z. B. ein Golfspieler den Ball abschlägt, kann er nicht jede Körpereinstellung und den

Verbindung zwischen Fühlen und Denken in unserer sehr sprach- und denkzentrierten Zivilisation. Genau diese fehlende Verbindung stellt er mit seinem Vorgehen wieder her. Dieses ist wegen des einfachen und klaren Ablaufs, in dem nicht viel gesprochen werden muss, für Jugendliche attraktiv. Sie können die Methode auch ohne Beraterin nutzen.

Hat die Jugendliche zu ihrem Problem ein Körpergefühl gefunden (»felt sense«), so wandert sie in ihrem Bewusstsein still spürend zwischen diesem Felt Sense und einer sprachlichen Bezeichnung dieses Körpergefühls hin und her. Sie balanciert also zwischen Körpergefühl und sprachlicher Repräsentation (Wort, Satz, Bild etc.). Irgendwann spürt sie, dass eine Stimmigkeit zwischen dem Felt Sense und einem sprachlichen Ausdruck hergestellt ist. Das Körpergefühl signalisiert an einer bestimmten Stelle, dass nun ein passender Ausdruck für die Verkörperung gefunden wurde. Diese spürbare Passung nennt Gendlin »shift« (Umschaltpunkt). Das Entdecken einer passenden Beschreibung des Felt Sense geht einher mit einer Veränderung des Körpergefühls, eben dem Shift. Meistens ist dieser Shift entspannend und angenehm und verändert deutlich die Problemwahrnehmung, die Klientin hat etwas Wichtiges gefunden. Das ähnelt einem Kinderspiel, bei dem jemand etwas sucht und die anderen ihn mit »kalt« oder »heiß« zum Ziel manövrieren.

1. Schritt: Freiraum schaffen
»Wie fühlen Sie sich? Was hindert Sie daran, sich gut zu fühlen? Antworten Sie nicht, lassen Sie Ihren Körper antworten. Dringen Sie nicht hinein in das, was kommt. Heißen Sie alles, was kommt, willkommen. Legen Sie alles für eine Weile neben sich.«

2. Schritt: Einen Felt Sense kommen lassen
»Greifen Sie eines dieser Probleme heraus. Dringen Sie nicht in das Problem. Was fühlen Sie in Ihrem Körper, wenn Sie sich alles, was mit diesem Problem zusammenhängt, in Erinnerung rufen?«

3. Schritt: Den Felt Sense beschreiben: einen »Griff« finden
»Welches ist die Eigenschaft Ihres Gefühls jetzt? Welche Worte, Sätze, Bilder passen zu diesem Gefühl? Welches Eigenschaftswort passt am besten dazu?«

genauen Bewegungsablauf planen und bewusst umsetzen. Er fixiert das Ziel und spürt dann in seinem Körper den ganzen Bewegungsablauf. Der Körper findet selbst das Gleichgewicht, er spürt, wie er schlagen wird. Der Spieler könnte dies nicht beschreiben, weil Hunderte von Nerven und Muskeln beteiligt sind. Aber er kann es tun, weil der Körper »weiß«, was zu tun ist.

4. Schritt: Vergleichen und Shift
»Gehen Sie hin und her zwischen dem Wort oder Bild und Ihrem Gefühl. Passen beide zusammen? Wenn sie zusammenpassen, lassen Sie dieses Gefühl des Zusammenpassens mehrmals in sich aufkommen. Wenn sich das Gefühl verändert, folgen Sie ihm mit Ihrer Aufmerksamkeit. Sobald Sie eine perfekte Übereinstimmung zwischen den Worten und dem Gefühl erreicht haben, kosten Sie dieses Gefühl für eine Minute aus.«
5. Schritt: Fragen
»Was ist es an diesem ganzen Problem, das Sie so (gefundenes Wort oder Bild) macht? Wenn Sie nicht mehr weiterkommen, stellen Sie sich folgende Fragen: Was ist das Schlimmste an diesem Gefühl? Was ist so schlimm daran? Was braucht es, damit es besser wird? Was sollte geschehen? Antworten Sie nicht selbst, warten Sie darauf, dass das Gefühl sich regt und ihnen eine Antwort gibt.« »Was wäre es für ein Gefühl, wenn alles in Ordnung wäre? Lassen Sie Ihren Körper antworten: Was steht dem im Wege?«
6. Schritt: Annehmen und schützen
»Heißen Sie alles willkommen, was kommt. Seien Sie froh, dass Ihr Körper geantwortet hat. Das ist nur der erste Schritt auf die Lösung des Problems zu, weitere werden kommen. Jetzt, da Sie Ihr Gefühl kennen, können Sie es verlassen und später zu ihm zurückkommen. Beschützen Sie es vor kritischen Stimmen, die unterbrechen wollen.« »Will Ihr Körper eine weitere Focusing-Runde oder ist das der richtige Moment, um jetzt aufzuhören?«

Viktor (16 Jahre) wohnt in einer Jugendwohngruppe und hat eine Ausbildung als Einzelhandelskaufmann begonnen. Er arbeitet im Supermarkt in wechselnden Bereichen. Dabei hat er auch viel Kontakt mit Kundinnen, die z. B. nach dem Standort eines Produktes fragen. Da er noch nicht lange dort ist, weiß er das manchmal selbst nicht, wo etwas steht. Es ist ihm schon passiert, dass er dann so irritiert war, dass er einfach weggegangen ist. Einmal hat sich ein Kunde beim Filialleiter beschwert und er wurde zu einem Gespräch gebeten. Viktor hat nun richtig Angst, so etwas könne ihm erneut passieren. Er kennt sich inzwischen zwar besser aus, trotzdem weiß er noch nicht alles. Er hat auch mit seinem Ausbilder Ideen entwickelt, was er tun könnte, z. B. gemeinsam mit dem Kunden zu einer Kollegin gehen. Aber er hat Angst, dass er in einer solchen Situation nicht mehr klar denken kann. Er hat schon überlegt, ob Einzelhandelskaufmann der richtige Beruf für ihn ist.

Der Sozialpädagoge F. seiner Wohngruppe hat ihm vorgeschlagen, eine Focusing-Übung mit ihm zu machen.

Sozialpädagoge F.: »Nun Viktor, wie ist es dir auf der Arbeit seit letzter Woche ergangen?«

Viktor: »Es geht ganz gut und ich hatte solch eine Situation auch nicht mehr, aber wenn ich morgens wach werde, habe ich manchmal so eine Angst, das könnte wieder passieren, dass ich am liebsten im Bett bliebe.«

Sozialpädagoge F.: »Wie geht es dir jetzt? Beschäftigt dich etwas?«

Viktor: »Ja, ich kann schlecht atmen und denke an die Situation, als der Kunde mich fragte, wo die Glühbirnen liegen, und ich das nicht wusste.«

Sozialpädagoge F.: »Nimm dir Zeit und spüre, was in deinem Körper ankommt und was dir Sorgen macht. Was spürst du jetzt?«

Viktor: »Ich sehe das Gesicht von dem Mann und balle meine Fäuste, kriege schlecht Luft. Mir ist etwas übel.«

Sozialpädagoge F.: »Bleibe bei diesem Problem, das dich beschäftigt und spüre weiter deinen Körper.«

Viktor: »Mir ist heiß und etwas schwindlig, der Mann sieht mich an und mir fällt nix ein.« (Felt Sense)

Sozialpädagoge F.: »Bleibe bei diesem Gefühl, nun schau mal, ob dir zu diesem Gefühl ein Wort, ein Satz, ein Bild einfällt. Dann wandere zwischen dem Wort und deinem Gefühl hin und her, bis du spürst, dass dein Wort oder Satz gut zu dem Körpergefühl passt. Lass dir Zeit. Irgendwann spürst du, dass Wort und Gefühl zusammenpassen.«

Viktor: »Komisch, mir fällt Ohnmacht ein, dass ich ohnmächtig werde und dann hätte ich dem eine reingehauen. Ja, hau ab, hau ab. Das passt am besten; hau ab, verpiss dich!« (Shift)

Sozialpädagoge F.: »Ja, super, wie fühlst du dich jetzt?«

Viktor: »Komisch: erleichtert, frei und entspannt!«

Sozialpädagoge F.: »Das freut mich, toll, dass du mitgemacht hast! (Pause). Bitte speichere diesen Moment gut und vergiss ihn nicht. Was war so schlimm an diesem Gefühl vorhin?«

Viktor: »Jetzt ist das Gefühl gut, aber vorher war alles so durcheinander. Dass so ein Typ mich zwingen kann, was zu machen, was ich nicht kann. Ich glaube, ich hatte Angst, dem eine reinzuhauen und dann war alles umsonst hier. Dann fliege ich raus!«

Sozialpädagoge F.: »Ja, vergiss das nicht, das ist sehr wichtig, dass du Angst hast, du könntest den schlagen. Wenn du fast ohnmächtig wirst, dann kann es nicht passieren, dass du schlägst. Aber dann kannst du auch nicht mehr freundlich und passend reagieren!«

F. rät Viktor, diese Übung mit ähnlichen Situationen für sich gelegentlich zu wiederholen und ihm in einer Woche zu erzählen, was passiert ist.

4 Wahl und Variation des Settings

Unter dem Setting versteht man, z. B. im Film oder Theater, den Schauplatz oder Ort der Handlung. Der Begriff wurde auf therapeutisches und sozialpädagogisches Handeln übertragen und meint dann die jeweilige Gestaltung der Hilfeumstände (wer, wann, wo, wozu, mit wem, wie lange und wie oft etc.).

Frau D. (19 Jahre) leidet unter depressiven Stimmungen und hat sich auf Hinweis ihrer Therapeutin in einer Achtsamkeitsgruppe angemeldet. Nach einigen Treffen spürt sie, wie die Übungen ihr helfen, mit Grübelzwängen, Ängsten und Kraftlosigkeit anders umzugehen. Nach Ende des Kurses fragt sie einen der Therapeuten, ob sie wegen Problemen mit ihrem Sohn Karsten (4 Jahre) einen Termin haben könne. Der Therapeut schlägt einen ersten Termin mit der ganzen Familie vor. Drei Wochen später erscheinen Vater, Mutter und Kind. Die Hauptsorge der jungen Eltern gilt Karstens Situation in der Kita (Kindertagesstätte). Er störe in der Kita sehr, schlage gelegentlich andere Kinder oder zerstöre deren Bauwerke und werde deshalb von vielen gemieden. Die Kita-Leiterin hat die Mutter schon aufgefordert, sich um eine Therapie für Karsten zu kümmern.

Der Therapeut lernt einen intelligenten, entdeckungsfreudigen und temperamentvollen Jungen kennen. Die Eltern sind meist liebevoll im Umgang, doch es fällt ihnen schwer, Karsten Strukturen zu setzen. Der Vater wirkt abwesend und erschöpft. Er bezieht kaum Position. Frau D. wirkt ebenfalls erschöpft und besorgt. Sie hat Karsten mit 15 Jahren bekommen, obwohl ihr gesamtes Umfeld – einschließlich des Jugendamtes – befürchtete, dass sie der Situation nicht gewachsen sei. Der Therapeut bemerkt, dass sie sehr auf Karstens Wünsche eingeht, aber gerade deswegen oft auch wütend ist und viel ermahnt. Ähnliche Interaktionsmuster ereignen sich in der Kita zwischen den Erzieherinnen und Karsten und auch zwischen anderen Kindern und Karsten. Herr D. schildert, dass sein Vater depressiv und suizidal sei, die Mutter ihn deswegen verlassen habe. Er habe sich schon als Kind intensiv um den Vater gekümmert. Als seine Frau mit 14 Jahren von ihm schwanger geworden sei, habe er einen großen Druck durch die neue Verantwortung gespürt. Er selbst war damals erst 18 Jahre alt.

Hypothese des Therapeuten nach dem Erstgespräch: Karsten ist ein aufgeweckter, überdurchschnittlich sensibler Junge. Er ist gewohnt, dass seine Wünsche rasch erfüllt werden, aber auch tief verunsichert und verärgert, weil er viel ermahnt und kritisiert wird. Er ist wütend auf einige andere Kinder, die ihn verpetzen und nichts mit ihm zu tun haben wollen. Karsten sorgt sich um Mutter und Vater, die oft erschöpft wirken. Er spürt ihre Ängste, dass es mit ihm irgendwie »schiefgehen« könnte. Wenn Karsten fühlen könnte, dass seine Eltern zu ihm stünden und zuversichtlich wären, dass er seinen Weg machen werde, ihm gleichwohl auf freundlich-deutliche Weise spiegelten, was erlaubt und was nicht erlaubt sei, könnte er die Krise überwinden.

So bietet der Therapeut zunächst vier Familiengespräche an. Er schlägt zudem ein Gespräch mit der Kita-Leiterin vor, in dem diese Anerkennung erhält für ihr Engagement, und erfährt, dass die Eltern ihren Vorschlag aufgenommen haben, sich Hilfe zu holen. Die Eltern akzeptieren seine Settingvorschläge.

Die Situation in der Kita spitzt sich allerdings so zu, dass die Mutter verzweifelt zwischen den Sitzungen beim Therapeuten anruft. Der Therapeut tröstet die Mutter und vermittelt – entsprechend seiner Hypothese –, dass dies eine vorübergehende Krise sei, die ihr intelligenter und kreativer Sohn meistern werde. Das Beste, was sie und der Vater tun könnten, sei, ihrem aktuell verunsicherten Sohn Rückhalt zu geben und Mut zu machen.

MUTTER: »Wie denn?«

THERAPEUT: »Indem Sie ihm intensiv vermitteln, dass Sie und sein Vater zu ihm stehen und sicher sind, dass er es in der Kita schaffen werde, gute Beziehungen hinzubekommen. Wenn er das hört und spürt, wird er sicherer werden.«

Bei »Hiobsbotschaften« aus der Kita solle die Mutter ihn sofort anrufen. Er wisse, wie schwer es sei, in solchen Situationen als Mutter nicht zu verzweifeln. Sie solle den Entwicklungsoptimismus behalten, der Karsten ganz sicher guttun würde. Diese Botschaft wirkt erstaunlich positiv.

Die Eltern entscheiden sich gegen einen direkten Einbezug der Kita-Leiterin und nutzen zur Vorbereitung für ein Gespräch in der Kita ein gemeinsames Elterngespräch. Nach ca. einem halben Jahr ist Karsten in der Kita gut integriert, die Erzieherinnen haben keine Sorgen wegen des Übergangs in die Grundschule.

Settings in diesem Fall waren:

1. Achtsamkeitsgruppe für die Mutter,
2. Vier Familiengespräche,
3. Telefonische Krisenintervention bei Bedarf, um Entwicklungsoptimismus zu behalten,
4. Coaching der Eltern für Krisengespräch mit der Kita-Leitung,

5. Drei Elterngespräche zu Überforderung und Zweifeln, die der sehr jungen Elternschaft geschuldet waren,
6. Fünf einzeltherapeutische Sitzungen mit dem Vater (Zielsetzung: Sich deutlicher spüren, Mut entdecken, die eigene Position wahrzunehmen und vertreten, auch wenn das manchmal unbequem ist),
7. Drei einzeltherapeutische Sitzungen mit der Mutter (Zielsetzung: Entwicklungsoptimismus als Mutter aufbauen und in Krisen behalten).

Das Fallbeispiel zeigt die Möglichkeiten verschiedener Settings, wenn so viele Systeme (Mutter, Vater, Paar, Eltern, Kita) an Problem und Lösungsentwicklung beteiligt sind.

> »Bezüglich Setting und Prozessebene stellt Pinsof (2017) ein integratives Konzept vor. Er stellt die provokante Forderung auf, zunächst auf der sichtbarsten Ebene und mit der einfachsten, kostengünstigsten und kürzesten Intervention zu beginnen, und das ist – wie er gut begründet – auf Verhaltensebene im Mehrpersonensetting. Erst wenn sich kein schneller Erfolg einstellt, wird auf einer tiefer liegenden Ebene (Emotionen, Körper, Biografie, Psyche) und in einem kleineren Setting gearbeitet« (zit. nach Borst, 2020, S. 102).

In der psychosozialen und besonders der therapeutischen Arbeit mit jungen Männern und Frauen dominieren die Einzelarbeit und die individuelle Begleitung. Dies hat aus unserer Beobachtung folgende Gründe:
- organisatorisch-praktischer Aufwand,
- abrechnungstechnische Schwierigkeiten im Gesundheitswesen,
- Gewohnheiten und Ängste der Beraterinnen vor Überforderung durch komplexe Settings,
- Wünsche des Jugendlichen oder anderer wichtiger Beteiligter, insbesondere der Eltern.

Jugendliche können anstrengend sein, für sich selbst und auch für andere Menschen in ihrem Lebenskontext. Deswegen sollte man die Jugendlichen, aber auch andere, angemessen beteiligen. Sie erleben und benennen die Probleme jeweils aus ihrer Sicht und sie können auch helfen, etwas zu verändern. Sie sind Teil des Problemsystems und können Teil des Lösungssystems werden! Wir halten je nach Situation, eigener Arbeitshypothese und realistischen Möglichkeiten eine Arbeit in flexiblen Settings für sinnvoll:
- Sitzungen mit dem Jugendlichen und seiner Familie,
- Sitzungen mit dem Jugendlichen allein,

- Sitzungen mit den Geschwistern,
- Sitzungen mit den Eltern,
- selektive Beteiligung von Peers,
- multisystemische Arbeitsweise: Sitzungen mit Personen aus den anderen Lebenskontexten der Klientinnen (Schule, Lehrbetriebe, Trainer, erweiterte Familie, Nachbarn, Freundinnen),
- Gruppensettings, z. B. mit anderen Jugendlichen oder anderen Familien (Multifamilientherapie).

> »Jugendliche sind keine schwierige Klientel, vielmehr ist die klassische Beratung und Psychotherapie ein schwieriges Setting für viele Jugendliche. Sie müssten sich als hilfsbedürftig definieren, das kommt jedoch ihrem Autonomiestreben in die Quere. Und wenn man die entwicklungsbedingte Unruhe, den Entdeckerdrang, die Aktivitätslust Jugendlicher in Betracht zieht, dann stellt sich die Frage, ob Beratungs-/Therapie- Sitzungen geeignete Entwicklungsrahmen bieten, oder wären dann nicht ›Gehungen, Stehungen, Rennungen‹ angemessener, wie es Eia Asen (2018, mündl. Mitteilung) für seine Arbeit in Mehrfamilien- und Gruppenkontexten beschreibt. Überhaupt: Wer hat den Beweis erbracht, dass 50-minütige Gespräche in einem wöchentlichen Turnus in demselben Beratungszimmer sitzend die einzige oder die beste Möglichkeit darstellen, therapeutisch relevante Veränderungen bei Menschen allgemein und bei Jugendlichen insbesondere zu erzielen? Das ist eine Konvention, die den meisten psychotherapeutischen Forschungsstudien zugrunde liegt. Sie ist wenig überprüft, denn es gibt wenig Wirkungsforschung zu anderen Settings.
>
> Folgt man den obigen Ausführungen, so können sich Settings in Gruppen mit hohem Interaktions- und Erlebnisanteil (wie z. B. in der erlebnispädagogischen Arbeit) sehr viel angemessener und auch wirkungsmächtiger zeigen. Dies weist auf die hohe Bedeutung einer gut qualifizierten Jugendhilfe und Sozialarbeit hin, die viele Menschen erreicht, die sich in klassischen Psychotherapie-Settings schwer tun« (Schwing, 2021).

Die Breite an Settings ist allerdings fachlich fordernd für die Begleiter der Jugendlichen. Dies besonders, weil in vielen Settings Kooperation mit anderen Helferinnen notwendig ist, die wiederum eigene fachliche Zugänge haben. Natürlich kann man auch von sich selbst nicht erwarten, in all diesen Settings kompetent zu sein. Gleichwohl ist diese Settingvielfalt in der Arbeit mit Jugendlichen sinnvoll. Arbeitsteilung ist ein Teil der Lösung, Vielfalt von Angeboten der Träger ein anderer und schließlich die individuelle Fortbildung, Intervision und Supervision im Laufe eines Berufslebens. In diesem Kapitel – sowie im gesamten Buch – geben wir Anregungen und hoffen Neugier zu wecken.

4.1 *Wie wollen wir arbeiten?* Setting als Intervention

Wir halten die Wahl des Settings und die Variation von Settings für eine wichtige Form der Intervention. Vor allem die im Jugendalter typischen Konflikte zwischen Abhängigkeiten und Autonomiebestrebungen sprechen für eine flexible Settinggestaltung. Bedeutsame Personen aus den wichtigen Kontexten des Jugendlichen sollten hypothesengeleitet einbezogen werden. So kann auf direkte und einfache Weise die Spannung zwischen der individuellen Entwicklung eines Jugendlichen und den weitgehend normierten Anforderungen der Umwelt zum Thema werden. Diese Praxis folgt systemischen Grundideen:

> »Es gibt eine wechselseitig komplexe Beeinflussung zwischen äußerem und innerem Leben: Was in einem Individuum vorgeht, verhält sich zu dem und ist bezogen auf das, was zwischen Menschen passiert; was zwischen Menschen ist, bewegt das individuelle Innere« (Schmitt u. Weckenmann, 2009a, S. 86).

Wenn wir im Einzelsetting mit dem Klienten arbeiten, dann geht es im Wesentlichen um das, was in ihm vorgeht, um das individuelle Innere, wie das folgende Zitat von Schmitt und Weckenmann erklärt. Wenn wir andere Lebenskontexte dazu einladen, dann haben wir das äußere Leben präsent und können den Zusammenhang zwischen dem äußeren und dem inneren Leben untersuchen, verstehen und verändern.

> »Die allermeisten klinisch relevanten Veränderungen bei Kindern haben sowohl innerpsychische als auch zwischenmenschliche Bedingungen, Folgen und Lösungen« (Schmitt u. Weckenmann, 2009a, S. 86).

Wechseln wir zwischen Einzelsitzungen mit dem Klienten und Mehrpersonensitzungen, dann kommen wir zu einem tieferen Verständnis von Wechselwirkungen, Ursachen und Folgen und Rückkopplungen zwischen dem individuellen Inneren und dem äußeren Leben unseres Klienten. Auch das haben Schmitt und Weckenmann erkannt und formulieren es so:

> »Jedes Teilsystem (Peers, Geschwister, Eltern, Kind, Familie, Schule usw.) kommt als Ursache und Aufrechterhalter der Probleme in Frage und trägt viel zu Diagnostik, Prozess und Lösung bei« (2009a, S. 74).

Für Therapeutinnen bedeutet diese Aussage, zu hypothetisieren, welches Setting zu welchem Zeitpunkt, bei welchem Thema am meisten und nachhaltigsten zur Lösung beiträgt: die individuelle Arbeit mit dem Jugendlichen, dem Vater oder der Mutter, die Arbeit mit familiären Teilsystemen wie Eltern, Familie, Geschwistern, multisystemische Sitzungen mit Lehrerinnen, Eltern, Ausbilderinnen, Trainern oder die Arbeit in Gruppen (Jugendlichengruppen, Multifamiliengruppen).

Je nach institutionellem Rahmen sind manche Settings üblich, andere eher unüblich und auch schwerer zu organisieren. Die Macht individueller und institutioneller Gewohnheiten und Regeln ist groß. Dies gilt für das Gesundheitswesen wie auch für die Jugendhilfe, das Bildungssystem und den Arbeitsmarkt mit den Betrieben und seinen diversen Unterstützungssystemen. Jugendliche mit Problemen sind oft in vielen dieser Felder unterwegs. Für die Unterstützung von Jugendlichen ist die Einbeziehung dieser Bereiche – wenn inhaltlich sinnvoll – förderlich. Dazu sollten wir als Behandler die individuelle oder institutionelle Scheu, andere einzubeziehen, überwinden und informiert und offen sein für die verschiedenen Angebote im Sozialraum der Jugendlichen.

Wir entscheiden mit der Settingwahl, wem wir zutrauen, etwas beisteuern zu können und zu wollen, insbesondere zum Verständnis, zur Begleitung oder sogar zur Lösung des Problems.

Beobachte deine Gedanken
Sie bestimmen deine Worte
Beobachte deine Worte
Sie prägen deine Gewohnheiten
Beobachte deine Gewohnheiten
Sie schaffen deinen Charakter
Aus dem Talmud (vgl. Sternberger, 2008)

Hintergrund: »Wenn ich abends trinke, fühle ich mich am nächsten Tag mies und habe oft auch Ärger in der Schule.« – Das biologische-psychologische-soziale-institutionelle Modell (BPSI-Modell)

Ohne unseren Körper, Sinne, Gehirn, Nerven, Haut und Muskeln etc. können wir nicht fühlen und denken. Fühlen und Denken sind Voraussetzung für unsere Kommunikation und Interaktion, mit denen wir soziale Systeme schaffen bzw. uns mit diesen koppeln. Ohne Kommunikation wiederum sind soziale Systeme und Institutionen (Schule, Familie, Arbeit etc.) nicht denkbar. Umgekehrt beeinflussen und modifizieren die Institutionen, denen wir angehören, die Art unserer Kommunikation, unser Denken und Fühlen. Und unser Denken und Fühlen wirkt sich, wie wir aus der Physiologie, Neurologie und auch aus der Immunologie wissen, auf unsere körperliche Befindlichkeit und Gesundheit aus.

Diese systemische Sicht auf den Menschen mag zunächst abstrakt wirken. Gleichwohl finden wir, dass diese Perspektive von zentraler Bedeutung ist für eine ganzheitliche Einschätzung und Arbeitsweise nicht nur mit jungen Menschen. Ob Joining oder Hypothesenbildung, Settingentscheidungen oder methodische Überlegungen, das biologische-psychologische-soziale-institutionelle Modell erinnert uns daran, was alles für unsere Klienten und deren Erleben eine wichtige Rolle spielt und zusammenwirkt.

1. Die **biologische Ebene (physisch)**, auf der Menschen Lebewesen sind, die durch Haut von anderen abgegrenzt sind. Hier reagieren wir, als Körper mit allen Sinnen wahrnehmend, auf die inneren und äußeren Situationen, in denen wir sind – oft unwillkürlich. Nur manchmal sind unsere körperlichen Reaktionen willkürlich und vom Bewusstsein kontrolliert. Wir Menschen sind als Körper sowohl leistungsfähig als auch störanfällig (Gesundheit und Krankheit; Fitness und Behinderung; Arbeit, Essen, Schlaf und Erschöpfung, Drogen, Psychopharmaka; körperliche Anziehung und Abscheu etc.).

2. Die **psychische Ebene (seelisch)** ist eng verbunden mit dem Körper. »Psychisch« nennen wir das System, innerhalb dessen wir denken und fühlen. Unser Denken und Fühlen ist immateriell.[51] Wir können unser Denken und Fühlen selbst beobachten und zum Teil auch beeinflussen. Und wir kommunizieren mit uns selbst vielfältig, meist sprachlich unhörbar. Diese Ebene ist direkt nur uns und nicht anderen zugänglich. Wir schaffen hier Überzeugungen und Meinungen, was wir in uns und in der Welt für wahr und sinnvoll halten. Die Möglichkeit, unser Fühlen und Denken nicht nur wahrzunehmen, sondern auch zu beeinflussen (s. Kap. 2.3.4, S. 104), ist von großer Bedeutung für den Erfolg psychosozialer und therapeutischer Arbeit.

3. Über **Kommunikation** verbinden wir uns mit anderen Menschen, schaffen Kooperation, Rivalität oder halten uns heraus. Wir nennen das »soziales Miteinander«.

Die Basis dafür sind sowohl unsere Interessen, Meinungen, Überzeugungen (Sinn) und unsere Absichten als auch die der anderen. Das gemeinsame Wollen und Können, der Zufall und die Bewertung, ob das irgendwie Sinn macht, steuern

51 Wir diskutieren im Hintergrundtext auf S. 109 kurz die Begriffe »Gefühl« und »Emotion«, für die es zahllose unterschiedliche Definitionen gibt. Wir schließen uns weitgehend Damasio (2004b) an, der Emotion als körperliche und beobachtbare Ereignisse definiert, sei es Muskelanspannung, Hormonausschüttung, Enervierung bestimmter Nervenbahnen, Körperausdruck, Schreien, Kämpfen usw. Für ihn sind die damit verbundenen Empfindungen wie Trauer, Ärger, Liebe, Neugier etc. Gefühle, die rein psychisch sind und nur vom Eigner wahrgenommen werden können.

Entstehen, Verlauf, Beendigung und Neuentwicklung sozialer Systeme. Wir erzeugen und empfangen Sympathie und Konsens über gemeinsame Sinngebung – oder die »Mitglieder« beobachten und erzeugen zirkulär Unsinn, Widerspruch und Dissens. Entsprechend bilden sich soziale Systeme, lösen sich wieder auf und bilden sich anders neu.

4. Wir sind Mitglied in verschiedenen **Institutionen**[52]. Institutionen sind auf Dauerhaftigkeit hin organisierte soziale Systeme. Sie sind durch Bestimmungen und Regeln geordnet. Vielfältige formelle und informelle Regeln und Muster entscheiden über die Funktionalität und auch die Stimmung in einer Institution. Jugendliche sind z. B. Mitglieder in Schulen, WhatsApp- oder TikTok-Gruppen, Familien, Ausbildungsstätten und Arbeitsstellen, Vereinen, Peer-Gruppen, Jugendwohngruppen, psychiatrischen Kliniken und Tagesbetreuungen. Auf dieser **institutionellen Ebene** kommunizieren wir nicht nur, sondern haben auch mehr oder weniger stabile Zugehörigkeiten, Verdienste, Rollen, Positionen, Beziehungen und Funktionen. Ob man die Elemente in einem sozialen System als Kommunikationen oder als Personen betrachtet, ist eine spannende Frage, deren Beantwortung Folgen hat. Jede dieser Betrachtungsmöglichkeiten hat Vor- und Nachteile. Sieht man Kommunikationen als Elemente z. B. einer Schule, von Borussia Dortmund oder der Bundeswehr, so kann man ganz gut erklären und verstehen, wieso diese Institutionen weiter funktionieren, obwohl die Schülerinnen, Spieler, Soldatinnen, Trainer und auch Lehrerinnen und Hausmeister längst nicht mehr dieselben sind.

> »Alle vier Lebensbereiche – das physische Existieren, psychische (Selbst)Beobachten und Verarbeiten, das soziale Miteinander und das institutionelle Eingebundensein – sind notwendig, um der Komplexität menschlichen Lebens beschreibend annähernd gerecht zu werden« (Loth, 1998, S. 49).

Den Menschen systemisch zu verstehen heißt, ihn auf allen vier Systemebenen zu sehen und die Wechselwirkungen zwischen diesen nachvollziehen zu können. Wir halten die Nutzung dieses Modells für hilfreich, weil sie z. B. unserer Hypothesenbildung Richtung geben (s. Kap. 2.6, S. 129). Im Dialog geben wir immer wieder dem Geschehen und den interdependenten Wechselwirkungen auf jeder der vier Ebenen Raum. Mit geeigneten Methoden explorieren wir diese Prozesse (s. Kap. 3, S. 165).

52 Bis auf Groucho Marx von den Marx Brothers, der einmal meinte, er würde nie Mitglied in einem Verein sein wollen, der bereit sei jemanden wie ihn aufzunehmen. Aber auch er war Mitglied der Marx-Familie!

4.2 *Was ist da los?* Hypothesengeleitete Settingvorschläge

Unsere systemischen Hypothesen beschreiben das Geschehen unserer Klienten auf allen vier im Hintergrundtext beschriebenen Ebenen und in den Wechselwirkungen zwischen den Ebenen. Entsprechend unseren Hypothesen definieren wir Problemsysteme. Ein Problemsystem zeichnet sich vor allem dadurch aus, dass dort das Problem beobachtet und kommuniziert wird. Das Problemsystem kann mit dem Familiensystem eng zusammenhängen (z. B. Auseinandersetzungen mit den Eltern über Ausgehzeiten). Es kann aus einem Teil oder der gesamten Familie bestehen. In manchen Fällen hat das Problemsystem vielleicht wenig mit dem Familiensystem zu tun (z. B. Schulschwänzen aufgrund von Mobbing in der Klasse). Die Entscheidung für ein Problemsystem durch die Beraterin passiert subjektiv. Über unsere Hypothesen und unsere subjektive momentane Festlegung des Problemsystems erhalten wir Hinweise, welche Settings und welche Interventionen infrage kommen.

Nun steht die Beraterin vor der Entscheidung, inwieweit sie – entsprechend ihren Hypothesen – die unterschiedlichen Lebenskontexte des Jugendlichen auch tatsächlich in die Arbeit einbezieht. Dabei wird das (unsichtbare) psychische System des Jugendlichen (was denkt, glaubt und fühlt er selbst) berücksichtigt. Unsere Settingvorschläge sollten nachvollziehbar und anschlussfähig für die Klientinnen sein. Das hat Auswirkungen auf die Wahl des Settings und die Auswahl der Vorgehensweisen und Methoden.

Im Fallbeispiel von Jan in Kapitel 1.1.2 (S. 35) bezieht die Beraterin den Fußballtrainer in Sitzungen ein, obwohl der Bereich Sport und Fußball mit dem Problemsystem von Jan nur indirekt (über das psychische System) etwas zu tun hat. Trotzdem kann der Trainer Wichtiges zur Entwicklung einer Lösung beitragen.

Gerade indem Lebensbereiche, die durch das Problem nicht direkt tangiert sind, in das Lösungssystem einbezogen werden, wird Entwicklung ermöglicht! In jedem Fall gehört die Beraterin zum Lösungssystem.

Frau Ö. (37 Jahre) lebt mit einem Partner zusammen. Sie ist seit längerem geschieden. Ihr Sohn Ali (13 Jahre) und die Tochter Leila (16 Jahre) leben bei ihr. Es gibt keinen Kontakt mehr zum Vater der Kinder. Frau Ö. arbeitet als Verkäuferin. Ihre Eltern leben in der Türkei. Ali hat morgens oft Bauch- oder Kopfschmerzen und versäumt häufig die Schule. Arztbesuche ergaben keine körperlichen Befunde. Leila hat die Schule ohne Abschluss verlassen und hängt zuhause rum. Leila und die Familie vermuten Depressionen. Die Mutter macht sich große Sorgen um beide Kinder. Sie wurde zu einem Gespräch in die Schule bestellt. Die Klassenlehrerin von Ali gab ihr die Telefonnummer der Erziehungsberatungsstelle mit dem dringenden Rat, sich dort Hilfe zu holen. Zum Erstgespräch kommt sie mit den Kindern, ihr neuer Partner wollte nicht mitkommen.

Ali sagt, dass er Angst vor der Schule hat, weil er viel versäumte. Eigentlich sei er ein guter Schüler. Ali erlebt seine Lehrerin als engagiert und unterstützend. Er verstehe sich gut mit dem Lebenspartner der Mutter. Die Mutter klagt über mangelnde Autorität und fühlt sich überfordert mit der ganzen Arbeit und den jugendlichen Kindern.

Leila klagt, dass sie das sinnlose tägliche Herumhängen nur schwer ertrage. Sie grübele über ihre Fehler, ihr Aussehen und pendele zwischen der Sehnsucht nach einem Freund und Ideen, was sie beruflich machen könne. Sie gehöre zu einer türkischen Mädchentanzgruppe. Dort habe sie Freundinnen, aber ihr fehle die Energie, die Treffen regelmäßig zu besuchen.

Die Beraterin entwickelt erste Hypothesen: Bei Leila entscheidet sie sich zu folgendem Schwerpunkt: Leila verfügt über soziale Kontakte und hat Interessen (türkische Tänze). Leila nimmt sich häufig als unzulänglich und abgelehnt wahr. Sie verachtet sich deswegen, besonders wegen ihrer Passivität und Untätigkeit. Das kostet Energie. Leila nimmt selektiv vor allem negative soziale Erlebnisse wahr und meidet Kontakte mit Gleichaltrigen. Sie fürchtet, diese könnten sie nicht leiden. Zusätzlich macht sie sich große Sorgen um die Mutter, deren Erschöpfung und Überforderung. Auch das prägt ihr Grübeln. Wenn es Leila gelänge, ihre traurigen Gefühle als vorübergehende Gefühlslagen wahrzunehmen und zu akzeptieren, könnte sie wieder Energie finden, ihre Denkmuster realistisch überprüfen und leichter Kontakte aufbauen. Sie könnte dann vielleicht die Tanzgruppe regelmäßiger besuchen.

Bei Ali entscheidet die Beraterin sich zu folgendem Schwerpunkt: Ali ist noch an Schule und Leistung interessiert. Er verfügt über Kompetenzen zu schulischen Erfolgen. Lehrerin und Lebenspartner könnten wesentliche Unterstützer für die Mutter und Ali sein. So könnte es gelingen, dass die Mutter sich weniger überfordert fühlt, Ali wieder regelmäßig die Schule besucht und an seine guten Leistungen anknüpft. Der Lebenspartner der Mutter könnte eine Ressource für Ali und in Bezug auf die Entlastung der Mutter sein.

Die Beraterin erklärt diese Überlegungen der Familie, im Sinne einer Gebrauchsinformation (Kap. 3.2.2, S. 177), und schlägt mögliche Ziele vor. Die Beteiligten erleben die Ziele als plausibel, wenn auch schwer erreichbar. Es ergeben sich folgende Settings im Sinne von Lösungssystemen:

- Settingvorschlag 1: Die Beraterin bittet um Erlaubnis zu einem Telefongespräch mit Alis Lehrerin, um diese zum nächsten Gespräch einzuladen. Ziel dieses

Settings ist die selektive Beteiligung der Lehrerin am Ziel, dass Ali regelmäßig zur Schule geht.

- Settingvorschlag 2: Sie fragt die Mutter, ob diese dem Lebenspartner die Eindrücke und Ergebnisse des Gesprächs erklären könne. Die Beraterin arbeitet mit Skalierung daran, wie wahrscheinlich es sei, dass der Lebenspartner zu einem Gespräch mitkäme. Der Wert liegt bei 6 (knapp über Mittelwert). Die Mutter fragt, ob die Beraterin mit dem Partner telefonieren könne oder ein Kollege von ihr. Die Beraterin will einen türkischsprachig aufgewachsenen Kollegen fragen, ob er in den Gesprächen mit dem Lebenspartner dazukommen könne. So könnten Entlastungsmöglichkeiten und Unterstützung für die Mutter in Erziehungs- und Schulfragen entstehen.
- Settingvorschlag 3: Die Beraterin erzählt Leila von einer Achtsamkeitsgruppe für Mädchen im Jugendzentrum des Stadtteils. Hier könnte Leila Unterstützung im Umgang mit depressiven Wahrnehmungs-, Denk- und Gefühlsprozessen finden.
- Settingvorschlag 4: Die Beraterin fragt, ob in der Tanzgruppe eine Freundin sei, mit der Leila über ihre depressiven Gefühle reden könne und mit der sie zusammen zu einem Termin mit der Beraterin kommen würde. So könnte Leila erleben, dass die Freundin zu ihr steht. Das würde sie wahrscheinlich sozial stabilisieren, weil es ihr leichter fällt, regelmäßiger die Tanzgruppe zu besuchen. Dies könnte – in Verbindung mit dem Erlernen von Achtsamkeit – helfen, ihre sozialen Ängste zu verringern.

Auf der Basis der Hypothesen zeichnen sich so mehrere mögliche Settings ab. Hauptsetting bleibt die Gesamtfamilie.

Manchmal sind Bedenken der Klienten gegenüber Settingvorschlägen der Beraterinnen angebracht, gelegentlich beruhen sie aber auf Einschätzungen und Sichtweisen, die ihre eigene Entwicklung hemmen und blockieren. Deshalb ist ein Gespräch über die Vorschläge der Beraterin sinnvoll. Manchmal wird das Ergebnis eine Modifikation der Vorschläge sein oder es wird eine Vereinbarung getroffen, die Settingvorschläge zu erproben und gemeinsam auszuwerten.

Das letzte Fallbeispiel aufgreifend könnte es sein, dass die Mutter Vorbehalte hat, ihren Lebenspartner in die Beratung einzubeziehen. Immerhin hat er sich vielleicht bisher auf ihren Wunsch aus der Erziehung herausgehalten. Oder sie befürchtet, dass sich das Verhältnis der Kinder zu ihm deutlich verschlechtern würde, wenn er stärker als Miterzieher auftritt. In der Folge könnte dann ihre Beziehung zu ihm langfristig Schaden nehmen. Solche Überlegungen können von der Beraterin mit der Mutter besprochen werden. In der Folge kann es darum gehen, mit der Mutter daran zu arbeiten, zu wie viel Prozent ihr Lebenspartner in die Erziehung einsteigen sollte, welche Entlastung und Beteiligung an der Erziehung sie sich wünscht und in welchem Ausmaß er in die Beratung einbezogen werden soll. So könnten Settingvorschläge der Beraterin modifiziert werden – und unter Umständen auch bisherige Vorstellungen der Mutter.

Der Vorschlag der Beraterin, die Lehrerin von Ali einzubeziehen, könnte auf wenig Gegenliebe bei Ali und seiner Mutter stoßen. Vielleicht erleben beide die Lehrerin doch nicht als so vertrauenswürdig wie geschildert. Vielleicht haben sie Recht, vielleicht aber auch nicht. Es kann darauf hinauslaufen, einen Termin mit ihr zu vereinbaren und gemeinsam zu prüfen, ob sie wirklich zu einer Ressource werden kann oder ob eine tiefere Kooperation mit ihr wenig zielführend ist. In diesem Termin würde man mit ihr sehr vorsichtig umgehen, zunächst nicht viel erwarten und danach zusammen auswerten, ob eine weitere Kooperation sinnvoll ist. So könnte eine Vereinbarung zwischen Beraterin und Klienten in Bezug auf dieses Setting aussehen. Der Vorschlag an Leila, die Achtsamkeitsgruppe zu besuchen, kann soziale Ängste bei ihr aktivieren und auf Ablehnung stoßen. Der Vorschlag der Beraterin, dass Leila ein Mädchen aus der Tanzgruppe mit in die Beratung bringt, kann alle Annahmen von Leila, dass andere Mädchen sie ablehnen, mobilisieren oder Ängste schüren, dass eine Freundin ihren ganzen seelischen Jammer mitbekommt. Auch hier kann eine Einzelarbeit der Beraterin mit Leila zunächst notwendig sein (vielleicht im Sinne der in Kapitel 3.6 vorgestellten Teilearbeit), bevor diese Settingvorschläge realisierbar sind.

Insgesamt können vier Settingvorschläge auf einmal zu viel sein. Es gilt dann zu priorisieren, womit man anfängt. Ein gutes Kriterium ist: Wo können wir am ehesten schnelle Erfolge erzielen?

4.3 *Das betrifft uns doch alle!* Arbeit mit dem Familiensystem

Die Arbeit mit der ganzen Familie ist unseres Erachtens bei sehr vielen Problemen Jugendlicher das naheliegende, wichtigste und meist auch wirksamste Setting. Systemisches Arbeiten wurzelte in der Familientherapie. Unabhängig davon, auf welchen der vier Ebenen (s. Hintergrundtext S. 267) die Beratungsanlässe liegen, kann die Familie der entscheidende Verbündete bei der Überwindung schwieriger Probleme werden. Familie ist und bleibt der zentrale Lebenskontext der meisten Jugendlichen. In der Shell Jugendstudie von 2019 äußern 42 Prozent, dass sie mit den Eltern bestens auskommen. Die sogenannte »Generation

Greta«, also die nach der Jahrtausendwende geborenen, hat ein noch deutlich positiveres Verhältnis zu ihren Eltern als die Generationen davor. So schreiben Albrecht und Hurrelmann in »Generation Greta«:

> »Ganz besonders aussagekräftig sind die Antworten auf die Frage, ob man seine eigenen Kinder einmal genauso erziehen würde, wie man von den eigenen Eltern erzogen wurde, 2019 antworteten hier 74 Prozent positiv. 1985 votierten nur 53 Prozent so. Die Zahlen zeigen wie eng und harmonisch das Verhältnis der Mehrheit der Generation Greta zu ihren Eltern heute ist« (2020, S. 226).

Liegen die Probleme in der Kommunikation (Ebene 3) mit anderen Familienmitgliedern oder in der Rolle des Jugendlichen in seiner Familie (Ebene 4, Institutionen[53]), dann ist die Einbeziehung der Familie naheliegend. Gleichzeitig ist die Arbeit mit dem Familiensystem nicht einfach, wenn Jugendliche mit Teilen der Familie chronifizierte Konflikte haben. Dann entwickelt sich oft eine Kommunikationsstruktur, die von gegenseitigen Angriffen und Abwertungen geprägt ist. In Kapitel 2.8 (S. 147) und 3.3 (S. 182) empfehlen wir für solche Situationen Moderationsformen.

Aber auch bei Beratungsanlässen, die Jugendliche eher mit sich selbst ausmachen, wie Depressionen, Angst und Panik, Suizidalität, selbstverletzendes Verhalten und Essstörungen, Drogenproblemen etc. (Ebene 1, Körper und Ebene 2, Psyche), übt die Familie oft wesentlichen Einfluss auf die Entstehung und Aufrechterhaltung der Probleme aus. Gerade bei solchen Symptomen bietet das Familiensetting – neben Einzelsitzungen – eine einzigartige Lernumgebung. Symptome können im Familiengespräch als Beziehungsereignisse verstehbar werden und es entwickeln sich zusätzliche Unterstützungspotenziale.

So beginnt Suzanne Levy Familiengespräche bei depressiven oder suizidalen Jugendlichen oft mit der Frage, was die Jugendliche daran hindert, sich für ihre Probleme Unterstützung von den Eltern zu holen (G. S. Diamond, G. M. Diamond u. Levy, 2013).

Karl, 14 Jahre, klagt seit einiger Zeit über Magenschmerzen und will nicht in die Gesamtschule, in der er die 9. Klasse besucht. Im Gespräch mit der Familie beobachtet die Beraterin, dass der Vater zu Karl eine gute Beziehung hat und mit diesem länger über die Schulsituation spricht. Dabei offenbart sich Karl. Er wird

53 Auch wenn es ungewöhnlich klingt, kann man nach diesem Schema die Familie durchaus den Institutionen zurechnen. Sie verfügt über Rollen, Regeln, Normen und ist auch auf Dauer angelegt.

von drei Mitschülern erpresst. Sie haben ihn heftig unter Druck gesetzt und Prügel angedroht, wenn er ihnen kein Geld gibt. Karl hat ihnen zweimal 20 Euro gegeben. Jetzt wollen sie 30 Euro haben. Karl weiß nicht, woher er das Geld nehmen soll. Er schämt sich für seine Feigheit und hat Angst vor den Situationen auf dem Schulhof. Karls Vater, ein tatkräftiger Klempnermeister, ist erbost, wütend und schlägt seinem Sohn vor, dass er sich selbst um die Sache kümmern will. Karl soll ihm in der Pause die drei unauffällig zeigen. Er wolle gemeinsam mit seinem kräftigen Bruder und dessen erwachsenem Sohn nach der Schule zu dem Erpressertrio gehen und das Geld zurückfordern. Er wolle den dreien klarmachen, dass er sie ansonsten bei der Polizei anzeigen und die Schulleitung informieren wird. Selbstverständlich auch dann, wenn so etwas noch einmal vorkomme. Die Beraterin empfiehlt dem Vater, den Lehrer einzubeziehen, um ein gemeinsames Gespräch mit den dreien, dem Vater und dessen Bruder und Karl, zu erwirken, bevor er die Polizei verständige oder es gar zu Selbstjustiz komme.

Karl hat zunächst Angst und ist unsicher. Schließlich stimmt er und später auch der Lehrer zu. Vater und Onkel nehmen sich frei für das Gespräch. Für sie ist es eine Familienangelegenheit, dafür zu sorgen, dass ein Familienmitglied nicht so behandelt wird. Dabei neigen sie durchaus auch zu politisch nicht korrekten Lösungen. Im Gespräch konfrontieren sie hart, klar und knapp das Trio. Der Lehrer achtet darauf, dass die Männer im Gespräch nicht zu bedrohlich werden. Die drei geben Karl das Geld am nächsten Tag zurück und lassen ihn zukünftig in Ruhe (vgl. Nemetschek, 2013, S. 290).

Das etwas ungewöhnliche Fallbeispiel von Karl illustriert, wie stark der Einbezug von Familienmitgliedern zur Lösung beitragen kann, die sich in der Beratung durchaus verfeinern lässt.

Nicht selten sind die Hintergründe von Ängsten reale Erfahrungen mit Gewalt, Mobbing, Erpressung etc. Hier muss nicht immer Therapie oder Beratung die Methode der Wahl sein. Das angemessene, konfrontative Aufzeigen von Grenzen, Gesetzen und Regeln ist oft durchaus wirksam.

Die 15-jährige Julia hat der Sozialarbeiterin im Jugendtreff erzählt, dass sie in der Klasse einem sexualisierten Mobbing ausgesetzt war. Julia ist sehr ängstlich, traut sich kaum mit anderen zu reden und hat sich wiederholt geritzt. Sie hat mit der Sozialarbeiterin über Suizidgedanken gesprochen. Diese fragt, ob Julia sich mit ihrer Mutter darüber austauschen kann. Die Mutter hat Julia schon im Jugendtreff abgeholt und die Sozialarbeiterin hat sie als eine angenehme, kompetente und sensible Frau und Mutter erlebt. Julia schüttelt den Kopf. Auf Nachfragen wird deutlich, dass sie Angst hat, ihre Mutter zu enttäuschen und zu belasten. Die

> Sozialarbeiterin bietet Julia ein weiteres Gespräch an, betont gleichwohl, dass sie sich freuen würde, wenn die Mutter zu einem späteren Termin dazukäme. Julia lehnt dies ab. Als die Mutter einige Tage später im Jugendtreff vorbeischaut, nutzt die Sozialarbeiterin die Situation und fragt Julia spontan, ob sie nicht mit der Mutter jetzt sprechen wolle. Sie würde dabei helfen. Julia schüttelt den Kopf. Als die Mutter nachfragt, was denn los sei, beginnt sie jedoch unter Tränen über ihre Ängste und schlimmen Erfahrungen zu sprechen. Die Mutter hört aufmerksam zu und nimmt die Tochter tröstend in den Arm. Gemeinsam setzen sie das Gespräch im Zimmer der Sozialarbeiterin fort.

Das Fallbeispiel von Julia illustriert, dass der Einbezug der Mutter – zunächst gegen den Willen von Julia – entscheidend zur Lösung beigetragen hat.

Wir beobachten, dass Einzeltherapien, Trainings oder andere Maßnahmen, die untereinander nicht verbunden sind und besonders ohne Verbindung zur Familie bleiben, eher die elterliche Eigenverantwortung schwächen und leicht eine Klientifizierung festigen. Damit können wohlgemeinte Hilfen ungewollt ein neues Problem schaffen: Im Rahmen verschiedenster Unterstützungsangebote werden Eltern zunehmend hilflos und uninformiert. In der Folge delegieren sie zunehmend die Problemlösungen an Profis. Unter systemischer Perspektive stellt dies ein wichtiges Muster dar.

Boszormenyi-Nagy und Spark (2015) haben auf die Kraft mehrgenerationaler Vermächtnisse und damit verbundener Loyalitäten hingewiesen. Fragen wie Gerechtigkeit, familiärer Ausgleich von Schuld und Verdienst, von Geben und Nehmen, Fairness und Ehrlichkeit berühren bedeutsame Themen der Familie. Viele Jugendliche sind dafür empfänglich. Solche Themen lassen sich im Rahmen von Sitzungen mit ganzen Familien, manchmal sogar unter Einbezug der Großeltern, produktiv bearbeiten. So erweitert sich der Blick vom Problemträger auf die Entwicklung der familiären Beziehungen und sinnstiftende gemeinsame Problemintegration.

4.4 *Fühlt sich Ihre Frau von Ihnen …?* Sitzungen mit Eltern ohne Kinder

Es gibt durchaus Situationen, bei denen es sinnvoll erscheint, für eine Phase oder auch länger mit den Eltern allein zu arbeiten. Je nach Konstellation ergeben sich in der Praxis für die begleitende Elternarbeit bestimmte Themen, die wir hier anreißen wollen. Hat die Beraterin z. B. die Hypothese, dass die Eltern unterschiedliche Positionen zum Umgang mit dem Jugendlichen vertreten und dies ein wichtiger Teil des Problems ist (s. Kap. 5.1.1, S. 326), dann kann sie diese Diskrepanz besprechen und versuchen Einigung zu erreichen.

Wir stellen das Konzept der »Parentalen Hilflosigkeit« nach Pleyer (2003) in Kapitel 5.2 (S. 338) vor. Pleyer hat vier wesentliche Elemente dieser elterlichen Hilflosigkeit beschrieben, die er für die Hintergründe symptomübergreifender Probleme und Konflikte hält. Diese legen eine Reihe Gesprächsthemen und Interventionen nahe, die sich gut in Sitzungen nur mit den Eltern bearbeiten lassen. Das hat auch Auswirkungen auf die Settinggestaltung.

Omer und von Schlippe (2016a, 2016b) entwickelten den Ansatz des Elterncoachings. Die zentralen Ideen dieses Ansatzes sind für (begleitende) Elternarbeit bei der Arbeit mit Jugendlichen sehr hilfreich.

Antiautoritäre Entwicklungen in den westlichen Kulturen haben unsere Erziehungs- und Beziehungsstile in Familie, Schule und Arbeitswelt verändert. Neben positiven Effekten ist dadurch bei Eltern erhebliche Verunsicherung entstanden. In diesem Kontext finden wir oft verhärtete Situationen in Familien, insbesondere mit Jugendlichen, die sich als sehr widerständig und behandlungsresistent erweisen. Diese setzen – manchmal gewalttätig – ihre Interessen gegen die Eltern durch, verweigern den Schulbesuch oder vernachlässigen rigoros alle Pflichten. Wir beschreiben solche Entwicklungen näher in Kapitel 5.2 (S. 338).

Elterncoaching hat zum Ziel, dass

- Eltern die verlorene Autorität ohne Gewalt (körperlich, verbal, auch keine Erniedrigung, Beschimpfung und Beleidigung) wiedererlangen,
- sie eine hohe physische, psychische und kommunikative Präsenz erlernen (Handeln statt viel Reden),
- sie eine gute Balance von Herausforderung bei gleichzeitiger Würdigung des Jugendlichen finden,
- sie wieder in positiven Kontakt zum Jugendlichen kommen, der oft mit Beginn des Jugendlichenalters schwierig wurde.

Die wichtigsten Elemente des Elterncoachings sind:

1. Nutzung von Öffentlichkeit und keine Tabuisierung der Situation (E-Mails schreiben, Briefe schicken, eine begrenzte Öffentlichkeit herstellen). So können interessierte Onkel, Tanten oder Freunde der Familie (Unterstützerinnen) informiert und einbezogen werden.
2. Treffen anderer Eltern (zum Beispiel von Eltern der langjährigen Freunde des Jugendlichen) und Unterstützer.

3. Versöhnungsschritte (Lieblingsessen kochen, gemeinsamer Kinobesuch etc.) entwickeln und praktizieren.
4. Gewaltloser Widerstand (z. B. Sit-in in dem Zimmer, das der Jugendliche nicht mehr verlassen will) und Verkünden, dass die Eltern dieses Verhalten nicht mehr akzeptieren werden.
5. Klare, freundliche, z. B. schriftliche Ankündigung des geplanten Vorgehens und der Zielsetzungen.
6. Nicht impulsiv reagieren (auch in sehr schwierigen Situationen). Schweigen ist kein Zeichen von Schwäche.

Wir können viel an Themen, Denkrichtungen und auch Lösungsvorschlägen aus dem Coaching für Elterngespräche jugendlicher Klienten übernehmen.

4.5 *Deine Schwester …!* Arbeit mit dem Geschwistersystem

Das Subsystem der Geschwister ist neben dem Eltern- und Paarsystem wohl das wichtigste Subsystem in der Familie. Geschwister als Gewinn, Hilfe, Freu(n)de und Ressource, gleichwohl auch als Ort von Eifersucht, Vergleichen, Konkurrenz, Neid und Gewalt haben erhebliche Bedeutung für die Entstehung und Lösung von Problemen Jugendlicher. In Patchworkfamilien wächst die Zahl von Stief- und Halbgeschwistern sowie auch die Zahl der Eltern und Stiefeltern, Großeltern, Onkel, Tanten etc. Manches wird dadurch unübersichtlicher, gleichwohl entstehen auch neue Ressourcen und Unterstützungsmöglichkeiten und nicht nur ein Mehr an Weihnachts- und Geburtstagsgeschenken.

Insgesamt gilt es in Patchworkfamilien, die komplexen Rollen der Kinder und Stiefkinder gegenüber den leiblichen wie den Stiefeltern, Lebenspartnern und -partnerinnen sowie den getrennt lebenden Vätern und Müttern zu klären (Brock, 2020, S. 15). Solche Klärungsprozesse lassen sich gut mit Jugendlichen in Sitzungen mit dem gesamten Geschwistersystem realisieren. In zusammengesetzten Familien ist Offenheit und Ehrlichkeit über die Familiengeschichte und ihre Hintergründe wichtig. Dazu gehört eine angemessene Würdigung ambivalenter Gefühle, unterschiedlicher Bindungen und Loyalitäten, auch wenn dadurch Ungerechtigkeiten und Ungleichheiten (schmerzhaft) deutlich werden können. Dadurch wird oft der Zusammenhalt des Geschwistersystems gestärkt.

Grundsätzlich sind folgende Themen – je nach Familienkonstellation – sinnvoll in der Arbeit mit dem Geschwistersubsystem:

- Positionen und Rollen in der Familie (Sonnenschein, Störenfried etc.),
- Eifersucht und Rivalität sowie Zusammengehörigkeit,
- gegenseitige Hilfe und Sorgen umeinander,
- der Umgang miteinander,
- Unterschiede und Übereinstimmungen in Bezug auf Schulkarriere, Neigungen, Erfolge und Schwierigkeiten.

Nicht selten suchen jüngere Geschwister Aufgaben, Vorbilder, Rollen und Ziele, die noch nicht von Bruder oder Schwester besetzt sind. Dies kann bei der Entwicklung eigenwilligen Verhaltens bis hin zu delinquenter Dynamik eine große Rolle spielen.

Janek lebte nach der Trennung seiner Eltern bei der alleinerziehenden Mutter, die wechselnde Partner hatte. Der Vater heiratete neu und wohnte 500 Kilometer entfernt. Das neue Paar bekam drei Kinder und die Familie entwickelte sich stabil und gut versorgt. Als Janek in die Schule kam, hatte er erhebliche Verhaltens- und Leistungsprobleme. Er begann zu stehlen und belog die Mutter. Janeks Mutter fühlte sich so überfordert, dass sie den Vater bat, Janek in seine neue Familie aufzunehmen. Trotz großer Bedenken der neuen Ehefrau stimmte diese der Lösung (auch aus Liebe zu ihrem Mann) zu. Die Halbgeschwister entwickelten eine fürsorgliche, freundschaftliche Beziehung zu Janek. Gleichwohl gab es weiter so viel Stress, dass die Eltern das Jugendamt einschalten mussten und Janek in eine Jugendwohngruppe umzog. Wenn er zu Besuch kam, war er mal wütend, mal traurig, aber oft besonders sauer auf seine Stiefmutter, die er für diese Lösung verantwortlich machte. Nach einem Vierteljahr begann der sonst brave Sohn Benjamin plötzlich auch die Schule zu schwänzen, fiel in seinen Leistungen ab und bereitete den Eltern große Sorgen. Erst als die Therapeutin in einer Phase mit dem Geschwistersubsystem ohne Eltern arbeitete und Janek einbezogen wurde, klärten sich die starken Loyalitätsgefühle und Bemühungen von Benjamin gegenüber Janek. Diese hatten mit dazu beigetragen, dass Benjamin seinen Halbbruder in der extrem auffallenden Rolle unbewusst entlasten wollte, indem die Eltern auch mit ihm große Probleme bekamen. Die positive Würdigung dieser Bemühungen innerhalb des Geschwistersystems führte überraschend schnell zu einem Verschwinden der Symptome bei Benjamin, aber auch zur Entlastung von Janek. Er spürte darüber, einen sicheren Platz in der Familie zu haben.

Viele der Verfahren in Kapitel 3, vor allem solche, die mit Aktion und Gestaltung zu tun haben, lassen sich gut in der Arbeit mit Geschwistersubsystemen einsetzen. Auch wenn die Zuständigkeit von Geschwistern für die Betreuung, Versorgung und Erziehung in deutschen Familien meist nicht so groß ist wie in orientalischen oder afrikanischen Familien, übernehmen ältere Geschwister explizit oder implizit durchaus Verantwortung (s. Kap. 3.4, Fallbericht von Svenja, S. 147). Die Entwicklungsbedingungen der Geschwister sind oft sehr unterschiedlich, obwohl sie (scheinbar) die gleichen Sozialisationsinstanzen und -bedingungen haben. Insbesondere bei psychosozialen Konflikten, Krankheiten und tragischen Ereignissen sind solche Konstellationen nicht selten ein Schlüssel zum Verstehen und für die Entwicklung sinnstiftender Hypothesen und Interventionen.

Die Sicht eines Bruders oder einer Schwester auf Hintergründe des Problems, ihre Ideen zu Hypothesen, Zielsetzungen und besonders eigene Erfahrungen mit Lösungsszenarien liefern oft wichtige Informationen und wertvolle Ideen.

4.6 *Nur was dein Trainer sagt, zählt doch für dich!* Multisystemische Sitzungen

Multisystemisch meint hier den Einbezug von Repräsentantinnen der Lebenssysteme und Institutionen im Lebenskontext des Jugendlichen, die ihn gut kennen und denen er vertraut. Wer an der Problembeschreibung, Lösungsentwicklung und auch der Maßnahmensteuerung für den Jugendlichen beteiligt ist, sollte dabei im Blick sein. Also alle, die zur Erhaltung, Reduktion oder Lösung der Probleme des Jugendlichen sinnvolle und wirksame Beiträge leisten sollen, wollen und können.[54]

Vater, Mutter, die 10-jährige Schwester Julia und der 14-jährige Sven sitzen gemeinsam mit Frau A., der Familienhelferin eines diakonischen Trägers, am Küchentisch. Sven und sein bester Freund Stephan waren an einem Überfall auf eine ältere Dame beteiligt. Zu dritt entrissen sie ihr die Handtasche. Sven ist auch schon wegen Verkauf von kleinen Mengen Marihuana aufgefallen.

Nach einer Viertelstunde Gespräch, in der die Elternkonflikte um Sven herum deutlich werden, fragt Frau A., ob die Eltern einverstanden sind, dass sie zehn Minuten mit den beiden Kindern spricht und die Eltern zuhören. Vater und Mutter

54 Für uns gehören auch runde Tische, Helferkonferenzen und Hilfeplangespräche zu den multisystemischen Settings. Allerdings nur dann, wenn die Klientinnen beteiligt sind.

nicken. Die drei sprechen gut zehn Minuten, ohne dass die Eltern sich einmischen. Die Eltern sind berührt von der Zuneigung der Geschwister füreinander und staunen, wie wichtig und unterstützend Stephan für ihren Sohn zu sein scheint. Besonders die Mutter fand diesen Kontakt bisher nicht gut. Die Familienhelferin fragt, ob Stephan zu einem Gespräch dazukommen könnte. Sven begrüßt dies sehr. Als ihnen klar wird, wie wichtig Stephan für die ganze Sache ist, stimmen die Eltern zu.

Zwei Wochen später findet dieses Gespräch im Haushalt der Familie statt. Sven wirkt erleichtert und Stephan erweist sich als offen und mitteilsam. Überraschend und für die Eltern auch erschreckend wird deutlich, dass kleinere kriminelle Delikte ein wichtiger Teil der Gruppenaktionen sind. Vielleicht so eine Art Mutproben mit Gewinnmöglichkeit. Es schließt sich ein Gespräch über die Tat und die Situation der drei Jungen an. Sie sind sehr gut befreundet, aber in der Gesamtschulklasse eher Außenseiter mit mittleren Zensuren. Alle drei haben mit Haschisch in kleinem Umfang gedealt. In der geraubten Handtasche waren nur 15 Euro.

Stephan wurde deswegen beim Haus des Jugendrechts in Ludwigshafen aufgegeben, eine soziale Trainingsgruppe zu besuchen und gemeinnützige Arbeit in einem Altersheim zu verrichten. Dieser Beschluss wurde vom zuständigen Richter im Rahmen einer Diversion[55] gefasst und ist eine verpflichtende Auflage für Stephan. Das alles wussten die Eltern nicht. Bei Stephan wurde die Diversion durch einen Straßensozialarbeiter, der ihn gut kennt, in Gang gebracht. Am Ende des Gesprächs wird beschlossen, dass Sven im Haus des Jugendrechts anrufen wird, um zu klären, ob das nächste Gespräch dort mit ihm stattfinden kann.

Vier Wochen später gibt es im Haus des Jugendrechts ein Gespräch, bei dem die Eltern von Sven, Frau A., der Straßensozialarbeiter, der Stephan kennt, der Jugendrichter, Sven, Stephan und ein Mitarbeiter des Jugendamtes, Herr W., beteiligt sind. Das Gespräch moderiert Herr W. Sven ist eingeschüchtert. Herr W. begrüßt und schlägt eine Vorstellungsrunde vor. Danach betont der Richter, dass die Delikte keine Kleinigkeit sind:

RICHTER: »Ich finde es sinnvoll, dass nun auch der zweite Tatverdächtige hier anwesend ist und wir über die Möglichkeit einer Diversion sprechen und entscheiden können. Allerdings muss ich sagen, das ist keine Kleinigkeit, die ihr da gebracht habt. Ihr seid bereits beide wegen Verkauf von Marihuana aufgefallen und dieser Raubüberfall ist ein deutlich schwereres Verbrechen, kein Vergehen mehr. Das Opfer, Frau B., hat einen Schock erlitten und schläft

55 Diversion heißt wörtlich Umleitung und bedeutet hier, dass anstelle einer jugendgerichtlichen Verhandlung im Haus des Jugendrechts ein Richter im Zusammenwirken mit Jugendamt, Familie, Polizei und Staatsanwaltschaft unter pädagogischen Gesichtspunkten Maßnahmen beschließen kann, die der Jugendliche erfüllen muss. So bleibt dem Jugendlichen eine Hauptverhandlung erspart. Diversion ist nicht bei allen Straftaten von Jugendlichen möglich.

seitdem sehr schlecht. Außerdem hat sie beim Einkaufen Angst. Was hast du dazu zu sagen, Sven?«

Sven schaut zu Stephan und stottert etwas Unverständliches. Svens Eltern sind ebenfalls geschockt, weil sie diese Details nicht kannten. Sven findet als Erster Worte.

SVEN: »Oh Mann, is ja gut, nee nich gut, scheiße, tut mir leid, ja, echt blöd gelaufen, oh Mann!«

FRAU A.: »Ich will das wirklich nicht verharmlosen. Die alte Dame tut mir sehr leid. Das machen sich Jugendliche oft nicht klar, welche seelischen Verletzungen und Ängste so etwas auslösen kann; manchmal schlimmer und schwerer heilbar als eine körperliche Verwundung. Vielleicht wäre es gut, darüber nachzudenken, ob du, Sven, das irgendwie wiedergutmachen kannst, wenigstens etwas. Vorausgesetzt, die Tat und die Frau tun dir wirklich leid.«

Sven ist bereit, gemeinsam mit Stephan einen Brief an Frau B. zu schreiben und einen Besuch vorzuschlagen, bei dem sie sich entschuldigen und über eine Wiedergutmachung sprechen. Falls das erfolgt, würde der Richter auch bei Sven einer Diversion zustimmen und er könnte in die gleiche soziale Trainingsgruppe plus Arbeitsauflage. Svens Eltern sind bereit, diese Vorhaben zu unterstützen und auch zu einem Gespräch mit Frau B. dazuzukommen. Erst durch das Gespräch im Haus des Jugendrechts haben sie verstanden, in welchem Prozess Sven steckt, wer alles beteiligt ist und warum. Mutter und Vater sind erleichtert. Sie sehen Lösungen und die Chance, Sven zu helfen, die Planungen und Auflagen auch umzusetzen.

Insbesondere Jugendliche aus bildungsfernen Milieus, deren Familien nicht selten isoliert leben, profitieren oft, wenn eine gute Koordination und Integration der passenden sozialen Angebote (Jugendfreizeitstätten, Vereine, soziale Trainings etc.) gelingt. So belegt die 18. Shell Jugendstudie (2019), wie andere Studien vorher, erhebliche Schichtdifferenzen beim Erziehungsstil und im Verhältnis zu den Eltern sowie bei den Möglichkeiten der Konfliktlösung von Jugendlichen eindrucksvoll (s. Kap. 1.2, S. 44).

Die konkrete Situation des Jugendlichen wird mit einem multisystemischen Setting oft eher verständlich und transparent. Nicht selten erscheinen auch neue Möglichkeiten und Ressourcen, an seiner Situation genauer und zielführender zu arbeiten. Dies stellt für den Jugendlichen und die Eltern eine Chance dar, wieder Lösungen zu sehen, Handlungsfähigkeit zu finden, unterstützende Angebote konstruktiv anzunehmen und Verantwortung zu übernehmen.

Eine multisystemische Sitzung ist nicht einfach zu moderieren:

- Andere Helferinnen fügen sich nicht ohne Weiteres in die von der Beraterin angedachte Moderation.

- Die Beziehungen der Anwesenden sind oft unklar in Bezug auf Autorität und Verantwortung, was die Sitzung angeht.
- Verschiedene Helfer haben unterschiedliche Arbeitshypothesen und jeder nutzt die Sitzung, um seine Hypothesen zu verfolgen.

Das Ergebnis sind dann hektische, lange und unklare Sitzungen. So ist bei multisystemischen Sitzungen nicht schon allein durch die Einladung der Erfolg gegeben.

Hier eine Empfehlung für die Moderation in drei Schritten:
Wir empfehlen andere Helfer, Lehrerinnen oder professionelle Unterstützer zu Beginn der Sitzung vor der Familie zu interviewen. Ein deutlicher Hinweis auf die Vertraulichkeit ist notwendig. Ein Dank an die Anwesenden, dass diese Sitzung möglich ist, erfreut und fördert die Kooperation. Dabei kann eine Sitzordnung gewählt werden, die deutlich macht, dass der Helfer nicht zur Familie gehört und es zunächst um ein Interview des anderen Helfers durch die Beraterin geht und nicht alle in dieser Gesprächsphase einbezogen sind. Diese Moderationsstruktur sollte erklärt und ein informierter Konsens der Beteiligten eingeholt werden (s. Kap. 2.9.4, S. 162). Dabei kann die Beraterin mit der in Kapitel 3.2.3 (S. 179 ff.) dargestellten Gesprächsstruktur PELZ interviewen. Bei der Exploration der Problemsicht sollten Größe der Schwierigkeiten und mögliche oder schon absehbare Folgen für den Jugendlichen erfragt werden. Die Familie lernt so die Sichtweisen des eingeladenen Helfers kennen. Zusätzlich sollte mit dem Helfer jeweils geklärt werden, in welchem Ausmaß und in welchen Bereichen er in Zukunft Verantwortung und Aufgaben bei der Lösung des Problems übernehmen wird. Wenn PELZ zu aufwendig ist, kann es alternativ sinnvoll sein, dem Helfer nur drei Fragen zu stellen: Welche Stärken sieht er bei X? Was bereitet ihm bei X Sorgen? Was wünscht er sich für X? Diese knapp strukturierte Fragestellung schafft einen konzentrierten Fokus und verhindert ausufernde Kommunikation.

Nach diesem Interview können die Familienmitglieder ihre Fragen an den eingeladenen Helfer stellen. Dabei bietet es sich an, dass die Beraterin deeskalierend und versachlichend interveniert, wenn es zu konflikthaften Interaktionen zwischen Familienmitgliedern und hinzugezogenem Helfer oder innerhalb der Familie kommt.

Bevor man nun mit dem Gespräch innerhalb der Familie beginnt, sollte man die Familie fragen, ob sie einverstanden ist, dass der andere Helfer oder Lehrer weiterhin anwesend bleibt oder ob man ihn verabschiedet. Dies ist sinnvoll, damit in der Beratung der Schutz der Privatsphäre der Familie weiterhin - auch wenn die Sitzung um Menschen aus anderen Systemen erweitert wurde - gesichert ist.

Wir empfehlen eine solche strukturierte Moderation, weil wir mit einer Multisystemsitzung stark in den realen Lebenszusammenhang der Familie und des Jugendlichen eingreifen und danach die Beteiligten weniger – und nicht mehr – Probleme haben sollten.

Es ist ratsam, dieses Vorgehen – im Sinne einer Gebrauchsinformation – dem entsprechenden Helfer schon bei der telefonischen Einladung mitzuteilen. Dadurch wird er eingestimmt und baut eine entsprechende Erwartungshaltung auf. Die Gefahr von Eskalationen, Abrechnungen und massiven eigenen Interventionen durch andere Helfer wird so reduziert.

4.7 *Ich brauche mal jemanden, der mir zuhört!* Einzelsetting mit Jugendlichen

Die Möglichkeiten von professionellen Helfern im psychosozialen Feld sind begrenzt. Gleichwohl sind das konzentrierte Wohlwollen und Verständnis und die qualifizierte Erfahrung und Aufmerksamkeit eines (professionellen) Gegenübers eine einzigartige Chance und auch Wohltat. – »Da ist jemand nur für mich da!«

Grundsätzlich möchten wir keines der vielen möglichen und genannten Settings gegenüber anderen auf- oder abwerten. Bei der Settingentscheidung geht es oft um Fragen praktischer Durchführbarkeit (Erreichbarkeit, Zeit, Bereitschaft, institutionelle Grenzen etc.). Die Interessen des Jugendlichen, z. B. sein Wunsch nach Vertrautheit, um bestimmte Erfahrungen und Gedanken einmal frei aussprechen zu können, sind wichtig. Auch Fragen der Indikation: Welches Setting könnte bei dieser Problem- und Auftragslage in jenem Kontext sinnvoll und passend sein? Am besten sollte man für jeden Jugendlichen sein eigenes Setting und Angebot basteln.

Die Arbeit mit dem einzelnen Jugendlichen ist ein sehr wichtiges und häufiges Setting und wird dies auch bleiben. Gerade das Arbeiten an schambesetzten Themen, an Affekten, mit dem Körper, Externalisierungsmethoden und Achtsamkeitsübungen, Normalisierungen, Aufstellungen mit Symbolen und Teilearbeit sind für Jugendliche attraktiv und hilfreich (s. Kap. 3, S. 165). Intimität und Vertrauen, wie sie im Einzelsetting entstehen können, sind dafür oft eine gute Voraussetzung.

Das Einzelsetting ist besonders wichtig, wenn der Jugendliche diesen Wunsch deutlich benennt und begründet. Eine wesentliche Wirkung des Einzelkontaktes ist die Erfahrung einer bedingungslosen Annahme und Akzeptanz durch die Therapeutin, deren ungeteilte Aufmerksamkeit und Fürsorge. Dazu ist eine besondere Qualität der Begegnung nötig, die sich durch folgende Elemente charakterisieren lässt:

Die Beraterin schafft einen Raum für eine Begegnung, in der die Ängste, abgelehnt, bewertet, kritisiert zu werden, abnehmen und eine freundliche Annahme vorhanden ist, verbunden mit einer warmherzigen, interessierten Bereitschaft, für den Jugendlichen da zu sein. So können zunächst merkwürdige, beängstigende und fremde Gedanken, Einstellungen und Gefühle auch als wertvoll und nachvollziehbar erlebt und geteilt werden. Die Beraterin ermutigt, solche Gefühle nicht zu kontrollieren, sondern sich zu erlauben, sie genau wahrzunehmen und zu spüren (s. Kap. 2, S. 69).

Eine Voraussetzung dafür ist, dass die Beraterin sich ehrlich und offen selbst einbringt und ihre Sicht der Realität in dieser Situation glaubhaft anbietet. Das ermöglicht dem Jugendlichen, Zugang zu und Akzeptanz gegenüber seiner eigenen Wirklichkeit zu finden.

Die Beraterin konzentriert sich darauf, die Situation und die Gefühle des Jugendlichen zu verstehen, zu spüren, was da gerade geschieht, wie sich das anfühlt und dies angemessen in Worte zu fassen. Das gelingt nur, wenn auch die Beraterin gelernt hat, die eigenen vielfältigen Gedanken und Gefühle wahrzunehmen und zu akzeptieren.

Der Jugendliche kann nun nach und nach seine Gefühle und Gedanken in den beklagten Situationen deutlicher spüren. Seine Selbstwahrnehmung wird offener, flexibler, genauer und weniger bewertend. Dadurch gelingt es immer besser, eine adäquate Einschätzung von sich, anderen und der jeweiligen Situation zu haben. Allerdings ist es wichtig, Ziele und Aufträge des Jugendlichen zu benennen, besser zu besprechen. Systemiker sollten nicht lange in gemütlicher Zweisamkeit plaudern oder im Dschungel üppiger Übertragung – Gegenübertragung umherirren. Die Arbeit sollte auch zeitlich überschaubar sein. Etwa 15 bis 20 Sitzungen sollten ausreichen. Einzelgespräche können flexibel mit anderen Settings abgewechselt werden.

Die in Kapitel 4.7.1 (S. 285) beschriebene Beziehung und Begegnung ist ein wesentlicher Wirkungsfaktor von Einzelsitzungen mit Jugendlichen, reicht aber aus unserer Sicht nicht immer aus. Gerade bei Jugendlichen mit wenig Fähigkeit und Motivation zur Selbstexploration (s. Kap. 1.5.1, S. 56) braucht die Beraterin Methoden, um den Jugendlichen in der Selbstexploration zu unterstützen.

Viele der in Kapitel 3 (S. 165) beschriebenen Methoden eignen sich für das Einzelsetting, ebenso Strategien und Haltungen, die wir in Kapitel 2 vorstellen. Auch die Akzeptanz- und Commitment-Therapie (ACT) kann der Einzelarbeit mit Jugendlichen Richtung und Struktur geben (s. Kap. 5.4, S. 354).

Max, 19 Jahre alt, studiert Architektur. Er wirkt aufgeschlossen und gesellig, wohnt in einer Wohngemeinschaft mit anderen Studenten und studierte bisher recht zielstrebig und erfolgreich. Er leidet seit einigen Monaten an Einschlaf- und Durchschlafproblemen und ist sehr nervös vor Prüfungen. Von der letzten Prüfung hat er sich kurzfristig abgemeldet, weil er in der Nacht davor kaum geschlafen hatte und so ängstlich war, dass er den Mut, zur Prüfung zu gehen, nicht aufbrachte und sich ein ärztliches Attest besorgte. Sein Hausarzt hat ihm eine Therapie empfohlen. Max hat sich bei einer niedergelassenen Therapeutin zum Erstgespräch angemeldet. Nach einem ausgedehnten Joining erfragt die Therapeutin das genaue Problem, was Max bisher unternommen hat und nimmt sich dann Zeit für Ziel- und Auftragsüberlegungen (s. PELZ, Kap. 3.2.3, S. 179 ff.). Es wird deutlich, dass Max seit sechs Monaten eine feste Freundin hat und mit ihr viel Zeit verbringt. Außerdem spielt er Tischtennis in der Liga und wird hier vom Trainer sehr gefordert. Er bereitet sich deshalb für Prüfungen an der Uni nicht mehr so gut vor und seine Leistungsängste, die er vorher recht gut kontrollieren konnte, sind deutlich größer geworden. Die Auftragsklärung ergibt folgende Aufträge:

- Auseinandersetzung mit seiner großen Nervosität in Prüfungs- und anderen Anspannungssituationen. Max möchte das besser verstehen und weniger Angst haben.
- Klärung der Ambivalenz: Er hat Angst, die Freundin zu verlieren und den Trainer zu frustrieren, wenn er sich mehr Zeit für sich und seine Arbeit nimmt; aber auch, wenn er sein Bild des coolen Typen, der sein Studium – mit wenig Arbeit – locker durchzieht, nicht mehr aufrechterhalten kann.

Damit verbunden ist der Wunsch, mit der Freundin und auch dem Trainer offener über seine Befürchtungen sprechen zu können und für sich mehr Entscheidungsklarheit zu finden, ob das nicht vielleicht alles zu viel ist.

Max und die Therapeutin einigen sich, mit einer Einzeltherapie zu beginnen: Max selbst wünscht sich Vertrauen und Schutz unter vier Augen, weil er heikle Themen ansprechen will, das geht für ihn allein leichter. Die Freundin wohnt weiter weg, ist berufstätig und hat kaum Zeit. Mit der Herkunftsfamilie scheinen die Probleme aktuell und direkt weniger zu tun zu haben. Sollte sich zeigen, dass eine Erweiterung des Settings wichtig wird, kann man dies besprechen und gegebenenfalls realisieren (flexible Settings). Die Therapeutin entscheidet sich, mit folgender Arbeitshypothese zu starten: Max hat als Single hohe Kompetenzen, durch gute Vorbereitung und wenig andere Belastung das Studium zu schaffen. Unter der momentanen Belastung von Prüfungen und Ansprüchen durch den Trainer und die Freundin entstehen Ängste. Diese Ängste und der unterstützende Hausarzt erlauben ihm eine Auszeit von den Anforderungen.

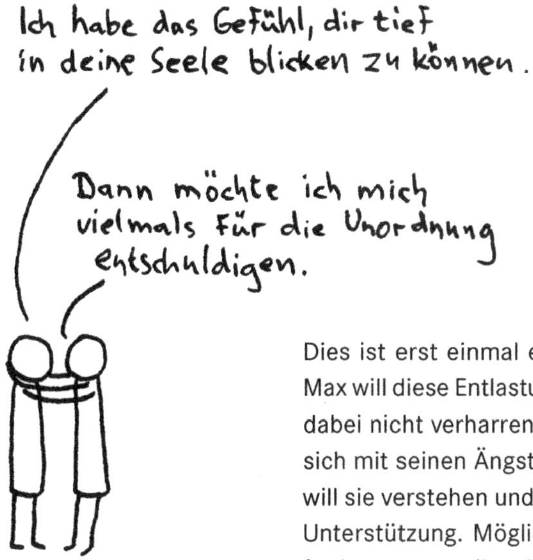

Dies ist erst einmal eine kurzfristige Entlastung. Max will diese Entlastung nur als Pause nutzen und dabei nicht verharren. Er hat Mut und Motivation, sich mit seinen Ängsten auseinanderzusetzen. Er will sie verstehen und überwinden. Dafür sucht er Unterstützung. Möglicherweise neigt er zu Überforderungen, weil er diese »warnenden Signale« zu spät wahr- und ernst nimmt. Er scheint ungeübt darin, »Nein« zu sagen, wenn ihn etwas überfordert oder er dafür keine Zeit hat. Auf der Basis einer solchen Hypothese deuten sich passende erste Vorgehensweisen und Methoden an. Es können sehr viele systemische Strategien und Methoden in der Einzelberatung gut angewendet werden. So kann die Therapeutin mit zirkulären Fragen, Aufstellungen und Skalierungen konflikthaltige Konstellationen in der Herkunftsfamilie, mit Freundin oder seinem Trainer gut erfassen und daran arbeiten. Die Bedeutung eigener innerer Anteile kann z. B. mit dem inneren Team (s. Kap. 3.6, S. 226) oder mit Zeugenarbeit erarbeitet und dargestellt und die Anteile können besser integriert werden. ACT (s. Kap. 5.4, S. 354) und Achtsamkeitsübungen helfen, die eigenen Ängste früher und genauer wahr- und ernst zu nehmen und zu nutzen. So könnten sich sein Idealbild und das erlebte Selbst mehr annähern. Nach drei bis vier Sitzungen ergeben sich sinnvolle Experimente als Hausaufgaben: z. B. ein ehrliches Gespräch mit der Freundin und dem Trainer über seine Situation.

4.8 *Mit meinem Lehrer allein komme ich sehr gut klar!* Gruppen mit Jugendlichen

Schilderung einer Biologielehrerin an einer Gesamtschule und Beschreibung ihrer Initiative: »Lea ist 14 Jahre alt. Sie hat zweimal den Biologieunterricht versäumt. Ich sprach sie darauf an und nahm mir Zeit dafür. Sie erzählte mir, dass es ihr nicht so gut gehe. Sie sei beide Male verspätet gekommen, vielleicht fünf

Minuten, und habe sich an der Tür die spöttischen Kommentare und Blicke aus der Klasse vorgestellt und die Ermahnungen von mir. Das sei schrecklich gewesen, sie habe sich geschämt und sei dann wieder nach Hause gegangen. Als ich sagte, sie sei doch in der Klasse beliebt und ich hätte ihr sicher keine Vorwürfe gemacht, vielleicht mal nach den Gründen gefragt, schaute sie mich länger an und begann zu weinen.«

Diese Lehrerin macht viele ähnliche Erfahrungen mit ihren jugendlichen Schülern. Sie hat eine entsprechende Zusatzausbildung im systemischen Arbeiten und in Kommunikationspsychologie (nach Schulz von Thun). Sie organisierte in der Schule ein wöchentliches Angebot für Jugendliche, das sie Klärungshilfe nennt, wo Schüler ihre Fragen einbringen und mithilfe der Gruppe und der Beratungslehrerin klären können. Ziel der Gruppe ist es, in einer Atmosphäre von Vertrauen und Schutz, Ideen und Erfahrungen von anderen zu hören im Umgang mit unklaren und belastenden Situationen in der Schule und mit Freunden und Familie. Die Gruppe wird rege besucht, gibt den Schülern Bestätigung, kreative Anregungen und die Erfahrung einer hilfreichen Gemeinschaft.

Nicht Zutreffendes streichen

Was deine Stimme so flach macht
So dünn und so blechern
Das ist die Angst
Etwas Falsches zu sagen
Oder immer dasselbe
Oder das zu sagen was alle sagen
Oder etwas Unwichtiges
Oder Wertloses
Oder etwas das mißverstanden werden könnte
Oder den falschen Leuten gefiele
Oder etwas Dummes
Oder etwas schon Dagewesenes
Etwas Altes
Hast du es denn nicht satt
aus lauter Angst
aus lauter Angst vor der Angst
etwas Falsches zu sagen
immer das Falsche zu sagen?
Hans Magnus Enzensberger (1980)

4.8.1 *Bin ich hier sicher?* Rahmen und Strukturen für Jugendgruppen

Enzensbergers Gedicht bringt auf den Punkt, wie und wovor Jugendliche in Gruppen oft Angst haben. Um Angst und Unsicherheit, die in Gruppen meist viel stärker als in einem Einzelsetting auftreten, zu reduzieren, bedarf es eines schützenden, klaren Rahmens:

Gruppen und Teams streben ihrem Wofür dann auf beste Weise zu, wenn ihr Aufbau so ist, dass klar und präzise ihr Sinn gebender Zielbezug fokussiert wird (Schmidt, 2019a).

Zielfindung und Rahmen können durch geeignete Eröffnungsstrukturen erarbeitet und damit für die jeweilige Gruppe gesetzt werden.

Gunther Schmidt verdanken wir Anregungen zu einer Eingangsübung, die Gruppenmitglieder einlädt, gemeinsam ein Gruppensystem als wechselseitig würdigendes, zieldienliches, kompetenzfokussierendes und aktivierendes Kooperationssystem aufzubauen. Die Einladung zum Austausch kann (je nach Gruppengröße) im Plenum oder in Kleingruppen geschehen. Die Ergebnisse lassen sich auf Karten festhalten und erläutern. Wir haben sie passend für Jugendliche umformuliert: Wenn diese Gruppe für mich ein sicherer, hilfreicher und angenehmer Ort wäre,

- in dem ich respektiert und geachtet wäre,
- in dem ich gut vorankäme und mich super entfalten könnte,
- in dem meine Ideen, Erfahrungen und Beiträge als wertvoll und bereichernd von allen aufmerksam angehört und benutzt würden,
- an dem ich auch die Ideen, Erlebnisse und Beiträge der anderen Gruppenmitglieder als wertvoll und bereichernd aufmerksam anhören und für mich nutzen könnte …

Welche Art des Umgangs bräuchte ich dafür? Wie sollten wir miteinander reden und uns Rückmeldung geben? Worüber sollten wir am meisten sprechen und wie? Welche Beiträge der Gruppenleitung wären für mich hilfreich und nützlich? Wie würde ich mit meinen persönlichen, inneren Gedanken und Gefühlen umgehen und wie könnte ich die so der Gruppe erzählen, dass ich davon auch etwas hätte? Gab es bisher in Gruppen für mich schon solche positiven Erfahrungen und woran lag das? Was könnte diese Gruppe daraus lernen? Was könnten der Gruppenleiter und die Gruppenmitglieder tun, dass diese Gruppe voll in die Hose geht und ich denke »so was kann keiner gebrauchen«?

4.8.2 *Das kenne ich auch!* Methoden, die sich in Jugendlichengruppen eignen

Wir haben in Kapitel 3 Konzepte und Methoden vorgestellt, die sich besonders für Gruppen eignen: Die ziel- und lösungsorientierten Vorgehensweisen für Jugendliche von 13 bis 17 Jahren sind eine gruppenorientierte Weiterführung der sehr erfolgreichen Arbeit von Ben Furman (2017). Bauer und Hegemann (2018) nutzen dieses flexible Manual für Gruppensettings mit Jugendlichen in Schulen, Heimen, Jugendzentren, Tageseinrichtungen, Kliniken, Beratungsstellen etc. Sie setzen bei den konkreten Zielen an, die Jugendliche für sich selbst entwickeln.

Aufbauend auf der Idee der somatischen Marker ist das Konzept »Ich packs!« von Riedener Nussbaum und Storch (2018) ein Selbstmanagement für Jugendliche, das sich für Gruppensettings gut eignet. Diese Arbeit stellen wir in Kapitel 3.8.2 vor (S. 187). Dem ZRM liegt ein besonderes Zielkonzept zugrunde:

> »Im ZRM-Training arbeiten wir zur Überquerung des Rubikons mit einem anderen Zieltypus, nämlich nicht mit konkreten, sondern mit allgemeinen Zielen, denen wir den Namen ›Motto-Ziele‹ gegeben haben. [...] durch Motto-Ziele wird kein genauer, konkreter Plan vorgegeben, sondern man greift auf die innere Haltung des Handelnden zu« (Riedener Nussbaum u. Storch, 2018, S. 95).[56]

4.8.3 *Da könnten wir doch was Neues starten* Wie entstehen Gruppenangebote in unterschiedlichen Kontexten?

Gruppenangebote werden für die jeweiligen Kontexte entwickelt und es wird eine entsprechende Konzeption dafür erarbeitet, die der jeweiligen Kompetenz der Anbieterin und dem Entstehungskontext entspricht. Das Fallbeispiel zu Beginn des Kapitels beschreibt ein solches Entstehen eines Gruppenangebots. Nachfolgend ein weiteres Beispiel für einen solchen Prozess.

Thomas Niklaus und Gerhard Kaufmann entwickelten unter der Bezeichnung »Königsmacher« 2008 ein Gruppenangebot in Ludwigshafen.[57] Es stellt ein Sozialkompetenztraining der Jugendberufshilfe dar. Es ist ein Trainingsprogramm für

56 Diese Fassung von Zielen unterscheidet sich in Aspekten von der in Kapitel 2.9.3 (S. 123) beschriebenen Fassung von Zielorientierung – ist aber gleichwohl in diesem Konzept für Gruppen nützlich.

57 Der Autor Hans-Werner Eggemann-Dann war zu dieser Zeit Leiter der Jugendarbeit in der Stadt Ludwigshafen.

Schüler gemeinsam mit ihren Lehrern, aber außerhalb der Schule, in einer Jugendfreizeitstätte im Sozialraum der Schule.

Das Training kann angefordert werden von Lehrern, die mit ihren Klassen Probleme haben und wird von entsprechend qualifizierten Sozialpädagogen aus Jugendfreizeitstätten durchgeführt.

Inhaltlich setzt es an der Teamfähigkeit der Schülerinnen an, die eine Schlüsselkompetenz beim Übergang von der Schule in eine Berufsausbildung ist. Zielgruppe sind Schülerinnen aus den Berufsvorbereitungsklassen der Realschulen plus Ludwigshafens (Schultyp in Rheinland-Pfalz, der die alte Hauptschule abgelöst und mit der alten Realschule gekoppelt hat). Der Transfer der im Training gewonnenen Sozialkompetenzen zielt auf die Clique, die Klasse, das Bewerbungsgespräch, ein Praktikum und die Berufsausbildung der Jugendlichen (Kaufmann u. Niklaus, 2010, S. 8).

Das Training führt inhaltlich-fachliches Lernen (wissen, verstehen, urteilen), methodisch-strategisches Lernen (nachschlagen, organisieren, gestalten), sozialkommunikatives Lernen (zuhören, begründen, kooperieren) und affektives Lernen (Spaß an einer Methode haben, Identifikation und Engagement) zusammen (Klippert, 2012, S. 18). Zunächst wurde mit dem Training in der 5. Klasse angefangen und dann wurden in jedem Schuljahr ein bis zwei Einheiten in derselben Klasse bis zur 9. durchgeführt. Allerdings war der Bedarf der Schulen nach zwei bis drei Jahren so groß, dass jede Klasse nur noch einmal jährlich versorgt werden konnte.

Das Training brachte sehr gute Ergebnisse. Bei der Lernerfolgsabfrage von 700 Schülern im Jahr 2008 »Seid ihr der Meinung, dass euch die Königsmacher helfen, Aufgaben und Probleme zu bewältigen?« stimmten über 95 Prozent der Schüler zu. Spaß beim Training zu haben gaben zwischen 90 und 100 Prozent der Schüler an. Dies ist in Anbetracht der Zielgruppen ein hervorragendes Ergebnis (Kaufmann u. Niklaus, 2010, S. 17). Es gab erstaunlich gute Rückmeldungen der Lehrer über den veränderten Umgangsstil in der Klasse nach Durchführung des Trainings. Das Angebot intensivierte auch die Kooperation zwischen Schulen und offener Jugendarbeit.[58]

Gruppensettings schaffen eine eigene gewichtige Ressource und die Erfahrung realer Verknüpfung biologischer, sozialer, psychischer und institutioneller Lernprozesse. Sie vermitteln zudem die Erfahrung, mit solch einem Pro-

58 Die Dokumentation lässt sich im Internet herunterladen: https://www.lu4u.de/Websites/www.lu4u.de/Upload/Fachwelt/Jugendberufshilfe/Sozialkompetenztraining/Konzept_Koenigsmacher.pdf

blem nicht allein zu sein. Über die Vorteile von Gruppensettings im Folgenden Riedener Nussbaum und Storch:

> »Ein wesentlicher Vorteil liegt aus sozialisationstheoretischer Sicht in der Arbeit mit Schulklassen in der Gruppe. Es ist erfreulich, dass sich durch das Training nicht nur Wohlbefinden und Selbstwirksamkeitsüberzeugungen, sondern auch der Zusammenhalt in der Klasse und das gegenseitige Vertrauen vergrößern. Es ist durchaus beabsichtigt, dass die Jugendlichen, die darin instruiert werden, ihre Peers während des Trainings zu coachen, ihren hohen Status in der Gruppe nutzen, um die anderen Gruppenmitglieder positiv zu beeinflussen und deren Motivation für den Kurs zu verstärken« (2018, S. 161).

Hintergrund: Heilung als Gemeinschaftsleistung

Schweitzer-Rothers (2014) hat darauf hingewiesen, dass psychische Störungen Gemeinschaftsleistungen sind. Wolfgang Loth (1998) bezieht dies auf Gewalttätigkeit Jugendlicher: Auch Gewalt ist eine Gemeinschaftsleistung.

> »Gewalt lässt sich auf diese Weise als eine Wirklichkeit darstellen, zu deren Entstehen sich die physischen, psychischen, sozialen und institutionellen Lebensbereiche gegenseitig aufschaukeln« (Loth, 1998, S. 60).

So wie diese Sichtweise der Entstehung von Gewalt angemessen ist, gilt dies auch für deren Überwindung. Immer spielen innere (seelisch-geistige) und äußere (sozial-kulturell-institutionelle) Prozesse zusammen, können sich gegenseitig verstärken – aber auch abschwächen! Bei der Entwicklung einer Anorexie spielen ohne Zweifel Modetrends und Figurideale eine wichtige Rolle. Aber ebenso der Umgang in einer Familie mit Adoleszenzthemen, der Umgang mit Essen und Mahlzeiten, Körper, Leistungsdruck und Angst. Daraus kann man die Konsequenz ziehen, dass auch im Feld der Arbeit mit Jugendlichen stärker Mehrpersonensettings und Kooperationen mit wichtigen Personen und Institutionen genutzt werden könnten. Dann wird auch die Überwindung der Probleme zur Gemeinschaftsleistung!

Gemeinwesenarbeit im weitesten Sinne war immer ein »systemisches« und äußerst mühsames Geschäft. Die zunehmende Spaltung in vielen Gesellschaften, das Auseinanderdriften von Arm und Reich, die massive Jugendarbeitslosigkeit in vielen, auch europäischen Ländern erschrecken uns. Arbeit mit Jugendlichen sollte sich offensiver, experimenteller und nachhaltiger mit ihren Settings, Kooperationsformen, institutionellen Rahmenbedingungen und ihrer gesundheitspolitischen Aufklärungs- und Lobbyarbeit dabei einbringen.

4.9 *Wie läuft's bei euch zuhause?* Aufsuchende Familientherapie und Multifamilientraining (MFT)

Bereits 2010 hat der Autor Eggemann-Dann – beeinflusst durch die Arbeit von Asen (Asen u. Scholz, 2017) mit überwiegend armen Familien in London – in Ludwigshafen/Rhein in enger Kooperation verschiedener Träger das Projekt Ludwigshafener Multifamilientraining (MFT) durchgeführt, ausgewertet und weiterentwickelt. Multifamilienarbeit hat sich in Deutschland und verschiedenen europäischen Ländern trotz eines hohen Aufwandes an Energie und Organisation inzwischen in vielen helfenden Kontexten etabliert.

Gruppen im klinischen Umfeld werden auch orientiert an »klassischen« Symptomen zusammengestellt, z. B. MFT-Gruppen für Kinder und Jugendliche mit Essstörungen, mit psychisch erkrankten Elternteilen, in hochstrittigen Trennungssituationen (Asen u. Scholz, 2017, S. 58 ff.). Im Umfeld der Jugendhilfe dominiert eine an deren Aufgabenstellung orientierte Zielgruppenorientierung als erzieherische Hilfe oder in Gewaltfamilien und im Kita-Bereich (Asen u. Scholz, 2017, S. 209 ff.).

Auch in der Schule findet Multifamilienarbeit inzwischen häufig statt.

Im neuen Kontext der MFT können Familien, aber besonders Jugendliche, ihre Isolation im Hinblick auf Probleme überwinden. Die Reduktion der Jugendlichen auf ihre Familie wird aufgehoben, und das schafft für sie einen neuen Erfahrungsraum. Sie kann gewürdigt werden auf ihrem Weg zur Autonomie, gerade die Sicht von Menschen außerhalb der eigenen Familie kann hier sehr unterstützend sein. Neue Erfahrungen, Wertschätzung und die Ressourcen der anderen Teilnehmer der Gruppe schaffen die Voraussetzungen für neue Entwicklungen.

Eine Familie mit alleinerziehender Mutter und zwei Kindern türkischer Herkunft brachte ihren geistig behinderten Sohn, 4 Jahre alt, mit in eine Gruppe des Ludwigshafener Multifamilientrainings (MFT), da sie keine Betreuung zur Verfügung hatte. Die Familie war in einer Gruppe mit mehreren Familien wegen des älteren Bruders Mohammad, 14 Jahre alt, der vom Gymnasium auf die Hauptschule wechseln musste. Auch dort fühlten sich die Lehrer von ihm überfordert. Mohammad störte sehr viel, erledigte schulische Aufgaben selten und geriet mit Lehrern häufig in anstrengende Auseinandersetzungen.

Sein geistig behinderter kleiner Bruder war schwer zu steuern, rannte im Raum herum, sprach in einer unverständlichen Sprache, schrie manchmal, warf sich auf den Boden und stellte eine große Herausforderung für seine Familie und die anderen Familien dar. Man spürte, dass es der Mutter sehr peinlich war, wie ihr

Sohn zeitweise die Veranstaltung lautstark störte. Trotzdem »dirigierten« Mutter und der ältere Bruder den Jungen in einer Art und Weise, welche die anderen Familien sichtlich beeindruckte. Fast stumm, aber klar und eindeutig in Mimik und Gestik und in einer aufrechten Sitzhaltung, immer um Blickkontakt bemüht, jonglierten sie mit den Eskapaden des behinderten Kindes. Diese »Störung« wurde von den Trainern aufgegriffen. Viele Teilnehmer formulierten ihren Respekt gegenüber der Mutter und dem Bruder für ihre Leistung. Eine sehr wertschätzende, ja bewundernde Haltung, die das Klima in der Gruppe nachhaltig beeinflusste. Für einige Familien war es der erste direkte Kontakt dieser Art mit einer kopftuchtragenden Migrantin.

Dies war der Beginn einer erstaunlichen Wandlung von Mohammad. Er begann konstruktiv in der Schule mitzuarbeiten, war bald ein guter Schüler und konnte am Ende des Trainings wieder chancenreich über eine Rückkehr aufs Gymnasium nachdenken.

Alle Anwesenden sahen, hörten und verstanden die Dramatik der Situation, die große Leistung der Mutter und des älteren Bruders und konnten diese Überlebensleistung würdigen, anerkennen, ja bewundern. Mohammad hatte erlebt, wie er in der Schule für seine Müdigkeit, Gereiztheit und nachlassenden Leistungen kritisiert wurde. Seine häusliche Situation war in der Schule kaum bekannt. Er war in seinem Stolz tief verletzt, verstand die Welt nicht mehr. In einem Umfeld, das so wenig Anteil nahm an dem, was ihn bewegte, hörte er einfach auf sich anzustrengen. In der MFT erlebte er in einem offiziellen Kontext Verständnis, Akzeptanz und Würdigung, ja Bewunderung. Das weckte erneut seine Motivation. Lernen wurde von ihm wieder neu als wertvoll erlebt.

In der MFT ist die Rolle der Berater deutlich anders als in familientherapeutischen Sitzungen. Die Beraterinnen befinden sich nur zu Beginn »am Steuer« und wechseln dann auf den »Rücksitz«, d. h., sie geben, nachdem sie einen Prozess in Gang gebracht haben, den Beiträgen der Gruppenteilnehmer viel Raum und nutzen deren Ressourcen. Aktionsbetonte Methoden werden in der MFT oft genutzt: Es gibt weniger Sitz-ungen, mehr Knie-ungen, Steh-ungen, Geh-ungen. Im Co-Therapeuten-Modell übernimmt eine Therapeutin die Moderation, der andere Therapeut beobachtet die Prozesse, man tauscht sich kurz aus, dann wechselt man vielleicht die Rollen.

Janine (13 Jahre) hat in ihrer Gesamtschule erhebliche Konflikte. Sie zieht sich zurück und will nicht auf Klassenfahrten mitfahren und ist im Unterricht still und oft verschlossen, obwohl sie über eine rasche Auffassungsgabe und gute Sprachkompetenz verfügt. Die Familie nimmt an einer MFT-Gruppe teil. Frau M. ermahnt ihre Tochter Janine in der Gruppe wiederholt schroff ohne direkt erkennbaren Anlass. Darauf angesprochen, schildert sie unter Tränen, wie sehr sie darunter leide, dass ihre Tochter sie schon immer ablehne, ja oft geradezu hasse, sie als Mutter kaum wahrnehme und sich nichts von ihr sagen lasse.

Andere Mütter sind sehr überrascht. Die neben Frau M. sitzende Mutter schildert ihre Beobachtung: »Seit wir heute hier sind, hat Janine dich schon dreimal in den Arm genommen und den Kopf an dich gelehnt, das macht doch kein Kind, das seine Mutter ablehnt oder sogar hasst, das sah auch ganz anders aus.« Die Mutter ist überrascht, sie hat das nicht wahrgenommen und fragt in der Gruppe nach. Einige andere bestätigen diese Beobachtung. Die Mutter ist verwirrt, schaut ihre Tochter an, die sich auf ihren Schoß setzt.

Hier wird in der solidarischen Atmosphäre der Gruppe eine alternative Wahrnehmung angeboten und dadurch der Mythos wechselseitiger Ablehnung infrage gestellt. Das hätte so intensiv im Einzelsetting oder in einer familientherapeutischen Sitzung nicht erlebt werden können.

4.9.1 *Ist ja schlimmer, als einen Sack Flöhe zu hüten!* Praktische Tipps zur Arbeit mit MFT-Gruppen

1. Für welche Probleme ist MFT geeignet? Welche Familien passen zusammen?
Zu große Unterschiede in Bildung und sozialem Hintergrund, im Lebens- und Kommunikationsstil können die Begegnung erschweren. Doch die Familien können durchaus unterschiedliche Probleme mitbringen (Schulprobleme, Aggressivität, Streit, Rückzug, ADHS, Trennungskonflikte). Der verbindende Fokus ist die konkrete Arbeit an der Erziehungskompetenz (richtiges Entziffern kindlicher Signale, elterliche Zusammenarbeit, Übernahme elterlicher Verantwortung, Mentalisieren). Bei hochstrittigen Trennungsfamilien empfehlen sich spezielle MFT-Gruppen, in denen die Eltern- und die Kindergruppe öfter getrennt arbeiten. Begleitende Netzwerktreffen mit wichtigen Beteiligten (Anwälte, Freunde, neue Partner und Stiefkinder, andere Berater, Mediatoren etc.) sind hier besonders wichtig.

2. Wie kommen wir an eine ausreichend große Zahl von Familien? Es gibt zu wenig Interesse und Anfragen z. B. vom Sozialen Dienst.
Hilfreich ist die Einbindung erfahrener und von MFT überzeugter Eltern und Kinder in das Aufnahmeverfahren für neue Familien. Ehemalige Nutzer werden so zu Botschaftern. Ebenso wichtig sind gute Kontakte und Kooperationen mit den Kollegen des Sozialen bzw. regionalen Familiendienstes. Halboffene

Gruppen, in die jederzeit eine neue Familie integriert werden kann, erleichtern den Start einer MFT-Gruppe. Wenn das Projekt am Anfang steht, ist die Einbindung von Sozialpädagogen des Jugendamtes und von Leitungskräften in die Projektentwicklung hilfreich.

Informationsveranstaltungen mit Leitungskräften, wichtigen Kooperationspartnern, wie Sozialen Diensten, zuweisenden Ärzten, Kostenverantwortlichen und politisch Verantwortlichen, im Stil der MFT, in denen die Arbeitsweise lebendig und spielerisch vermittelt wird, haben große Überzeugungskraft.

3. Es werden oft Familien mit sehr schweren Problemen geschickt. Wie gehen wir damit und wie mit Kindeswohlgefährdung um?
In MFT-Gruppen kommen häufig Multiproblemfamilien zusammen.

Hilfreich sind sicher Gruppen, in denen auch Familien mit mittelschweren Problemen vertreten sind. Wenn eine Gruppe einen guten, solidarischen Zusammenhalt gefunden hat, lassen sich auch schwierige Themen offen miteinander besprechen, z. B. die Notwendigkeit, dass ein Kind geschützt werden muss und für eine gewisse Zeit nicht mehr in der Familie leben kann. Die Trainer sollten in diesem Fall offen ihre Position benennen: »Wir handeln in solchen Situationen eventuell gegen Ihren Willen, aber nie hinter Ihrem Rücken!«

4. Wir würden gern MFT (z. B. in der Schule) einsetzen, aber es gibt große Unsicherheit und Angst, das zu versuchen.
Sicherheit gibt eine klare Positionierung und Unterstützung durch die übergeordneten hierarchischen Ebenen. Ein erster Versuch kann begrenzt werden: z. B. auf vier Termine von je drei Stunden. Die Durchführenden sollten qualifiziert werden, wenn ein solches Projekt längerfristig geplant ist. Hilfreich ist eine Hospitation beispielsweise in MFT-erfahrenen Partnereinrichtungen. Intervision und Supervision sollten zudem gesichert sein.

5. Was tun wir, wenn Chaos in der Gruppe ausbricht, wenn wir mit überfordernden Situationen konfrontiert sind?
Das kann immer passieren und die Angst der Trainer davor ist verständlich. Es gibt sehr unterschiedliche Einschätzungen, ab wann eine Situation chaotisch ist.

Der Rahmen MFT bietet viel Unterstützung und Absicherung für die Durchführenden: Die Gruppen werden von zwei Trainern geleitet. Meist übernimmt einer die Moderation in erster Reihe und der andere beobachtet. In der Vorbereitung werden klare Ablaufstrukturen und eine haltgebende Planung entwickelt. Pausen (am besten mit kleinem Imbiss) sind hilfreich. Ebenso Spiele, die allen Spaß machen. Oft wird in getrennten Untergruppen gearbeitet (Kinder-, Mütter-, Vätergruppen). Das häufige Teilen der Gesamtgruppe erleichtert die Arbeit: z. B. Kinder- und Elterngruppe arbeiten getrennt, zwei Familien, die als Paten jeweils Hausaufgaben machen mit einem Kind der anderen Familie. Das entzerrt und schafft Übersicht. Die Verantwortung für die Kinder liegt grundsätzlich bei den Eltern, aber Trainer müssen eingreifen, wenn Gefahr droht. Akute schwere psychische Erkrankungen und Drogen sind ein Ausschlusskriterium für die Teilnahme. Der Umgang mit chaotischen Situationen kann vorher mit der Gruppe besprochen werden, das gibt allen Beteiligten Sicherheit.

6. Sind Multiproblemfamilien nicht oft unzuverlässig, sagen zu und kommen dann doch nicht?
Es ist die Begeisterung und Motivation der Kinder und Jugendlichen, die zögernde, müde Mütter und Väter immer wieder zum MFT-Termin bringen. Die Beteiligung der Kinder und das Interesse an ihrer Sicht der Dinge verbunden mit attraktiven, witzigen Spielen und wechselnden Settings motiviert Kinder, aber auch Jugendliche. Die Atmosphäre ist bestimmt von Offenheit, Lockerheit, Spiel, Lachen, gegenseitigem Respekt und Hilfsbereitschaft, Hoffnung und Glauben an Kompetenzen und Lösungsmöglichkeiten. Wenn Familien sich befreunden und sich gegenseitig praktische Hilfe leisten, dann rufen sie sich auch an, motivieren sich oder holen sich ab.

7. Welche Räume und Zeiten, welche Settings sind geeignet? Wo passt MFT?
Große Räume mit Nebenräumen für unterschiedliche Gruppeneinteilungen sind geeignet, ebenso wie Möglichkeiten zum gemeinsamen Essen. Hilfreich ist, wenn nicht jedes Mal alle Materialien weggeräumt werden müssen. Die beste Startzeit ist der späte Nachmittag oder der frühe Abend. Auch Ganztagsveranstaltungen an einem Samstag mit Picknick kommen gut an. MFT lässt sich in unterschiedlichen Kontexten und Formaten nutzen: in Kita, Hort und Tagesgruppe, allen denkbaren Schultypen, mit Flüchtlingsfamilien, Selbsthilfegruppen, parallel zu ambulanten, teilstationären und stationären Kontexten der Jugendhilfe, mit Pflegefamilien, im Kontext von Trennungen, Scheidungen, betreutem Umgang, bei spezifischen Symptomen.

MFT ist auf Dauer leichter zu organisieren in Institutionen mit höherer Verbindlichkeit wie Kitas, Schulen, Tagesgruppen und stationären Einrichtungen.

4.9.2 *Wir kommen zu Ihnen!* Aufsuchende Familientherapie (AFT) und cotherapeutische Modelle

Im Vordergrund stehen bei der Aufsuchenden Familientherapie (AFT) die Beobachtung und Analyse von Mustern der Interaktion innerhalb der Familie und zwischen Familie und Helfersystem im häuslichen Rahmen.

Komplexe Interaktionsmuster innerhalb der Familien sowie zwischen dieser und z. B. Lehrern und Erzieherinnen spielen nicht selten und über längere Zeiträume eine wichtige Rolle bei der Aufrechterhaltung der Probleme.

AFT geht davon aus, dass Eltern und Kinder Kompetenzen besitzen, Ideen und Interessen haben, diese jedoch verschüttet sind unter Gewohnheiten, Hoffnungslosigkeit, Hilflosigkeit und oftmals verwirrenden Kontexten. Diese Fähigkeiten besser zu verstehen und zu nutzen setzt voraus, dass die Berater guten Kontakt mit der Familie haben, akzeptiert werden und mitspielen wollen und dürfen. Gleichwohl brauchen die Berater den nötigen Abstand, um die eigene Position und Rolle im Prozess zu sehen und diese immer wieder selbstkritisch zu reflektieren. Die erste Phase von AFT ist ein Clearingprozess, in dem die Situation eingeordnet wird und Familie und Kontextsysteme verstanden werden, um dann gemeinsam einen zielführenden therapeutischen Kontext zu entwickeln. Oft stimmen die Eltern der AFT zu, um den Druck des Jugendamtes zu verringern. Sie haben jedoch weder Bereitschaft noch Erfahrungen und Ideen, welche Änderungen weiter nötig, möglich und geeignet wären. So reagieren sie abwartend oder gar ablehnend auf die neue »Zumutung«.

Aufsuchende Familientherapie ist ein Angebot ambulanter Erziehungshilfen. Zielgruppen sind Klienten des Jugendamtes, insbesondere solche mit vielen unterschiedlichen Problemen und oft auch mehreren Helferinnen. AFT wird z. B. im Kontext der Hilfeplanung angefragt und kann in einer Erziehungsberatung erbracht werden.[59] Sie sollte den Familien innerhalb vertretbarer Wartezeiten angeboten werden. AFT setzt konsequent die Erfahrungen um, dass Lösungsprozesse in Familien sich entlang prozessorientierter Kooperation entwickeln und daher im Detail kaum längerfristig planbar sind. Arbeitsformen, Settings, Intensität und Kooperationspartner entwickeln und verändern sich mit der Lösungsdynamik der betroffenen Familien-Helfer-Systeme.

59 Dies war eine Konstruktion, die Hans-Werner Eggemann-Dann in Ludwigshafen entwickelt hat. Grundsätzlich kann AFT von jedem anerkannten Träger der Jugendhilfe angeboten werden. Es wäre auch möglich, dass eine therapeutische Praxis sich entsprechend qualifiziert und diese Leistung anbietet bzw. das Angebot in einer Klinik oder einem Heim entwickelt wird.

4.9.3 *Geteiltes Leid ist halbes Leid, geteilte Freud ist doppelte Freud* Zwei Therapeuten und andere Qualitätsstandards der AFT

> »Das in diesem Buch enthaltene Konzept setzt bei den FamilientherapeutInnen eine hohe Qualifikation voraus, zu der formal eine mindestens dreijährige systemische bzw. familientherapeutische Weiterbildung und ein Hochschulabschluss als Diplom-Psychologe, Diplom-Sozialpädagoge, Diplom-Sozialarbeiter oder vergleichbare Abschlüsse gehören. Die massive Problemballung in diesen Familien erfordert es m. E. auch, dass die FamilientherapeutInnen in ihrer Co-Arbeit sowohl über umfangreiche Erfahrungen mit diesen Familien verfügen als auch mit entsprechenden Grundannahmen in diese Arbeit gehen« (Conen, 2011, S. 9).

Bestimmte Qualitätsstandards haben sich in der AFT bewährt:

- AFT arbeitet immer mit zwei Therapeuten, die sich bei der Arbeit unterstützen und ihre Rollen in der Familie aufteilen (z. B. ähnlich wie bereits in der MFT beschrieben in Akteur und Beobachter).
- AFT passt sich flexibel an Veränderungen im Prozess an und ändert sinnvoll die Intensität der Arbeit. Standard sind wöchentliche Kontakte von etwa zwei Stunden über ungefähr ein halbes Jahr (ca. 20 Kontakte). So kann die Intensität von AFT zu Beginn höher sein oder es zeigt sich, dass andere Kooperationspartnerinnen beteiligt werden müssen oder die Settinggestaltung verändert werden sollte.
- Solange es sinnvoll erscheint, wird in den Wohnungen der Familien gearbeitet, falls sich das nicht empfiehlt, werden andere Orte für die Beratungsarbeit genutzt.
- Die Fallvergabe und -übernahme sollte im Rahmen des definierten Hilfeplanverfahrens des Sozialen Dienstes erfolgen, mit einer klaren Prozessstruktur. Wichtig ist ein Übergabegespräch mit Zielvereinbarungen zwischen regionalem Familiendienst (Sozialer Dienst), dem Erbringer der AFT und der Familie. Nach den ersten Kontakten erfolgt ein weiteres Hilfeplangespräch mit den drei Parteien.
- Wichtige Umfeldsysteme (Schule, Kindertagesstätte, Freunde, Oma und Opa, Vereine etc.) werden bei Bedarf einbezogen. Siehe dazu die Ausführungen zur Moderation von Multisystemsitzungen in Kapitel 4.6 (S. 280).
- Zwangskontexte, wie bei Kindeswohlgefährdung, gehören zum Arbeitsauftrag. Siehe dazu die Ausführungen zur Arbeit mit Klienten, die mehr oder weniger gezwungen werden, Hilfe in Anspruch zu nehmen, in Kapitel 2.9.1 (S. 156).

- Für AFT sollte regelmäßig Supervision, Intervision und Fortbildung angeboten und genutzt werden. Durch die aufsuchende Arbeit sind die Therapeuten stark involviert und das macht kontinuierliche Reflexion aus der Distanz nötig.
- Die Therapeuten sind gemeinsam verantwortlich für die Entwicklung zielführender Arbeitskontexte.

4.9.4 *Hallo, wir sind die Neuen, wir kommen jetzt öfter …* Der Gaststatus

Das Therapeutentandem ist einerseits Gast, andererseits hat es Autorität, ist irgendwie »vom Amt«, oft nicht ganz freiwillig eingeladen. Haustiere, Gerüche, Schmutz und kleine, unruhige Kinder, laufender Fernseher und eine anwesende Nachbarin können die Therapeuten irritieren. Doch sie sind auch willkommen.

Kinder, die sich über den Besuch freuen, ein extra gebackener Kuchen, eine gedeckte Kaffeetafel sind nicht selten. Der Hund wedelt mit dem Schwanz und Jens arbeitet mit seinem Bagger schon an den Pumps der AFTlerin Sabine.

Eine Haltung von Offenheit, Humor, sensibler Neugier und die Bereitschaft, aus der Gastrolle heraus die sanfte Führung zu übernehmen, erleichtern den Einstieg.

Bücher, DVDs, CDs zeigen den musikalischen Geschmack der Familie und laden zum Joining ein. Urkunden, Pokale, der Gesellenbrief hängen da, damit sie gesehen und gewürdigt werden. Hochzeits- und Familienbilder laden zu Fragen und Kommentaren ein. Möbel, Blumen, Pflanzen und Zimmerschmuck geben Gelegenheit zu Komplimenten.

Die Familie besteht aus zwei oder mehr Generationen und oft liegt der Grund der Maßnahme im Konflikt mit der Jugendlichen. Diese braucht eine ganz eigene Würdigung im Joining. Der Blick ins Kinderzimmer ist meist gestattet, bei Jugendlichen braucht es die Erlaubnis der Heranwachsenden und gelegentlich mehr Distanz. Eine positive Würdigung der Wohnung, der Koch- und Backkünste der Mutter, des handwerklichen Geschicks des Vaters und der Gestaltungsfreude von Sohn und Tochter erfreuen meist die Familienmitglieder und legen den Fokus auf Wirksamkeit und Ressourcen der Klienten.

Die Therapeuten sollten sich selbst als Personen einbringen. Eigene Hobbys können ebenso geschildert werden wie der letzte Urlaub. Bei Katzenallergie und

Angst vor dem Schäferhund der Familie darf und sollte man Wünsche für notwendige Arbeitsbedingungen in Form von Ich-Botschaften geben:

- »Mir fällt es schwer, mich zu konzentrieren, wären Sie so freundlich, den Fernseher auszuschalten und können wir das in Zukunft immer so halten?«
- »Ich vertrage Zigarettenrauch nicht gut. Lässt sich das mit einer Raucherpause regeln?«

Ein wichtiger Hinweis: Humor hilft fast immer. Ein guter Witz, eine lockere Bemerkung. Wenn alle gemeinsam lachen, entspannt das enorm.

4.9.5 *Die Roadmap* Gemeinsame Einschätzung zum Prozess

Eine gute Möglichkeit zur Einschätzung der Familiensituation ist die Erstellung eines Lageplans. Dieser kombiniert drei Visualisierungstechniken:
- Familien-Helfer-Map mit den Ressourcen der Beteiligten,
- VIP-Karte (s. Kap. 3.5.3, S. 224),
- Klärung von Aufträgen bzw. Zielen der Familie und der externen Auftraggeber mit einer Zielvereinbarung (wird auf einem Flipchart festgehalten).

Diese drei Visualisierungen werden gemeinsam erstellt und aufbewahrt. Sie können in der Vorbereitung, der Supervision, der Selbstreflexion des Tandems und in der Arbeit mit der Familie immer wieder genutzt werden. Orientierung für eine AFT gibt zudem die Vor- und Nachbereitung der beiden Therapeuten.

Neben der üblichen Reflexion sind wegen der Doppelbesetzung folgende Fragen wichtig:
- Wer führt? Wer beobachtet mehr und gibt dann Feedback?
- Nutzen wir die Möglichkeiten des Splittings in Good Guy und Bad Guy?
- Nutzen wir die Möglichkeiten des Nachdenkens in Gegenwart der Familie, also eine Art »Reflecting Kleinteam«? Reflecting Team sollte jedoch der Familie vorher angekündigt und Eltern wie Kindern verständlich erklärt werden. Warum macht man es und wofür ist das gut? (s. situative Gebrauchsinformation, Kap. 3.2.2, S. 177).

4.9.6 *In der Hitze des Gefechts* Standardinterventionen sind nützlich

Aus der Praxis heraus haben wir sogenannte Standardinterventionen entwickelt. Dies sind erprobte und beschreibbare Handlungseinheiten, die für bestimmte Gesprächskonstellationen und Konfliktlagen hilfreich sein können. Sie setzen sich zusammen aus Haltungen, Methoden und Settingaspekten und sind abrufbare Module, die in der Hitze des Gefechts Sicherheit, Struktur und Beruhigung bringen. Sie können rasch genutzt werden, weil sie beherrscht werden und zwischen den Therapeutinnen eingespielt sind. Standardeinheiten entstehen aus »Learning by Doing«, d. h., erfolgreiche Vorgehensweisen werden besprochen, aufgeschrieben, mit anderen kommuniziert und situativ erneut genutzt. Dazu einige Beispiele:

- Trennung als Möglichkeit konstruktiver Deeskalation: Wenn Streitgespräche eskalieren, unterbrechen die Therapeutinnen freundlich, aber bestimmt die Situation, würdigen die positiven Motive hinter diesem Engagement und jede Therapeutin setzt das Gespräch mit einer Konfliktpartei fort.
- Zeitliche oder räumliche Zäsuren in der Sitzung: In den oft rasch eskalierenden Gesprächssituationen, besonders wenn mehrere Kinder, Nachbarn etc. anwesend sind, braucht es zur Planung, Deeskalation und Erholung immer wieder kurze Unterbrechungen, Veränderungen der Sitzordnung, Aufstehen usw.
- Bewusster Umgang mit Zeit: Gemeinsame Planung mit der Familie, welche Themen wie lange in der Sitzung besprochen werden sollen. Wie lange braucht ein Thema, ist für ein neues, schwieriges Thema die Zeit da und bereits reif?
- Offene oder verdeckte Bündnisversuche, besonders mit einer Therapeutin, leicht und freundlich ansprechen: »Wir können die Arbeit nur als Tandem leisten, uns gibt's nur im Zweierpack!« Solche Botschaften lassen sich auch gut im bereits skizzierten Reflecting Team der Therapeuten diskutieren.
- Experimentieren mit veränderten Sitzordnungen: Gibt es Veränderungen abhängig davon, wie und wo die Therapeutinnen sitzen, oder auch davon, in welchem Raum gearbeitet wird? Bei großer Unruhe können die Kinder auf verschiedene Räume verteilt werden.
- Nutzen der Rollenaufteilung zwischen den Therapeutinnen: Je nach dem Familienmuster werden die Rollen zwischen den Therapeutinnen genutzt: geschlechtshomogene oder -heterogene Konstellationen können hergestellt werden, Zuständigkeiten für Jugendliche oder Erwachsene können abgesprochen werden.

- Vereinbaren von Zielen mit Kindern, Jugendlichen und Eltern durch Einsatz von Kärtchen: Fragen, ob man die Kärtchen oder eine Wandzeitung aufhängen und immer wieder auf diese zurückkommen darf. Dadurch wird Irrelevanz überwunden und die Bedeutung von Planungen und Absprachen hypnosystemisch verankert. Das Ernstnehmen der abgesprochenen Ziele ist ein wirksamer und konstruktiver Schutz davor, nicht in die alten Muster reingezogen zu werden (Unverbindlichkeit, Beliebigkeit, Ziellosigkeit, Perspektivlosigkeit).
- Den Mut haben, für sich aktiv einen konstruktiven Rahmen zu schaffen: z. B. für 20 Minuten ein Spiel mit den Kindern gestalten, eine gemeinsame Mahlzeit einnehmen, eine passende Sitzordnung aktiv vorschlagen, Bitte um Wechsel des Raumes, Bitte, dass Radio und Fernseher ausgeschaltet werden – oder ein Nachbar wieder nach Hause geht.
- »Cross-over« in eskalierenden Konfliktsituationen: In heiklen Gesprächssituationen (emotional aufgeladene Fragen, Konflikteskalation etc.) antwortet die andere Therapeutin und nicht derjenige, der im Fokus ist und gefragt wird. Das bringt Beruhigung ins Gespräch und verhindert meist weitere Eskalation.
- Chronisch schwierige Situationen werden als solche neutral benannt, die Folgen beschrieben und gegebenenfalls wird passende Unterstützung gemeinsam konstruiert.

Wenn z. B. Clara morgens trotz Zureden der Mutter nicht aufstehen und in die Schule gehen will, übernehmen der Vater oder Bruder diesen Job. Eine Freundin oder die Lehrerin wird einbezogen oder Mutter und Clara werden im Rollenspiel dafür trainiert.

4.10 *Der digitale Dorfplatz* Virtuelles Leben schafft virtuelle Settings

Keine andere Tätigkeit übertrifft bei Jugendlichen zeitlich die Nutzung des Smartphones. Das hat Auswirkungen auf die Einschätzung von Medizinerinnen, Pädagogen und Psychologinnen, die hier neues Unheil für die Entwicklung Jugendlicher entdecken. Profis in der Jugendarbeit sehen die Chancen für die Ansprache von Jugendlichen mit neuen Beratungsformaten. Sie entwickeln diese und nutzen sie in ihrer Arbeit. Ohne Zweifel drängen die neuen Kommunikationstechnologien auch zu einem veränderten Verständnis der Beratungskommunikation, ganz besonders mit Jugendlichen.

4.10.1 *Das wird böse enden* Profis zwischen Warnungen und gelassener Nutzung

Eine erschreckende Erkenntnis wurde von Mary Preston festgestellt:

> »Manchmal weicht das Gezappel absoluter Starre. Die Kinder verharren dann wie hypnotisiert auf einem Fleck und konsumieren Unterhaltung. Verstörend! Das Verhalten der von ihr untersuchten Kinder gleiche dem ›chronischer Alkoholiker‹ schreibt die Kinderärztin Mary Preston in einer Studie. Seit die neue Technik in das Familienleben eingedrungen sei, habe etwa die Hälfte der Kinder eine Abhängigkeit entwickelt. Besonders harte Konsumenten zeigten Ängste, sie litten unter Schlaf- und Essstörungen und allgemein getrübter Gesundheit« (1941 über die gefährlichen Folgen des Radiohörens für Kinder. Zit. nach Süddeutsche Zeitung vom 5.7.2020).

Es scheint so, als seien viele Ärztinnen, Psychotherapeuten und Pädagoginnen wie auch Eltern doch mehr mit den Gefahren neuer Medien beschäftigt als mit den Möglichkeiten und dem Nutzen dieser längst alltäglichen Kommunikationsform. Ohne Frage sollte der angemessene Umgang mit Medien erlernt werden. Wir haben es mit der Generation der »Digital Natives« zu tun, für die der Griff nach dem Smartphone die häufigste Bewegung sein dürfte, mit der ein Tag beginnt und endet. Schon bei den 12-Jährigen besitzen 95 Prozent ein eigenes Smartphone.

Albrecht und Hurrelmann (2020) haben die »Postmillennials« als »Generation Greta« bezeichnet. Die Autoren gehen davon aus, dass der allergrößte Teil der »Generation Greta« entspannt, diszipliniert und souverän mit den neuen Medien umgeht.

Gelungen sei das nicht durch Verbote, »sondern im Gegenteil durch das Erlernen und Einüben eines kompetenten Umgangs mit Geräten, Plattformen und Spielen. […] Sie schaffen es auch, trotz der ungeheuren psychischen Verlockungen der virtuellen Welt ihre Kontakte in der realen Welt nicht zu vernachlässigen« (Albrecht u. Hurrelmann, 2020, S. 111).

Die Autoren gehen von einem Anteil von etwa 30 Prozent – überwiegend männlicher Jugendlicher – aus, die zeitweise in digitale Abhängigkeiten geraten, sich aber daraus auch wieder befreien können. Deren psychische Gesundheit und soziale Kontaktfähigkeit stehen in diesen Phasen auf der Kippe (Albrecht u. Hurrelmann, 2020, S. 112). Ein kleiner Teil von diesen (ca. 2 bis 3 Prozent) ist krankhaft online- und videospielsüchtig im Sinne der WHO-Definition Addiction Disorder oder Gaming Disorder.[60]

60 Videospielsucht ist von der WHO nun offiziell als Krankheit anerkannt und als »Gaming Disorder« in die ICD-11 aufgenommen. Unter dem Code 6C51 können Ärztinnen und Ärzte

Der breiten, selbstverständlichen und überwiegend angemessenen Nutzung virtueller und sozialer Medien durch Jugendliche steht ein eher zögerlicher Gebrauch in der psychosozialen Arbeit gegenüber. Allerdings hat sich die Situation durch die Corona-Pandemie verändert. In dieser Zeit haben viele Sozialpädagogen und Therapeutinnen in unterschiedlicher Form Erfahrungen mit virtueller Beratung, Supervision und Fortbildungen gemacht. Entsprechend stellt auch Frangen (2020, S. 166–183) in einer Befragung von 232 Beratungsfachkräften bzw. Absolventen einer DGSF-zertifizierten Weiterbildung fest, dass drei Viertel der Befragten sich selten oder nie mit E-Mail-Beratung beschäftigen. Wir gehen davon aus, dass die Prozentzahlen sich seit März 2020 durch die Corona-Krise erheblich verändert haben.

4.10.2 *Mail, WhatsApp oder Twitter?* Vielfalt virtueller Beratungssettings

Eine Definition der Medienforscherin und Onlineberaterin Emily M. Engelhardt geht davon aus, dass

> »Onlineberatung sämtliche Formen der Beratung einschließt, die auf die Infrastruktur des Internets angewiesen sind, um den Prozess der Beratung zu gestalten und die sowohl synchron/asynchron textgebunden (Forum, Einzelberatung, Chat) als auch synchron und textungebunden via Videochat, Avataren oder Internettelefonie stattfinden können. Ebenso sind Mischformen denkbar, wenn im Videochat nebenbei geschrieben werden kann oder beim Einsatz von Avataren über das Mikrofon gesprochen wird« (2018, S. 15 f.).

> »Eine Reihe von Forschungsarbeiten bestätigen die gute Wirkung virtueller Therapie. Klienten berichten, dass sie eine emotionale tragfähige und intensive Arbeitsbeziehung in digitalen Therapien erleben. Es ist interessant, dass Warmherzigkeit, Hilfsbereitschaft und Unterstützung der Patienten in videobasierten Sitzungen von Therapeuten schlechter eingeschätzt werden als von Klienten« (Steinhoff, Steubl u. Baumeister, 2020, S. 320).

---

eine solche Störung diagnostizieren. So können Betroffene – wenn es genehmigt wird – ihre Behandlungskosten von gesetzlichen Krankenkassen erstattet bekommen.

Die folgende Tabelle (Tabelle 3) zeigt Angebote an digitalen Beratungsformen angelehnt an Engelhardt (2018, S. 16).

Tabelle 3: Digitale Beratungsformen nach Engelhardt (2018)

	Textbasiert	Nicht textbasiert
Klient und Berater sind zeitgleich im Kontakt	Chats und Messenger	Avatare, Internettelefonie, Videos
Klient und Berater sind zeitversetzt im Kontakt	E-Mails und Foren	Sprachnachrichten, Videonachrichten

Da Onlinekommunikation besonders junge Leute anspricht und für diese attraktiv ist, entwickelten sich schon bald solche Angebote für Jugendliche in unterschiedlichen Formaten. Drei wesentliche virtuelle Settings wollen wir näher vorstellen.

Persönlich lehnen wir Kommunikation über soziale Netzwerke wie Facebook oder Twitter mit Klienten ab, da die Beraterin dadurch Einblicke in die Lebensweise von Klienten erhält und umgekehrt, die nach unserem Empfinden für eine unterstützende, professionelle Beziehung zu den Jugendlichen nicht angemessen ist und eher schadet.

4.10.3 *Live oder Zoom?* Online-Video-Plattformen

Während Corona-Zeiten wurde nicht nur mit Jugendlichen die Arbeit mit Videokonferenzen als Setting für Beratung und Therapie genutzt. Bei diesem Setting sind Klient und Beraterin zeitgleich über das Internet im Kontakt, sehen sich und kommunizieren in dieser Form.

Küchler und Kleve (2020, S. 286 ff.) plädieren offensiv für die Nutzung virtueller Beratungsarbeit. Die Gleichrangigkeit von »Herz, Hand und Hirn«, also emotionaler Ebene (Herz), technischer Handlungsebene (Hand) und kognitiver Ebene (Hirn) im Gebrauch virtueller Medien, nennen sie »H3-Modus«. Unsere eigenen Erfahrungen sind, dass eine emotional tragfähige und fachlich fundierte Beratungsarbeit in diesem Setting durchaus gestaltet werden kann. Jede der drei Ebenen birgt allerdings ihre Herausforderungen.

Das erste »H« für Herz bedeutet für uns, dafür zu sorgen, die virtuelle Begegnung nicht zu einem Dialog ausschließlich auf der kognitiven Ebene werden zu lassen. Vonseiten der Beraterin bedeutet dies, auch im virtuellen Kontakt offensiv auf körperliche Empfindungen und Gefühle zu fokussieren. Dabei lassen sich körperbezogene Methoden (Kap. 3.8, S. 254) nutzen, aber auch

Skalenarbeit (Kap. 3.7), Teilearbeit (Kap. 3.6, S. 226), Visualisieren von Lebenskontexten (Kap. 3.5, S. 215), Mentalisieren (Kap. 3.3, S. 182) oder Fantasiereisen. Um solche Methoden im virtuellen Raum zu nutzen, braucht es die Bereitschaft zu improvisieren und Mut von der Beraterin. Dieser Mut der Beraterin ist nach unserer Erfahrung nötig, da die virtuelle Begegnung brüchiger ist und Wahrnehmungs- und Interventionsmöglichkeiten eingeschränkt sind. Darin liegt auch die Gefahr, dass wir eine auf Gefühle und Körper fokussierte Arbeit nicht mit der gleichen Sicherheit zum Erfolg führen können, wie wir dies aus der leibhaftigen Begegnung kennen.

Die 17-jährige Anna musste aus Ausbildungsgründen die Stadt wechseln. Die Mitarbeiterin eines Jugendzentrums hat sie in den letzten 14 Monaten bei Schwierigkeiten beraten. Per WhatsApp schreibt Anna der Beraterin, dass es gerade Konflikte mit einem Ausbilder gäbe. Sie könne aber nicht zu einer Beratung kommen. Ob es möglich wäre, sich per Zoom oder Skype zu treffen. Für Anna ist das kein Problem, da sie auch den Kontakt zu ihren Freundinnen auf diesen Kanälen sowie bei Facebook und WhatsApp weiterpflegt. Die Beraterin willigt ein und man trifft sich auf einer Videoplattform.

Anna schildert die Situation mit dem Ausbilder. Die Beraterin hat die Hypothese, dass Anna in der Begegnung mit dem Ausbilder in einen inneren Zustand kommt, der sich so beschreiben ließe: »Ich pack es eh nicht! Der macht mich fertig! Ich bin klein und unfähig!« Dieses Muster taucht in der Beratung nicht zum ersten Mal auf. In der Vergangenheit haben beide schon daran gearbeitet. Die Beraterin bemerkt, dass Anna kognitiv die Situation versteht und gut darüber reden kann, aber gefühlsmäßig und über den Körper gerade keinen intensiveren Bezug dazu hat. Trotz Onlineberatung schlägt die Beraterin vor, ein kleines Experiment zu machen und für den Zustand, in den Anna innerlich gerät, wenn sie in den kritischen Situationen mit dem Ausbilder ist, vor der Kamera eine Körperhaltung zu finden. Es wäre ein Experiment. Anna ist einverstanden. Beide nehmen sich Zeit, damit Anna in Ruhe die treffende Körperhaltung finden kann. Dabei braucht sie Zeit, korrigiert sich immer wieder, bis die äußere Haltung wirklich stimmig für ihre innere Haltung ist. Zusammen gehen sie nun durch, welche Bestandteile der Haltung wichtiger sind. Jetzt soll Anna an eine Situation denken, in der es ihr gut gelungen ist, einen Konflikt mit einer Autoritätsperson zu lösen. Anna fällt eine Situation mit einem früheren Lehrer ein. Nun soll Anna eine Körperhaltung finden, die ihre innere Haltung in dieser erfolgreichen Konfliktlösung ausdrückt. Anna braucht dafür einige Zeit. Die Beraterin bittet Anna, diese Haltung zu optimieren. Wie könnte eine Körperhaltung sein, die bestmöglich eine innere Haltung ausdrückt, die Anna in dem Konflikt mit dem jetzigen Ausbilder bräuchte? Sie verändern Details und reden darüber, wie diese Veränderungen der Körperhaltung Annas Interaktion mit dem Ausbilder verändern würde. Was Anna anders machen würde, wenn sie eine innere Haltung hätte, die der gefundenen äußeren Haltung entsprechen würde. Anna findet so viele Anregungen zur Konfliktlösung. Sie soll nun mehrfach aus der »Lösungskörperhaltung« herausgehen und wieder neu hineingehen. Sie soll immer wieder die Haltung finden und sich merken, wie diese genau »geht«. Die Beraterin schlägt Anna vor, in der nächsten Begegnung in die gefundene äußere Haltung zu gehen, um auch in die gewünschte innere Haltung zu kommen.

Eine solche Arbeit wie die im Fallbeispiel geschilderte ist nur möglich, wenn die technischen Bedingungen hinreichend gut und stabil sind. Das zweite »H«, nämlich das (technische) Handwerk scheint uns zurzeit noch eher ein Problem zu sein. Nicht selten dauert es eine halbe Stunde beim ersten Mal, bis die Teilnehmerinnen gut zu hören und zu sehen sind. Nicht immer ist die Datenübertragung stabil. Ungeduldige Jugendliche können entsprechend genervt sein. Diese technischen Herausforderungen für eine störungsfreie, verständliche Nutzung sind nicht zu unterschätzen. Neben dem Handling der Systeme erfordert dies auch technisch hinreichende Bedingungen, die nicht immer gegeben sind: Qualität der Kamera, der Beleuchtung, der Internetverbindung, des Mikrofons und der Lautsprecher. Wenn es um Therapien geht, dann sollte die Technik hinreichend sicher sein, um Verschwiegenheit zu garantieren.[61] Die zusätzliche Einbeziehung anderer Apps, mit denen Skalierungen, Moderationskarten, ein Whiteboard usw. möglich sind, gestaltet sich in der Regel schwierig. Der Umgang erfordert sowohl für die Beraterin als auch für den Jugendlichen Übung und ist aufwendig. Dabei haben wir erlebt, dass auch die Digital Natives schnell an ihre Kompetenzgrenze kommen.

61 Die Kassenärztliche Vereinigung Hessen empfahl unter Corona-Bedingungen die Plattform »RED medical«. Bei einigen Plattformen, wie Zoom, konnte man davon ausgehen, dass die Vertraulichkeit nicht gegeben ist (inzwischen wohl verbessert). Insofern hat die Arbeit mit Videoplattformen auch eine rechtliche Seite in Bezug auf Vertraulichkeit. Das sollte auch in nichttherapeutischen Kontexten mit Jugendlichen vorab besprochen und geklärt werden. Wir sind hier im grundsätzlichen Bereich des Datenschutzes und des Schutzes von Privatgeheimnissen. Dies wird in einer Reihe von Gesetzen, Datenschutzverordnungen von Trägern usw. geregelt und kann an dieser Stelle des Umfangs wegen nicht dargestellt werden. Zu empfehlen ist die Lektüre von Emily Engelhardts »Lehrbuch Onlineberatung« (2018).

4.10.4 *Du kannst den Zeitpunkt der Beratung frei wählen* Onlineberatung per Mail

Eine uns vertraute, professionell entwickelte, virtuelle Beratung – besonders für Jugendliche – ist die bke-Onlineberatung der Bundeskonferenz für Erziehungsberatung. Sie bietet seit 2003 auf den beiden Websites bke-jugendberatung.de und bke-elternberatung.de Beratung an. Jugendliche im Alter von 14 bis 21 Jahren sowie Eltern von Kindern bis zum 21. Lebensjahr können sich Rat und Hilfe zu allen Fragen der eigenen Entwicklung und Fragen der Erziehung holen. Dabei haben sie die Wahl zwischen den Angebotsformen E-Mail-Beratung (webbasiert), Einzelchats, Gruppen- und Themenchats sowie verschiedenen Themenforen. Die Beratung erfolgt anonym und kostenfrei und bietet bestmöglichen Datenschutz. Die Beratungen werden von Beraterinnen der örtlichen Erziehungs- und Familienberatungsstellen erbracht.

Elvira (16 Jahre) hat von einer Freundin einen Hinweis auf die Onlineberatung der bke erhalten. Hintergrund ist, dass sie sich seit einigen Monaten antriebsarm, ja depressiv fühlt, nur noch wenig unter Leute geht, die Schule vernachlässigt und oft traurig ist. Sie nimmt über die Website der bke Kontakt auf und erhält innerhalb von zwei Tagen eine erste Reaktion ihrer Beraterin. Beide haben einen »Nickname«. Elvira nennt sich »Mond« und die Beraterin »Anna«.

Zunächst schildert »Mond«, was sie bedrückt und schreibt im Wesentlichen nur einen Satz: »Ich bin Mond und habe das Gefühl, dass ich nicht mehr aufgehe, sondern mich nur noch hinter den Wolken verstecke.« Anna stellt sich kurz vor, formuliert einige Fragen und teilt mit, in welcher Zeit sie im Durchschnitt die E-Mails von Mond beantwortet. Sie reagiert auf die Metapher, indem sie schreibt: »Es ist ja das Wesen des Mondes, sich von Tag zu Tag zu verändern und dann auch ganz zu verschwinden. Für die Wolken kann der Mond nichts, er ist trotzdem da, nur können ihn einige nicht mehr sehen. Welche Wolken verdecken dich denn zurzeit?« Mond fühlt sich angesprochen von diesem Beginn. Sie benennt konkreter, was für »Wolken« in ihrem Leben aufgezogen sind. Anna kommentiert das und äußert Ideen dazu. Der Austausch wird persönlicher und offener. Mond beginnt irgendwann, ihre Situation so zu schildern, dass sie sich wie hinter einer Mauer fühle. Sie sehe fast nur noch diese Steine und dahinter finde das Leben statt, laut, bunt und aufregend, aber ohne sie. Sie sendet öfter ein weinendes Gesicht oder schildert, dass sie viel heult.

ANNA: »Durch die Trennung deiner Eltern hast du wirklich etwas Schreckliches erfahren. Du hast so viel Kraft gebraucht, mit dieser Situation umzugehen. Vieles von dem, was um dich herum geschieht: Schule mit ihren Leistungsanforderungen, Partys, Reisevorschläge von Freundinnen ist wohl zurzeit zu viel für dich, aber du hast Angst, dass die Einsamkeit immer schlimmer werden könnte. Vielleicht ist diese Mauer nicht nur ein großes Hindernis, sondern auch ein Schutz, den du eine Weile brauchst.«

Mond leidet besonders unter den schulischen Leistungsanforderungen. Sie hat Angst zu versagen und die Mutter, bei der sie nach der Trennung lebt, zu enttäuschen. In diesen depressiven Phasen ritzt sie sich. Sie hat dann keine Kraft für die Hausaufgaben und ist schlecht vorbereitet, z. B. auf Klassenarbeiten.

MOND: »Ich habe das Gefühl, ich kann nichts und bin nichts, ich traue mir kaum noch etwas zu.«

ANNA: »Oh, das ist ein schreckliches Gefühl, so leer, und obwohl du klug und fleißig bist, scheinen diese Fähigkeiten dann wie vergraben.«

MOND: »Ja genau, wie weg und ich fühle mich wie gelähmt. Dieses Gefühl ist so tot und leer, dass der Schmerz des Ritzens mir irgendwie guttut.«

ANNA: »Kannst du mit jemandem, außer mit mir, darüber reden?«

MOND: »Nein, ich schäme mich und meine Mutter würde furchtbar erschrecken.«

ANNA: »Es wäre wichtig, dass du außer dem Kontakt mit mir auch noch eine regelmäßige psychotherapeutische Anbindung hättest, um auch mit einer Fachfrau über deine Erlebnisse, Gedanken und Gefühle sprechen zu können, direkt mit jemandem, den du siehst und der dich sieht.«

MOND: »Dann erfährt das doch meine Mutter!«

ANNA: »Vielleicht, was wäre denn so schlimm daran, ihr versteht euch doch ganz gut?«

So wie bei der bke gibt es in unterschiedlichen Kontexten inzwischen Kombinationen aus persönlicher Beratung und virtuellen Elementen (Blended Counseling). So entwickelt z. B. ein großer kommunaler Jugendhilfeträger in Rheinland-Pfalz inzwischen ein größeres Angebot an E-Mail-Beratung für Jugendliche in Pflegefamilien und Erziehungsstellen sowie für Pflegeeltern und leibliche Eltern.

Bisher haben Pflegefamilien – besonders aus Kostengründen – nur sehr begrenzte Zeiten für persönliche Beratung. Dies wird sich durch das ausgeweitete Angebot deutlich verändern.

Was sind die besonderen Stärken von E-Mail-Beratung?

- Die Jugendlichen können jederzeit schreiben.
- Sie haben insgesamt eine hohe Kontrolle über den Prozess (wann, wie, wie oft, zeige ich das jemandem, warte ich mit dem Lesen? etc.).
- Schreiben an sich hat eine therapeutische Wirkung (siehe Tagebuch), indem man Unklares formuliert, eigene Gedanken und Gefühle wahrnimmt und

benennt, sich erinnert, sich an Formulierungen freut etc. E-Mail-Beratung kann man auch als eine eigene literarische Gattung sehen.

- Die E-Mail-Beratung kann mit einem Satz beginnen und der Jugendliche entscheidet selbst, ob er mit diesem Gegenüber weitermachen will (stimmt die »Chemie«?).
- Es gibt keine komplizierten Terminvereinbarungen.
- Die Jugendliche kann sofort reagieren, wenn eine schlimme Situation da ist (Vera hatte eine Party vorbereitet und es kam kein Mensch).
- Es sind sehr lange Prozesse möglich, nicht selten als Teil eines komplexeren Settings.
- Jugendliche sind sehr viel offener und direkter, auch in kritischen Rückmeldungen (»Na, Sie sind im Moment wohl nicht gut drauf, ich schreibe morgen noch mal!«).

Eine besondere Möglichkeit besteht in der E-Mail-Beratung darin, ehrenamtlich geschulte Jugendliche – also Peers – zu nutzen, die mit diesem oder einem ähnlichen Problemfeld Erfahrungen gemacht haben und weitergekommen sind (Buddy-Modelle). Das kann z. B. eine Gruppe von psychiatrieerfahrenen Jugendlichen sein, mit denen andere Jugendliche, die gerade dort sind oder überlegen, ob sie das brauchen könnten, sich austauschen.

Aufgrund von persönlicher Betroffenheit engagierten sich in Freiburg Anfang der 1990er Jahre Schüler für verzweifelte junge Menschen, die keinen Ausweg mehr sahen, als sich zu töten. Sie gründeten 1994 eine geleitete Selbsthilfegruppe für Hinterbliebene nach Suizid. Seither gibt es dieses Gruppenangebot jährlich. Seit 2002 gibt es eine Onlineberatung durch geschulte gleichaltrige Ehrenamtliche, von denen nicht wenige selbst ähnliche Erfahrungen haben. Das Modell heißt [U25] und wird inzwischen in enger Zusammenarbeit mit dem Caritasverband betrieben. Die Beratung bei [U25] ist kostenlos und anonym. Im Hintergrund sind hauptamtliche Fachkräfte tätig. [U25] beschreibt sein Angebot so:

- »Du meldest dich anonym mit einem Nickname an. Das dauert eine Minute und schon kannst du uns schreiben.
- Du schreibst uns dein Anliegen und schickst die Nachricht ab.
- Wir lesen deine Mail und antworten dir innerhalb von zwei Werktagen. Das kann der Anfang einer längeren Mail-Begleitung sein – wenn du das möchtest.
- Bei den weiteren Mailkontakten antworten wir dir innerhalb von 7 Tagen.
- Deine Mails werden durch deinen Peer sowie die hauptamtlichen Fachkräfte gelesen.
- Wir unterliegen der Schweigepflicht.

- Deine IP-Adresse wird nicht erfasst.
- Wenn du deinen Account einmal löschen solltest, sind alle deine Mails gelöscht.

Wichtiger Hinweis: Die Beratung bei [U25] ersetzt keine professionelle Behandlung bzw. Therapie. Alle unsere Berater*innen sind ehrenamtliche Mitarbeiter*innen und keine Ärzt*innen, Psycholog*innen oder Therapeut*innen« (https://www.u25-deutschland.de/helpmail/ Zugriff am 9.9.2020).

Die Nähe des Alters der ehrenamtlichen Peer-Beraterinnen zu den Klientinnen erleichtert die Kontaktaufnahme, die Beziehungsaufnahme und erhöht die Glaubwürdigkeit. Bekannt ist, dass für die Entwicklung einer Reihe von Symptomen und problematischen Verhaltensweisen der Einfluss der Freundes- und Peer-Gruppe hohe Bedeutung hat (Drogen und Alkoholsucht, Ritzen, delinquentes und kriminelles Verhalten etc.). Im Grunde liegt es nahe, diese Beziehungen auch für Lösungsideen und deren Umsetzung in den Alltag zu nutzen.

4.10.5 *Was bringt das?* Chancen, Grenzen, sinnvoller Einsatz virtueller Settings

Sicher ist, dass internetbasierte Kommunikationen zwischen zwei oder mehreren Partnern zu den wichtigsten Kommunikationsmitteln gehören, die Jugendliche nutzen. Welche Kanäle verwendet werden, wechselt schnell, zurzeit sind es aus unserem Erleben heraus Instagram, WhatsApp und Telegram. Wir wollen hier Erfahrungen von uns und von Kolleginnen auswerten. Größere Arbeiten, die sich mit dem Einsatz dieses Mediums in der Begleitung, Unterstützung oder Beratung von Jugendlichen beschäftigen, liegen uns nicht vor.

> »Im Kern aber besteht die Generation Z aus Jugendlichen und jungen Erwachsenen zwischen 15 und 24 Jahren, laut ›brand eins‹ sind das knapp neun Millionen Deutsche. Die populärsten Social-Media-Kanäle der Generation Z sind laut Business Insider Instagram (65 Prozent) und YouTube (63 Prozent), gefolgt von Snapchat (51 Prozent) und Facebook (34 Prozent). 95 Prozent besitzen ein Smartphone und sind damit bis zu zehn Stunden täglich online« (Dauerer, 2019, S. 55).

Ein 16-jähriges Mädchen hat sporadisch Kontakt zu einer Streetworkerin. Es fällt ihr schwer, sich um eine Ausbildungsstelle zu kümmern und sie hat wenig Unterstützung in der Familie. Sie nutzt ihren WhatsApp-Kontakt zur Streetworkerin, um ihr von jeder neuen Bewerbung zu schreiben, Fragen dazu zu stellen und von den Antworten zu berichten. Sie lässt sich trösten, teilt ihre Gefühle und bekommt

Resonanz. Die Streetworkerin ist die Erste, die erfährt, dass sie endlich einen Ausbildungsplatz hat.

- Ein 17-Jähriger lebt nach dem Tod seiner Eltern allein in einer Wohnung. Das Jugendamt finanziert die Räume. Er hat Schwierigkeiten, an alle Termine zu denken. Manchmal ist er wenig motiviert, Termine wahrzunehmen, fühlt sich müde und schlecht gelaunt. Phasenweise ist er wohl in leicht depressiven Zuständen. Die Beraterin, eine sozialpädagogische Einzelfallhelferin, schreibt und erinnert ihn regelmäßig per Kurznachricht an den nächsten Termin im Jobcenter, in Ämtern etc. Er reagiert meist, skizziert kurz seine Stimmung und lässt sich so in der Regel dazu bewegen, den anstehenden Termin wahrzunehmen. Er genießt die Ansprache und das »Kümmern« seiner Beraterin.
- Eine Streetworkerin geht mit einer 15-Jährigen spazieren. Sie verabschiedet sie an einer Bushaltestelle. Kurz darauf erhält sie eine Sprachnachricht der Jugendlichen. Diese ist völlig aufgebracht. Sie wurde eben im Bus von älteren Damen – aus ihrer Sicht völlig unberechtigt – übel beschimpft. Dabei wurde ihr ausländisches Aussehen in den Vordergrund gestellt und rassistische Entwertungen wurden vorgebracht. Sie teilt unmittelbar ihre Empörung, erhält direkt Antwort und Resonanz.
- Die Mitarbeiterin einer offenen Jugendeinrichtung gratuliert ihren jugendlichen Klienten per WhatsApp zum Geburtstag. Einige Jugendliche überrascht das – sie sind es schlicht nicht gewohnt, dass ihr Geburtstag Beachtung findet. Es freut die jungen Leute und festigt die Beziehung.

Manche Jugendliche haben unter ungünstigen, gelegentlich desolaten Lebensbedingungen große Teile ihrer Kindheit verbracht. Viele Unterstützungsversuche bewirkten nichts Erkennbares. Für eine kontinuierliche unterstützende Beziehung sind sie sehr schwer erreichbar. Man kann von »Hard-to-reach«-Jugendlichen sprechen. Da sie sich auf eine kontinuierliche Hilfe und Unterstützungsbeziehung kaum einlassen, ermöglicht die Kommunikation zwischen Unterstützerin und Jugendlichem per WhatsApp eine besondere Beziehung. Wann, wie, wie oft und wie lang bestimmt der Jugendliche. Das gibt diesen Jugendlichen weitgehende Kontrolle über die Beziehung und ist ein Vorteil dieses Mediums. Die eigene Kontrolle erlaubt ihnen, Kontakt zu halten, wenn auch vielleicht sehr reduziert.

Das schnelle Teilen von Erfahrungen, die Gratulation zum Geburtstag, das Erinnern an Termine und Aufgaben, das offene Ohr, die Ermunterung ist eine Unterstützung und Ansprache, die Jugendliche in der Regel durch die Familie erhalten. Das Medium eröffnet eine Chance, den familiären Mangel ein wenig auszugleichen und zeitnah zu unterstützen. Der virtuelle Kontakt ist eingebettet in direkte Begegnungen, in denen intensiver mit den Jugendlichen darüber geredet wird, was sie so beschäftigt.

Ein 17-jähriger unbegleiteter Jugendlicher, dessen Asylantrag läuft, telefoniert zunächst mit dem Streetworker, den er kennt, weil er mit dem Ausfüllen eines Formulars nicht klarkommt. Schnell wird deutlich, dass die Sache am Telefon nicht zu klären ist. Der Jugendliche schickt ein Foto des Formulars über WhatsApp. Der Streetworker beantwortet die Fragen nun über WhatsApp. Das Formular musste und konnte so zeitnah ausgefüllt werden.

Diese Beispiele zeigen, dass bei dringenden, zeitnahen Aufgaben dieser Kommunikationskanal hilfreich ist.

Oft fehlt Jugendlichen Erfahrung und Kenntnis im Umgang mit Behörden, bei Entscheidungen, bei Bewerbungen. Sie haben kein familiäres Umfeld, das »mal eben schnell« helfen kann. Ein Beratungstermin in einer Woche hilft da oft auch nicht. Hier liegt eine Chance, mit dem Medium zu arbeiten und familiäre Abwesenheit in einer wichtigen Orientierungsphase etwas auszugleichen.

Sabrina (15 Jahre) lebt bei ihrer psychisch kranken, alleinerziehenden Mutter. Zum Vater besteht seit ihrer Geburt kein Kontakt. Das Jugendamt geht seit Jahren von einer latenten Kindeswohlgefährdung aus. Sabrina erhält keine ausreichende Unterstützung. Sie besucht nicht regelmäßig die Schule, wurde von der Polizei nachts aufgegriffen. Sie wird von der Mutter nicht ausreichend versorgt und beaufsichtigt. Mit zunehmendem Alter der Tochter werden die Konflikte zwischen ihr und der Mutter heftiger. Verschiedene Inobhutnahmen, ambulante und stationäre Jugendhilfemaßnahmen sind gescheitert. Aktuell sind Sabrina und die Mutter bereit, eine sozialpädagogische Einzelfallhilfe anzunehmen. Die Helferin trifft sich im Wochenabstand mit Sabrina. Die Helferin schickt ihr per WhatsApp Erinnerungen an Termine und Schulbesuche. Sabrina antwortet und berichtet, ob sie die Termine wahrgenommen hat oder nicht oder warum nicht. Zuhause wird die Situation für die Tochter nach einem Streit unerträglich. Sie verlässt die Mutter. Alle Versuche der Helferin, Sabrina über WhatsApp zu erreichen, bleiben unbeantwortet. Nach zehn Tagen meldet sich Sabrina per WhatsApp bei der Helferin. Sie sei ganz unten, lebe auf der Straße. Die Helferin bietet ihr an, sie zu treffen und in eine Inobhutnahme zu begleiten. Sie willigt ein und beide setzen den Plan um. Sie sehen sich nun wieder, dreimal im Wochenrhythmus, und sprechen über Zukunftsoptionen und Schwierigkeiten. Sabrina schafft es kaum, die Regeln und Grenzen der Einrichtung zu akzeptieren. Sie taucht wieder unter. Sabrina wird einige Tage später von der Polizei in einer Gegend, in der Prostitution betrieben wird, unter Drogen und verstört, mit wenig Orientierung aufgegriffen. Nachdem sie wieder nüchtern ist, nimmt sie per WhatsApp Kontakt mit der Helferin auf.

Josef (14 Jahre) hat einige Jugendhilfemaßnahmen hinter sich. Seine Familie ist nicht in der Lage, ihn ausreichend zu unterstützen. Er besucht die Schule unregelmäßig und lernt nicht, was die Schule vorgibt. Josef ist vernachlässigt und oft mit Freunden in der Stadt unterwegs. Er kommt abends spät heim. Die Eltern wissen meist nicht, wo er ist. In einem institutionalisierten Angebot – »Neustart« – hat ein Lehrer die Aufgabe, mit individualisierten Angeboten Schulverweigerer wieder an Schule heranzuführen. Josef wird in diese Maßnahme aufgenommen. Der Lehrer trifft mit Josef die Verabredung, ihn per WhatsApp morgens an die Verabredung in der Schule zu erinnern. Dort starten sie mit einem kleinen Frühstück. Josef liebt Schokocroissants. Wenn er per WhatsApp antwortet und Croissant bestellt, bringt der Lehrer eins mit und sie halten vor der Lerneinheit ihr kleines Frühstück. Dieses Ritual motiviert Josef für mehrere Wochen zu einem kontinuierlichen Schulbesuch.

In eher schlecht laufenden Zeiten wird der Kontakt von »Hard-to-reach«-Jugendlichen oft abgebrochen. Immerhin besteht auch in diesen Phasen die Chance, dass die Jugendliche in verzweifelten Situationen über WhatsApp oder SMS schnell Hilferufe senden kann, wie im Fallbeispiel von Sabrina. Das hat für Jugendliche, die keine kontinuierliche Beziehung und Unterstützung wollen oder können, einen Wert. Die Jugendliche entscheidet: Wenn sie es braucht, kann sie Kontakt aufnehmen, und wenn sie es für notwendig erachtet, kann sie sich entziehen.

Memet (13 Jahre) ist im gleichen Programm wie Josef aus dem letzten Fallbeispiel. Er und seine Familie haben schon viele Hilfsangebote erhalten. Zuletzt war er in einem erlebnispädagogischen Projekt in der Türkei, weil er Mitglied einer Peer-Gruppe ist, die Straftaten begangen hat. Alle Helfer waren sich mit der Familie einig, dass Memet die Stadt verlassen sollte, um aus dieser Szene herauszukommen. Die Maßnahme lief gut, wurde aber durch die Familie beendet. Die Familie wollte ihn damit für sein respektloses Verhalten gegenüber der Mutter bestrafen. Wieder in der Stadt zurück, sollte er in dem Programm an die Schule herangeführt werden. Auch mit ihm hatte der Lehrer Kontakt über WhatsApp, um ihn morgens an den Schulbesuch und andere Termine zu erinnern. Memet nutzte ständig Ausreden, um doch nicht zur Schule zu kommen, versprach immer wieder den nächsten Termin einzuhalten, um auch den wieder nicht wahrzunehmen. So wiederholte sich das Kommunikationsmuster, das er mit den Eltern hatte: Nichteinhalten von Versprechen durch Memet, keine Konsequenzen durch die Eltern, neue Versprechen Memets für die Zukunft. Der Lehrer entschied, die Kommunikation über WhatsApp mit ihm einzustellen. Für eine Bearbeitung dieses chronischen Kommunikationsmusters zwischen Memet und anderen erschien WhatsApp nicht geeignet.

Schwierige Kommunikationsmuster bleiben auch über WhatsApp bestehen. Das Medium erlaubt kaum, solche Muster zu verändern.

Einige Möglichkeiten, mit WhatsApp zu arbeiten, gibt es also:

- Unmittelbare Kontaktwünsche, das Mitteilen und Teilen von Wünschen, Gefühlen und Erlebnissen sind gut möglich. Beziehungen werden so gestärkt und gepflegt.
- Der Kontakt kann in dem Moment erfolgen, in dem der Wunsch des Jugendlichen da ist. Jugendliche, die in einem lange geplanten Livetermin Schwierigkeiten haben, ihre Themen abzurufen, haben so eine bessere Chance, eine vertrauensvolle Beziehung aufzubauen.
- Gefährdete Jugendliche in Not (extreme Vernachlässigung, Leben auf der Straße, extreme emotionale Krisen) haben eine Möglichkeit, bei jemand Vertrautem Hilfe zu holen, wenn sie das brauchen.
- Erinnern und Ermutigen zum Einhalten von Terminen, wenn z. B. Eltern das nicht können.

Intensivere, differenziertere Interventionen (Interpretationen, psychoedukative Interventionen, differenzierte Beratungen) sind über dieses Medium kaum sinnvoll. Solche mehr inhaltlichen Interventionen überfordern auch den Jugendlichen. Dabei muss man berücksichtigen, dass die Aufmerksamkeitsspannen und die Konzentration, die Jugendliche einer Nachricht schenken, immer kleiner werden, da sie oft parallel mit anderen Nachrichten tauschen oder Videos schauen.

Manche Arbeitgeber im Beratungsfeld untersagen solche Kanäle, weil das Medium (z. B. WhatsApp) nicht sicher ist. Inwieweit ein informierter Konsens mit Aufklärung und schriftlichem Einverständnis des jugendlichen Klienten hier Rechtssicherheit für die Beraterin herstellt, bleibt zweifelhaft. Inzwischen gestatten einige Einrichtungen durchaus die Nutzung dieser Kanäle. Unter Corona-Bedingungen war es gerade bei niederschwelligen Angeboten wie offene Jugendarbeit, Streetwork, intensive sozialpädagogische Einzelfallhilfe oder Beratungsstellen ein wesentliches Mittel, um den Kontakt zu einigen Jugendlichen aufrechtzuerhalten. Wir raten allerdings davon ab, das private Smartphone dafür zu nutzen.

Außerdem sollte man klarstellen, dass man nicht permanent verfügbar ist. Im Falle einer emotionalen Extremsituation z. B. um 04:00 Uhr früh, wo man das Diensthandy nicht an hat, sollte man nicht unbedingt erreichbar sein.

Die Möglichkeiten dieser Medien sind vielfältig:

- Eins-zu-eins-Kontakt über Sprachnachrichten;
- Eins-zu-eins-Kontakt über geschriebene Nachrichten;
- Gruppen, in denen ein Kreis von Jugendlichen einbezogen ist; jeder kann die Nachricht von jedem lesen und reagieren. Dieses Angebot ist eher schwierig, weil man als Erwachsener dann Teil der Peer-Gruppe ist und unter Umständen Jugendliche, die man selbst nicht kennt, Teil der Gruppe werden;
- Broadcasts[62], bei denen Nachrichten an alle jugendlichen Klienten, mit denen man momentan im Kontakt ist, oder an eine ausgewählte Gruppe gesendet werden. Der Adressat merkt nicht, an wen alles die Nachricht gesendet wird (»Heute bin ich gut erreichbar, wenn du mir eine Nachricht schicken willst!« »Morgen Abend findet eine interessante Veranstaltung statt: …«; im Bereich von Streetwork: »Hier sind wir gerade unterwegs, wenn du Lust hast, uns zu treffen!« Dazu ein kleines Video mit dem Standort);
- Im Bereich offener Jugendarbeit kleine Videos mit z. B. Workout-Übungen oder kleinen Fitnesseinheiten über einen Kanal der Jugendeinrichtung in YouTube.

Nicht alle Jugendlichen reagieren in gleicher Weise auf Kommunikation mit diesen Medien. Manche nehmen das Angebot sehr verbindlich an und antworten auf jede Nachricht. Andere reagieren unregelmäßig immer dann, wenn sie eigene Bedürfnisse nach Kontakt haben. Ein Hinweis: Diese Medien werden auch häufig unter Jugendlichen genutzt, um sich gegenseitig in der Öffentlichkeit zu schädigen.[63]

4.10.6 *Probieren geht über Studieren!* Einladung zum Experimentieren

Wir möchten ermutigen, die Chance digitaler Medien bewusster zu erkennen und damit kontextangemessen zu experimentieren. Wie bei anderen Settings auch, die wir in diesem Kapitel beschreiben, können digitale Medien in sehr

62 Bei einem Broadcast kann zuvor eine Broadcastliste erstellt werden. Wenn man eine Nachricht schreibt, kann diese nun an alle Personen der Liste geschickt werden, ohne dass diese Personen eine Information erhalten, an wen die Nachricht außerdem geschickt wurde.

63 2020 betrug der Anteil der 8- bis 21-Jährigen, die Opfer von Cybermobbing wurden, 17,3 Prozent von 6.000 befragten Jugendlichen. Das waren drei Prozent mehr als 2017 und entspricht einer Steigerungsrate von 36 Prozent. Circa 25 Prozent der Betroffenen äußern Suizidgedanken (Beitzinger, Leest u. Schneider, 2020).

unterschiedlichen Handlungsfeldern auf jeweils passende Weise entwickelt und eingesetzt werden. Beraterinnen müssen heute, um Jugendliche gut zu erreichen, unterschiedliche und besonders die neuen Kommunikationswege einschlagen können. Die Jugendlichen und Familien tun dies ohnehin. Keineswegs werden virtuelle Settings die vielen anderen Settings auch nur annähernd ersetzen können.

Wir schließen Kapitel 4 mit einem Zitat aus der Untersuchung von Schmitt und Weckenmann (2009b, S. 192) und halten diese Imperative für die Arbeit mit Jugendlichen für passend:

- »Das Setting und seine Gestaltung sind zu Therapieanfang und im Laufe des Prozesses starke nachhaltige Interventionen. Nütze sie!
- Zu Beginn sind Aufträge Dritter, der doppelte Zwangskontext, die Idee von Kinderreparatur sowie das individualisierte, kind- und defizitzentrierte medizinische Therapiemodell wesentliche Fallen. Begegne ihnen mit (multisystemischer) Settinggestaltung.
- Prüfe regelmäßig für alle Beteiligten Botschaft und Wirkung des Settings.
- Prüfe laufend, ob das Setting zu Problem und Lösungsideen passt. Halte dich dabei mehr an dein Wissen um klinische Zusammenhänge als an praktische Machbarkeiten. Kooperiere mit allen!«

5 Systemische Ideen zur Entwicklung von Problemen bei Jugendlichen

In diesem Kapitel geht es um Theorien oder Konzepte aus der systemischen Tradition, die begründen und reflektieren, ob und gegebenenfalls wie bestimmte Beziehungs- und Kommunikationsstrukturen Entwicklungsprobleme verursachen können. Systemikerinnen beschäftigen sich nicht so viel mit Diagnosen und Psychopathologie. Der radikale Konstruktivismus hält solche Problemanalysen für mindestens überflüssig. Kann man Kontext und Symptom nur zirkulär beobachten und beschreiben? Oder macht es Sinn (und gegebenenfalls wann und wie), auch über die Ursachen von Symptomen nachzudenken und zu sprechen?

Inzwischen hat sich zu der skeptischen, durchaus begründeten Zurückhaltung konstruktivistischer Systemiker eine Orientierung gesellt, die, auch im Zuge der wissenschaftlichen und kassenrechtlichen Anerkennung systemischer Arbeit, dem störungsspezifischen Wissen große Bedeutung gibt.

In der frühen Entwicklung des systemischen Ansatzes gab es Annahmen, dass bestimmte Beziehungs- oder Kommunikationsmuster der Familie zu Störungen, manchmal sogar speziellen Störungen führten. Bateson, Jackson und Haley (1988) stellten zum Beispiel die Double-Bind-Hypothese[64] in einen Zusammenhang mit der Entstehung von Schizophrenie. Minuchin (2015) beschrieb als Triangulation Konflikte (z. B. zwischen den Eltern), in die Dritte (z. B. ein Kind) verdeckt oder offen einbezogen werden, die dann ihrerseits in schwierige Situationen geraten. Er postulierte, dass bestimmte Ordnungsstrukturen für funktionierende Familien notwendig seien – z. B. eine klare Hierarchie zwischen Eltern und Kindern, offene und klare Grenzen innerhalb der Fami-

64 Dazu bringt Ciompi ein wunderbares Beispiel aus der deutschen Literaturgeschichte: »Ein Büblein klagt seiner Mutter: ›Der Vater hat mir eine Ohrfeige gegeben.‹ Der Vater aber kam dazu und sagte: ›Lügst du wieder? Willst du noch eine?‹« (Johann Peter Hebel, zit. nach Ciompi, 2019, S. 177). Dieser Junge ist gefangen in einer klar widersprüchlichen Aussage. Offensichtlich hat er die Wahrheit gesagt, aber wenn er sie sagt, wird er dafür körperlich bestraft. Und da er als Kind abhängig ist vom Vater, kann er dieser Situation auch nicht einfach ausweichen.

lie sowie zwischen der Familie und der Außenwelt, keine Koalitionen über die Generationsgrenzen hinweg etc.

Man kann durchaus sagen, dass in der systemischen Tradition eine Reihe von Ideen und Theorien vorliegen, wie Beziehungsstrukturen und Kommunikation sein müssten – oder eben nicht sein sollten –, wenn das mit den Jugendlichen gelingen soll! Trotz späterer Auffassungen, die eine solche Orientierung an Ursachen und Interventionszielen[65] kritisch sehen, nutzen wir diese Konzepte bis heute als Hilfen, um die komplexen Hintergründe von Symptomen zu ordnen, zu vereinfachen und besser zu erkennen, um Muster im Problemsystem und Interventionsansätze zu finden. Sie helfen uns, Komplexität zu reduzieren und Arbeitshypothesen zu entwickeln. In linealen Kausalitäten[66] zu denken, scheint ein Bedürfnis unseres Denkens zu sein, um Komplexität zu reduzieren.

> »Der menschliche Verstand vermag die Gesamtheit der Ursachen der Erscheinungen nicht zu begreifen. Aber das Bedürfnis, nach diesen Ursachen zu forschen, liegt in der Seele des Menschen« (Tolstoj, 2007).

Wir erleben immer wieder in Teams dieses von Tolstoj so schön beschriebene Bedürfnis, sich in linearen Kausalitäten zu bewegen.

Wir müssen nicht in ein starres lineales Denken verfallen, vereinfachende Ursachen im Fall ausmachen und eine zirkuläre Sicht der Prozesse verlieren! Zirkuläre Reflexionen und ein Gespür für wichtige Ereignisse bei der Problementwicklung schließen sich nicht aus. In komplexen biopsychosozialen Systemen ist es selten sinnvoll zu sagen, dass bestimmte Muster bestimmte Symptome produzieren. Symptome haben viele Ursachen und ermöglichen ihrerseits eben auch das Fortbestehen der Muster!

In der Entwicklung des systemischen Ansatzes folgten auf eher normative Ansätze (Kap. 5.1, S. 323; 5.2, S. 338; 5.3, S. 343) Denkmodelle, die lediglich Hypothesen über das wechselseitige Zusammenspiel von Kontext und Störung suchten (Kap. 5.4, S. 354). Noch später entwickelten sich schließlich lösungsorientierte und narrative Ansätze (Kap. 5.5, S. 360), die auch die Entwicklung von Hypothesen für überflüssig hielten. Wir empfehlen pragmatische Offenheit:

---

65 Wir gebrauchen diese Formulierung, weil z. B. Haley, Minuchin, Satir, auch Pleyer ausgesprochen erfolgreiche und wirkungsmächtige Praktikerinnen und Ausbilder waren, die aus ihrer Erfahrung heraus klare Handlungsanweisungen gegeben haben. Und wir sehen auch, dass bestimmte Gedankengebäude im systemischen Theoriezirkus manche begeistern, aber für die praktische Arbeit eher selten hilfreich sind.

66 Siehe dazu die Fußnote auf S. 436.

> »Wir finden diese Kontroverse bedeutsam und halten die persönliche Auseinandersetzung mit diesem Gegensatz für ausgesprochen fruchtbar. Allerdings: Man muss nicht gleich in eine Kirche eintreten, nur weil es einen Glaubenskrieg gibt. Ein einziges Kraut, das alle Leiden heilt, gibt es nicht – leider! Wir kennen es jedenfalls noch nicht. Auch wenn die normativen Ansätze früher systemischer Autoren aus der Mode geraten sind, halten wir sie nach wie vor für wertvoll und ausgesprochen hilfreich in der Praxis. Wir sollten uns ihrer ab und zu bedienen und schauen, ob sie im jeweiligen Fall nützen. Allerdings sollten wir uns dabei immer vor Augen führen, dass diesen Ansätzen ein hohes Maß an Interpretation, Konstruktion und an Glaube des Beobachters zu eigen ist und diese Instrumente und Begrifflichkeit normatives Denken beinhalten wie ein System funktioniert oder nicht« (Schwing u. Fryszer, 2015, S. 75).

Auch in lösungsorientierten, narrativen Ansätzen liegen Interpretation, Konstruktion und Glauben. Brauchen wir wirklich keine Kenntnis vom Aufbau eines Schlosses, um die Tür zu öffnen? Ja, wenn man die Tür mit dem Dietrich aufbekäme, erübrigte sich die Frage. Aber gelingt das immer?

Nutzen wir die ganze Bandbreite systemischer Tradition und schauen wir, welches Vorgehen im jeweiligen Fall Entwicklung ermöglicht! Wir glauben, dass heute jeder Jugendliche seine eigene Form der Beratung und psychosozialen Arbeit braucht und keine Konfektionsware.

Wir haben einige systemische Überlegungen darüber, wie, durch wen und warum Probleme entstehen, ausgewählt, die für die Arbeit mit Jugendlichen relevant sind. Gerade in den ersten drei Kapiteln (nicht kooperierende Eltern, Konflikte zwischen Eltern und Parentale Hilflosigkeit) beschreiben wir Ansätze, die in der Arbeit mit Jugendlichen enorm hilfreich sind.

Hintergrund: Lineare Kausalität und Zirkularität

Lineare Kausalität teilt Ereignisse in Ursachen und Folgen ein. Es können eine oder mehrere Ursachen angenommen werden, die sich ergänzen und dann eine Folge hervorbringen. Wir sprechen von mehrfaktorieller Verursachung oder von Additionsketten. Allerdings schließt die gradlinige Kausalität aus, dass die Folge wieder zurück auf die Ursachen wirkt (Rückbezüglichkeit oder Rückkopplung). Im Bereich von Krankheit, Störungen oder sozialen Problemen werden dann eine oder mehrere Bedingungen benannt, die Krankheit, Störung oder das Problem verursachen. Die Systemtheorie hat ihre Wurzeln in der Kybernetik. Dort aber befasste man sich mit Systemen, sowohl sozialen Systemen wie auch technischen Systemen, und interessierte sich für deren Steuerung. Dabei fand man als zentrales Moment genau die Rückkopplungsschleifen, die von der klassischen Logik und ihrer linearen Kausalität ausgeschlossen werden. So spielt in der Kybernetik die zirkuläre Kausalität eine Hauptrolle. Ein wesentlicher Hintergrund für die Bedeutung zirkulärer Fragen im systemischen Arbeiten ist eben die Annahme, dass viele Erscheinungen innerhalb solcher zirkulären Rückkopplungsschleifen zwischen biologischen, psychischen und sozialen Systemebenen entstehen. Die folgenden Zitate definiert den Begriff der Kybernetik in seiner historischen und kausalen Bedeutung:

»Am besten sprechen wir über das Steuern eines Bootes, da der Begriff Kybernetik, den Norbert Wiener prägte und im Jahre 1948 zum Titel seines Buches machte, auf das griechische Wort für Steuermann (kybernetes) zurückgeht [...]. Was macht ein Steuermann, der sein Schiff sicher in den Hafen hineinmanövrieren möchte? Er absolviert kein ein für alle Mal festgelegtes Programm, sondern er variiert dies permanent. Wenn das Boot vom Kurs und seinem Ziel nach links abweicht, weil der Wind so stark bläst, schätzt er diese Kursabweichung ein, so dass er weiterhin auf den Hafen zufährt. Er versucht, den Fehler zu korrigieren. Und vielleicht steuert er etwas zu stark gegen. Das Ergebnis ist womöglich eine Kursabweichung nach rechts - und die Notwendigkeit, erneut gegenzusteuern. In jedem Moment wird die Abweichung in Relation zu dem ins Auge gefassten Ziel, dem Telos, das zum Beispiel ein Hafen sein kann, korrigiert. Das Betätigen des Steuers, eine Ursache, erzeugt also eine Wirkung; das ist die Kurskorrektur. Und diese Wirkung wird wieder zu einer Ursache, denn man stellt eine neue Kursabweichung fest. Und diese erzeugt ihrerseits eine Wirkung, nämlich wiederum eine Kurskorrektur. Solche Steuerungsvorgänge sind ein wunderbares Beispiel zirkulärer Kausalität« (von Foerster u. Pörksen, 2001, S. 107).

»[...] Zirkularität beschreibt Folgen von Ursachen, die so aufeinander bezogen sind, dass auf die Ausgangsgröße zurückgewirkt wird« (Simon u. Schmidt, 1984, S. 177 ff.).

Mit zirkulärer Kausalität lassen sich viele Vorgänge in technischen und sozialen Systemen gut erklären. Es kann damit beschrieben werden, wie sich technische, biologische und soziale Systeme über positive und negative Rückkopplung in einem Gleichgewichtszustand halten können. In der zirkulären Kausalität lässt sich nicht mehr sagen, was die Ursache und was die Folge ist! Ist die Steuerbewegung des Steuermanns im Boot die Ursache und die neue Kursabweichung des Bootes die Folge oder ist die Kursabweichung des Bootes die Ursache für die Steuerbewegung des Steuermanns? Je nachdem wo man den Anfang für die Beschreibung des Vorgangs setzt, kann man zu unterschiedlichen Ergebnissen kommen. Aber diese Setzungen (Interpunktionen) sind willkürlich. In sozialen Systemen, in der

Kommunikation gibt es kein Kriterium, das eine objektive Entscheidung zulässt. Zieht der Mann sich so oft zurück, weil die Frau darüber klagt, oder klagt die Frau so oft über seinen Rückzug, weil er sich zurückzieht? In der zirkulären Betrachtung lässt sich die Frage nach Ursache und Folge nicht mehr entscheiden.

In Kapitel 2.6.1 (kausale Hypothesen, S. 132) diskutieren wir Situationen, in denen auch die Annahme linearer Kausalität durchaus ihre Berechtigung hat.

Zwar können wir aus dem leicht-heiteren Ton des folgenden Gedichtes von Ringelnatz nicht unbedingt schließen, dass der Leidensdruck der Familienmitglieder gering ist. Die Zirkularität der Problementstehung wird dem Beobachter jedoch deutlich.

Aus meiner Kinderzeit

Vaterglückchen, Mutterschößchen,
Kinderstübchen, trautes Heim,
Knusperhexlein, Tantchen Röschen,
Kuchen schmeckt wie Fliegenleim.

Wenn ich in die Stube speie,
Lacht mein Bruder wie ein Schwein.
Wenn er lacht haut meine Schwester.
Wenn sie haut, weint Mütterlein.

Wenn die weint, muss Vater fluchen.
Wenn er flucht, trinkt Tante Wein.
Trinkt sie Wein, schenkt sie mir Kuchen:
Wenn ich Kuchen kriege, muss ich spein.

Joachim Ringelnatz (2005)

5.1 *Auf welcher Seite stehst du eigentlich?* Schwierige Mutter-Vater-Kind-Triaden

Salvador Minuchin (2015) hatte klare Vorstellungen darüber, wie eine Familie organisiert sein müsse, damit die Entwicklung der Kinder gelingt. Die Qualität der Grenzen zwischen den Subsystemen, die Beschaffenheit der Außengrenze um die Familie herum, die Nähe zwischen den Familienmitgliedern und Fragen der elterlichen Hierarchie sowie von Koalitionen über die Generationsgrenzen hinweg spielten dabei eine wichtige Rolle.[67] Damit Kinder gut gedeihen können, sollte eine Grenze zwischen der Elterngeneration und den Kindern zwar vorhanden, aber ausreichend durchlässig sein. Die Nähe von Kindern und Eltern sollte da sein, aber nicht über die Maßen eng und intensiv. Das Elternpaar sollte ein gutes Team sein, das eingespielt ist, zusammenhält, sich gut koordiniert – vor allem in Bezug auf die Kinder. Ein Elternteil sollte nicht mit einem Kind oder mehreren Kindern gegen den anderen Elternteil koalieren. Die Eltern sollten in der Hierarchie den Kindern übergeordnet sein. Ist das nicht gegeben, dann wird es schwer für Kinder, in dieser Familie angemessen ihre Entwicklung zu machen.

Minuchin, Montalvo, Guerney, Rosman und Schumer (1967) beschreiben problematische Familien, in denen diese sinnvollen Strukturen nicht gegeben sind. Mangelnde Kooperation zwischen den Eltern, die z. B. durch einen offenen oder verdeckten Konflikt der Eltern entsteht, ist ein häufiger Störungsanlass. Wenn der Konflikt zwischen den Eltern nicht gelöst wird, werden die Kinder oder ein Kind in den Streit einbezogen. Minuchin spricht von einer Konfliktumleitung. In der Folge verfestigen sich dann problematische Familienstrukturen. Das Einhalten der genannten Strukturen erleichtert ein entwicklungsförderndes familiäres Miteinander.

Koalition meint hier, dass es einem Elternteil gelingt, das Kind in eine ungewöhnlich enge Beziehung, die gegen den anderen Elternteil gerichtet ist, dauerhaft einzubinden. Die Beziehung zwischen dem Kind und diesem Elternteil wird über die Gebühr eng und sie bildet zusammen eine Koalition, die sich gegen den anderen Elternteil richtet. Das Kind und der Elternteil in der Koalition lehnen den anderen Elternteil ab, arbeiten aktiv zusammen und gemeinsam gegen den nicht einbezogenen Elternteil.

Sabine (15 Jahre) verweigert den Kontakt zum getrennt lebenden Vater seit drei Jahren. Alle Versuche des Vaters, in den zurückliegenden drei Jahren Kontakt zu ihr zu haben, waren erfolglos. Die Mutter sagt, es läge ganz an Sabine, ob diese den Vater sehen wolle. Sie habe nichts dagegen, aber sie würde das Kind auch nie zwingen, den Vater zu sehen. Tatsächlich hat sie Sabine oft davon erzählt, wie unfair der Vater sich im Scheidungsverfahren verhalten habe, wie wenig ihm in Wirklichkeit an Sabine läge, was er alles der Mutter angetan habe, welche charak-

67 Dabei war Minuchin natürlich klar, in welchem sozialen Umfeld die Familien, die er betreute, oft Schwarze oder Zugewanderte, lebten und wie sich dies auswirkte. Er engagierte sich sehr – auch politisch – für die sozialen und ökonomischen Lebensbedingungen armer Familien und hatte ihre Bevormundung durch die Sozialbürokratie fest im Blick.

terlichen Fehler er habe. Die Beziehung zwischen Mutter und Sabine ist sehr eng. Sabine begleitet die Mutter ins Theater und zu Konzerten. Beide verstehen sich sehr gut. Seit einigen Monaten zieht sich Sabine von ihren Freundinnen zurück, auch von der Mutter. Sie schließt sich oft in ihrem Zimmer ein, will dann keinen Kontakt mit der Mutter, ist depressiv, schläft viel.

Triangulation bedeutet, dass beide Eltern versuchen, das Kind auf ihre Seite zu ziehen, und das Kind sich verweigert, in eine Koalition mit einem Elternteil einzutreten. Das Kind hält weiterhin zu beiden Eltern die Beziehung. Beide Eltern machen dem Kind Angebote, jeweils auf ihre Seite zu gehen, und machen den jeweils anderen Elternteil vor dem Kind schlecht. Das Kind versucht, irgendwie eine Balance herzustellen, um eben nicht in eine Koalition zu geraten und den anderen Elternteil als positive Bindungsperson zu verlieren. Diese Konstellation ist für das Kind sehr anstrengend, es steht oft unter innerer Spannung und Stress. Gleichzeitig erhält das Kind viel Macht in der Familie, weil beide Eltern um seine Gunst buhlen.

Peter (16 Jahre) hat in der Schule Schwierigkeiten im Verhaltens- und Leistungsbereich. Vor allem gegenüber Lehrern verhält er sich respektlos und hört nicht auf sie. Das gleiche Verhalten zeigt er gegenüber den Eltern. Die 12-jährige Schwester beklagt sich ebenfalls über Peter. Tatsächlich haben die Eltern massive Konflikte miteinander. Die Mutter drückt Verachtung gegenüber dem Vater aus, weil dieser aus ihrer Sicht nicht ausreichend zum Familienunterhalt beitrage, sich nicht um die Organisation der Familie kümmere, all das hänge an ihr. Er wertet sie ab dafür, dass sie so oft klage, ihn und den Sohn angreife, üble Laune habe, und das nun schon sehr lange. Gegenüber Peter gelingt es ihnen nicht, eine gemeinsame Haltung in Bezug auf Grenzen, Konsequenzen bei seinen Grenzüberschreitungen sowie Aufgaben und Pflichten, denen er in der Familie nachkommen soll, zu finden. Setzt ein Elternteil eine Grenze, findet der andere, das gehe nun gerade nicht so und hebt die Grenzen wieder auf, nimmt Peter in Schutz und wertet den anderen Elternteil ab. Reagiert der eine deutlich auf eine von Peters Grenzüberschreitungen, mildert der andere ab und drückt Verständnis für Peter aus. Peter kann sich so viel in der Familie rausnehmen, ohne dass etwas geschieht. Beide Eltern versuchen ihn immer wieder für sich gegen den anderen einzunehmen.

Verdeckte Konflikte und verdeckte Koalitionen schaffen eine besonders unklare Situation in der Familie. Dabei kann der Konflikt zwischen den Eltern verdeckt sein. Sie streiten nicht offen und kooperieren scheinbar miteinander. Das kann vor allem für Außenstehende und die Kinder der Familie sehr irritierend sein. Vordergründig erscheint alles harmonisch, aber meist irgendwie gehemmt. Es kann ebenso sein, dass ein Kind verdeckt in eine Koalition zu einem Elternteil geht oder sogar zu beiden. Es stimmt diesem Elternteil dann zu, wenn schlecht über den anderen geredet wird.

Für einen Außenstehenden ist schwer zu erkennen, was in der Familie passiert, aber die stressige, gehemmte Atmosphäre ist spürbar. Stress, Anspannung und Hemmungen sind höher als in einem offenen Konflikt zwischen Eltern oder einer offenen Koalition zwischen einem Kind und einem Elternteil. Die Prozesse laufen verdeckt und die Betroffenen halten die Fassade der Harmonie aufrecht.

Diese schwierigen Mutter-Vater-Kind-Triaden stellen nach Minuchin ein erhebliches Risiko für die Entwicklung eines Kindes oder Jugendlichen dar. Minuchins Grundüberlegungen zur gestörten Kooperation von Eltern werden bis heute im systemischen Ansatz diskutiert:

> »Es wurde bezüglich des Coparenting die Hypothese aufgestellt, dass es die vermittelnde Variable zwischen Paarkonflikt und dem Problemverhalten des Kindes ist (Gable et al., 1992). Danach verwandelt sich der Paarkonflikt in erfolglose Elternschaft, wo das Problemverhalten des Kindes erstmals die Elternbeziehung beeinträchtigt (Feinberg, 2003)« (Weinblatt, 2013, S. 8 f.).

5.1.1 *Das macht der nur bei dir!* Woran erkennt man eine nicht funktionierende Elternallianz?

Der Experte für Eltern-Kind-Beziehungen Uri Weinblatt (2013, S. 9 f.) beschreibt sehr einfach erkennbare Kriterien, an denen sich nicht ausreichend kooperierende Eltern erkennen lassen:

- »Die Eltern geben einander die Schuld an den Problemen des Kindes ›Du bist zu streng!‹, ›Du bist zu nachgiebig!‹
- Die Eltern sind sich uneins bezüglich des Problemverhaltens ›Ich halte das für ein Problem!‹, ›Nein, ich finde das völlig normal!‹
- Die Eltern hören einander nicht zu, sondern sind nur bereit, dem Therapeuten zuzuhören.
- Die Eltern beschuldigen sich, zu engagiert oder nicht engagiert genug zu sein.«

An der Beziehung zur Beraterin lässt sich ebenfalls erkennen, dass die Elternallianz gestört ist:

- »Ein oder beide Elternteile geben ihr die Schuld am Verhalten des Kindes.
- Ein oder beide Elternteile widersetzen sich bei Interventionen.
- Die Beraterin gibt einem oder beiden Elternteilen die Schuld« (Weinblatt, 2013, S. 10).

Kooperierende Eltern lassen sich daran erkennen:

- »Die Eltern können ihre Meinungsverschiedenheiten aushalten und sie manchmal sogar als Stärken interpretieren. Sie können humorvoll ihre unterschiedlichen Erziehungsstile beschreiben.
- Die Eltern wertschätzen, was der jeweils andere tut.
- Die Eltern geben einander nicht die Schuld am Problem des Kindes.
- Die Eltern sehen ihre Rollen in den Auseinandersetzungen mit dem Kind kritisch und wollen ihr Verhalten ändern.
- Die Eltern stimmen mit einigen Kritikpunkten des anderen Elternteils an ihrem Erziehungsverhalten überein« (Weinblatt, 2013, S. 10).

Einige eigene Reaktionen und Beobachtungen der Beraterin sind Hinweise, dass die Eltern kooperieren. Wenn:

- »sie die Eltern mag,
- sie das Verhalten des Kindes hauptsächlich als ein Resultat seiner eigenen Schwächen und Schwierigkeiten ansieht,
- die Eltern ihre Interventionen positiv bewerten und sich dafür interessieren« (Weinblatt, 2013, S. 10).

Nicht kooperierende Eltern können dazu beitragen, dass die Beraterin sich in das Kommunikationsmuster der Eltern einfügt und die Eltern negativ wahrnimmt, ihnen die Schuld an den Problemen des Kindes gibt, sie egozentrisch, kindisch, unmöglich oder in anderer Form negativ erlebt.

> »Die beiden häufigsten Möglichkeiten für den Therapeuten, in solch eine Dynamik mit Eltern einzusteigen, sind:
> - das Unvermögen, die Eltern daran zu hindern, miteinander zu streiten.
> - dass die Eltern Widerstand leisten und die Interventionen des Therapeuten ablehnen« (Weinblatt, 2013, S. 10 f.).

5.1.2 *Du bist einfach zu nachgiebig!* Nicht kooperierende Eltern: Was tun?

Entscheidet man sich für diese – recht häufige – Arbeitshypothese (Die Eltern kooperieren nicht. Sie konkurrieren, streiten, bekämpfen sich, reagieren entgegengesetzt in der Erziehung etc.), dann wird das Ziel sein, die Kooperation der Eltern in der Erziehung wieder zu verbessern und eine angemessene Grenze zwischen Eltern und Kindern zu etablieren. Das ist nicht einfach, weil Eltern in solch einer Dynamik immer wieder dazu neigen, den Jugendlichen – um den es ja hier geht – aus den Augen zu verlieren und in ihren Streit und in Paarkonflikte zu gleiten. Die Therapeutin will nicht »unter der Hand« in eine Paartherapie geraten, für die sie keinen Auftrag hat. Sollte der Rat zu einer Paartherapie von den Eltern einmal wirklich angenommen werden, was geschieht, bis die Paartherapie beginnt und vielleicht Wirkung hat? Finden die Eltern einen Therapieplatz? Wie wirkt sich der Wechsel der Therapeutin aus?

Wenn dieser Unterschied zwischen paartherapeutischen Interventionen und Unterstützung von Eltern im Rahmen der Hilfsangebote an einen Jugendlichen nicht klar und gut vom Behandler erkannt, kommuniziert und kontraktiert wird, folgt früher oder später nicht selten der Hinweis von einem Elternteil: »Wir sind wegen unserer Tochter hier und wollten keine Paartherapie!« Der folgende Hintergrundtext stellt die unterschiedlichen Vorgehensweisen der Beraterin in den beiden Arbeitsformen dar.

Hintergrund: Elternunterstützung in der Arbeit mit dem Jugendlichen oder Paartherapie?

Wenn in der Erziehung die Kooperation der Eltern gestört ist, dann ist es oft sinnvoll, im Rahmen der Arbeit mit dem Jugendlichen für eine angemessene elterliche Begleitung Strategien und Interventionen zu nutzen, die aus dem Bereich der Paartherapie kommen. Es lohnt sich deshalb in der Arbeit mit Kindern und Jugendlichen, den Unterschied zwischen diesen beiden Arbeitsformen klar im Blick zu haben. Das hilft einem zu erkennen,

- wann man selbst gerade auf welcher Baustelle arbeitet,
- wann man die Rolle/das Setting wechselt,
- wie intensiv man Rolle oder Setting wechselt,
- ob man im Sinne von informiertem Konsens die Eltern über den Wechsel informiert hat und sie zugestimmt haben (s. Kap. 2.9.4, S. 162, informierter Konsens und Kap. 3.2.2, S. 177, Gebrauchsinformation).

Weinblatt (2013) hat die Unterschiede der beiden Arbeitsformen sehr praktisch skizziert.

»Lösungen des Augenblicks« ersetzen »Problemlösungen«
Wenn man mit gut kooperierenden Eltern im Rahmen einer Unterstützung des Jugendlichen arbeitet, dann sucht man gewöhnlich Lösungen für das Problem. Wenn Eltern nicht in der Lage sind, ausreichend gut zu kooperieren, dann sind sie weder in der Lage, Vorschläge der Therapeutin anzunehmen, noch gemeinsam Lösungen mit der Therapeutin zu entwickeln. Streit und gegenseitige Abwertung stehen im Vordergrund. Die Therapeutin wird nun hauptsächlich damit beschäftigt sein, unausgesprochene Gefühle, Ängste und Wünsche, die hinter den anklagenden, angreifenden oder abwertenden Beiträgen des sprechenden Elternteils geahnt werden können, auszusprechen. Damit unterbricht sie das vorherrschende Kommunikationsmuster aus Abwertung, Anklage und Angriff. Wile (1993, 2011, zit. nach Weinblatt, 2013, S. 11) nennt dieses Vorgehen treffend »Lösungen des Augenblicks«, weil es aus dem unproduktiven Streitmuster, das im Augenblick vorherrscht, herausführt. Die Therapeutin arbeitet in dieser Situation an der destruktiven Kommunikation der Eltern. Wenn diese sich konstruktiv verändert, können die Eltern und sie wieder an dem Problem des Jugendlichen arbeiten.
Die Therapeutin sollte im Sinne des informierten Konsenses das Einverständnis der Eltern dafür einholen, dass es nötig ist, zunächst im Sinne der Lösung des Augenblicks, und später, wenn es wieder möglich ist, an Lösungen für das Problem des Jugendlichen zu arbeiten.

Veränderung der Rolle der Therapeutin
Kooperierende Eltern nutzen die Erfahrung und Expertise der Therapeutin bei der Problemlösungssuche und integrieren diese Kompetenzen gekonnt in ihren Dialog. Bei Eltern, die zur Kooperation nicht in der Lage sind, braucht jeder Elternteil die Empathie und das Verstehen der eigenen, subjektiven Erfahrungswelt sowie ihre Anerkennung durch die Therapeutin. Dabei hilft die Fähigkeit der Therapeutin, das Erleben eines Elternteils dem jeweils anderen Elternteil verständlich zu machen. Paradoxerweise geben streitende Eltern oft vor, die Expertise der Therapeutin in Erziehungsfragen zu wollen. Dann wollen sie allerdings häufig diese Expertise lediglich, um vor dem anderen Elternteil Recht zu bekommen – sozusagen um vom »Schiedsrichter« offiziell einen Punkt zugesprochen zu bekommen. Tatsächlich werden dann die Vorschläge der Therapeutin zu Erziehungsfragen in der Regel von streitenden Eltern nicht angenommen und umgesetzt.

»Ich betätige mich jetzt mal einige Minuten in der Rolle einer Dolmetscherin, damit die Verständigung zwischen Ihnen beiden gelingt. Ich mache das einige Zeit und dann werde ich wieder aus der Dolmetscherrolle rausgehen. Wir sind ja hier nicht in einer Paartherapie. Die brauchen Sie wahrscheinlich nicht und haben Sie auch nicht bestellt. Aber im Moment kommen wir nur weiter, wenn mehr Zuhören und Verstehen zwischen Ihnen stattfindet. Ist das in Ordnung? Wenn Sie merken, es wird Ihnen zu viel, dann sagen Sie mir Bescheid und wir überlegen dann, wie es weitergehen kann - einverstanden?«

So wird aus der Rolle der Expertin bei der Lösung der Probleme mit dem Jugendlichen die Rolle einer Dolmetscherin zur Verständigung der Eltern untereinander.

Unterschiede im Kommunikationsfluss

Bei kooperierenden Eltern läuft der Kommunikationsfluss eher kreisförmig und wechselnd zwischen Vater, Mutter und Therapeutin. Bei streitenden Eltern ist die Therapeutin gezwungen, mit den bereits beschriebenen Mitteln den schnellen Austausch von Angriffen, Abwertungen und Vorwürfen zu unterbrechen. Wir beschreiben in Kapitel 2.8 (S. 147), dass dies bei Konflikten in Familien nötig ist, weil sich sonst im Therapiezimmer das Muster wiederholt, was bereits verfestigt ist. Dann entsteht Resignation und Optimismus schwindet bei den Klienten.

Durch die Interventionen der Therapeutin, um das Streitmuster zu verändern und Verständigung zu ermöglichen, entsteht eine Kommunikation, in der die Therapeutin quasi sequenziell mit jedem einzelnen Elternteil spricht. Die Kommunikation läuft nun nicht mehr direkt zwischen den Eltern, sondern immer sternförmig über die Therapeutin.

Wechselnde Koalitionen

Weinblatt (2013)[68] beschreibt diese Form des Kommunikationsflusses als wechselnde Koalitionen. Diese geht die Therapeutin gerecht und ausgewogen im Hinblick auf Vater und Mutter ein. Nacheinander exploriert und diskutiert die The-

68 Wir beziehen uns hier auf Uri Weinblatt, der aus der Tradition des Elterncoachings kommt und dies mit Haim Omer und Kollegen entwickelt hat. Für die systemische Behandlerin, die den Auftrag übernimmt, Probleme von Jugendlichen zu behandeln, besteht das gleiche Problem wie für den Elterncoach: Wir beziehen den Lebenskontext des Jugendlichen mit ein. Das sind in der Regel die Familie und die Eltern. Und dabei sehen wir dann, wie gestörte und konflikthafte Kooperation Symptome und Probleme des Jugendlichen stabilisiert und mitbedingt. Wie der Elterncoach arbeiten wir dann auf dem Grat zwischen Paartherapie und Elternunterstützung im Rahmen der Hilfsangebote an den Jugendlichen. Die Erfahrungen Weinblatts aus dem Elterncoaching sind deshalb auch für angrenzende Settings wertvoll.

rapeutin die Sichtweisen von Vater und Mutter und leistet Übersetzungsarbeit zwischen den Eltern. Dies ist in der Arbeit mit kooperierenden Eltern nicht nötig, denn mit ihnen ist eine gemeinsame Metareflexion möglich, in der man sich zusammen anschaut und reflektiert, was zwischen den Eltern und dem Jugendlichen im Alltag geschieht. So entstehen Impulse zu einer konstruktiven Veränderung im gemeinsamen Umgang mit dem Jugendlichen.

Unterschiedliche Zeitorientierung

Bei kooperierenden Eltern dreht sich der Dialog um die Zukunft. Es geht darum, wie die Eltern in Zukunft reagieren können, wenn Probleme mit dem Jugendlichen auftauchen. Der Dialog mit streitenden Eltern konzentriert sich auf die Gegenwart, darauf, was gerade zwischen den Eltern passiert und wie man den Dialog miteinander konstruktiv gestalten kann. Dies geschieht in der Hoffnung, dass in der Zukunft ein unterstützendes Miteinander, eine Kooperation in der Erziehung möglich wird.

Diese Wechsel im Vorgehen, wenn wir es mit streitenden Eltern zu tun haben, sind nötig. Gleichzeitig wird dieser Wechsel natürlich von den Eltern wahrgenommen. Es ist sinnvoll, diesen Wechsel im Vorgehen zu markieren, den Eltern kurz zu erklären und deren Zustimmung einzuholen.

> »Ich bemerke, dass Sie die Situationen sehr unterschiedlich bewerten, unterschiedliche Sichtweisen und Empfindungen haben. Wenn Sie darüber streiten, kommen wir und Sie als Eltern nicht weiter und als Eltern sollten Sie das, um Ihr Kind gut zu unterstützen und zu begleiten. Ich schlage Ihnen vor, dass wir uns etwas Zeit nehmen, damit Sie wieder zu gemeinsamem Handeln fähig werden. Ich würde Sie dabei unterstützen, dass wir die Sicht von jedem von Ihnen verstehen und nutzen, um ein gemeinsames Vorgehen zu finden. Wenn Sie die Bereitschaft dazu haben und die Geduld dafür mitbringen, will ich das gern in dieser Sitzung machen und wir schauen zusammen am Ende, ob Ihnen das hilft. Sind Sie damit einverstanden, dass ich so vorgehe?«

So entsteht ein neuer Kontrakt für eine Sitzung, eine halbe Sitzung oder mehrere Sitzungen, je nachdem, was nötig ist. Wir respektieren so die Eltern als Gestalter und Entscheider ihres Lebens und rutschen nicht in eine Paartherapie, obwohl man sich zusammengesetzt hat, um in Bezug auf den Jugendlichen Lösungen zu erarbeiten.

In den Kapiteln 3.3.1, 3.3.3 und 3.3.4 zeigen wir Möglichkeiten innerhalb eines systemischen Vorgehens, solche Dialoge weiter zu gestalten.

5.1.3 *Der heilsame Schock – das Muster erkennen!* Kooperation von Eltern fördern

Mit der Familie Alltagssituationen, in denen die Störung auftaucht, zu »erforschen«, kann einen wirksamen Effekt haben. Man kann so den »Tanz um das Symptom« untersuchen. Wenn dies geschieht, dann wird den Eltern oft schmerzlich klar, wie genau ihre Nichtkooperation aussieht und welche Folgen sie hat. Die Eltern erschrecken, weil sie gleichsam wie auf einer Bühne sehen, was in der Familie geschieht. Da sie in der Beratung nicht – wie im Alltag – emotional involviert sind, kann aus diesen emotionalen Reaktionen Erkennen und Betroffenheit entstehen, wenn man die Eltern gleichzeitig auch schützt. Wenn diese Gratwanderung gelingt, sind die Eltern motiviert, an der Verbesserung ihrer Kooperation zu arbeiten.

Man kann dann vereinbaren, dass die Beschäftigung mit der elterlichen Beziehung Gegenstand der Beratung werden soll und darf. Man hat sich ja ursprünglich getroffen, weil der Jugendliche Probleme hat, und wollte diese lösen bzw. mithelfen diese zu lösen. So wird in der Untersuchung des »Tanzes um das Symptom« die Grundlage geschaffen für die Verschiebung des Fokus der Beratung. Diese Untersuchung kann verbal im Gespräch oder auch mit Aktionsverfahren geschehen.

Wir greifen den Fall von Peter (s. Kap. 5.1, S. 325) auf, bei dem die Beraterin davon ausgeht, dass eine triangulierende Beziehung zwischen Peter und den Eltern besteht. In der Familiensitzung erzählt die 12-jährige Schwester, dass Peter ihren Kopfhörer aus ihrem Zimmer gegen ihren Willen genommen und ihre Proteste übergangen habe. Er habe gesagt, dass sie doch sowieso gerade den Kopfhörer nicht brauche. Es habe einen üblen Streit zwischen den beiden gegeben. Die Mutter habe im Arbeitszimmer Unterrichtsvorbereitungen erledigt. Der Vater habe in der Küche Gitarre gespielt. Schließlich sei die Mutter gekommen und habe von Peter verlangt, den Kopfhörer zurückzugeben. Er habe sich geweigert. Die Beraterin fragt Peter, was als Nächstes geschehen sei. Er berichtet, dass er in die Küche zum Vater gegangen sei, ohne den Kopfhörer zurückzugeben. Dort habe er dem Vater erzählt, dass Schwester und Mutter nerven. Dieser habe ihn getröstet und gesagt, dass Peter sich nicht ärgern solle, er wisse doch, dass die Mutter sich schnell aufrege und oft sehr rigide Vorstellungen habe. Peter habe den Vater dann gebeten, für ihn ein bestimmtes Musikstück zu spielen. Man sei sich einig gewesen, dass die Frauen manchmal engstirnig und nervös seien. Die Beraterin fragt Peter, was danach geschehen sei. Er berichtet, die Schwester sei in die Küche gekommen und habe dem Vater berichtet, dass sie den Kopfhörer wolle. Der Vater habe dann

Peter gebeten, den Kopfhörer zurückzugeben, da er ihn im Moment auch nicht brauche und später könne er seinen haben. Peter habe den Kopfhörer zurückgegeben und der Schwester gesagt, dass sie das nicht immer so eng sehen solle mit ihren Sachen. Die Beraterin fragt, was dann geschehen sei. Die Mutter sei gekommen und habe den Vater gebeten, mit ihr ins Schlafzimmer zu kommen. Der Vater habe ihm einen genervten Blick zugeworfen und sei schließlich mitgegangen. Er habe gehört, wie sie im Schlafzimmer gestritten hätten. Die Beraterin fragt, wie es ihm gegangen sei. Er sagt, für ihn sei alles o. k. gewesen. So sei es öfter. Ob er denn häufiger zum anderen Elternteil gehe, wenn er mit einem Streit habe. Peter antwortet, ja, dass das normal sei. Dann sei meist alles o. k. Er finde, die anderen regten sich zu viel über ihn auf. Die Familie sei oft sehr angespannt. Die Schwester bestätigt, dass das so üblich sei. Peter mache Mist und zum Schluss streiten sich die Eltern und für Peter sei alles o. k. Die Eltern sind betroffen, als sie das hören. Sie bestätigen, dass da was dran sei. Sie seien bereit, sich in der Sitzung etwas Zeit zu nehmen, mit dem Ziel, in Zukunft besser zu kooperieren. Die Beraterin schlägt vor, dass man dafür die verbleibenden 45 Minuten der Sitzung verwenden könne und die Kinder schon entlassen seien. Damit sind alle einverstanden.

Es wäre auch möglich gewesen, den »Tanz um das Symptom« als Theaterstück in drei Akten aufzuführen: im Zimmer der Schwester zunächst nur die Kinder und später mit der Mutter – in der Küche zunächst nur Peter und der Vater und später mit der Schwester – im Schlafzimmer Vater und Mutter. Die Szenen hätte man nur leicht anreißen können, ohne sie perfekt auszuspielen. Dann wäre der Tanz noch deutlicher geworden und die Betroffenheit der Eltern wahrscheinlich größer, weil über die leibhafte körperliche Szene stärkere Gefühle entstehen. Die Notwendigkeit einer vorübergehenden Verschiebung des Fokus von Peters Schwierigkeiten auf die Kooperation der Eltern wird so nachvollziehbar und kann eher akzeptiert werden.

In einer späteren Sitzung mit der Familie geht es um die elterliche Antwort auf Peters Fehlverhalten in der Schule gegenüber einem Lehrer (nicht Hören, Respektlosigkeit). Der Vater ist ärgerlich auf Peter und will Konsequenzen ziehen. Die Mutter spielt die Situation runter, schützt Peter. Der Lehrer sei auch nicht kompetent gewesen, sicher etwas gereizt und habe überzogen. Als Lehrerin kenne sie das aus der Schule. Zum Schluss werde alle Schuld immer bei den Kindern gesucht, wenn eine Situation entgleite. Die Beraterin bittet Peter, eine Skulptur der Familie zu stellen, in der deutlich wird, was in der Familie gerade passiert. In Peters Skulptur stehen sich Vater und Mutter dicht gegenüber, haben die Fäuste erhoben wie Boxer und sagen beide den Satz: »Du verstehst nicht!« Die Schwester sitzt auf einem Stuhl dichter bei den Eltern, schaut auf den Boden und sagt: »Das nervt!« Peter selbst steht weiter weg, hat die Hände in den Taschen, schaut aus dem Fenster und sagt: »Was kann ich heute Nachmittag tun?«

Die Beraterin bittet die Familie, einen Moment so stehen zu bleiben und abwechselnd die Sätze immer wieder zu wiederholen. Im Gespräch danach ist bei den Eltern die Betroffenheit sehr groß sowie auch ihr Wunsch, der Verbesserung ihrer Kooperation thematisch erneut mehr Raum zu geben.

5.1.4 *Streiten verbindet, manchmal* Angriffe als Kooperationseinladung reframen

Ein Kommunikationsmuster, das durch Enttäuschung, Entwertung und Vorwürfe geprägt ist, sollten wir nicht lange laufen lassen, sondern – wie auch immer – unterbrechen, thematisieren und Veränderungswünsche klären. Wie in Kapitel 2.1.1, S. 72 bei Konflikten zwischen Jugendlichen und Eltern beschrieben, gelingt dies, indem die Beraterin eine Haltung von Wertschätzung und Kooperation in die Beiträge konsequent »hineinhört« oder hinter den Angriffen und Entwertungen wahrnimmt.

Auch hier lohnt es sich, Weinblatts (2013) Überlegungen in extenso zu zitieren. Er hat sehr anschaulich und präzise verschiedene Möglichkeiten des Reframings dargestellt und mit Impulsen für die eigene Arbeit versehen:

> »*Der Wunsch nach Anerkennung und Respekt*
> Die oft gehörte Elternklage ›Bei mir benimmt das Kind sich nie so!‹ kann leicht als ein Versuch gesehen werden, den anderen Elternteil zu tadeln und zu kritisieren. Ich möchte es lieber als wirkungslosen Versuch bezeichnen, den Respekt des anderen Elternteils zu gewinnen. Deshalb interveniere ich in solchen Situationen und sage: ›Ich glaube, Ihr Partner versucht zu sagen: »Ich will dich nicht kritisieren, aber ich wünschte mir, du würdest sehen, wie erfolgreich ich bei unserem Kind bin, und würdest das wertschätzen.«‹
>
> *Punkten wollen*
> Eltern bedienen sich extremer Aussagen, um einen für sie bedeutsamen Gedanken wirkungsvoller zu kommunizieren. Wenn zum Beispiel ein Vater zur Mutter sagt: ›Du bist unfähig, Grenzen zu setzen! Du lässt die Kinder alles tun, was sie wollen!‹, dann beteilige ich mich am Gespräch und sage zur Mutter: ›Ich glaube, Ihr Mann versucht Ihnen zu sagen: »Ich will nicht wütend auf dich sein und ich weiß, wie sehr du an den Kindern hängst, aber ich mach mir Sorgen, dass das Verhalten von unserem Kind sich verschlimmert, wenn es keine Grenzen gesetzt bekommt.«‹

Der Wunsch nach einer anderen Art Teamwork

Die meisten Eltern, die ein Elterncoaching wünschen, sind kein gutes Team, aber sie können das nur schwer ausdrücken. Deshalb sagen sie nicht: ›Es fällt uns schwer, bei unseren Kindern zusammenzuarbeiten‹, sondern: ›Du machst immer genau das Gegenteil von dem, was ich tue!‹ oder ›Warum musst du immer einlenken, nachdem ich unser Kind bestraft habe?‹ Ich wende diese Aussagen in positive Angebote, eine veränderte Konstellation im Teamwork auszuprobieren. Meine Reaktion auf: ›Du tust immer das Gegenteil von dem, was ich tue!‹ wäre: ›Okay, was Ihr Partner Ihnen hier mitteilen will, ist meiner Meinung nach »Ich weiß, wir haben unterschiedliche Erziehungsstile, aber ich wünschte, wir könnten einen Weg finden, um als Team besser zusammenzuarbeiten und uns deshalb nicht immer zu streiten.«‹

Der Wunsch, mehr über die Kinder reden zu können

Andere Klagen lauten ›Du bist zu streng!‹ oder ›Du bist zu nachgiebig!‹. Solche Klagen können den Elterncoach dazu bringen, nach elterlichen Interventionen zu suchen, die sowohl harte als auch weiche Aspekte miteinander kombinieren. Diese Vorgehensweise kann sehr erfolgreich sein, wenn der Elternkonflikt nicht zu erbittert ist. Ich benutze solche Klagen gern als Möglichkeit, die Eltern in ihrer Fähigkeit zu verbessern, über ihre unterschiedlichen Erziehungsstile so zu sprechen, dass sie sich einander annähern und verbundener fühlen, statt als Feinde oder Rivalen dazustehen. Deshalb beantworte ich die Zu-streng- oder Zu-nachgiebig-Klagen mit einer Bemerkung wie ›Ich höre hier, dass Ihr Partner Ihnen zu sagen versucht »Ich weiß, wir haben unterschiedliche Stile, aber ich wünschte mir, du würdest dir meine Vorstellungen von Erziehung anhören, ohne zu denken, ich will dich kritisieren.«‹« (Weinblatt, 2013, S. 13 ff.).

Solche Interventionen kann man als Reframing verstehen. Wir beschreiben in Kapitel 2.5.2 (S. 118), dass diese Interventionen nach unserer Erfahrung in der Praxis Wirkung haben, wenn zuvor den beiden Anklägern viel Anerkennung für ihre jeweilige Sicht gegeben wird. Die Eltern brauchen zunächst Verständnis für die eigene Sicht, die eigene Enttäuschung oder den eigenen Ärger, die hinter dem Vorwurf stehen; besonders aber für ihren Einsatz und die Liebe zum Kind. Dann reduziert sich Erregung, das Gespräch wird weicher, gnädiger und beide können eine solche Umdeutung durch die Beraterin mehr oder weniger annehmen. Die erste Umdeutung im Zitat von Weinblatt (2013) könnte in Kombination mit einer solchen Validierung so aussehen:

»Sie sagten eben, dass das Kind sich bei Ihnen nie so verhielte. Ich bemerke dabei, wie wichtig es Ihnen ist, dass Ihre eigene Erfahrung, dass das Kind anders sein kann, wenn man anders mit ihm umgeht, hier Platz hat, hier auch gesehen wird und nicht nur Situationen, die nicht gelingen. Wenn Sie so sprechen, merke ich an Ihrer Haltung und Stimme, wie ernst es Ihnen ist, wie wichtig es Ihnen ist und wie froh Sie darüber sind, dass es Ihnen manchmal gelingt und dass Sie sich auch Anerkennung dafür wünschen. Ich habe auch gesehen, dass Sie erregt waren, als Sie gesprochen haben. Da ist vermutlich auch viel Enttäuschung, vielleicht Ärger darüber, dass diese positiven Erfahrungen - die Sie manchmal machen - im Austausch mit Ihrem Mann so wenig Raum bekommen. Hier könnte ein Ort sein, an dem vielleicht etwas Platz dafür ist. Das könnte etwas bringen.« Nach Zustimmung durch die Mutter kann nun die Intervention von Weinblatt erfolgen und die Beraterin kann zum angegriffenen Elternteil sagen: »Ich glaube, Ihr Partner versucht zu sagen: ›Ich will dich nicht kritisieren, aber ich wünschte mir, du würdest sehen, wie erfolgreich ich manchmal bei unserem Kind bin. Ich wünsche mir sehr, du würdest das wertschätzen.‹«

Das erfordert Zeit und Geduld von Klienten. An der Bereitschaft und Fähigkeit dazu erkennt man auch, wie hoch die Chancen für eine Deeskalierung momentan sind. Es ist gleichwohl meistens notwendig, deutlich zu machen, dass bei einem Fortbestehen des Streits kaum Chancen bestehen, vom Jugendlichen gehört und verstanden zu werden und auf ihn Wirkung zu haben. Man verlangsamt so den Beratungsprozess, gibt Zeit für Emotionen und deren Würdigung, bezieht den Körper und die Erregung ein und schafft so ein Bewusstsein für Prozesse, die im Eifer des Gefechts nicht wahrgenommen werden. Die Fokussierung auf Körper und Emotion entspannt in der Regel. Das unterbewusst aktivierte Defensivsystem wird verlassen – wenn die Würdigung des Bemühens beider Eltern gelingt – und das Bindungssystem wird aktiviert. So werden neue Wahrnehmungen bei beiden Eltern möglich. Umdeutungen gelingen aus unserer Erfahrung besser, wenn in die Intervention Körper und Emotion einbezogen werden.

5.1.5 *Pubertät ist, wenn die Eltern schwierig werden* Verselbstständigung unterstützen

Wenn eine Verbesserung der elterlichen Kooperation nicht möglich oder nicht gewünscht ist, kann es sinnvoll sein, dass der Jugendliche aus der Familie herausgeht. Loslösung ist ein Entwicklungsschritt, der für Heranwachsende und ihre Eltern jetzt sowieso bevorsteht. Die Autonomieseite des Jugendlichen kann gefördert werden und bei den Eltern die Bereitschaft zur Unterstützung der Ablösung.

Im Fallbeispiel von Peter (S. 325) ließ sich die Kooperation der Eltern teilweise verbessern. Manchmal gelang Kooperation im Alltag. Ihre Konflikte auf der Paarebene konnten die Eltern nicht lösen. Aber sie vermochten so weit zu kooperieren, dass eine gemeinsame Entscheidung möglich wurde, Peter in eine Schule mit Internat zu schicken. Peter war zunächst ambivalent gegenüber dem Plan. Er war sichtlich beeindruckt von der Geschlossenheit der Eltern in so einer wichtigen Frage. Im Rahmen der Familiengespräche wurde ihm klar, dass die Familie für ihn keine gute Basis mehr war, sich zu entwickeln. Vor allem seine weitere schulische Entwicklung war fraglich. Er wollte auch nicht mehr so dicht in diesem Konfliktdreieck (Triangulation) bleiben.

Allerdings fiel es ihm schwer, seine Peer-Gruppe zu verlassen. Die gemeinsame Haltung der Eltern, dass das Internat eine Chance für ihn sei und er seinen Platz in der Familie behalten werde, auch wenn er ins Internat ginge, hatten eine große Wirkung auf ihn. Diese seltene Einigkeit und Klarheit der Eltern und seine Wahrnehmung der Triangulation erlaubten der Familie, Neues zu erproben. Im Internat gelang es ihm schließlich, hervorragende Leistungen zu erbringen und kooperative Beziehungen zu Lehrern und Peers aufzubauen. Die Beratung wurde mit großen Abständen auch nach seiner Aufnahme im Internat fortgesetzt.

Im Fall von Sabine (Kap. 5.1, S. 324) ließ sich zunächst mit Mutter und Tochter erarbeiten, dass mehr Distanz und Abgrenzung zwischen ihnen konstruktiv sein könne. Die Mutter begann sich damit zu beschäftigen, wie sie ihr Leben und ihre Freizeit ohne Sabine gestalten kann. Sabine wagte Experimente mit Peers. Diese Entwicklung brauchte Begleitung, damit Sabines Autonomiebestrebungen von der Mutter nicht zu sehr als Gefahr und Verrat erlebt wurden.

Die Beraterin konnte jede der beiden stützen und hatte ein offenes Ohr für Ängste und manchmal auch Ärger.

Die Koalition innerhalb wurde flexibler und erlaubte mehr Autonomie. Die Koalition nach außen gegen den Vater konnte nicht aufgehoben werden. Der Vater wurde in Einzelsitzungen einbezogen und konnte erkennen, dass er die Struktur der aufgelösten Familie nicht verändern kann. In der Konfrontation mit Sabine konnte er ihren Wunsch, jetzt keinen Umgang mit ihm zu haben, akzeptieren. Die Koalition zwischen Sabine und Mutter gegen den Vater konnte nicht aufgelöst werden. Sie konnte jedoch so weit gelockert werden, dass Sabine altersgemäß Selbstständigkeit erlangen konnte und dies nicht als Loyalitätsverrat von der Mutter erlebt wurde. Die Akzeptanz des Vaters bedeutete, dass er keinen Druck mehr auf Sabine in Bezug auf die Umgänge ausübte. So könnte Sabine in fernerer Zukunft vielleicht wieder den Kontakt mit ihm suchen.

Schwerpunkt der Arbeit ist, dass Eltern Selbstständigkeit und Eigenverantwortung zulassen. Vorausgesetzt, dass der Lebenskontext ausreichend Raum dafür gibt.

5.2 *Wir haben schon alles probiert!* Parentale Hilflosigkeit

Das Konzept der Parentalen Hilflosigkeit von Pleyer (2003) aus der Kinder- und Jugendpsychiatrischen Tagesklinik in Viersen ist über die empirische Auswertung der Dynamik von Familien in der Klinik entstanden. Parentale Hilflosigkeit nach Pleyer umfasst vier Elemente:

1. Fehldeutung der Signale von Kindern

Eltern interpretieren bestimmte Signale des Kindes, die dessen natürliche Bedürfnisse und Gefühle ausdrücken, einseitig negativ.

> Nähe-Suche oder positive Kontaktangebote werden nicht als solche erkannt und als »Nerven« und Störung von den Eltern wahrgenommen; Traurigkeit und Trostbedürfnis werden als Lustlosigkeit und Launenhaftigkeit wahrgenommen. Dadurch wird die Eltern-Kind-Beziehung erheblich belastet und die Selbstregulation des Kindes behindert.

2. Konfliktvermeidung

Angemessenes Austragen und Besprechen von Konflikten wird aus Gewohnheit, Hilflosigkeit, Resignation oder Angst vermieden.

> Die Jugendliche verweigert morgens den Schulbesuch, nach kurzem Schimpfen resigniert die Mutter und nimmt das Schulschwänzen hin. Die Jugendliche attackiert ein Geschwisterkind. Der Vater macht halbherzige Versuche, Grenzen zu setzen, zu unterbrechen und gibt schnell auf. Er verlässt den Raum oder delegiert an die Mutter. Die Mutter »verliert die Nerven«. Sie schreit, droht, ist völlig erregt. Die attackierende Jugendliche ist ziemlich unbeeindruckt und hört nicht auf.

Dadurch findet regulierende Unterstützung der Jugendlichen nicht mehr statt. Kleine Krisen verstärken sich und problematisches Verhalten der Jugendlichen stabilisiert sich.

3. Delegation von Verantwortung
Verantwortung wird von einem Elternteil zum anderen Elternteil geschoben oder von den Eltern an Schule, Kindergarten, Ärzte, Berater, Therapeuten, Institutionen etc. delegiert.

> Aggressives Verhalten der Jugendlichen, ihre Auflehnung gegen Erwachsene, auch in der Familie, wird von den Eltern nicht mehr recht gesehen. Die Jugendliche ist krank (ADHS etc.) oder die Schule versagt, die nicht in der Lage ist, sie zu disziplinieren und den Unterricht in der Klasse zu ermöglichen. Die Haltung der Eltern: Ein guter Lehrer muss das hinbekommen. Der ambulante Therapeut wird als zuständig gesehen, dass das aggressive und oppositionelle Verhalten der Jugendlichen endlich aufhört. Die Haltung der Eltern: Ein guter Therapeut muss das hinbekommen!

Die Eltern verabschieden sich als aktiv gestaltende Verantwortliche. Das Bewusstsein für ihre Zuständigkeit, Kompetenz und Wirksamkeit nimmt ab. Sie suchen Hilfe, delegieren die Erziehungsaufgaben an Helfer. Das Helfersystem wird mit der Zeit größer, die Wahrscheinlichkeit, dass diese erfolgreich sind, nimmt ab. Hilflosigkeit und Delegation schaukeln sich wechselseitig hoch, besonders, wenn mehrere Helfer mit verschiedenen Meinungen beteiligt sind.

4. Mangelnde elterliche Kooperation
Eltern sprechen sich nicht ab, entwickeln keinen gemeinsamen »roten Faden« zur Erziehungshaltung, definieren keine Grenzen, Regeln und Freiräume.

> Jan (21 Jahre) lebt zuhause, geht seit dem Abitur mit 19 Jahren keiner geregelten Tätigkeit nach, hat sich insgesamt sozial zurückgezogen und nur noch wenige Freunde. Er erhält weiterhin Taschengeld, Unterkunft und Verpflegung. Alle Versuche, ihn zu bewegen, sich für eine Ausbildung, einen Beruf oder ein Praktikum zu entscheiden und dies auch umzusetzen, scheitern. Immer wenn der Vater konsequent etwas fordern will oder die »Alimentierung« von Jan in Zweifel zieht, dann erträgt die Mutter nicht, dass der Vater so hart ist. Wenn die Mutter mal die eben skizzierte väterliche Linie einschlagen will, dann findet das der Vater gerade unerträglich.

Jugendliche erleben so Eltern, die es nicht gemeinsam schaffen, einen orientierenden und tragfähigen Rahmen zu setzen. Dahinter stehen manchmal auch langjährige Bindungsprobleme. Solange Kinder und Jugendliche weiter in ihren Entwicklungsprozessen positiv vorankommen, ist das weniger schlimm. Wenn die Jugendlichen dazu jedoch nicht mehr in der Lage sind, dann können die Eltern auch nicht die notwendige Entwicklungsunterstützung leisten. Dieser vierte Aspekt von Pleyer wird tiefer in Kapitel 5.1 behandelt.

Die beschriebenen Muster beobachteten Pleyer und sein Team oft in Familien, in denen die Kinder gravierende Symptome zeigten. Durch Parentale Hilflosigkeit verhärten sich die normalen »alltäglichen Katastrophen« zu Symptomen. Diese Symptome verstärken wiederum die Hilflosigkeit der Eltern. Das kann zur Chronifizierung führen. Die Symptome der Jugendlichen können auch als Alarmsignal und Weckruf an die Verantwortlichen gesehen werden. Jugendliche können zunächst einen subjektiven Gewinn aus der Situation ziehen: Ihre Positionen lassen sich leichter durchsetzen, sie haben mehr Kontrolle und Macht in der Familie und weichen unangenehmen Situationen aus (Schulbesuch). Die mangelnde Bewältigung altersentsprechender Entwicklungsaufgaben ist dafür der zu hohe Preis.

Die Familien geraten in die Mühlen komplexer Helfersysteme und -dynamiken. Helfersysteme sind in der Gefahr, die Parentale Hilflosigkeit durch ihre Hilfsangebote und Symptomkonstruktionen zu verstärken und damit die vorhandene ungünstige Dynamik zu stabilisieren.

Bei einer unruhigen, oft unkonzentrierten Jugendlichen wird ADHS diagnostiziert. Sie wird als krank definiert und medikamentös behandelt. Eltern und Kind werden in ihrer Verantwortung für Regeleinhaltung und Grenzen nicht gestärkt, sondern durch die Diagnose und Medikation tendenziell aus ihrer Verantwortung entlassen. In der Folge führen die Eltern – und oft auch die Jugendlichen – positive oder negative Veränderungen der Jugendlichen immer darauf zurück, dass die Tabletten, ihre Dosierung oder die Therapeuten und Lehrer gerade gut sind oder weniger gut. Mit den Geschehnissen in der Familie hat das Verhalten des Kindes aus ihrer Sicht nun nichts mehr zu tun. Die elterliche Sorge um das Verhalten der Jugendlichen beschränkt sich vor allem auf die korrekte Gabe von Medikamenten, das Einhalten von Terminen und die Beurteilung, welcher der Behandler kompetent ist und welcher weniger.

Weitere und neue Hilfsangebote können bei »hilflosen Eltern« die Probleme verstärken.

Was tun? Geht die Arbeitshypothese in die Richtung »hilflose Eltern«, dann bieten sich Interventionen an, die an den vier dominierenden Mustern ansetzen.

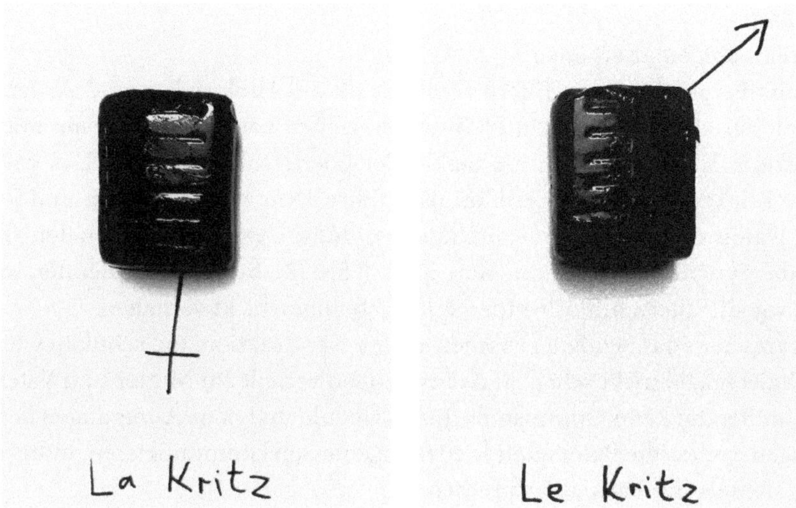

Ich glaube, Max ist traurig.

Signale des Jugendlichen besser verstehen

Wenn wir mit Jugendlichen arbeiten, können Familiengespräche nützlich sein, um Signale angemessen zu verstehen und zu beantworten. Dabei hilft oft Mentalisieren (s. Kap. 3.3, S. 182). Jugendliche können mit Unterstützung des Beraters sagen, was ihre Bedürfnisse sind. Berater können zu Dolmetschern werden.

Hilflosigkeit und Fehlinterpretationen der Eltern werden von der Jugendlichen oft als Ablehnung, Ausstoßung, als »nicht gesehen werden« und Zeichen mangelnden Interesses interpretiert. Dies kann schmerzhaft für die Jugendliche sein und bei ihr die Ablehnung der Eltern, ihrer Autorität sowie aggressive Provokationen zur Folge haben.

Neben dem Familiengespräch lassen sich auch andere Settings wie die Einzelarbeit mit der Jugendlichen oder Elterngespräche nutzen, um als Vermittler und Dolmetscher tätig zu sein. Gerade bei chronifizierten Fehlinterpretationen haben sich oft sowohl aufseiten der Jugendlichen als auch aufseiten der Eltern Gefühle von Zorn, Verachtung und Ablehnung manifestiert. Dann kann es für die Betroffenen in der direkten Konfrontation im Familiengespräch schwierig werden, offen für neue Interpretationen von Signalen zu sein. Elterngespräche und Einzelarbeit mit der Jugendlichen oder den Eltern sind hier oft eine gute Vorbereitung, um Veränderung zu erreichen.

Nur Mut!

Konfliktkompetenz erhöhen

Konfliktvermeidung von Eltern resultiert oft aus Hilflosigkeit und Angst. Sie finden aus eigener Kraft keine Lösungen, keinen passenden Umgang mit der Situation. Eltern reagieren gar nicht oder übertrieben aggressiv. Das wiederholte Erleben der eigenen Hilflosigkeit führt dann zu Resignation und Rückzug. Damit sind wir bei der Konfliktvermeidung. Gerade wenn man den »Tanz um das Symptom« exploriert (Kap. 5.1.3, s. S. 332), bemerkt der Berater, wann und wie die Eltern hilflos werden oder sich ungeschickt verhalten.

Typisch ist das Pendeln zwischen aggressiver Reaktion und schuldbewusster Nachgiebigkeit; nicht selten sind diese Rollen verteilt auf Mutter und Vater.

Ein Berater kann Optimismus, Ruhe, Geduld und neue Anregungen hereinbringen, sodass die Beteiligten wieder angemessen kommunizieren, mutig Stellung nehmen und Neues ausprobieren.

Die Untersuchung des »Tanzes um das Symptom« ist sowohl in Sitzungen mit der ganzen Familie möglich als auch im Elterngespräch ohne Jugendliche.

> Was passiert, wenn das Kind sich morgens weigert, zur Schule zu gehen? Wie reagiert die Mutter, wie der Vater? Was tun die beiden genau, wann und wo? Was könnte man mal zusammen stattdessen ausprobieren? Welche Idee hat die Mutter, welche der Vater? Was daran fiele der Mutter schwer? Was sträubt sich in ihr dagegen? Welche Unterstützung bräuchte sie vom Vater? Von dem Berater?

Ressourcenaktivierung schützt zusätzlich davor, dass die gewohnte Resignation sich ausbreiten kann. Diese Arbeit braucht Zeit und Geduld vom Berater und der Familie. Auch hier sind Wiederholungen in der Bearbeitung ähnlicher Szenen nötig, damit neue Kompetenzen zum Umgang mit dem Konflikt wachsen können. Oft ist die erste gefundene Lösung nicht wirklich praxistauglich, manchmal ist Feintuning an der favorisierten Lösung nötig. Häufig gelingt auch die zweite Lösung nicht. Die Eltern verlieren Hoffnung. Entwicklungsoptimismus und Motivationsarbeit für die Eltern sind nötig, damit Hoffnung und Energie entstehen.

100 Prozent Gelingen im ersten Versuch ist recht unwahrscheinlich! 50 Prozent Gelingen ein umwerfender Erfolg! 25 Prozent Gelingen ist ein richtig guter Anfang!

Wer mischt da alles mit?

Übernahme von Aufträgen und Verantwortung

Wer ist alles in das Helfersystem involviert? Wie viel Verantwortung übernehmen wir? Wo können wir Verantwortung thematisieren? Welche Helfer übernehmen welche Verantwortung? Gibt es ausreichend Verantwortung und Aufgaben, die bei den Eltern bleiben? Wie viel Erziehungsverantwortung ist ganz praktisch im Alltag bei den Eltern geblieben? Werden immer wieder neue Helfer involviert, mit welchem »Fallverständnis« und Auftrag?

In solchen Situationen ist es hilfreich, gemeinsam eine Familien-Helfer-Map (Fryszer, 2012; Schwing u. Fryszer, 2015) mit der Familie zu erstellen. Das gibt der Familie und dem Helfer einen Überblick über wichtige beteiligte Helferinnen der Gegenwart und Vergangenheit. Oft ist das nicht nur für den neuen Berater spannend, sondern auch für die Betroffenen. Gerade bei chronifizierten Problemen ist die Zahl der früheren und gegenwärtigen Helferinnen häufig beeindruckend und die Betroffenen haben den Überblick verloren, wem sie schon alles ihre Geschichte erzählt haben, welche Erklärungen und Lösungen Helferinnen mitbrachten.

Welche Interventionen haben ihnen was gebracht und welche haben sie abgelehnt? Wer hat welche Hilfen abgebrochen? Wie hat sich dieser »Helfermarathon« auf die Tochter ausgewirkt und auf das Selbsterleben der Eltern? Was denken sie und die Jugendliche über die ganze Helfergeschichte?

Die Auflistung und Besprechung vergangener und gegenwärtiger Hilfsangebote ist in der Regel ein guter Ansatz, um aus der Delegation von Verantwortung herauszukommen. Die Verführung durch »hilflose Eltern« ist groß! Der Gedanke, dass die eigenen Eltern die besten Therapeutinnen ihrer Kinder sein könnten, ist ungewohnt, ebenso die Einsicht in die begrenzten Möglichkeiten von professionellen Helfern.

Der Berater kann Risiken und Nebenwirkungen der Übernahme von Aufträgen erkennen und mit den Eltern verhandeln, welche Aufträge und Verantwortung er realistisch übernehmen kann, welche Aufgaben und welche Verantwortung besser bei den Eltern bleiben sowie welche Hilfen sie vielleicht brauchen, um dem gerecht zu werden.

5.3 *Von dir lass' ich mir nichts sagen!* Herrschaftsausrichtung Jugendlicher

Als Herrschaftsausrichtung bezeichnen wir die Neigung Jugendlicher, Aktionen und Situationen, in denen Autorität eine Rolle spielt, unter der Überschrift »Wer ist hier der Boss?« anzusehen. Kinder und Jugendliche mit schweren disziplinären Problemen reagieren auf Handlungen, die sie als Bedrohung ihrer Herrschaftsstellung erleben, mit gewalttätigen Handlungen (Omer u. von Schlippe, 2016a). Sätze wie: »Du glaubst wohl, du kannst sagen, was ich tun soll?« oder

»Ich bin der Stärkste!« gehören dazu und kündigen das an. Solche Jugendliche provozieren zuhause, in der Schule, der Lehre, in Vereinen die verantwortlichen Erwachsenen. Sie geraten mit Lehrern, Erzieherinnen und Eltern häufig in Konflikte. Oft haben sie die Diagnose »Auffälligkeiten des Sozialverhaltens« oder »oppositionelles Verhalten«.

Omer und von Schlippe (2016a) beschäftigen sich mit diesem Verhaltensmuster. Sie verbinden es mit einem Erziehungsmuster der Eltern. Bateson (1985) unterscheidet zwei Beziehungsmuster:

- symmetrische Beziehungen: Feindseligkeit erzeugt Feindseligkeit, viel reden des einen hat viel reden des anderen zur Folge, viel Geld ausgeben des einen führt zu viel Geld ausgeben des anderen – so besteht eine positive Feedbackschleife, d. h., es wird mit dem Gleichen reagiert.
- komplementäre Beziehungen: Nachgiebigkeit erzeugt gesteigerte Forderung, viel reden des einen führt zu weniger reden des anderen, viel Geld ausgeben des einen führt zu wenig Geld ausgeben des anderen – es besteht eine negative Feedbackschleife, d. h., es wird eher gegenteilig sich ergänzend reagiert (Topf – Deckel, Herr – Knecht; hilflos – helfen, führen – folgen etc.).

Nachgiebigkeit und Strafen/Drohen können eskalieren. Beide Eskalationsformen ergänzen sich zu einem Muster (Omer u. von Schlippe, 2006a, S. 50) bei Familien, in denen Jugendliche herrschaftsausgerichtetes Verhalten zeigen:

Zunächst beobachten wir elterliche Nachgiebigkeit, Hilflosigkeit, Resignation. Das führt zu sich steigernden Forderungen des Kindes. Das Kind erfährt keine Grenze (komplementäre Beziehungsstruktur) und genießt die damit verbundene Macht. Die Eltern gewöhnen sich immer mehr an dieses Verhalten des Kindes. Sie werden hilfloser. Sie lernen die tagtäglichen Störungen hinzunehmen und zu ignorieren. Das Kind wird immer sicherer in seiner Macht und dadurch immer machtorientierter (auch, um die verdrängte Angst und Hilflosigkeit bei solch schwachen Eltern nicht zu spüren). Seine Herrschaftsausrichtung steigt (komplementäre Eskalation). Die Wahrnehmung beider Seiten voneinander wird negativer. Die Eltern werden durch die Herrschaftsausrichtung des Kindes provoziert und die Situation wird auch oft unerträglich. Diese Annahme wird durch einen weiteren Befund plausibel: Eltern werden dann aggressiv, wenn sie das Benehmen des Kindes als Versuch erleben, sich als »Boss« zu beweisen (Omer u. von Schlippe, 2006a, S. 52). Sie fühlen sich immer stärker in ihrer Rolle missachtet.

»Solange du die Füße unter unserem Tisch hast, bestimmen immer noch wir.«
»Ach wirklich? Das höre ich zum ersten Mal!«

Diese gegenseitige negative Sicht führt zu wachsender wechselseitiger Verletzung, bis zu gegenseitigen Feindseligkeiten (symmetrische Beziehungsstruktur). Feindseligkeiten werden mit größeren Feindseligkeiten beantwortet (symmetrische Eskalation). Wenn die wachsenden Feindseligkeiten in Beschimpfungen, Beleidigungen oder gar körperlichen Übergriffen eskalieren, schalten (fast immer) die Eltern zurück. Sie haben Schuldgefühle, wissen, dass man so nicht mit einem Kind umgehen darf etc. Sie werden wieder sehr nachgiebig und gewährend. Die Schleife nimmt die nächste Drehung. Herrschaftsausgerichtetes Verhalten des Jugendlichen und aggressive Krisen werden so in der Familie trainiert und zur Gewohnheit – ohne dass die Eltern das wollen.

Einige Jugendliche bringen solche Muster aus ihren Familien mit in andere soziale Kontexte, in Sozialisationsinstitutionen, Vereine, ihre Peer-Gruppen. Dort geschieht es fast zwangsläufig, dass Lehrer, Erzieherinnen, Ausbilder, Trainerinnen die Rolle der Eltern übernehmen. Sie werden vom Jugendlichen in provokativer Weise, meist öffentlich (vor der Klasse) in ihrer Autorität hinterfragt. Ihnen bleibt oft zunächst nur die Möglichkeit, darauf zu reagieren, indem sie den Jugendlichen reglementieren.

Das ist genau die Situation, die dem Jugendlichen mit solch einem internalisierten Beziehungsmuster vertraut ist und für die er trainiert ist. Immer mit der Erfahrung, dass diese Auseinandersetzungen letztlich zu gewinnen sind und die andere Seite wieder in Hilflosigkeit und Nachgiebigkeit gehen wird, wenn man nur lange genug durchhält.

Jetzt sind es die Profis, die zwischen Nachgiebigkeit, Hilflosigkeit, Ignorieren von Provokationen einerseits (komplementäre Eskalation) und Durchgreifen, Machtkampf und Exempel statuieren (symmetrische Eskalation) andererseits pendeln. So entsteht ein Teufelskreis:

- Wir haben herrschaftsausgerichtete Jugendliche, die aggressiv eskalieren, wenn sie denken, sie seien nicht der Boss.
- Und wir haben Erwachsene, die aggressiv eskalieren, wenn sie merken, dass Jugendliche ihre Autorität nicht akzeptieren.

Eine perfekte Falle! Sie führt zu aggressiven Krisen dieser Jugendlichen in und außerhalb von Sozialisationsinstitutionen! Die Gefahr der sozialen Ausgrenzung ist dementsprechend groß.

Wir haben in Kapitel 1.1 (S. 29) die Entwicklungsaufgabe der Jugendlichen als gelungene Balance zwischen Bezogenheit und Autonomie beschrieben. In diesem Verhaltensmuster geht der betroffene Jugendliche ganz auf die Seite der Autonomie (»Mir sagt keiner mehr etwas!«). Dabei sinkt seine Fähigkeit, gelungene gute Beziehungen herzustellen. Er steht in der Gefahr, »antisozial« und letztlich ausgegrenzt zu werden.

Hintergrund: Herrschaftsausgerichtete Jugendliche – Von der Bindungsforschung lernen!

In der Praxis kann man bei herrschaftsausgerichteten Jugendlichen erleben, wie diese wegen oppositionellen Verhaltens, aggressiver Auseinandersetzungen oder respektlosen Verhaltens immer wieder von Schulen verwiesen werden, aus Maßnahmen herausfallen, selbst Hilfen und Schulen abbrechen. Obwohl ihr Verhalten immer wieder zu Misserfolgen führt, wiederholen sich die Muster. Neue Unterstützerbeziehungen sind genauso in Gefahr – vielleicht nach anfänglichen Erfolgen –, wieder zu erneuten Abbrüchen zu führen.

Vor allem, wenn das Durchbrechen der bereits geschilderten symmetrischen und komplementären Eskalation im Wechsel keinen Erfolg bringt, bietet es sich an, Ergebnisse der neueren Bindungsforschung zu nutzen, um ein tieferes Verständnis der Jugendlichen zu erlangen und das Repertoire der Unterstützungsmöglichkeiten zu erweitern.

Ergebnisse der Bindungsforschung legen nahe, dass desorganisierte Elemente in der frühen Bindung dazu führen, dass Kinder, wenn sie etwas älter sind und mehr Fähigkeiten haben, sich durch herrschaftsorientiertes Verhalten schützen. Sich anvertrauen als Säugling und Kleinkind hatte in solchen Bindungen ja zu schlimmen Situationen geführt. Man konnte sich nicht darauf verlassen, dass die eigenen Bedürfnisse erkannt und befriedigt wurden, das Verhalten der Bindungsperson war vielleicht immer wieder feindlich, hilflos, wechselhaft oder unberechenbar. Die Bindungsperson konnte nicht beruhigen, hat immer wieder Angst und Stress ausgelöst, war manchmal feinfühlig versorgend, hat Ruhe geben können und wechselte dann wieder zu bedrohlichem Verhalten. Solche Erfahrungen sind typisch für Kinder psychisch kranker Eltern, aber auch in »Multiproblemfamilien«, in denen immer wieder Versorgung, Betreuung, Beziehungen und Stabilität zusammenbrechen. Da ist es für die Kinder dann durchaus eine Lösung, selbst für mehr Sicherheit zu sorgen, sobald sie die Kompetenzen dazu haben. Eine pointierte Zusammenfassung geben Liotti und Farina (2016):

> »Bemerkenswerterweise entwickelt sich in der mittleren Kindheit[69] aus einer desorganisierten Bindung im Säuglingsalter ein starres, kontrollierendes Verhalten (Lyons-Ruth u. Jacobvitz, 2008). Die Kontrollstrategien der Kinder gleichen die Desorganisation in den Kind-Eltern-Interaktionen aus: Sie ermöglichen den

69 Liotti und Farina geben an anderer Stelle das Alter von acht Jahren als mittlere Kindheit an.

Kindern sichere Interaktion mit den Betreuungspersonen und reduzieren so die Wahrscheinlichkeit von dissoziativen Prozessen während der Interaktion (Liotti, 2011). Es gibt Belege (Ruth u. Jacobvitz, 2008) dafür, dass Säuglinge, die in ihren Bindungen desorganisiert sind, entweder rechthaberische[70] Kinder werden, die nach Dominanz streben und Dominanz erlangen, indem sie in aggressiven Wettbewerb zu der Bindungsperson gehen (kontrollierend-strafende Strategie), oder zu Kindern, die die Beziehung umkehren und frühzeitig Fürsorge für ihre Eltern übernehmen (kontrollierend-versorgende Strategie). Eine Hauptursache für eine kontrollierend-fürsorgliche Strategie ist ein verletzlicher, hilfloser Elternteil, der das Kind veranlasst, die normale Richtung der Bindungs- und Fürsorgestrategie umzukehren. Erlebt ein Elternteil das Kind als mächtig und böse, kann das zu einer gravierenden, verschlimmernden Ursache werden, die zu einem kontrollierend-bestrafenden Verhalten des Kindes führt (für Beispiele siehe Hesse, Main, Abrams u. Rifkin, 2003)« (Liotti u. Farina, 2016, S. 172, übersetzt von den Autoren).

»Kinder mit einer kontrollierend-bestrafenden Strategie sind anfälliger als andere Kinder, externalisierende Störungen zu entwickeln, vor allem Störungen der Impulskontrolle. Während Kinder mit einer kontrollierend-versorgenden Strategie dazu neigen, internalisierende Störungen zu entwickeln wie Angst und Depression (Moss et al., 2006)« (S. 172, übersetzt von den Autoren).

In der Arbeit mit solchen Jugendlichen geht es darum zu vermeiden, dass die schwierigen Kommunikationsmuster aus der zurückliegenden Bindungssituation überhaupt ausgelöst werden. Die Helferin braucht ein tieferes Verständnis, dass für diese Jugendlichen Nähe und Anvertrauen mit großen Gefahren für ihr inneres Wohlbefinden verbunden sind. Kontrolle und Dominanz sind ihre besten Lösungen für Situationen, in denen sie sich anvertrauen müssen und andere die Situation strukturieren. Daraus ergibt sich für die Arbeit:

- Entwickeln einer Einschätzung, welchen desorganisierten Elementen der Jugendliche wahrscheinlich in der Bindung ausgesetzt war. Reagiert der Jugendliche konsequent mit aggressiver Konkurrenz um Dominanz oder nur manchmal, geht er mitunter in eine protektive, versorgende Haltung gegenüber anderen?
- Sorgfältig die Ressourcen erfassen und in der Arbeit immer wieder aktivieren, stärken und nutzen (s. Kap. 3.4, S. 207). Dadurch wird das Bindungssystem der Jugendlichen weniger aktiviert und weniger destruktive, internalisierte Kommunikationsmuster werden getriggert. Durch eigenes Kompetenzerleben wird Autonomieerfahrung gefördert und das reduziert Gefühle der Abhängigkeit.

70 Liotti spricht im Englischen von »bossy«. Ein schöner kurzer Begriff für das etwas lange und sperrige Wort Herrschaftsausrichtung.

- Abhängigkeit in der Unterstützungsbeziehung und in anderen Lebenskontexten der Jugendlichen minimieren (s. dazu auf »Augehöhe« gehen, S. 144; Zielvereinbarungen, S. 145: informierter Konsens, S. 162). Auch so wird vermieden, dass destruktive Interaktionsmuster des Bindungssystems aktiviert werden.
- In der Beziehungsgestaltung der Jugendlichen mit relevanten anderen beachten, dass Phasen von Nähe und Abhängigkeit und Phasen von mehr Distanz für den Jugendlichen möglich und akzeptiert werden. Dann werden aggressive Dominanz, Verletzungen, Abwertungen oder sogar Beziehungsabbrüche mit relevanten anderen für den Jugendlichen nicht nötig. Das ist gar nicht so einfach, denn die Bedürfnisse der Jugendlichen nach Zuwendung, Nähe, Sichanvertrauen sind ja spürbar - oft als weicher Kern unter einer harten Schale beschrieben.
- In der Arbeit mit dem Jugendlichen eher in Phasen denken. Zunächst gilt es, eine Kooperation aufzubauen, die nicht zu stark von Abhängigkeit und Vertrauen geprägt ist, sondern die Kooperation möglichst auf Augenhöhe in den Vordergrund stellt. Erst dann kann an Themen wie Emotionsregulation oder extremem Wechsel von Stimmung und Beziehungsverhalten gearbeitet werden. Zu schnell mit diesen Themen zu starten, kann zum Beenden der Hilfe durch den Jugendlichen führen.

Die Arbeit mit solchen Jugendlichen erfordert von Unterstützerinnen einiges. Die eigenen inneren Reaktionen auf die Herrschaftsausrichtung des Jugendlichen können heftig sein: Ärger, Wut, Hilflosigkeit, Angst, der Wunsch, die Beziehung zu beenden, Gefühle von eigener Unfähigkeit. Dieses innere Erleben gegenüber einem Jugendlichen kann sich aufseiten der Unterstützerin sowohl auf körperlicher Ebene wie auch auf psychischer Ebene verfestigen. Um dies zu vermeiden, ist die distanzierte Reflexion der Beziehung zum Jugendlichen ein Schutzfaktor für den Erhalt einer tragfähigen Kooperationsbeziehung. Der Erhalt und Schutz der Kooperationsbeziehung steht ganz im Vordergrund, vor den anderen Problemen, die solche Jugendlichen auch noch haben. Vielleicht hatten frühe Bindungspersonen ähnliche innere Reaktionen wie die bereits aufgezählten. Wenn wir nicht immer wieder in reflektierende Distanz gehen, dann könnten unsere - durchaus verständlichen - inneren Reaktionen leicht zur Wiederholung früherer desorganisierter Beziehungserfahrungen führen. Dagegen ist es möglich, dass der Erhalt der Kooperationsbeziehung für den Jugendlichen eine neue Beziehungserfahrung von Sicherheit und Stabilität initiiert.

All das spricht auch dafür, mit solchen Jugendlichen in verschiedenen Settings und mit unterschiedlichen Unterstützern zu arbeiten. Auch dadurch wird Abhängigkeit reduziert. Die Gefühle, die solche Jugendlichen leicht auslösen, verteilen sich auf mehreren Schultern. Ihre Fähigkeit zur Reflexion und Mentalisierung (s. S. 134) wird durch Anregungen an verschiedenen Orten durch verschiedene Gegenüber gefördert. Dies ist bedeutsam, da Liotti und Farina in ihrem Literaturüberblick festhalten, dass solche Jugendlichen nur eingeschränkt in der Lage sind zu mentalisieren. Allerdings erfordert das gute Kooperation zwischen den verschiedenen Unterstützern, um Spaltungsprozesse zu verhindern oder zu minimieren: die gute, kompetente Unterstützerin und die schlechte, unfähige Unterstützerin in der Beschreibung der Jugendlichen.

Liotti und Farina (2016) weisen auf andere empirische Ergebnisse aus Längsschnittuntersuchungen hin, nach denen Eltern, die desorganisierte Elemente in der Beziehung zu ihren Kindern zeigen, oft selbst einen Hintergrund von Verlust und traumatischen Bindungserfahrungen haben. Das kann uns anregen, in der Elternarbeit Interesse für die Lebenserfahrungen der Eltern solcher Jugendlichen zu haben. Häufig hilft Eltern das Verstehen der eigenen Geschichte und das Verstandenwerden, die Interaktion mit den Jugendlichen kompetenter zu gestalten. Veränderung kann so zur Gemeinschaftsleistung werden. Boszormenyi-Nagy und Spark (2015) weisen auf die 3-Generationen-Perspektive im systemischen Denken hin. Danach ist es schwer für die mittlere Generation, etwas weiterzugeben, was sie selbst nie erhalten hat (z. B. eine positive, organisierte Bindung). Das Anerkennen, tatsächlich etwas nicht erhalten zu haben, erleichtert die Arbeit daran und das Bemühen, darum das Defizit nicht an die folgende Generation weiterzugeben.

5.3.1 *Ich würde gern mal mit dir Tischtennis spielen!* Herrschaftsausgerichtete Jugendliche: Was tun?

Wenn diese Sichtweise eines herrschaftsausgerichteten Jugendlichen die wesentliche Arbeitshypothese in einem Fall ist, dann ergeben sich daraus in der Unterstützung von Eltern, Lehrerinnen, Erziehern interessante Möglichkeiten:

- Unterstützung der Eltern, die symmetrischen Eskalationen mit dem Jugendlichen zu erkennen und Mittel der Vermeidung und des Ausstiegs aus der Eskalation zu entwickeln.
- Eigene Positionen für gute Grenzen, die Bestand haben und nicht von komplementären oder symmetrischen Interaktionen aufgehoben werden. Hier geht es darum, konsequentes Erziehungsverhalten aufzubauen und intermittierende Verstärkung zu vermeiden.
- Erarbeitung von Ressourcen des Jugendlichen und Suchen nach Ausnahmen, nach Situationen, in denen der Jugendliche anders war und ist. Dabei geht es darum, das negative Bild und die negative Selbstbewertung des Jugendlichen, die fast zwangsläufig entstehen, abzubauen.

- Wir können Eltern und Lehrerinnen dabei unterstützen, ganz gezielt positive Begegnungen mit dem Jugendlichen herzustellen. Auch hier ist das Ziel, die negativen Bilder, die auf beiden Seiten bestehen, aufzuweichen. Negative Antizipation von zukünftigen negativen Begegnungen führt zur self-fulfilling prophecy (Robert King Merton, 2010, nach Stangl, 2021). Positive Erfahrungen miteinander verhindern diese anstrengenden Prozesse und negativen Erwartungen.
- Bei symmetrischer Eskalation kommt es zu Beleidigungen und Abwertungen von Eltern, Erziehern, Lehrerinnen und Ausbildern durch den Jugendlichen (eventuell auch umgekehrt). Diese finden vor anderen statt (Klasse, Wohngruppe, andere Kinder in der Familie). Es geht dann darum, Eltern, Lehrerinnen oder Erzieher zu unterstützen, ihr verlorenes Gesicht im sozialen Kontext und – wenn möglich – beim betroffenen Jugendlichen wiederherzustellen. Wir halten die gute alte Entschuldigung (eventuell auf beiden Seiten) – mit einigen Abwandlungen – für ein geeignetes Mittel (s. dazu Hintergrundtext: Entschuldigung, S. 351).

5.3.2 *Ich könnte den …!* Herrschaftsausgerichtete Jugendliche sind sehr anstrengend für Erziehungspersonen

Als Erzieherin ist man in der Begegnung mit Jugendlichen, die herrschaftsausgerichtet sind und bereit sind zu provozieren, sich zu widersetzen und einen lächerlich zu machen (vor allem in Gruppenkonstellationen), einer sehr stressigen Situation ausgesetzt, die das eigene Erleben und Verhalten oft tiefgreifend verändert. Wir erleben es oft, dass Erziehungspersonen schon in Stress geraten, sobald sie an solche Jugendlichen denken oder sie diese nur sehen – ohne dass diese provozieren oder aggressiv sind. Diese Reaktionen der Erzieher sind unwillkürlich und entziehen sich der bewussten Kontrolle. Im Zentrum der Reaktionen steht physiologischer Stress, der regelmäßig dem Defensivsystem zuzuordnen ist und Verhaltensmuster von Angriff, Flucht oder Todstellreflex (Erstarrung, Leere im Kopf) auslöst. Gekoppelt setzen auf psychologischer Ebene bestimmte Gedanken, Gefühle und Verhaltensimpulse ein.

»Dem knall ich eine!« »Der wird was erleben!« »Das zahle ich ihm heim!« »Der soll mich kennenlernen!« Hände in die Hüften stemmen. Leicht vorbeugen. Kopf leicht nach vorn bewegen. Einen Schritt nach vorn machen. Starrer Blick in die Augen des Jugendlichen. – »Bloß weg hier!« »Ich will raus!« Schritt zurück machen. Kopf leicht zurücknehmen. Wegbewegen. – Leere im Kopf. Keine Ideen. Wie angewurzelt stehen oder sitzen.

Pädagogische Arbeit und Begegnungen mit solchen Jugendlichen werden schwer bzw. unmöglich, wenn solche physiologischen und psychischen Reaktionen bei der Erzieherin stattfinden. Begegnungen mit dem Jugendlichen werden vermieden, mit Angst und Hilflosigkeit erwartet oder mit einer hohen Bereitschaft, aggressiv zu reagieren, mit Flucht, Angriff oder Erstarrung.

Die so entstandene innere Haltung kann durch Beratung aufgearbeitet werden. Dazu ist nach unserer Erfahrung die Interpretation und Erklärung der Reaktionen der Erziehungsperson als klassische Konditionierung hilfreich – im Sinne einer psychoedukativen Intervention. Dies hat in der Regel einen entlastenden Effekt. Das oft als bizarr und unprofessionell erlebte eigene Verhalten wird verstehbar und als unvermeidbar, weil es ein angeborenes Verhaltenssystem ist, dargestellt – im Sinne einer Normalisierung.

Übungen der bezogenen Achtsamkeit (s. Kap. 2.3.3, S. 101) oder Elemente der Selbstberuhigung aus Entspannungsverfahren lassen sich hier gut nutzen: den Aufmerksamkeitsfokus nach innen lenken, ohne Bewertung das innere körperliche und psychische Geschehen wahrnehmen (was üblicherweise unterhalb des bewussten Erlebens stattfindet). In der Regel führt das schon zu einer erheblichen Reduktion der körperlichen Erregung und damit zum Wiedererlangen von mentaler Effizienz, sodass die üblichen vorhandenen professionellen Umgangsweisen mit der Situation wieder zur Verfügung stehen. Auch weitere Techniken aus Entspannungsverfahren wie autogenes Training oder progressiver Muskelrelaxation können den Erziehungspersonen angeboten werden.

Hintergrund: Beziehungsreparatur – die gute, alte Entschuldigung

Die folgenden Ideen sind stark von Salvador Minuchin[71] beeinflusst. In Auseinandersetzungen mit herrschaftsausgerichteten Jugendlichen kann es vonseiten

71 Wir haben hier keine Textstelle von Minuchin, sondern nur eine Begebenheit, die auf dem Kongress in Heidelberg vom 3. bis 7. April 1991 unter dem Titel »Das Ende der großen Entwürfe und das Blühen systemischer Praxis« stattgefunden hat, die uns sehr angeregt hat. Auf dem Panel wurden von den damaligen Stars der Szene Fälle diskutiert und unterschiedlich konzeptualisiert. Unter den Diskutanten waren auch Minuchin und seine frühere Schülerin Cloé Madanes. Madanes unterbrach Minuchin in dieser Diskussion mehrfach. Schließlich sagte er zu ihr sehr ruhig in etwa: »Cloé, du unterbrichst mich dauernd. Das ist nicht in Ordnung. Ich habe eine Entschuldigung von dir verdient.« Madanes war nicht bereit dazu. Daraufhin diskutierten beide weiter, aber Minuchin bezog sich konsequent nicht mehr auf Madanes. Am anderen Tag wurde das Panel fortgesetzt. Zu Beginn meldete sich Madanes und sagte sehr nüchtern: »Salvador, du hattest Recht. Ich habe dich gestern oft unterbrochen.

des Jugendlichen (und hoffentlich nur von ihm) zu verbalen oder im Extremfall auch körperlichen Grenzverletzungen gegenüber Eltern, Lehrern, Erzieherinnen und anderen Erwachsenen kommen. Sehr häufig finden diese Situationen in der Öffentlichkeit (vor der Klasse, in der Familie, vor der Wohngruppe) statt. Solche Situationen beschädigen – ob vor anderen oder im Zweierkontakt geschehen – nachhaltig die Beziehung. Fand die Situation vor anderen statt, haben wir ein doppeltes Problem. Man hat öffentlich ein wenig sein Gesicht verloren und damit auch persönlichen Respekt und Autorität. Gerade in Klassen, in der Familie und vor Jugendgruppen ist die Erziehungsperson nun in einer schwierigen Situation. Die Hilflosigkeit wurde von den anderen wahrgenommen, auch diese respektieren die eigene Autorität nun möglicherweise weniger.

Eine oft passende und einfache Handlung ist es, direkt in der Situation oder später auszudrücken, dass man eine Entschuldigung verdient habe.

»Peter, das war nicht in Ordnung, was du da gesagt/gemacht hast. Es war überhaupt nicht in Ordnung. Ich würde mir das dir gegenüber nicht rausnehmen und man sollte sich das niemandem gegenüber rausnehmen. Es ist falsch und respektlos, so etwas zu tun. Ich habe dafür eine Entschuldigung von dir verdient, und es wäre gut, wenn du das schaffst, mir die zu geben. Ob ich sie jetzt oder später von dir bekomme, weiß ich nicht. Ich habe sie verdient und ob du sie mir schuldig bleibst, ist deine Entscheidung und Verantwortung.« Nach unseren Erfahrungen und Beobachtungen kann dieses relativ einfache Mittel einen Teil des »verlorenen Gesichts«, des verletzten Respekts vor den anderen Anwesenden wiederherstellen – auch wenn keine Entschuldigung erfolgt.

Das nachdrückliche Aussprechen, dass man eine Entschuldigung verdient hat, scheint in sozialen Situationen schon eine deutliche Wirkung zu haben. Wesentlich dabei ist, dass die Entschuldigung im gleichen sozialen Kontext erfolgt, in dem die Grenzverletzung stattgefunden hat. Auch wenn dies erst ein paar Tage später geschieht.

Eine gewisse Feierlichkeit und Ernsthaftigkeit des Statements erhöht in der Regel die Wirkung. In welchem Kontext auch immer das Statement erfolgt und unabhängig davon, ob es zu einer Entschuldigung führt oder nicht, es gibt der betroffenen Erwachsenen wieder ein Erleben von Selbstwirksamkeit, löst damit

---

Das war falsch.« Er antwortete nur in der Art: »In Ordnung. Alles gut.« Diese Szene, die sich so oder so ähnlich zugetragen hat, hat uns beeindruckt und zu einem Überdenken von Entschuldigung als Mittel der Reparatur von beschädigten Beziehungen angeregt.

ein gutes Stück die Erfahrung der Hilflosigkeit auf und gibt ihr in dem sozialen Kontext (Familie, Klasse usw.) das »Gesicht« zurück.

Noch einige Modifikationen zur guten, alten Entschuldigung, die uns pragmatisch sinnvoll erscheinen, um sie als Mittel der Reparatur von Beziehungen nutzen zu können:

- Die Ansicht, dass eine Entschuldigung »von Herzen« kommen muss, halten wir für nicht sinnvoll. Sie muss auch mit keiner Reue verbunden sein. Der Betroffene muss in keiner Weise zerknirscht oder im Büßergewand daherkommen! Eine tiefere emotionale Beteiligung des Entschuldigenden ist nicht nötig. Sich Asche aufs Haupt zu streuen und sich zu unterwerfen, ist kein sinnvoller Bestandteil einer Entschuldigung. Wir sollten uns von dieser Erwartung verabschieden, um die Entschuldigung zu einem brauchbaren Mittel der Reparatur von Beziehungen werden zu lassen.
- Eine Entschuldigung ist lediglich das Eingeständnis, dass eine Handlung falsch war. Nicht mehr und auch nicht weniger.
- Sie ist auch kein Versprechen, dass man es nicht wieder tun wird. Damit überfrachtet man die Entschuldigung und hängt die Latte zu hoch. Auch von dieser Erwartung sollten wir uns verabschieden. Eine Entschuldigung kann durchaus mit einer Haltung verbunden sein, dass man es unter Umständen in einer ähnlichen Situation wieder tun würde. Aber die Bewertung, dass ein solches Verhalten respektlos und falsch ist, bleibt bestehen.

Damit brechen wir eine Entschuldigung auf das Wesentliche runter und entschlacken sie von Beimischungen, die wir vielleicht persönlich mit Entschuldigungen verbinden.

Wenn wir dieses Ritual nutzen, um Beziehungen zu reparieren, dann vermitteln wir herrschaftsausgerichteten Jugendlichen etwas ganz Wichtiges, was sie gut gebrauchen können: Gerade sie zerstören mit ihrem Muster öfter Beziehungen. Da ist es gut, ein wenig mehr Kompetenz zu haben, zerstörte Beziehungen wieder zu reparieren!

5.4 *Was ist gut daran, dass es so ist, wie es ist* Das Störungs- und Lösungskonstrukt der Akzeptanz- und Commitment-Therapie

Lass die Schönheit,
die wir lieben,
das sein, was wir tun.
Kleine ACT-Weisheit

Die vorherigen Störungs- und Hilfsmodelle haben eher »klassische« systemische Orientierungen. Sie betonen die Kommunikationen und Interaktionen im Klientensystem, besonders der Familie. Das folgende Modell konzentriert sich auf das Erleben und Verhalten der einzelnen Klientin, ohne die Kontexte auszublenden. Es fokussiert vor allem das Hin und Her zwischen Körper und Psyche (Erleben).

Die **A**kzeptanz- und **C**ommitment-**T**herapie (ACT) führt wirksame Elemente aus Verhaltenstherapie, systemischer Arbeit und Achtsamkeitspraxis zusammen. ACT verbreitet sich, ohne sich als neue Therapieschule mit teurer Zertifikatsvergabe zu vermarkten. Manuale, Methoden und Übungen sind frei im Netz zugänglich. Transparenter internationaler Austausch und Engagement für ein soziales Miteinander sind anziehend und glaubwürdig. Obwohl die ACT sich aus der Verhaltenstherapie entwickelt hat und praktische Verhaltensänderungen einen Fokus darstellen, prägen Kontextorientierung, Konstruktivismus, Akzeptanz, Werteklarheit und Achtsamkeit die Haltung und Methodik deutlich. Luoma, Hayes und Walser (2009) liefern ein praktisches Modell, das besonders der Einzelarbeit mit Jugendlichen Richtung und Struktur geben kann. Wir stellen hier zunächst die Grundideen des Störungsmodells dar.

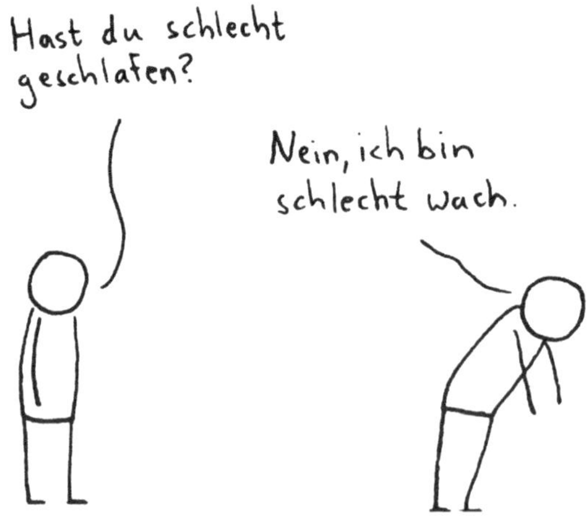

5.4.1 *Das ist doch klar!* Was hält die benannten Probleme aufrecht?

In der ACT wird mit »psychischer Starrheit« erklärt, warum Menschen mit Herausforderungen, Veränderungen und Verlusten nicht angemessen umgehen können, Symptome entwickeln und daran psychisch und/oder sozial leiden, manchmal sogar erkranken. Die beiden zentralen Aspekte sind gegenwärtige **A**kzeptanz des eigenen, auch leidvollen Erlebens und ein an den eigenen Werten der Klientin orientiertes engagiertes Handeln, **C**ommitment. Klienten werden ermutigt und mit praktischen Übungen unterstützt, auch mit Konflikten und Leiden ein engagiertes und bewusstes Leben nach eigenen Werten und Überzeugungen zu führen. Die ACT hat als Theoriehintergrund eine kritische Auseinandersetzung mit der Bedeutung und Funktion menschlicher Sprache. Wir, so die Annahme, konstruieren im inneren und äußeren Sprechen eine eigene Welt, die wir leicht mit der sinnlich wahrnehmbaren Wirklichkeit verwechseln. Diese sprachlichen »Wirklichkeiten« werden zu inneren Wirklichkeiten und Gründen von Beurteilungen, Einschätzung und Planung. Die benutzten Bilder, Meinungen und Schlussfolgerungen über Hintergründe von Stress, Leiden und Symptomen sind verzerrt, sehr einseitig und gehen oftmals auf alte, starre Konstrukte zurück, die wenig hilfreich sind, aber umso beharrlicher. Grübeleien in diesem Sprachmodus verstärken die Probleme und lösen sie nicht.

Im Folgenden sind sechs Problemebenen benannt, die den Hintergrund für »psychische Erstarrung« – im Gegensatz zu »psychischer Flexibilität« – bilden. Diese sechs negativen Erlebens- und Verhaltensfelder sind nach der ACT der Hintergrund eines festgefahrenen, starren, problembelasteten Lebens und führen zum Vermeiden eines selbstbestimmten, lebendigen und verantwortlichen Daseins:

Du verlierst den Kontakt zum Hier und Jetzt

- Im Denken dominieren Zukunft und Vergangenheit.
- Das Erleben des gegenwärtigen Moments geht verloren.

Du kämpfst gegen negative Gefühle und Gedanken

- Keine Akzeptanz schwieriger Gefühle und Gedanken.
- Kontrollversuche gegenüber schwierigen Gedanken, Gefühlen und Ereignissen, die nicht erfolgreich sind.
- Hadern und kämpfen mit Gedanken, Gefühlen und auch Ereignissen, die sich nicht ändern lassen.

Du weißt nicht, was du mit deinem Leben anfangen willst

- Mangel an klaren Werten.
- Kein Kontakt zu eigenen Werten.
- Was man selbst wirklich will, ist unklar und verworren.

Du richtest dich in Passivität, Impulsivität oder Vermeidung ein

- Es sich in beharrlicher Vermeidung »gemütlich« machen.
- Impulsgesteuert, untätig oder reaktiv sein.

Du hast dich an eingefahrene Geschichten über dich gewöhnt

- Dekonstruktion eingefahrener Geschichten. Akzeptieren, wer man glaubt zu sein und was alles nicht möglich ist.
- Festhalten an einem starren Selbstkonzept und eingeschränkten Selbstbild.
- Erlebensvermeidung und Kontrollversuche von negativen Gefühlen.
- Wegrennen vor schwierigen Gedanken und Gefühlen.

Verfangen sein in beurteilenden und verurteilenden Gedanken und Bewertungen über dich selbst

- Sich verstricken in kategoriale Bewertungen und Beurteilungen.
- Sklave der eigenen Gedanken sein.
- Das Kopfkino für die Wirklichkeit halten.

5.4.2 *Das habe ich schon immer so gemacht!* Rigidität: Was tun?

Für die Arbeitsplanung mit Jugendlichen ist es zunächst wichtig, ein Joining zu machen und eine Gebrauchsinformation über die ACT zu geben, bevor man sich mit Wertefragen vom Anlass zum Anliegen vorarbeitet und das Anliegen mit Wertefragen koppelt:

- In Richtung welcher Werte möchte die Klientin sich bewegen?
- Ist ihr praktisches Handeln mit diesen Werten übereinstimmend?
- Was steht der Klientin für eine solche Entwicklung im Weg?
- Wie ist die Klientin in starre Denkmuster (z. B. Grübeln über Vergangenheit und Zukunft) verstrickt?
- Welche Gefühle, Gedanken, Bedürfnisse und Handlungen vermeidet sie?
- Was tut die Klientin, das ihr Leben schlechter macht?

Die Ansatzpunkte für Veränderung bilden die sechs Elemente, die oben aufgezählt und die alle miteinander verbunden sind. Im Gespräch kann der Berater darauf achten, ob einer dieser sechs Punkte in der Selbstexploration der Klientin vorkommt. Das eröffnet eine Möglichkeit, die Klientin zu unterstützen, es genau an diesem Punkt anders zu machen. Der Berater hilft der Jugendlichen dabei, ihr Denken wahrzunehmen und zwischen Denken und sinnlichem Wahrnehmen (mit den fünf Sinnen) zu unterscheiden.

Eine kleine Übung, die ca. drei Minuten dauert und im Alltag – in stressigen oder diffusen Situationen – bei belastenden Gefühlen und ziellosem Träumen hilfreich sein kann, nutzt folgendermaßen die ACT-Buchstaben:

Accept: Spüre und akzeptiere, was gerade da ist!
Choose: Nimm dir Zeit auszuwählen, was du tun willst!
Take action: Handle entsprechend!

So können Jugendliche sich selbst anleiten zu bewusster, gegenwärtiger Wahrnehmung und einem dazu passenden entschiedenen Handeln (s. Kap. 2.3.4, S. 104). Eine kurze Übung, die der vorigen Übung ähnlich ist, für den Umgang mit hektischen und chaotischen Alltagssituationen der jungen Frauen und Männer, meist genährt aus Grübeleien, Stress oder impulsiver Aktivität, ist die STOP-Intervention. Sie dauert etwa drei Minuten:

S Stop: »Halte inne, unterbrich, was du gerade tust!«
T Take a breath: »Nimm bewusst einige Atemzüge wahr.«
O Observe: »Beobachte deine Gedanken, Gefühle und Körperwahrnehmungen.«
P Proceed with what is most important for you: »Fahre mit dem fort, was in diesem Augenblick für dich am wichtigsten ist.«

Mit der eigenen Haltung und solchen Übungen verhilft der Berater der Jugendlichen zu
- gegenwärtiger Präsenz – was ist gerade außen und innen?,
- Akzeptanz des Nichtveränderbaren,
- klaren eigenen Werten (was ist *dir* wirklich wichtig?),
- zu daran orientiertem engagiertem Handeln,
- zu einem flexiblen Wechsel der Perspektiven (ich als Freundin, Tochter, Fußballerin, Kifferin, Schülerin …)
- und zu verschiedenen sozialen Rollen.

Die folgenden sechs Elemente stellen Arbeitsebenen und Arbeitsziele dar:

Gegenwärtigkeit: Orientieren aufs Hier und Jetzt

- Den Reichtum des gegenwärtigen Momentes erleben.
- Wahrnehmungsschulung und Achtsamkeit für Körperempfindungen (s. Kap. 2.3, S. 92).
- Die therapeutische Beziehung wahrnehmen und nutzen.

Werteklarheit: Was ist der Jugendlichen wirklich wichtig?

- Bilanzieren, was wichtige Anliegen und Werte der Jugendlichen sind.
- Wertearbeit, Auftragsklärung in Bezug zu den Werten.

Engagiertes und reflektiertes Handeln bezogen auf die Werte statt Reaktivität und Passivität

- Engagiertes Handeln in Bezug auf diese Werte bilanzieren und reflektieren.
- Lösungsorientiertes Arbeiten.
- Kontextbezogene Arbeit.
- Wahrnehmen, wenn Untätigkeit, Impulsivität und Verlust der Werteorientierung die Aktivitäten dominieren.

Dekonstruktion festgefahrener Geschichten

- Das Selbst als Kontext wahrnehmen.
- Reframings alter Geschichten.
- Leichte und freundliche Geschichten über sich wahrnehmen.
- De- und Rekonstruktion von starren Lebensgeschichten.
- Externalisierungen von Wahrnehmungen über sich selbst.

Perspektivenwechsel

- Ich bin nicht meine Gedanken und Gefühle. Externalisieren: »Du bist die Schüssel, nicht die Suppe.«
- Busfahrermetapher (s. im Folgenden).
- Genogrammarbeit und Timeline (Kap. 6.2.10, S. 418 ff.).

Akzeptanz und Spüren, was da ist, statt Erlebenskontrolle

- Erlebensbereitschaft an die Stelle von Erlebenskontrolle setzen.
- Sich erlauben, wahrzunehmen, was gerade da ist.
- Nichtveränderung.
- Skulpturen der gegenwärtigen Situation. Würdigung des Leidens.

Zu jeder dieser sechs Ebenen gibt es geeignete praktische und leicht zu erlernende Übungen.[72] Das auf S. 248 dargestellte BASK-Modell eignet sich gut, um immer wieder mit der Klientin tatsächliche situative Zustände und Wahrnehmungen zu untersuchen.

Zum Abschluss dieses Kapitels die bereits erwähnte Busfahrermetapher:
Es ist eine Geschichte, die bei der Dekonstruktion von negativen Gedanken und Gefühlen hilft, die uns Energie und Lebendigkeit rauben. Die Geschichte kann helfen, störende Gedanken, Gefühle, Grübeleien und die Erfahrung schwieriger Situationen als unvermeidlich zu akzeptieren, sie nicht zu bekämpfen oder zu kontrollieren. Aber – wie die Mitfahrerinnen eines Busses – steigen solche Gedanken ein und wieder aus, kommen und gehen. Der Busfahrer muss sich davon nicht abhalten lassen, sein Ziel weiter anzusteuern. Die Jugendliche muss sich davon nicht abhalten lassen, ihre Werte und Lebensziele anzusteuern und sich darauf zu konzentrieren. Sie ist nicht identisch mit ihren vorübergehenden Gedanken und Gefühlen, sondern viel mehr als diese:

»Wohin fährt dein Bus?« Der Bus, den wir fahren, hat nur ein Lenkrad, aber kein Gaspedal und keine Bremse; er fährt mit der Geschwindigkeit unseres Lebens. Es steigen Fahrgäste in den Bus ein und wieder aus. Manche fahren länger mit, andere nur kurze Zeit.

Einige stören, sie beschweren sich, beginnen Streit und beschimpfen den Fahrer. Der Fahrer kann mit ihnen in Streit geraten und wird dann abgelenkt von seinem Ziel. Er kann auch die Fahrgäste nicht beachten, sich auf sein Ziel konzentrieren. Sie steigen ohnehin bald wieder aus und andere kommen. Es ist nicht sinnvoll, sich von ihnen in größere Auseinandersetzungen verwickeln zu lassen. Doch gelegentlich sind wir so verwirrt, dass wir den Weg wiederfinden müssen. In diesem Sinne:
- Konzentriere dich auf das, was du erreichen willst.
- Gedanken sind nur Gedanken – und nicht mehr!

72 Anregungen zu solchen Übungen sind unter www.act-mindful.space zu finden.

5.5 *Pech gehabt!* Die Essenz der Lösungsorientierung

Das war die Antwort von Steve de Shazer, als er 1991 auf einer Fortbildung in Hamburg gedrängt wurde, sich dazu zu äußern, was nach seiner Meinung Gründe dafür sind, dass Menschen Probleme haben und Symptome entwickeln. Es ist eine konsequente Antwort aus dem lösungsorientierten Ansatz heraus. Nach diesem Ansatz ist es nicht nötig, sich mit den Ursachen von Störungen zu beschäftigen, um Lösungen zu finden. Hegemann (2012) fasst diese Haltung treffend zusammen:

> »Die Lösung hängt nicht zwangsläufig mit dem Problem direkt zusammen! Dieser Leitsatz fokussiert auf die Erkenntnisse von Resilienztheorien und der Salutogenese, dass Veränderungen nicht notwendigerweise eine Analyse oder Betrachtung von Problemen voraussetzen, sondern, dass wir am besten von den Menschen lernen, die Veränderungen ohne professionelle Unterstützung erreichen […]. Die Sprache der Lösungsentwicklung ist eine andere als die zur Problembeschreibung notwendig ist! Dieser Leitsatz bezieht sich am stärksten auf Wittgenstein und sein Statement: ›Die Sprache des Glücklichen ist eine andere als die des Unglücklichen‹« (S. 254 f.).

Psychopathologie und mögliche Ursachensuche für Pathologie an sich ist – im Gegensatz zu den beschriebenen Denktraditionen – für de Shazer überflüssig, ja sogar hinderlich, um im Dialog Lösungen zu finden. Wir sind hier dicht an einer Tradition, die empfiehlt, im Dialog mit dem Klientensystem »klinisches Nicht-Wissen« zu pflegen (Anderson u. Goolishian, 1992). Damit ist gemeint, alle Überlegungen darüber, warum Dinge im Leben so schieflaufen, sein zu lassen, alle klinische Erfahrung (Erfahrungswissen wie bei Minuchin oder Untersuchungen wie bei Pleyer) und alle klinischen Theorien (von Freud bis de Shazer) im Klientinnengespräch beiseitezulassen. Sich ohne Fachwissen und alle eigenen Privattheorien, warum Dinge im Leben schieflaufen können, auf die Erzählung des Klienten einzulassen – ohne Hypothesen über die Ursachen der Störungen zu bilden, das ist das Ziel.[73]

---

73 In Kap. 3.1.1 (S. 166) greifen wir auf systemische Ansätze dieser Denktradition zurück.

5.5.1 *Auch eine schwere Tür braucht nur einen kleinen Schlüssel* Lösungsorientierung: ja! Wie geht das praktisch?

> »Die genaue Beschaffenheit des jeweiligen Problems scheint für den Prozeß der ›Lösungsfindung‹ nicht wichtig zu sein – die Intervention muß lediglich ›passen‹. Was gebraucht wird, ist ganz einfach ein Dietrich, nicht aber der eine und einzige Schlüssel, der für ›dieses‹ spezifische Schloß gefertigt worden ist« (de Shazer, 2014, S. 163).

Diese Metaphern werden gern genutzt, um das lösungsorientierte Vorgehen zu verdeutlichen. Die Antwort im lösungsorientierten Ansatz ist konsequent: Es geht darum, den Dialog mit dem Jugendlichen und den relevanten Personen seines Umfeldes konsequent auf die Suche und vor allem das Finden von Zielen und Lösungen zu zentrieren! Das bedeutet:

- Den Dialog konsequent auf die Zukunft zu richten und nicht so sehr auf die Vergangenheit. Die Lösung ist in der Zukunft zu finden, nicht in der Vergangenheit!
- All den Beschreibungen über Ursachen, die von Menschen aus dem Lebenskontext einer Jugendlichen mit Problemen angeboten werden, auszuweichen, nicht darauf einzugehen!
- Den Dialog konsequent auf die Ressourcen des Klienten zu zentrieren und nicht auf Defizite, Mängel und Unvermögen etc. Gute Methoden, um Ressourcen beim Klienten zu aktivieren, haben wir in Kapitel 3.4 (S. 207) beschrieben.
- Keine Hypothesen zu bilden über mögliche Zusammenhänge zwischen den Lebensumständen des Jugendlichen und den Problemen/Symptomen – sei es nun im Sinne einer Verursachung oder im zirkulären Verständnis einer Passung.
- Der Klient ist der Experte. Die Fachfrau folgt seiner Erzählung und strukturiert das Gespräch im Wesentlichen durch geschickte und angemessene Fragen. Der Klient weiß sehr viel, sowohl über das Problem als auch über bereits vorhandene Ausnahmen, Wünsche und Lösungen. Er hat meist auch Vorstellungen über sinnvolle und realistische Ziele. Die Beraterin ermutigt und begleitet ihn, sein Wissen und seine Erfahrung ernst zu nehmen, deren Wert zu erkennen und damit ziel- und lösungsorientiert zu arbeiten.
- Alles im Dialog dafür zu tun, um die Klientin in eine Stimmung und Lage zu versetzen, eine fähige Problemlöserin zu sein. Im Sinne der emotionalen Verhaltenssysteme von Panksepp (2004; Reuter et al., 2017) bedeutet dies,

das Explorationssystem und das Bindungssystem zu aktivieren. Wenn bei der Klientin das Defensivsystem aktiviert ist, dürfte Lösungssuche nicht sehr erfolgversprechend sein! (s. Hintergrundtext S. 109)
- Methoden anzubieten, wie die Wunderfrage (S. 180) oder Skalierungsfragen (S. 242), die es erleichtern, neue Lösungen zu finden oder zu erfinden.
- Wie die Lösungen dann aussehen, bleibt dem Klienten überlassen. Nicht die Beraterin entscheidet, ob die kreierte Lösung empfehlenswert ist. Die Beraterin enthält sich ja gerade einer Meinung darüber, unter welchen Umständen das Leben gelingt oder nicht. Das ist der Kern einer Haltung klinischen Nicht-Wissens.

In die Paarberatungsstelle eines kirchlichen Trägers kommt ein junges Paar, das seit einem Jahr zusammenlebt. Sie streiten inzwischen so viel, dass die 19-jährige Studentin überlegt, sich zu trennen und auszuziehen. Er (20 Jahre, Dachdecker) möchte das auf keinen Fall und initiierte diese Paarberatung. Nach einem Joining stellt die Beraterin die Wunderfrage.

BERATERIN: »Stellen Sie sich vor, Sie schlafen ein und in dieser Nacht geschieht ein Wunder. Das Wunder bewirkt, dass die Probleme, wegen denen Sie hier sind, verschwinden, sofort. Nur merken Sie das nicht, denn Sie schlafen fest. Nun wachen Sie zu gewohnter Zeit auf. Woran würde jeder von Ihnen merken, dass das Wunder geschehen wäre?«

Nach kurzer Zeit antwortet die junge Frau.

FRAU: »Ich würde es daran merken, dass das Handtuch am Haken hängt und nicht auf dem Boden liegt.«

Nachdem der Partner auch seine Beobachtung geschildert hat, entwickelt sich ein Gespräch über die Handtuchgeschichte.

MANN: »Sag mal, so eine Banalität fällt dir als Erstes ein? Das Handtuch im Bad? Das kann doch wohl nicht wahr sein!«

FRAU: »Ich weiß nicht, warum mir das eingefallen ist, aber ich glaube, weil ich dich schon so oft darum gebeten habe und es passiert einfach nichts. Für mich ist das wichtig, aber noch wichtiger ist es, dass ich merke, du nimmst solche Wünsche wahr und so ein Gespräch ernst und es verändert sich irgendwas. Warum rede ich denn sonst mit dir über Dinge, die mich stören?«

MANN: »Okay, so habe ich das noch nicht gesehen, es geht also nicht nur um das Handtuch?«

FRAU: »Das Handtuch steht für deine Gleichgültigkeit, ich fühle mich einfach mit meinen Wünschen und Bedürfnissen an vielen Stellen nicht gehört und ernst genommen.«

Die Arbeitshypothese im lösungsorientierten Ansatz ist bei allen Klientinnensystemen die gleiche: Wie und warum auch immer das Problem entstanden ist und was es weiterhin aufrechterhält, wissen wir nicht, kann man nicht wissen, muss man nicht wissen. Wir unterstützen den Klienten dabei, zunächst Ziele zu benennen. Wenn realistische Ziele klar benannt sind, entstehen auch neue Lösungsideen und neue Sichtweisen.

Der Vorteil lösungsfokussierter Arbeit besteht in seiner Frische und Zukunftsorientierung! Genau das liegt manchen Jugendlichen, es kommt ihnen entgegen, oder systemisch ausgedrückt: Es ist hoch anschlussfähig! Viele Jugendliche wollen nicht in all den Mängeln ihrer Lebenssituation wühlen, mögliche Ursachen für ihr Problem suchen, sich nicht mit all dem beschäftigen, was bei ihnen unzureichend entwickelt ist. Die Jugendlichen brauchen ihre Kraft und Kreativität, um ihre Zukunft positiv zu gestalten, Lösungen direkt zu finden, Neues auszuprobieren. Und wenn dies im ersten Anlauf nicht gelingt, brauchen sie Unterstützung dabei, nicht aufzugeben und es im nächsten Anlauf mit einer neuen Lösung besser hinzubekommen. Der lösungsfokussierte Ansatz ist ein besonders wertvolles Vorgehen in der Arbeit mit Jugendlichen!

Die meisten Jugendlichen mit Problemen kennen genügend Besserwisser und Ratgeber. Dabei sind diese nicht selten eher Teil des Problems als Teil der Lösung. Getreu dem Motto »Traue keinem über 30!«, liegt hier oft ein Grund für Jugendliche, sich eher auf einen »nicht wissenden« Therapeuten einzulassen!

Dazu kommt, dass de Shazer, seine Mitarbeiterinnen und Schüler die Arbeit als Kurztherapie bezeichnen und entsprechend praktizieren. Es dauert also meist nicht so lange, gerade im Vergleich zu z. B. verhaltenstherapeutischen Maßnahmen. Die lösungsorientierte oder lösungsfokussierte Kurztherapie ist bis heute eine der einflussreichsten Weiterentwicklungen im systemischen Feld.

Wer in der Jugendhilfe dicke Akten und lange Vorgeschichten weniger erforscht, sondern mit den Jugendlichen an Zielen arbeiten will und Wandlungen zur Selbstwirksamkeit anstrebt, der braucht entsprechende Strategien. Dann sollte bereits die gemeinsame Hilfeplanung entsprechend strukturiert und handlungsleitend dokumentiert sein.[74]

74 Eine Fülle praktischer Vorgehensweisen, Methoden und Interviews dazu findet man bei Born-Kaulbach, Cammenga, Welter und Furman (2020).

6 Unterstützung von Jugendlichen in einer globalisierten Welt

grenzenlos und unverschämt
ich werde trotzdem
afrikanisch
sein
auch wenn ihr
mich gerne
deutsch
haben wollt
und werde trotzdem
deutsch sein
auch wenn euch
meine schwärze
nicht passt
May Ayim (1997)

Dieser Text von May Ayim drückt auf prägnante und einnehmende Weise eine Erfahrung aus, die wir oft wahrgenommen haben: viele Migrantinnen leben innerlich in zwei Welten. Es ist sehr schwer eine andere Identität zu leben, z. B. eine »afropäische«.

6.1 *Verstehen Sie Afropäisch?* Leben in einer globalisierten Situation

> »In Deutschland hat knapp jede vierte Person einen Migrationshintergrund. […] Mittelfristig wird sich der Anteil der Personen mit Migrationshintergrund weiter erhöhen: 2017 hatten 39,1 Prozent aller Kinder unter fünf Jahren einen Migrationshintergrund« (Bundeszentrale für politische Bildung, 26.9.2018).

2019 hatten in Frankfurt 54,13 % der Einwohner einen ausländischen Pass oder einen deutschen Pass sowie einen Migrationshintergrund (berechnet nach: Stadt Frankfurt am Main, Bürgeramt, Statistik und Wahlen, 2020b; Böckler u. Schmitz-Veltin, 2013).

2019 hatten in Frankfurt 77,13 % der Einwohner mit 17 Jahren und jünger einen ausländischen Pass oder einen deutschen Pass sowie einen Migrationshintergrund (berechnet nach: Stadt Frankfurt am Main, Bürgeramt, Statistik und Wahlen, 2020a und 2020b).

Diese Entwicklung spricht für sich: Als Beraterin, Therapeut oder Begleiterin von Jugendlichen in Deutschland, vor allem im großstädtischen Raum, arbeiten wir schon heute und werden in Zukunft immer mehr mit Klienten arbeiten, die einen anderen kulturellen Hintergrund haben als wir, wenn wir Deutsche sind und nicht den gleichen Migrationshintergrund wie unsere Klientinnen haben. Wir arbeiten dann in interkulturellen Situationen. Interkulturell meint hier, dass Berater und Klientin nicht den gleichen kulturellen Hintergrund haben.[75]

Interkulturelle Beratung, Therapie, Erziehungs- und Sozialarbeit sind nur ein Teil eines umfassenderen Geschehens: Wir und die Jugendlichen, um die es hier geht, leben in einer globalisierten Situation.

Kinder, Jugendliche und Erwachsene, deren Eltern oder Großeltern irgendwann aus Südeuropa, der Türkei, dem afrikanischen Kontinent, aus Russland, Asien oder dem arabischen Raum einwanderten oder den Plan haben, nur eine Zeit hier zu leben, prägen auch in Deutschland und Europa Kindertagesstätten, Schulen, Vereine, das Straßenbild in Großstädten. Die Hintergründe für ihre Migrationsprozesse sind sehr unterschiedlich und vielfältig (s. Kap. 6.1.1, S. 367). Es sind Geflüchtete, Asylsuchende, Arbeitsmigranten und Expats. Die meisten von ihnen sind hier geboren und sprechen die Sprache des neuen Heimatlandes gut.[76] Dieses Zusammenleben bestimmt in hohem Maße die Befindlichkeit aller Jugendlichen.

Die Anreden »deutsche Kartoffel«, »Kanake« oder »Jude«, oft nicht freundlich gemeint, sind in Frankfurt am Main an Schulen nicht unüblich und Teil dieser globalisierten Lebenssituation. Manche Jugendlichen sind um ihren Migrationshintergrund froh, weil dieser durchaus in manchen Klassen das »Dazugehören« erleichtert – in anderen Klassen ist es eher umgekehrt. Es ist schwerer, als Marokkaner in bestimmte Clubs zu kommen, und manche deutsche Clique ist froh, einen Marokkaner nachts in der U-Bahn dabei zu haben und sich dadurch geschützt zu fühlen vor provozierenden ausländischen Jugendlichengruppen. Diese Beispiele aus dem globalisierten Zusammenleben von Jugendlichen ließen sich ohne Schwie-

75 Der Kulturbegriff spielt im Zusammenleben in einer globalisierten Situation eine große Rolle. Wir diskutieren ihn deshalb ausführlicher im Hintergrundtext auf S. 368.

76 Hier ist anzumerken: Die jungen Frauen und Männer in den Betonwüsten der französischen Banlieues sind ein Beispiel dafür, dass die gute Beherrschung der Landessprache allein keineswegs der Königsweg für Integration ist.

rigkeiten fortsetzen. Während die Autoren in ihrer Jugend noch in fast ausschließlich deutschen Klassen und Peer-Gruppen sozialisiert wurden, waren die Klassen und Peer-Gruppen ihrer Kinder (jetzt Anfang 30) schon ziemlich durchmischt. Der Lebenskontext der jetzigen Jugendlichen ist (jedenfalls in Großstädten) völlig von der globalisierten Lebenssituation geprägt. Die Bedeutung von individuellem, strukturellem Rassismus und Racial Profiling (wir gehen in einer Fußnote auf S. 374 näher auf diese Begriffe ein) kennt diese Generation aus ihren Alltagserfahrungen heraus!

Migranten unterscheiden sich nicht nur hinsichtlich ihrer Herkunftsländer, sondern auch im Hinblick auf ihre rechtliche Aufenthaltssituation und die Ursachen ihrer Migration. Das führen wir im folgenden Kapitel 6.1.1 genauer aus.

Das Zusammenleben verschiedener Ethnien und Kulturen verschärft ungleiche Lebensbedingungen. Nicht alle, aber viele Menschen mit ausländischem Pass oder deutschem Pass mit Migrationshintergrund haben deutlich schlechtere Lebensbedingungen. Jugendliche dieser Gruppe haben oft schwierigere Ausgangsbedingungen und sind schwerer für Unterstützungsmaßnahmen zu erreichen (s. Kap. 6.1.2, S. 373).

Das Zusammenleben wird zudem beeinflusst durch gegenseitige Bilder und Zuschreibungen, die teils klar rassistischer Natur sind, teils auf verallgemeinerten Erfahrungen oder zugeschriebenen ethnischen Erklärungen für Verhalten beruhen (Kap. 6.1.3, S. 376).

Die Globalisierung bedingt auch, dass Bilder von Gesundheit, Erkrankung und notwendiger Maßnahmen vielfältiger geworden sind und wir nicht mehr davon ausgehen können, dass unsere Konzepte von Störung, Symptom und sinnvoller Therapie oder Intervention auch von unseren Klientinnen geteilt werden oder überhaupt kopplungsfähig sind.[77]

In Kapitel 6.1.4 setzen wir uns mit besonders sinnvollen Ansätzen der Unterstützung von migrantischen Jugendlichen und ihren Familien auseinander, die zudem aus besonders bildungsfernen, armen Schichten kommen.

77 Wir diskutieren in den Hintergrundtexten »Internationale Entwicklung im Feld interkultureller Arbeit« (S. 417) und »Genauso verrückt wie wir? – Diagnosen und Kultur« (S. 428) diesen Aspekt ausführlicher.

6.1.1 *Flucht, Arbeitsmigration oder Expats?* Migrationshintergrund lässt sich deutlich unterscheiden

Statistisch wird in Deutschland zwischen Ausländern und Bürgern mit deutschem Pass und Migrationshintergrund unterschieden. Wenn wir von Migranten sprechen, dann meinen wir sowohl Menschen mit ausländischem Pass als auch Menschen mit deutschem Pass, die einen Migrationshintergrund haben. Für Migrationshintergrund gibt es in Deutschland auch die offizielle Definition: Migrationshintergrund haben »alle

- nach 1945 auf das heutige Gebiet der Bundesrepublik Zugewanderte
- sowie alle in Deutschland geborenen Ausländer
- und alle in Deutschland als Deutsche geborene mit zumindest einem zugewanderten oder als Ausländer in Deutschland geborenen Elternteil« (Statistisches Bundesamt, 2018).

In der interkulturellen Beratungspraxis haben wir es mit sehr unterschiedlichen Gruppen von Migrantinnen zu tun.

Arbeitsmigranten, die allein oder mit ihren Familien hierhergekommen sind, weil wirtschaftliche Not und andere Faktoren sie veranlasst haben, ihren Lebensunterhalt in Deutschland zu verdienen. Diese Form der Migration haben wir seit Ende der 1950er Jahre.[78] Wir sprechen auch von Gastarbeiterinnen. Ein irreführender Begriff, weil viele von ihnen inzwischen keine Gäste mehr sind, sondern Sesshafte.

Geflüchtete, die aufgrund von Krieg (z. B. Jugoslawien 1991, aktuell Syrien seit 2011) und Verfolgung (z. B. Chile 1973) in Deutschland Asyl oder Duldung suchen, weil in ihrer Heimat ein sicheres Leben nicht möglich ist. Manche fliehen auch vor Armut und Perspektivlosigkeit. Diese Gruppe steht in den letzten Jahren aus ganz verschiedenen Gründen im Blickpunkt der Öffentlichkeit. Diese Menschen haben oft große psychische Belastung durch politische Verfolgung, Folter, Armut, Flucht unter großer Gefahr erfahren und haben hier häufig einen unsicheren Aufenthaltsstatus. Natürlich sind inzwischen einige zu Sesshaften geworden.

Expats, ein Begriff, der aus dem Amerikanischen kommt und eine Verkürzung von Expatriates (ex patria = außerhalb des Heimatlandes) darstellt. Damit sind Ausländerinnen gemeint, die meist ausgesprochen qualifiziert sind und im Zuge der Globalisierung aufgrund einer Anstellung in Deutschland leben. Diese Gruppe lebt meistens mit einer klaren zeitlichen Perspektive hier.

---

78 1964 wurde der millionste Gastarbeiter in Deutschland begrüßt – ein Portugiese.

Der Arbeitskontrakt umfasst einige Jahre hier in Deutschland, wird danach vielleicht verlängert oder die Person geht zurück in die Heimat oder in ein anderes Land. Diese Gruppe ist finanziell meistens gut abgesichert und pflegt mehr oder weniger ihr soziales System im Heimatland. Lebens- und Ausbildungsperspektiven für die Kinder sind so angelegt, dass es gut in der Heimat oder in einem anderen Land für die Familie weitergehen kann. Manchmal besuchen die Kinder dieser Gruppe internationale Schulen oder Privatschulen der entsprechenden Nationen. In Großstädten wie Frankfurt am Main ist diese Gruppe recht groß und durchaus als Klientel der Schulen, der Jugendhilfe oder des Gesundheitswesens von Bedeutung.

Daneben kann man Migration als Prozess sehen und Migrationsgenerationen unterscheiden:

- Die erste Migrationsgeneration sind Menschen, die im Heimatland geboren wurden und dann in Deutschland eingereist sind.
- Manchmal spricht man auch von Generation 1,5 und meint damit Menschen, die als Kind eingereist sind, aber hier in deutschen Institutionen weitgehend sozialisiert wurden.
- Migrationsgeneration 2, 3 und 4 sind Menschen (Generation 2), deren Eltern (oder Großeltern) migriert sind, die selbst aber hier geboren wurden, deren Kinder (Generation 3) und Enkel (Generation 4).

Hintergrund: Was heißt hier eigentlich Kultur?

Es lohnt sich, einige Definitionen und Sichtweisen des Kulturbegriffs zu betrachten. Die folgenden Definitionen entsprechen den Vorstellungen der Autoren zum Kulturbegriff:

Aspekte, die zu Kultur gehören:

- »Kultur vermittelt Bedeutungen. Durch die Kultur bekommen die Gegenstände und Ereignisse der Umwelt für das Individuum, für Gruppen, Organisationen oder Nationen eine Ordnung, einen Sinn, eine Funktion, einen Bedeutungsgehalt und werden erst so greifbar.
- Kultur bietet dem Menschen im materiellen und immateriellen, geistigen Bereich Handlungsmöglichkeiten, setzt aber auch Handlungsgrenzen.
- Im Verlauf der Menschheitsentwicklung und der Geschichte eines Volkes sind verschiedenartige Systeme von Sinn, Bedeutungen, Funktionen, Begriffen und damit Orientierungen herausgebildet worden. Kulturen sind das Resultat dieser schöpferischen Leistungen der Menschheit.
- Zu jeder Zeit haben verschiedene Kulturen existiert, und in geschichtlichen Zeitabläufen unterliegen Kulturen Wandlungen, bedingt durch äußere und innere Einflüsse.

- Die Kultur dient der Orientierung in der Überfülle an Gegenständen und im Fluss der Ereignisse« (Schroll-Machl, 2013, S. 26 f.).

Diese Definition ist für unsere Zwecke sehr brauchbar, weil sie die wichtige Funktion von Kultur für die Sichtweisen und Handlungen von Menschen beschreibt. Aber geben nationale Kulturen wirklich Interpretationen der Welt und Handlungsorientierung, die dann für alle Deutschen, Syrerinnen, Italiener, Nigerianerinnen usw. gelten? Eine rhetorische Frage!

Eine Peer-Gruppe von 14- und 15-jährigen Jungen in Frankfurt-Eschersheim, die die Schule oft schwänzen, ab und zu Autos aufbrechen, Hip-Hop hören, ihre Hosen recht tief tragen, immer Mütze oder Kappen aufhaben und sich auf ihre spezielle Weise begrüßen, verfügt über eine eigene Kultur, die Wahrnehmung, Denken, Bewertungen, Werte, Verhalten und Handeln ordnet und bestimmt. Selbst wenn sie zufällig alle Deutsche sind und ich als 50-jähriger Berater mit Hochschulabschluss und entsprechender Biografie ebenfalls Deutscher bin, könnte es sein, dass wir die gleiche Situation sehr verschieden wahrnehmen, darüber anders denken, sie unterschiedlich bewerten, uns zu ihr anders verhalten oder anderen raten, sich auf eine bestimmte Art zu verhalten. Es ist sinnvoller, die individuelle Kultur eines Jugendlichen, seiner Subgruppe, Familie und ihrer Umgebung zu erfragen, als die Standards der nationalen Kultur einfach zu vermuten.

Eine fundamentalistisch-evangelikale Familie meldet sich bei einem »normalen« Berater einer Erziehungsberatungsstelle und sucht Rat, weil der 14-jährige Sohn ihrer Meinung nach auf die schiefe Bahn gerät. Tatsächlich zeigt er Verhalten, das dazu führen kann, dass er von seiner Schule verwiesen wird und auch soziale Ängste entwickelt. Aber werden Hinweise und Vorgehen des Beraters für die Familie hilfreich sein? Oder werden den Familienmitgliedern seine Vorgehensweisen und Ansichten merkwürdig und unpassend erscheinen?

Ein Elternpaar aus einer sehr wohlhabenden Frankfurter Familie mit über Generationen gewachsenen Kontakten in die einflussreichen Kreise der Stadt, das in die Beratung wegen der 17-jährigen Tochter kommt, hat eine andere Kultur als der junge Berater aus einer bildungsfernen Familie mit Migrationshintergrund. Wie kann hier eine gelungene Auftragsklärung und geeignete Interventionen kommuniziert werden?

Die Beispiele zeigen eine Banalität: Deutsche interpretieren die Welt sehr unterschiedlich und handeln verschieden. Unter Deutschen lassen sich sehr wohl

Gruppen ausmachen, die in ähnlicher Weise die Welt sehen und handeln. Aber diese Gruppen unterscheiden sich untereinander sehr deutlich. Kultur können wir nicht ausschließlich auf nationale Kulturen anwenden: die türkische, marokkanische, italienische etc. Kultur. Wir können nicht davon ausgehen, dass nationale Kulturen für alle ihre Mitglieder in gleicher Weise Ereignissen Bedeutung geben und ähnliche Handlungsmöglichkeiten und Handlungsgrenzen anbieten. Eine »nationale Kultur« erklärt Ereignisse, Verhalten und Konflikte nur sehr begrenzt. Innerhalb einer nationalen Kultur lassen sich verschiedene Milieus unterscheiden, in denen die Menschen Situationen sehr unterschiedlich verstehen, interpretieren und sich dazu verhalten.

Für die interkulturelle Beratungsarbeit heißt das, bei Kulturfragen weg von Stereotypen, eher generellen landeskundlichen Informationen, zu kommen. Methodisch lässt sich das in der Arbeit mit kulturellen Zeugen umsetzen, wie wir dies in Kapitel 6.2.9 (S. 415) beschreiben, aber auch in der Art und Weise, wie wir dies im Hintergrundtext »Internationale Entwicklung im Feld interkultureller Arbeit« (S. 417) skizzieren.

Simon (2018, S. 169 ff.) hat eine systemische Sichtweise von Kultur und Kulturwandel entwickelt. Er definiert Kultur als »Mengen von Spielregeln der Interaktion und Kommunikation [...], die alle Aspekte des alltäglichen Lebens [...] in einem sozialen System umfassen, deren Befolgung von den Mitgliedern als selbstverständlich erwartet wird«.

Das System Kultur besteht demnach aus:

- Spielregeln,
- Mitgliedern,
- Fremden.

Die Funktion kultureller Spielregeln ist es, eine möglichst konfliktfreie Koordination des alltäglichen Umgangs ohne besondere kommunikative Anstrengungen wahrscheinlicher zu machen. Das gibt bereits erste Hinweise auf die Entstehung von kulturbedingten Problemen und möglichen Lösungswegen, wie Simon (2018, S. 160) eindrücklich klarstellt:

> »Wenn ein Individuum gegen die Spielregeln verstößt und sein abweichendes, den Erwartungen widersprechendes Verhalten durch *Unkenntnis* (= Nicht-Wissen) der Spielregeln bzw. der Nicht-*Zugehörigkeit* erklärt wird, wird er als *Fremder* (= nichtzugehörig zum sozialen System) identifiziert. Das abweichende Verhalten eines Individuums wird als *deviant* bewertet, wenn es durch *Krankheit* (Ursache in der organischen Umwelt verortet = keine Handlungen) *oder* Kriminalität (Ursache in der psychischen Umwelt = Handlung) erklärt wird.«

Simon unterscheidet nun drei Formen von Spielregeln:

- grammatische Regeln,
- informelle Regeln,
- technische Regeln.

Grammatische Regeln, deren Befolgung bzw. Zuwiderhandlung über Zugehörigkeit und Ausschluss entscheidet, sind emotional stark besetzt, nur langsam veränderbar und haben eine eher geringe Sach- und Zielorientierung. Die Bezeichnung »grammatisch« soll deutlich machen, dass diese Form der Spielregeln, ähnlich dem Spracherwerb, früh, in enger Beziehung gelernt wird und Teil der Identität ist.

> »Die Kommunikation von Affekten steuert die Selektion von gebotenem/verbotenem Verhalten in jeder Kultur« (Simon, 2018, S. 172).

Informelle Regeln ähneln eher Moden und Stilen und prägen z. B. den sprachlich-ästhetischen Ausdruck in Subkulturen. Bei informellen Regeln sind Experimentieren und Abweichung durchaus erlaubt. Allerdings ist die Abgrenzung zwischen grammatischen und informellen Regeln nicht einfach. So geraten grammatische und informelle Regeln leicht in Konflikte. Neue informelle Regeln können längerfristig grammatische Regeln verändern (Kulturwandel).

Als dritte Form der Spielregeln definiert Simon technische Regeln:

> »Diese sind explizite Gebote und Verbote, die Verfahrensweisen (Prozeduren, Gesetze, Verordnungen, Gebrauchsanweisungen, Rezepte, Prozessmuster) zum Erreichen von überwiegend *sachlichen* Zielen festlegen (*Sachdimension* und Zeitdimension der Kommunikation)« (2018, S. 174).

Technische Regeln sind emotional gering besetzt und lassen sich trainieren, insbesondere durch positives bzw. negatives Feedback. Sie sind mit der kulturellen Identität der Mitglieder eines kulturellen Systems nur lose gekoppelt. Kommt es z. B. zu Konflikten zwischen informellen und grammatischen Regelungen, so bietet es sich an, über die angemessene Einführung technischer Regelungen an die Konfliktlösung heranzugehen.

Der Sozialpädagoge A. leitet ein Team, das für eine größere Gruppe von unbegleiteten minderjährigen Geflüchteten zuständig ist. Diese wohnen in drei verschiedenen Häusern bzw. Wohnungen. In einem Haus außerhalb der Stadt leben acht afghanische junge Männer zusammen. Es kommt dort immer wieder wegen Unsauberkeit zu erheblichen Konflikten. Als A. wieder über die Vermüllung der

Küche informiert wird, fährt er in die Wohnung und spricht Rami (17 Jahre), der gerade in der Küche ist, auf den Schmutz an. Wie in solchen Situationen oft entgegnet Rami, er habe das nicht gemacht. A. sagt, das sei nicht wichtig, ihm sei es auch egal, wer das nun hingeworfen habe. Bei der Menge an Müll habe das die ganze Gruppe zu verantworten und er sei daran sicher auch beteiligt. Ein solcher Schmutz gefährde die Wohngemeinschaft. Wenn das Gesundheitsamt das erfahre, werde die Wohngemeinschaft geschlossen. Rami wiederholt sein Argument. A. entgegnet, es sei die Aufgabe von jedem, die Hygiene einzuhalten, das wissen auch alle und es gehe überhaupt nicht, dass so die Arbeit gefährdet sei. Dafür seien alle verantwortlich, auch er selbst als Leiter. Er habe auf dieses Gespräch keine Lust mehr, wichtig sei, dass die Küche aufgeräumt sei, egal auf welche Weise.
A. holt sich einen Korb und beginnt die herumliegenden Tüten, Dosen und Gemüsereste einzusammeln. Rami beobachtet ihn eine Weile und hilft dann. A. bedankt sich und beide arbeiten eine Stunde, bis die Küche aufgeräumt ist.

In diesem Fall stellt sich folgendes Dilemma heraus: Ein Mann, der etwas gilt und darstellt, darf nichts tun, was unter seiner Würde ist. Es ist eine in der männlichen Identität Ramis verankerte grammatische Regel. Dazu gehört Hausarbeit. Eine neue technische Regelung allein ist in dieser Situation nicht ausreichend. Erst in der Kopplung mit der Verstörung, dass sogar der Chef diese Arbeit macht, entsteht zunächst eine Situation, die eine alte grammatische Regel momentan außer Kraft setzt. A. ist Mann und Leitung, also durchaus mit Würde ausgestattet.[79] Es erfordert eine hohe Präsenz, Geduld und wiederholte konsequente Anwendung der technischen Regel, bis diese verankert ist, praktiziert wird und dadurch vielleicht auch ein nachhaltiger Kulturwandel eingeleitet wird.[80]

»Wenn die vereinbarten technischen Regeln lange genug praktiziert werden, werden sie zu grammatischen Regeln, das heißt, sie bestimmen die selbstverständlichen *Erwartungserwartungen* der Mitglieder der Kulturgemeinschaft« (Simon, 2018, S. 176).

---

79 Hier kommt es unter anderem auch auf die Beziehung zwischen A. und Rami an. Ist Rami ausreichend mit A. identifiziert? Hat A. für Rami Autorität? Ist A. eine hinreichend gute Vertrauens- und Bezugsperson, damit über epistemisches Vertrauen auch grammatische Regeln übernommen werden?

80 Diese Darstellung reduziert die Situation auf die Dimension Kultur. Entsprechend der Methode der drei Kategorien von Hypothesen (s. Kap. 6.2.6) sollten auch mindestens eine psychologische Hypothese und eine migrationsbezogene Hypothese gebildet werden, um den Fall nicht zu ethnisieren oder zu psychologisieren. Es soll in der Realität durchaus auch vorkommen, dass deutsche Jugendliche Küchen vermüllen lassen!

Bei dieser systemischen Interpretation darf nicht übersehen werden, wie wichtig dabei Vertrauensaufbau, Erfahrungen miteinander, mit Ehrlichkeit und Offenheit und eine stabile, gewachsene Beziehung sind.

6.1.2 *Sind einige gleicher als andere?* Ungleichheit: Der Zusammenhang zwischen Migration und Armut

Migrantinnen haben unterschiedliche Ausgangslagen. Soziale Benachteiligung von Menschen anderer Hautfarbe und Lebensweise, oftmals auch Sprache und Religion, existiert überall seit Urzeiten (Tabelle 4). Die Unterscheidung von »wir« und »die da« hat archaische Wucht. Gleichzeitig hat auch Empathie eine dunkle Seite, sie bezieht sich meist auf diejenigen, die »welche von uns« sind. Diese Benachteiligung und die sie begleitenden Phänomene sind messbar und werden von Walter (2007) zusammengefasst:

> »Was am deutlichsten vom Durchschnitt der Bevölkerung abweicht, sind die **sozioökonomischen Bedingungen,** unter denen die Migrantenfamilien leben. Hier sind zu nennen erheblich ungünstigere Einkommensverhältnisse, verbreitete Arbeitslosigkeit, ungünstige Wohnverhältnisse, bei den Jugendlichen schlechtere Schul-, Bildungs- und Berufssituation. Die Lage wird noch dadurch verschärft, dass Immigranten zunehmend als Konkurrenz auf dem Arbeits- und Wohnungsmarkt empfunden werden, zumal sie, mit Ausnahme der Aussiedler, überwiegend in den größeren Städten wohnhaft sind (wo immer schon die Kriminalitätsbelastung der Einwohner deutlich höher ist als in eher ländlichen Gebieten« (Walter, 2007, S. 129; Hervorhebung im Original).

Natürlich gibt es auch Deutsche, die arm sind und in prekären Verhältnissen leben. Die sozial prekäre Situation von vielen Migrantinnen zeigt sich besonders daran, dass sie überrepräsentativ im Strafvollzug auftauchen:

> »Wir halten fest: Im Strafvollzug der alten Bundesländer sind Angehörige von Minoritäten, also Nichtdeutsche und Aussiedler, gegenüber einheimischen Deutschen um etwa **das 3fache überrepräsentiert** (so auch *Dünkel,* 2005: 58, 67). Das gilt nicht nur für die Strafhaft, sondern auch für die Untersuchungshaft. Dort ist der Anteil der aus Minoritätengruppen stammenden Gefangenen eher noch höher (*Winkler,* 2003: 225). Ein solch auffälliges Missverhältnis sollte uns Anlass zu Beunruhigung sein« (Walter, 2007, S. 127 f.; Hervorhebung im Original).

Eine deutlich erhöhte Inhaftierungsrate von Minderheiten, die man bereits am Aussehen zu erkennen glaubt, gilt in abgeschwächter Form in allen westeuropäischen Staaten. Für diese signifikant höheren Straffälligkeiten werden vier Gründe benannt (nach Walter, 2007):

- Die Belastung von Migranten mit Anpassungs- und Integrationsproblemen,
- häufigere Anzeigen von Bürgerinnen und Institutionen,
- es wird bei registriertem abweichendem Verhalten von zuständigen Stellen der Rechtspflege anders (d. h. im Sinne höherer Straffälligkeit) mit ihnen verfahren,
- Ausländerrecht und Strafrecht führen zu einer höheren Gefangenenrate, da auch bei leichten Delikten Untersuchungshaft häufig praktiziert wird aufgrund von Fluchtgefahr, Prüfung des ausländerrechtlichen Status in der U-Haft und Gefahr einer Abschiebung.

Allgemeine negative Diskriminierung und damit in Verbindung deutlich erhöhte Inhaftierungszahlen sind ein Indikator für soziale Ungerechtigkeiten und Ausgrenzungsprozesse. Sie spiegeln damit recht primitive und gefährliche Verarbeitungsmechanismen von Ängsten und empfundenen Bedrohungen, die von der Mehrheitsgesellschaft ausgehen.

Wir geben den Ursachen von Armut, Rassismus, Racial-Profiling[81], Flucht, Verelendung, Perspektivlosigkeit, Drogen und Verwahrlosung zu wenig Bedeutung im Fallverstehen. Es mangelt an der praktischen Umsetzung dessen, was wir über einen sinnvollen Umgang mit psychosozialem Elend, Kindeswohlgefährdung, Risiken armer Familien, vernachlässigten und perspektivlosen Jugendlichen wissen. Unsere therapeutisch-psychologisch geprägten Denkraster können und sollten kopplungsfähig werden für die psycho-sozial-ökonomischen Hintergründe von Armut und Perspektivlosigkeit und für die Denk- und Sinnmuster von Jugendlichen und ihren Familien, die marginalisiert werden. Gerade der systemische Ansatz regt uns an, den Lebenskontext mitzusehen. Dabei sollten wir gerade bei Menschen in prekären Lebenssituationen nicht bei

81 Wir verweisen hier auf den Begriff des strukturellen Rassismus. Damit wird Rassismus nicht nur als Haltung eines Individuums verstanden, sondern als in den Strukturen der Gesellschaft verankerten Mechanismus, der zu Benachteiligungen für bestimmte Gruppen führt. Auch die beschriebene 3-fache höhere Inhaftierung von People of Color ist dafür ein gutes Beispiel. »Als Racial Profiling (auch ›ethnisches Profiling‹ genannt) bezeichnet man ein häufig auf Stereotypen und äußerlichen Merkmalen basierendes Agieren von Polizei-, Sicherheits-, Einwanderungs- und Zollbeamten, nach dem eine Person anhand von Kriterien wie ›Rasse‹, ethnischer Zugehörigkeit, Religion oder nationaler Herkunft als verdächtig eingeschätzt wird und nicht anhand von konkreten Verdachtsmomenten gegen die Person« (Wikipedia, Stichwort: Racial Profiling, 09.07.2021).

Tabelle 4: Armutsindikatoren 2017 in Prozent (Statist. Bundesamt Mai 2019, online abgerufen unter https://www.destatis.de/DE/Themen/Gesellschaft-Umwelt/Bevoelkerung/Migration-Integration/_inhalt.html)

	Ohne Migration	Migranten zusammen	Migranten mit eigener Migration	Migranten ohne eigene Migration
Privathaushalte ohne Erwerbstätigkeit von Personen 18–65 Jahre alt[1]	7,2	14,0	15,4	7,6
Personen ohne Abschluss Sekundarstufe 2	22,2	45,7	49,8	40,8
Anteil (Fach)Hochschulabschluss (25- bis 35-Jährige)	26,8	27,4	29,5	16,7
Personen ohne Schulabschluss	3,5	13,7	19,3	6,9
Personen ohne berufsqualif. Abschluss (25- bis 35-Jährige)	9,3	31,6	32,8	25,3
Anteil Erwerbslose[2]	3,1	6,6	6,4	7,3
Einkommen unter Armutsrisiko (Working Poor)[3]	6,1	14,0	14,8	10,0
Armutsgefährdungsquote[4]	11,8	28,6	30,3	24,9

1 Personen in Haushalten ohne Erwerbseinkommen in Relation zu allen Personen dieser Altersgruppe.
2 Wird berechnet: Erwerbslose/Erwerbstätige + Erwerbslose.
3 Anteil der Erwerbstätigen mit Einkommen unterhalb der Armutsrisikoschwelle.
4 Die Armutsgefährdungsquote ist gemäß der EU-Definition der Anteil der Personen, die mit weniger als 60 Prozent des mittleren Einkommens der Bevölkerung (Armutsrisikoschwelle) auskommen müssen.

den familiären Beziehungen stehen bleiben, sondern ökonomische Situationen, Stadtteilgemeinschaften und ethnische Communitys, tatsächlich zugängliche Bildungsangebote etc. mitdenken.

Welche positiven Folgen durch das Einnehmen einer solchen Perspektive möglich sind, macht Wetzel (1999) mit einem Zitat von Minuchin klar:

> »Mit P. Minuchins (1995) Worten: ‚Die Beschäftigung mit armen, von vielen Krisen betroffenen Familien legt es nahe, daß sich Familientherapeuten in eine andere Richtung bewegen müssen: Im Blickfeld sollte der gesellschaftliche Kontext

stehen, und nicht so sehr die Ausarbeitung interner Familiencharakteristika. Mit einer kontextorientierten Sichtweise entdecken wir auch eindrucksvolle Stärken und Ressourcen in den Menschen und Familien, die in den verarmten innerstädtischen Bezirken leben. Ausgedehnte Netzwerke von Beziehungen, die nach ethnischen oder religiösen Gesichtspunkten informell organisiert sind, unterstützen und stärken den Einzelnen. Tatsächlich führte die Anerkennung örtlicher Gemeinde-Initiativen und das Interesse an Menschen, die in Armut, unter Bedingungen rassischer und sozialer Unterdrückung und ohne Zugang zu erschwinglicher medizinischer Betreuung leben, zur Einrichtung öffentlicher Gesundheitszentren und, auf dem Gebiet geistiger Gesundheit, zu auf das Gemeinwesen hin orientierten Maßnahmen« (S. 257).

6.1.3 *Bilder, Vorurteile, Erfahrungen* Rassismus im Zusammenleben der Kulturen

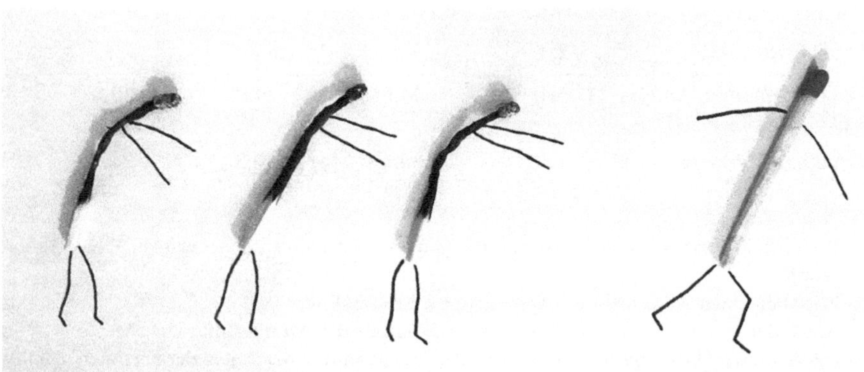

Bilder, Verallgemeinerungen, Ethnie als Ursache für Verhalten attribuiert, Konstruktionen – oft mit rassistischem Hintergrund, manchmal als Ergebnis eigener Erfahrung – gibt es sowohl aufseiten der »Inländer« gegenüber Migranten als auch von den Migranten gegenüber den Deutschen und unter den verschiedenen ethnischen Gruppen innerhalb der Migranten.

Migranten sind in vielen Städten und Institutionen seit Jahrzehnten Mitmenschen und Mitbürger. Gleichwohl schreiben und berichten die Medien über sie oft auf sehr spezielle Weise. Jenseits ihrer eigenen Persönlichkeit und Individualität und der schwierigen Lebenslage dienen sie auch als Projektionsfläche von Ängsten, Wut und Selbsterhöhung im Kontext politischer Opportunität.

> »Im öffentlichen Diskurs werden besonders Jugendliche aus Minoritäten zur Gefahr stilisiert, obwohl sie in Wahrheit oft doppelt Opfer sind: Im Kontext ihres Aufwachsens im Herkunftsland und der Flucht aus demselben einerseits – und ein zweites Mal bei uns, wo sie nicht selten von erwachsenen Landsleuten, Angehörigen oder Dealern ausgebeutet werden (*Marguerat* 2005: 255 ff.). Sie werden als unberechenbar, gefährlich und brutal dargestellt. Schnell wird der Versuch, Handlungen auf dem Hintergrund ihrer Herkunft und bisherigen Sozialisation sowie ihrer Lebenslage zu verstehen, nur noch als Entschuldigung von Tätern begriffen. Wird dann mittels unzulässiger Vereinfachungen die komplexe, ambivalente und widersprüchliche Lebenswirklichkeit zu einer einfach zu verstehenden, binären Welt von Gut und Böse zugerichtet, handelt es sich eigentlich nur noch um Propaganda (*Stehr* 1997: 53 f.). Vorhandene und medial produzierte Unsicherheitsgefühle werden solcher Art auf Fremdes und Fremde projiziert« (Walter, 2007, S. 131).

Die Aktualität dieser Analyse von 2007 besteht bis heute. Natürlich wissen Jugendliche mit Migrationshintergrund, dass sie auf der Basis solcher Konstruktionen gesehen werden. Sie erleben Diskriminierung und Anmache. Manchmal spielen sie mit diesem Image.

Eine Ursache von Vorurteilen oder Rassismus sind entlastende Projektionen und dauerhafte oder zyklische Ängste der »eingeborenen« Mitbürgerinnen vor ökonomischen, körperlichen und sozialen Bedrohungen. Heute sind das besonders die vielen unterschiedlichen Folgen der Globalisierung, zu denen eben auch Flucht und Arbeitsmigration zählen.

Was aber haben diese meist rassistischen Bilder als Begleiter von globalisierten Wanderungen mit psychosozialer oder therapeutischer Arbeit zu tun?

Ob Arbeitsmigrantinnen, Expats oder Geflüchtete, diese jungen Frauen und Männer und deren Familien sind Klienten unserer psychosozialen Dienste in unterschiedlichen Handlungsfeldern.

Sie erinnern uns zum Glück deutlich daran, systemische Arbeit viel stärker auf das Gemeinwesen, die Stadtteile, Sozialräume und geeignete Netzwerke auszurichten, als das bisher üblich war und ist.

Sie mahnen eine dringend notwendige Einstellung und Beschäftigung von Kolleginnen aus deren Kultur- und Sprachräumen in unseren Institutionen und Teams an, um einen erfolgreichen Wissenstransfer zu schaffen.

Die Bedrohungsgefühle durch und Widerstände von »eingeborenen« Jugendlichen und auch älteren Menschen gegenüber den sozialen, kulturellen und ökonomischen Folgen der Globalisierung begegnen uns in Schulen, Öffentlichkeit, Nachbarschaft, Medien und in unseren Arbeitsfeldern.

Damit verbunden sind auch Radikalisierungen Jugendlicher durch fundamentalistischen Islam, rechter wie islamistischer Antisemitismus und Extremismus. Daraus erwachsen Aufgaben der Prävention und der Arbeit mit Opfern und Tätern sowie deren Angehörigen, Freundinnen, Schulen etc.[82]

Sie führen zu Aufmerksamkeit für das Feld internationaler Jugendarbeit, Jugendaustausch und auch internationalen Jugendhilfemaßnahmen, z. B. nach § 11 SGB VIII.[83]

Ist die Brille »Migrant« vielleicht nach 60 Jahren Arbeitsmigration und Asylsuche eine unnötige oder gar hinderliche Etikettierung, die mehr über den Etikettenkleber verrät, als dass sie für den Klienten hilfreich ist? Dies ist wohl auch der Grund, warum sich inzwischen viele junge Frauen und Männer mit Migrationshintergrund gegen die Standardfrage »Woher kommen Sie denn?« zur Wehr setzen bzw. sich darüber ärgern. Möglicherweise kommt die Person mit dunklerer Haut auch nicht wegen »migrationsspezifischen« Anliegen, sondern wegen Paarkonflikten, einer Trennung oder Einsamkeit. Was ist mit dem schwarzen Europa jenseits universitärer Publikationen und Fachzeitschriften? Wer legitimiert wen aufgrund welcher Erfahrungen, über »Migranten« zu sprechen und zu schreiben? Mecheril (2009) bringt mit klaren, deutlichen Worten, die es zu zitieren wert sind, auf den Punkt:

> »In der Rede über die Anderen, die Südländer, die AusländerInnen, die ›MMM‹s (Menschen mit Migrationshintergrund), in dieser verobjektivierenden, vergegenständlichten, entgegensetzenden Rede, in der wir über sie sprechen, wird das Wesen der Anderen – eine Essenzialisierung – erfunden. Der Hinweis auf kulturelle Differenzen suggeriert, dass die Anderen ein bestimmtes kulturelles Wesen, eine kulturelle Identität besitzen. Und häufig [...] wird aus dieser kulturellen Identität eine Art kulturelles Gefängnis. Die Rede über kulturelle Differenz und interkul-

82 In diesem Zusammenhang sehen wir auch Initiativen wie z. B. »Schule ohne Rassismus – Schule mit Courage«. Das ist ein bundesweites Schulnetzwerk, dem in Deutschland über 3.000 Schulen angehören. Dieses Projekt mit entsprechenden nationalen Koordinierungsstellen gibt es auch in Belgien, den Niederlanden, Österreich und Spanien.
Hier ist leider auch festzuhalten, dass nicht wenige islamische Stammbesucher der offenen Jugendarbeit sich offen antisemitisch äußern und ihre Betreuerinnen damit massiv herausfordern.

83 In § 11 SGB VIII Kinder- und Jugendhilfe werden die Leistungen der Jugendarbeit aufgezählt: »(1) Jungen Menschen sind die zur Förderung ihrer Entwicklung erforderlichen Angebote der Jugendarbeit zur Verfügung zu stellen. Sie sollen an den Interessen junger Menschen anknüpfen und von ihnen mitbestimmt und mitgestaltet werden, sie zur Selbstbestimmung befähigen und zu gesellschaftlicher Mitverantwortung und zu sozialem Engagement anregen und hinführen.«

> turelle Kompetenz, oder zum Teil auch über Transkulturalität, erweckt den Eindruck, Menschen seien Gefangene ihrer kulturellen Zugehörigkeiten – ›cultural dopes‹, kulturelle Deppen. Muslime, die nicht anders können, als muslimisch zu sein; aus Afrika stammende Menschen, die nicht anders können, als ›afrikanisch‹ (›Afrika‹!?) zu sein. Dieses essenzialistische und deterministische Verständnis von ›kultureller Identität‹ ist eine überaus einseitige Beschreibung des Verhältnisses von ›Kultur‹ und ›Individuum‹, das weder in der Lage ist, ›Individuen‹ als durch Fremdes *und* Eigenes bestimmt zu verstehen, noch das Verhältnis von ›Kultur‹ und ›Individuum‹ in ihrer Spannung und ihrem Widerspruch zur Geltung zu bringen, noch schließlich die grundsätzliche Möglichkeit des/der Einzelnen berücksichtigen kann, sich aus kulturell markierten Rahmungen abzusetzen«.

Es ist für kreative psychosoziale Arbeit sehr hilfreich, unsere erworbenen Denk- und Sprachmuster kritisch wahrzunehmen und womöglich auch zu dekonstruieren (s. dazu auch den Hintergrundtext »Empathisches Interesse oder Othering?« auf S. 404).

Aber natürlich haben auch Migrantinnen Bilder, Konstruktionen und Sichtweisen von den »Deutschen«. Und auch hier geht es um diese Mischung aus Vorurteilen, ethnischen Zuschreibungen und eigenen Erfahrungen. Mit diesen Bildern, wie Deutsche häufig von Ausländern gesehen werden, hat sich die interkulturelle Psychologie beschäftigt. Wir stellen einige dieser Ergebnisse im folgenden Hintergrundtext dar.

Hintergrund: Wie werden wir Deutsche von Menschen aus anderen Nationen erlebt?

Was ist für andere Kulturen typisch deutsch? An welchen Stellen erleben andere Kulturen eigentlich die Kooperation mit Deutschen als schwierig? Darüber können wir Deutsche selbst wenig sagen. Oder, wie eine Sufi-Weisheit spricht:

> »Wenn du etwas über das Wasser erfahren willst, dann darfst du keinen Fisch fragen!«

Die interkulturelle Psychologie (Schroll-Machl, 2013; Thomas, 1996) untersucht nationale Kulturen auf interessante Weise. Die markanten Charakteristika einer Kultur aus der Sicht anderer Kulturen nennen sie kulturelle Standards. Diese werden gefunden, indem man untersucht, wo es in der Kooperation zwischen Menschen anderer Kulturen mit der Kultur, die man untersuchen will, zu Problemen kommt. Man sucht nach den typischen Kooperationsproblemen, die oft in der untersuchten Kultur vorkommen. Dann lässt man das Verhalten der untersuchten Kultur in diesen typischen Kooperationskonflikten von Mitgliedern genau dieser

Kultur beschreiben und begründen. So findet man einen Kulturstandard der untersuchten Kultur. Der gilt aber nicht generell für die untersuchte Kultur, sondern stellt immer nur eine Beschreibung von Menschen dar, die wiederum selbst aus einer bestimmten Kultur kommen. Menschen aus wieder anderen Kulturen hätten das Kooperationsproblem vielleicht gar nicht. So gibt es bestimmte deutsche Kulturstandards aus chinesischer oder vielleicht auch ungarischer Sicht, die aus Schweizer Sicht nicht unbedingt ein deutscher Kulturstandard sind.

Dieser Untersuchungsansatz ist nützlich, um interkulturelle Kooperationsprobleme zu erkennen. Wir könnten ihn in der Arbeit mit Geflüchteten und Arbeitsmigrantinnen gut gebrauchen, um typische Kooperationsprobleme zwischen Deutschen und Syrerinnen, Afghanen, Nigerianerinnen, Türken, Marokkanerinnen usw. besser zu verstehen. Leider werden diese Untersuchungen zu Kooperationsproblemen im Hinblick auf globalisierte Geschäftsbeziehungen in industriellen Kooperationen, und nicht mit Kulturen, aus denen Geflüchtete oder Arbeitsmigranten kommen, durchgeführt.

Aber es ist durchaus anregend, kulturelle Standards der deutschen Kultur, die so gefunden wurden, zu kennen. Wir können so etwas über die Fremdwahrnehmung von uns durch andere Kulturen lernen. Genauer: Wir können daraus lernen, wo es zwischen unserer Selbstwahrnehmung und der Fremdwahrnehmung in der Begegnung mit Menschen anderer Kultur zu typischen Konfliktmustern kommt. Hier skizzenhaft einige deutsche Kulturstandards, die Schroll-Machl (2013) in ihrer Untersuchung gefunden hat:

- Sachorientierung – die Sache steht im Zentrum der Aufmerksamkeit,
- Wertschätzung von Strukturen und Regeln – Organisationsliebe, Detailorientierung,
- regelorientierte, internalisierte Kontrolle, Gerechtigkeit, Bringschuld,
- Zeitplanung – die Sache als roter Faden, Termine als Regulativ zwischen Aufgaben und Personen, Einhaltung der Zeitplanung,
- strikte Trennung von »beruflich« und »privat«, von rational und emotional, von Rolle und Person, von formell und informell.

Für unsere Ausführungen zum Joining sind die Bereiche Zeitplanung und Sachorientierung besonders aufschlussreich. Deshalb hier als Zitat zwei Auflistungen, die zeigen, welche Nationen in der Kooperation mit Deutschen öfter in diesen Bereichen in Konflikt gerieten. Die Kulturen, die Deutsche so erleben, sind jeweils in der Klammer hinter den Aussagen aufgeführt.

So sehen andere die Deutschen im Bereich von Zeitplanung:

- »pünktlich (auch privat) (Australier, Belgier, Brasilianer, Briten, Franzosen, Inder, Japaner, Koreaner, Polen, Portugiesen, Südafrikaner, Tschechen, Ungarn)
- für alles sind Termine nötig (auch privat), Terminkalender diktiert das Leben, keine Spontaneität, Gastfreundschaft auf Anmeldung (Brasilianer, Briten, Chinesen, Inder, Japaner, Koreaner, Polen, Spanier, Ungarn, Taiwanesen, Türken)
- geregelte Ruhezeiten, langweilige Sonntage (Australier, Chinesen, Briten, Japaner)
- grundlos ungeduldig (Brasilianer, Franzosen, Inder, Spanier)
- zielorientiert (Spanier, Tschechen, Ungarn)
- arbeiten seriell, machen nur eine Sache nach der anderen (die aber spezifisch) (Australier, Inder)
- arbeiten langsam, aber gründlich; wenig Stress bei der Arbeit (Inder, Italiener, Polen, Spanier, Taiwanesen, Türken, US-Amerikaner)
- feste Pause für Smalltalk, dann wieder konzentrierte Arbeit (Franzosen)
- termintreu (Türken)
- kurze Arbeitszeiten (Inder, Japaner, Mexikaner)
- wenig Zeit, immer in Eile (Chinesen, Russen)
- Urlaub ist lang, heilig und unverrückbar, Pausen und Feierabend sind wichtig (Inder, Japaner, Koreaner, Spanier)
- Freizeit ist durchgeplant, auch hier immer beschäftigt, Ausruhen ist mit Aktivität gekoppelt (z. B. durch Sport) (Mexikaner, Polen, Ungarn, Türken)« (Schroll-Machl, 2013, S. 121).

So sehen andere die Deutschen im Hinblick auf Sachorientierung:

- »gute Spezialisten, kompetent in ihrem Bereich (Brasilianer, Indonesier, Russen, Taiwanesen)
- Qualifikation ist wichtig, langes Studium (Briten)
- kaltes Denken – Logik geht über Gefühl und Gnade (Spanier, Ungarn)
- rational, vernünftig (Briten, Ungarn)
- logisch – sie haben immer einen Grund (Japaner)
- Objektivität (Technik, Wirtschaftlichkeit) ist wichtiger als das Gefühl zu einer Sache (Franzosen)
- kommen sofort zum Punkt (Taiwanesen)
- fragen Geschäftspartner nichts Persönliches (Portugiesen)
- auch Menschen in Hilfsberufen (Ärzte z. B.) sind kühl und reden nicht viel (Franzosen, Inder, US-Amerikaner)
- Autos sind heilig (Finnen)
- geizig, kleinlich, sparsam (Briten, Koreaner, Ungarn, Tschechen)« (Schroll-Machl, 2013, S. 47).

6.1.4 *Was soll man denn da machen?* Beispielhafte Projekte mit ausländischen Jugendlichen aus prekären Kontexten

In diesem Kapitel geben wir Anregungen, die wir für sinnvoll halten, um ausländische Jugendliche, die in prekären Verhältnissen leben, zu erreichen.

Niederschwelligkeit: Angebote direkt in der Lebenswelt der Zielgruppe

Zukunftsweisend erscheinen uns die Gemeinwesen- und sozialraumorientierten Angebote, die Norbert Wetzel (2014) in den USA entwickelt hat. Neben dem in New Jersey angesiedelten Princeton Family Institute hat er auch das »Zentrum für Familie, Gemeinde und Soziale Gerechtigkeit e. V.« gegründet. Dieses macht Angebote für Kinder, Jugendliche und ihre Familien, die von vielfältigen Entbehrungen, aktiver Benachteiligung, von Gewalt und Rassismus betroffen sind. Die Macht dieser Verhältnisse versteht nur, wer aktiv Ausschau hält, was genau im Alltag das Leben dieser Familien so schwer macht und den Jugendlichen so wenig Hoffnung lässt.

Was können wir von diesem Zentrum lernen? Insbesondere die hohe und beständige familientherapeutische Qualifizierung der Teams ist vorbildlich. Es ist von grundlegender Bedeutung für sozialräumliches und gemeindepsychiatrisches Arbeiten, dass Bewohnerinnen aus den benachteiligten Wohngebieten in Leitungspositionen des Zentrums zu finden sind, auch wenn dies nicht leicht ist. Ähnliches kennzeichnet auch das multinationale Team von Eia Asen im ehemaligen Marlborough Family Service London. Dazu kommt die enge Zusammenarbeit mit klar zugeordneter Verantwortung zwischen Gemeindeberatern und Familientherapeuten. Hier eine Übersicht über das Konzept von Wetzel:

- Zwei-Personen-Teams bzw. Arbeitsgruppen, die bewusst in den Räumen der Schulen angesiedelt sind, arbeiten nach dem dort entwickelten Modell der »Beziehungs- und kontextzentrierten systemischen Familientherapie«.[84]
- Das Zentrum ist mit therapeutischen Arbeitsgruppen in 21 Grund-, Mittel- und Oberstufenschulen vertreten, die in heruntergekommenen Innenstadtbezirken des Staates New Jersey gelegen sind.
- Das Zentrum wird von einer Gruppe erfahrener Familientherapeutinnen geleitet, die sich wöchentlich zur Supervision mit den Arbeitsgruppen und monatlich für eine ganztägige Weiterbildung treffen.

84 Familientherapeutische Arbeit, welche die sozialen Kontexte (Arbeitssituation, Arbeitslosigkeit, Wohnsituation, Religion, Schul- und Bildungssituation, rassische Diskriminierung etc.) in die Arbeit einbezieht.

- Die Teammitglieder arbeiten eng zusammen, wobei die »Familientherapeutin« den Blick eher auf das Familienbeziehungsgeflecht, die »Gemeindeberaterin« eher auf den Bezirk richtet, in dem die Schule gelegen ist.
- Ein Ziel des Zentrums ist die erstklassige familientherapeutische Ausbildung von Therapeutinnen, die aus kulturellen Minderheiten kommen und bisher in der Sozialarbeit noch kaum in Leitungspositionen vertreten waren. Für besonders zukunftsweisend und vorbildlich halten wir, dass diese Teams in den Schulen arbeiten. Also dort, wo die beschriebenen Jugendlichen meist täglich auftauchen, und nicht in Spezialdiensten, die besonders für die genannten Gruppen schwer erreichbar sind.

Die Angst vor dem Fremden: internationale Jugendarbeit als Übungsfeld

In einer Jugendfreizeitstätte in Ludwigshafen-Oggersheim wurde mit Jugendlichen eines Jugendtreffs aus Mannheim ein Fußballturnier geplant. Dieses sollte in Mannheim stattfinden. Zur vereinbarten Vorbesprechung erschienen mehrere Jugendliche, die sonst zuverlässige Besucherinnen und Fußballer waren, nicht. Der Sozialpädagoge fragte nach den Gründen, erhielt aber ausweichende Antworten. Als sich die Situation wiederholte, bat er einen der anwesenden Jugendlichen (fast alle hatten einen Migrationshintergrund) zu einem Gespräch über dieses Phänomen. Zunächst redete der Jugendliche auch um den heißen Brei herum. Schließlich deutete er an, dass diese Jugendlichen noch nie aus ihrem Stadtteil herausgekommen waren und regelrechte Angst hatten, nach Mannheim zu fahren, sich dort in völlig fremder Umgebung zu orientieren und dann auch noch erfolgreich Fußball zu spielen.

Hinter oft ruppig-coolen Posen und Outfits verbergen sich nicht selten erhebliche Ängste. Hier war bereits die »globale Dimension« zur Nachbarstadt zu herausfordernd. Die schützende Nähe des vertrauten Stadtteils, von Familie, Nachbarinnen und Peers wirkt entlastend und schützend gegen das bedrohliche Fremde.

Insbesondere Jungen tragen nicht selten ein Selbstbild in sich, in dem Angst nicht vorkommt. Bröckeln durch äußere Veränderungen und wachsenden Stress die erfolgreichen Routinen, so werden die auftauchenden Gefühle von Angst oftmals nicht recht wahrgenommen. Sie werden nicht akzeptiert und verstören eventuell irgendwann Identität, Alltag und Gewohnheiten. Die angemessene Integration von Angst ist Teil stabiler Selbstwertentwicklung. Dieser Anpassungsprozess zwischen Innen- und Außenwelt folgt dementsprechend einer Logik, wenn er erfolgreich vollzogen wird und als Ergebnis einen festeren Selbstwert hat, wie Riedener Nussbaum und Storch feststellen:

»Um ein stabiles Gefühl von Selbstwert zu bekommen, muss das Nachdenken über die eigenen Maßstäbe – die Verarbeitung in der Innenwelt – der Evaluation der Außenwelt *vorangehen*, nicht umgekehrt« (2018, S. 52).

Während gut gebildete und geförderte Jugendliche Möglichkeiten der Globalisierung gern nutzen (Reisen, Schüleraustausch, Auslandspraktika, Work and Travel, Erasmus-Programm, Stiftungen etc.), sind dies keine realen Optionen für viele randständige Haupt- und Realschüler. Projekte, die für die hier besprochene Gruppe von Jugendlichen realistisch sind und Begegnung außerhalb des gewohnten Quartiers, vielleicht sogar auf internationaler Ebene schaffen, können hier kompensieren!

In Ludwigshafen wurde aufgrund solcher Erfahrungen zwischen 2010 und 2014 in enger Kooperation mit der osttürkischen Partnerstadt Gaziantep ein solcher internationaler Jugendaustausch mit Mitteln aus dem Europäischen Sozialfonds (ESF) begonnen: ein sprichwörtlich ganz dickes Brett, in vieler Hinsicht, gleichwohl ein sinnvolles Steinchen bei dem Versuch, das globale Mosaik einladender zu bauen. Ebenfalls in der JFS Oggersheim wurde über ein Jahr eine Auschwitz-Reise mit überwiegend islamischen Jugendlichen geplant und auch erfolgreich durchgeführt und ausgewertet.

»Hard-to-reach people«: junge Männer im Strafvollzug

Wir kennen angenehme, motivierte und dankbare Klientinnen. Da stimmt die Chemie. Das Joining ist kaum nötig, so ähnlich ist man sich in Denken, Werten und Lebensstil. Das Gegenüber ist dankbar, profitiert vom professionell moderierten Austausch und empfiehlt uns gern weiter. Von solchen Klienten reden wir hier nicht. Es gibt Menschen, die wir sonst kaum treffen würden. Sie riechen nach Rauch, hören schreckliche Musik und ihre Hunde springen uns an, wenn wir es wagen sollten, die Wohnung zu betreten. Eigensinnige Männer, fern des Selbsterfahrungsmilieus, treffen wir auch im Gefängnis, wo People of Color aus aller Herren Länder deutlich überrepräsentiert sind.

Ab 2016 haben wir[85] in der JVA Wiesbaden (s. Praxisbeispiel S. 181) Achtsamkeitstrainings mit jungen Männern zwischen 20 und 24 Jahren durchgeführt. Etwa die Hälfte der Teilnehmer waren Männer aus der Türkei, Afghanistan, Irak, Syrien und Russland. Wir führten das Training jeweils zu zweit durch, mit 10–12 Teilnehmern. Als Ziele für die freiwillige Teilnahme nannten wir:

---

85 Hans-Werner Eggemann-Dann und Michael Huppertz im Rahmen der AG Achtsamkeit (AG-Achtsamkeit.org) Darmstadt.

- mehr innere Ruhe und Gelassenheit,
- Impulskontrolle, Stressbewältigung und leichterer Umgang mit belastenden Gefühlen und Gedanken,
- besserer Umgang mit anderen Menschen,
- das eigene Leben sinnvoll gestalten.

Das Konzept der Achtsamkeit war für diese jungen Männer extrem fremd. Wir wurden immer wieder mit der expliziten oder spürbaren Frage konfrontiert: Wozu soll das denn gut sein? Wir versuchten diese ungewöhnlich schwierigen Kopplungsprobleme zunächst durch Disziplinierungen, Improvisation und direkte Interventionen während der laufenden Gruppe zu lösen. Das erwies sich – trotz einer guten persönlichen Akzeptanz und Dankbarkeit – als extrem schwierig.

Wir änderten das Konzept deutlich, indem wir auf die unmittelbaren Interessen der Teilnehmer zentrierten: Wir orientierten uns stark an den Situationen, dem Alltag, den Fragestellungen und Problemen der Teilnehmer sowie am Gruppenprozess. Wir führten mit allen Einzelgespräche durch. Es wurde mehr ein Coaching statt eines Teachings (Eggemann-Dann u. Huppertz, 2020).
- Wir setzten vermehrt spannende Geschichten und Metaphern ein.
- Wir betonten den praktischen Nutzen bestimmter Übungen (effektivere Kommunikation, Impulskontrolle, besseres Ein- und Durchschlafen etc.).
- Wir gebrauchten eine klare, einfache und humorvolle Sprache.
- Wir waren persönlich, offen, direkt und engagierten uns mutig und klar für die Praxis der Achtsamkeit.
- Wir würdigten ausdrücklich und stark positive Beiträge, z. B. wenn jemand über sein »Spüren« sprach.
- Wir sprachen sehr offen die individuelle Motivation an und ermunterten wenig Motivierte dazu, ihre Zeit auf für sie angenehmere Weise zu verbringen.

Es ergaben sich dadurch einige erfreuliche Erfahrungen mit diesen »hard-to-reach people«:
- Ein von verzweifelten Gedanken geplagter Flüchtling machte sehr erleichternde Erfahrungen von Gefühlssteuerung durch das bewusste Fokussieren auf seinen Atem.
- Einige der jungen Männer erlebten mehr Freude, Ruhe und Gelassenheit beim aufmerksamen Hören von Musik oder dem Verklingen einer Glocke.
- Ein Migrant war verblüfft, wie anders er Mitgefangene wahrnahm und wie ihm das beim Lösen von Konflikten half.
- Spürbar wurde für die Teilnehmer die Bedeutung des Einanderzuhörens und In-Ruhe-Redens.

- Wir coachten in Rollenspielen den Umgang mit Konfliktsituationen zwischen Gefangenen – z. B. beim zeitlich sehr limitierten Telefonieren – oder auch außerhalb der JVA (bei Streit mit Fremden in einem Stadtpark). Die Beschäftigung mit existenziellen Wert- und Sinnfragen wurde gern aufgenommen. Geeignet dafür waren z. B. Vergänglichkeitsübungen, also die Meditation über Sätze wie »Ich kann jederzeit schwer erkranken« oder »Ich werde sterben«.

Das kontemplative Nachdenken über die Frage: »Was würde ich gern erreichen oder hinterlassen, wenn ich nur noch fünf Jahre zu leben hätte?« erzeugte ruhige Nachdenklichkeit und erstaunte Konzentration (»Das hat mich noch nie jemand gefragt«). Auch die literarische Arbeit z. B. mit Raptexten macht Jugendlichen Spaß und würdigt deren Erlebens- und Ausdrucksformen:

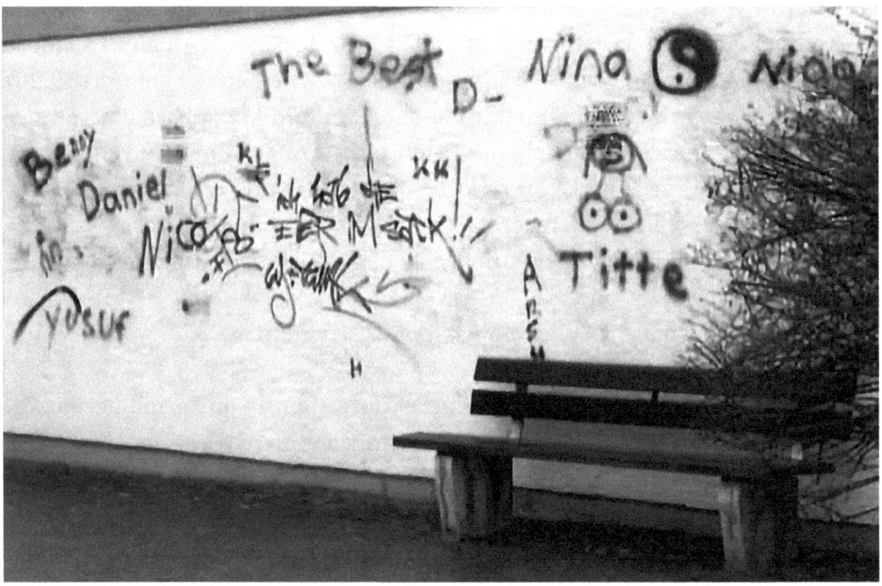

Foto: Hans-Werner Eggemann-Dann

Harte Zeit

1995 in Mannheim geboren,
mit 12 nach Ludwigshafen, ich schau immer nach vorn.
Hab gesehen, wie sich Menschen verändern
und mit der Zeit muss ich sagen:
der Scheiß, den ich baute,
tut mir sehr leid!
Geld, überleg nicht deine Seele zu verkaufen,
du wirst es bereuen,
es wird nicht alles nach Plan verlaufen.
Ich geb dir einen Tipp,
verschwende nicht deine Zeit,
sondern mach etwas aus dir, bald ist es soweit.
Hebe deine Hände und bete zu Gott,
er hat dich erschaffen, schätze es doch.
Gehe und sei glücklich und such dir einen Job,
bald wirst du dann sagen: Mein Leben war grob.
Lass dich nicht unterdrücken,
manche haben sich verkauft,
wenn du ein glückliches Leben willst,
gebe nicht auf! du wirst erwachsen
und in deinem Leben heiraten,
wenn du Glück hast, wirst du auch mal Kinder haben
Es war eine harte Zeit ...
Adem – Jackson, 17 Jahre (zit. nach Knecht, 2012, S. 30 f.)[86]

»Wer in den Ring steigt, ist schon Sieger!«[87]
Boxen als besondere Körpertherapie

In der Sinus-Jugendstudie (s. S. 42) wird die Identifikation von Jugendlichen aus prekären Lebensverhältnissen mit erfolgreichen Sportlern als kindlich-naiver Zukunftstraum abgetan. Die Autorinnen übersehen die besondere Rolle und Chancen des Sports für junge Frauen und Männer, denen eine schulische Kultur, die Emotionalität, Körperlichkeit und Begegnung weitgehend ausblendet, fremd

86 »LuGeBeat« war ein kleines integratives Musikprojekt der Straßensozialarbeit Ludwigshafen Süd, das Achim Knecht, Streetworker des Bereichs Jugendförderung und Erziehungsberatung, im Quartier Mundenheim für ausländische Jugendliche organisiert und durchgeführt hatte. Der Rap »Harte Zeit« ist ein Ergebnis daraus.

87 Davut Demir, Cheftrainer und Mitbegründer des Box-Gyms im Jugendzentrum k.town (Hanau-Kesselstadt). Großes Vorbild vieler Jugendlicher, die dort boxen und geboxt haben.

ist und bleibt. Boxen und manche Boxvereine sind Orte des Schutzes und des Respekts für Körper, Kultur und Geschmack, also den Habitus junger Frauen und Männer, und nicht auf die Unterschicht beschränkt. Dies gilt schon lange für junge Schwarze in den USA, die diese Möglichkeit haben, aber inzwischen auch für Jugendliche in deutschen Städten. Das »Gym«[88] ist ein Ort für außerordentliche Erfahrungen, hart erkämpfte Erfolge wie erlittene Niederlagen, gerade für Migrantinnen und Jugendliche aus armen Familien.

Das Durchboxen in einer Gesellschaft, in der die Gewohnheiten, Kulturen und der »Geschmack« der eigenen Familie keine Anerkennung finden, kennen Jugendliche in bestimmten Stadtvierteln ganz gut. Davon können nicht nur Schwarze in den USA berichten, sondern auch jene 15 Prozent Kinder und Jugendliche, die in Deutschland z. B. nicht sinnentnehmend lesen können. Darunter sind viele migrantische Frauen und Männer, deren Sehnsucht nach beruflichen Perspektiven und Sinnerfahrung groß, aber unerfüllt bleibt. Diese jungen Leute haben nicht den sprichwörtlichen Stallgeruch, der wichtige Türen öffnet. Wir betrachten das Boxen – ganz im Sinne unseres systemischen Leitmotivs (s. Kap. 1, S. 28) – als eine physio-psychologisch-sozial-institutionelle Praxis, die eine beeindruckende therapeutische Wirkung hat. Diese Betrachtung lässt uns ahnen, welche sozialen, aber besonders psychischen und körperlichen Prozesse bei vielen Jugendlichen ablaufen, die sich mit der Hilfe von Trainern dieser archaischen, aber anerkannten Kampfkunst widmen. Wir finden, dass Boxen in diesem Kontext ein wunderbar-anschauliches Beispiel für unsere bio-psycho-sozial-institutionelle Sichtweise ist. Eine gelungene Kopplung dieser Systemebenen führt mit Geduld und Engagement zu beeindruckenden Weiterentwicklungen der migrantischen Jugendlichen.

Wie erleben – institutionell, sozial, seelisch und körperlich – junge Frauen und Männer beim Boxen konstruktive Erziehung, Wandlung und sinnstiftende Weiterentwicklung? Wir orientieren uns an der Praxis des Jugend- und Boxzentrums in Hanau-Kesselstadt, das in der Hanauer Weststadt seit fast 20 Jahren unter oft sehr schwierigen Bedingungen eine großartige, erfolgreiche kontinuierliche Sozialarbeit leistet.

Das JUZ erhielt eine traurige, überregionale Bekanntheit, weil viele der in Hanau am 19. Februar 2020 ausschließlich aus rassistischen Motiven erschossenen und verwundeten Frauen und Männer und deren Freunde hier zuhause waren oder sind.[89]

---

88 Unter Gym versteht man ein speziell für Boxer ausgestattetes Fitness- oder Trainingscenter.

89 Für viele junge Menschen, vor allem die aus der Nachbarschaft, ist oder war das JUZ in Kesselstadt wie ein zweites Zuhause. So auch für Hamza Kurtovic, Ferhat Unvar und Said Nesar Hashemi. Drei der neun ermordeten Opfer mit Migrationshintergrund. Sie waren seit ihrer

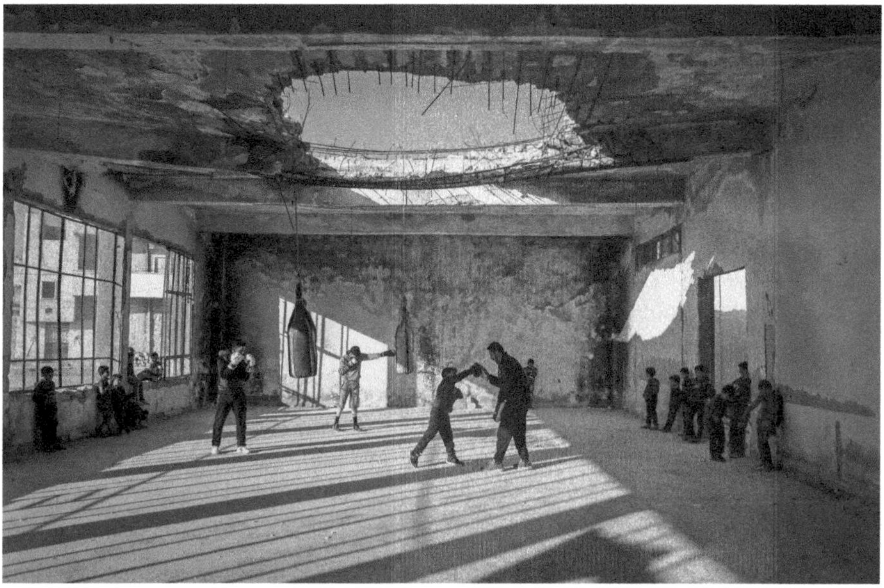

Ein Boxkurs in den Ruinen von Aleppo. – picture alliance dpa/Anas Alkharboutli

Wir[90] treffen uns im Büro von Caner in der Hanauer Innenstadt. Sein Traum ist wahr geworden. Er ist selbstständiger Versicherungskaufmann und wird in diesem Jahr seine Ausbilderprüfung machen. Dann kann er Auszubildende einstellen und qualifizieren. Caner ist 26 Jahre alt, vor zehn Jahren kam er über eine kleine Clique, die Kampfsport machen wollte, zum Boxen ins Jugendzentrum Hanau-Kesselstadt. An der Wand seines Büros hängen seine Ausbildungszertifikate.

Caner: »Das Gym war mein Zufluchtsort, der Trainer mein großes Vorbild. Er hatte Autorität, weil ich erlebte, er redet keinen Blödsinn. Ich konnte alles mit ihm besprechen und wusste: Er ist diskret. Er war menschlich, fürsorglich und auch irgendwie streng. Wenn ich 15 Minuten zu spät kam, musste ich Liegestütze machen, und dann kommst du das nächste Mal pünktlich. Alle hier waren genauso eingestellt. Wenn du mit einem Sparringspartner verabredet bist, musst du pünktlich sein. Es war auch klar, das Boxen, diese Gewalt, gibt es nur hier. Draußen

---

Kindheit fast täglich hier im Gym des JUZ. Ferhat habe am Abend des 19. Februar das Jugendzentrum verlassen, Antje Heigl und ein Kollege haben gegen 22 Uhr abgeschlossen. Ein paar Minuten später wurde er ermordet. Nur wenige Meter entfernt vom k.town am Kurt-Schumacher-Platz, dem zweiten der beiden Tatorte des Anschlags. In den darauffolgenden Tagen war das Jugendzentrum fast rund um die Uhr geöffnet, fast immer waren junge Menschen hier. Viele waren und sind traumatisiert von dieser Nacht.

90 Hans-Werner Eggemann-Dann und Caner Kilincarslan, selbstständiger Versicherungskaufmann, früherer hessischer Boxmeister und Besucher des Gym im JUZ Kesselstadt.

schlägst du dich nicht, sonst ist hier kein Platz für dich. Ich war ehrgeizig, aber konnte keine zehn Sekunden ordentlich Seil springen, war am Anfang ein ganz schlechter Boxer. Ich wusste im Leben nicht, was ich wollte, habe so rumgehangen. Ich war kein guter Schüler, Vierer, Fünfer. Die Lehrer können dir nicht beibringen, worauf es ankommt. Sie haben keinen persönlichen Bezug zu dir. Zu viele Schüler. Halten Distanz, weil sie Angst haben, ihre Autorität zu verlieren. Einen Deutschlehrer gab es mal, der hat mich nach meinem Hobby gefragt. Ich habe gesagt: Boxen. Er hat sich dafür interessiert, wann ich einen Kampf habe, und ist 80 Kilometer mit dem Auto am Sonntag zu dem Kampf gekommen. Da habe ich zum ersten Mal eine Zwei in Deutsch geschrieben. Im Gym habe ich gelernt: Du kannst etwas erreichen – mit Disziplin, Leidenschaft, Leistung und dann kommt Erfolg. Diese Erkenntnis verdanke ich dem Boxen. Ich war richtig gut und wurde Hessenmeister in meiner Klasse. Der Trainer hat mir das Fundament gegeben: Ehrlichkeit, Respekt, Fairness, zukunftsorientiertes Denken. Das wollten mir meine Eltern auch weitergeben, aber als Jugendlicher weißt du alles besser. Deswegen ist der Trainer so wichtig, das wirkt. Ich habe acht Jahre lang geboxt, oft viermal in der Woche trainiert. Du lernst viel aus den Niederlagen. Wenn du einen Kampf verloren hast, bekommst du Trost, der Trainer macht dir Mut und es geht weiter. Das Boxen ist eine Parallelwelt, dort lernst du den Umgang mit Niederlagen. Ich habe das Gym verflucht, aber ich wusste immer, dass es recht hat. Wir haben uns im Sparring wie verrückt und bis zur Erschöpfung gegenseitig verdroschen, um zu lernen. Beim Boxen gibt es keine Ausrede. Du bekommst Unterstützung. Aber im Kampf bist du allein.«

Die Institutionen

Das JUZ liegt in Hanau-Kesselstadt, direkt bei den Wohngebieten der meisten Jugendlichen, die das JUZ nutzen. Einige kommen auch von weiter her. Das Gym hat einen guten Ruf. Es ist im JUZ Kesselstadt, in der Hanauer Weststadt, im Keller eines typischen (offenen) Jugendzentrums in evangelischer Trägerschaft untergebracht.

Im JUZ Kesselstadt werden außer dem Boxen auch andere für offene Jugendarbeit typische Angebote gemacht, mit einem Schwerpunkt in der Berufsförderung. Von den befragten Teilnehmern und Teilnehmerinnen des Boxtrainings waren 30 Prozent Mädchen mit steigender Tendenz, ca. 90 Prozent hatten und haben einen migrantischen Hintergrund (Türkei, Afghanistan, Rumänien, GUS-Staaten[91], Marokko, England, Italien, Kurdistan etc.).

91 Nachfolgestaaten der ehemaligen Sowjetunion.

> »Um einen niedrigschwelligen Zugang für die Jugendlichen zum Projekt sowie umgekehrt auch zu den Freizeit- und Beratungsmöglichkeiten des Jugendzentrums zu ermöglichen, findet das Training parallel zum offenen Jugendtreff in den dafür eigens eingerichteten Trainingsräumen des JuZ statt. Der Verein Box Gym Kesselstadt e. V. kooperiert mit der Einrichtung für Kinder- und Jugendarbeit der Ev. Kirche und der Stadt Hanau [...]. Der Verein trägt die Verantwortung für den sportlichen Rahmen inklusive der Teilnahme an Wettkämpfen des HABVs (Hessischer Amateurboxverband), das Jugendzentrum trägt die Verantwortung für den pädagogischen Bereich der Arbeit. (mit 10 Wochenarbeitsstunden einer Mitarbeiterin)« (Heigl, 2008, S. 5).

Das Gym in Chicago[92] lag im Stadtteil Woodlawn, im Süden Chicagos. Dieser Teil der Stadt war bis einige Jahre nach dem Zweiten Weltkrieg ein prosperierender, wohlhabender, überwiegend »weißer« Stadtteil mit regem Geschäftsleben und reichem Kulturangebot. 35 Jahre später ist Woodlawn ein Stadtteil des Elends und der Verzweiflung. Fast alle Weißen und auch die Mittelschicht of Colour sind weggezogen. Die Einwohnerzahl sank von 81.000 auf 36.000 und der Anteil der afroamerikanischen Bevölkerung stieg von 38 Prozent auf 96 Prozent. Die Straßen werden von kriminellen Gangs beherrscht. Es gibt Überfälle, Raub und Morde – viele davon stehen im Zusammenhang mit Drogenhandel. Der einzige Arbeitgeber ist die Universität.

> »Der vollständige Name der Einrichtung – Woodlawn-Yancee Unit, Boys and Girls Club of Chicago: *The Club that Beats the Streets* – spricht für sich: ihr Auftrag definiert sich aus der Opposition zur ›Straße‹ und der ökonomischen und sozialen Marginalität, deren Vektor sie bildet. Erklärtes Ziel ist die Schaffung einer Rahmenstruktur mit der Möglichkeit, die Jugendlichen des Ghettos der urbanen Exklusion und ihrem tristen Gefolge aus Kriminalität, Gangs, Drogen, Gewalt und Elend zu entreißen« (Wacquant, 2017, S. 35).

In vielem ähneln sich die Hanauer und Chicagoer »Boxhallen«: Sie sind Schutz vor der Straße und bieten ein Zuhause. Es sind Orte und Schulen einer boxerischen Moral und Disziplin, des Respekts voreinander und vor sich selbst und der Zusammengehörigkeit. Die Trainingshalle »entbanalisiert« (Wacquant,

92 Loïc Wacquant boxte in diesem Gym von 1988–1991. Er war Schüler von Pierre Bourdieu und ist Professor für Soziologie an der University of California, Berkley. Für eine soziologische Studie über Boxen im amerikanischen Ghetto suchte Wacquant einen authentischen Zugang zur »Szene«, doch es wurde zu seiner großen Leidenschaft und er trainierte dort drei- bis sechsmal pro Woche mit den schwarzen Boxern des »Woodlawn Boys Club« in Chicago.

2017) den tristen Alltag. Sie ist der Rahmen und Ort, durch den ein klarer Sinn (Boxen lernen) für Leib, Seele und Geist die Energie liefert zu Erfahrungen von Abenteuer, Prestige, Kraft und Intensität. Die Einrichtung, ihre Kultur und ihre Rituale (Trainer, kurze Kommandos, Poster berühmter Boxidole und eigene Wettkampffotos an den Wänden, Sandsack, Boxring, knappes Regelwerk, Boxkleidung, Handschuhe, Mundschutz, Seile, Handtücher und Schuhe) führen zu einer sehr harten Entdeckungsreise und kreativen Neuschöpfung seiner selbst. Die Jugendlichen entfliehen der Anonymität einer Masse und bekommen den Beifall der Menschen ihres Sozialraums.

Das soziale Miteinander

Die Gemeinschaft von Trainer, Jugendlichen, Frauengruppe, Anfängerinnen, Fortgeschrittenen und Wettkämpferinnen wird durch Wettkämpfe, Sparring, Ausflüge, Schattenboxen gestärkt. Stellvertretend wollen wir das Sparring näher beleuchten. Sparring ist ein Trainingskampf über mehrere Runden mit Kopfschutz, Mundschutz, Bandagen und besonders gepolsterten Handschuhen. Sparring ist die Trainingsform, die einem Wettkampf am nächsten kommt:

> »Die Kämpfer und Kämpferinnen vertrauen dem Reglement für dessen Einhaltung der Ringrichter sorgt. Es gibt nur drei Kommandos im Ring ›break‹ für eine kurze Unterbrechung, bei der die Kämpfer ein Schritt zurück gehen, um dann gleich weiter zu boxen und das Kommando ›Stopp‹ das den Kampf unterbricht, die Gegner in ihre Ecken gehen, um dort auf ein weiteres Kommando ›boxt‹ warten müssen um den Kampf fortzusetzen. Der Kampf kann jederzeit durch den/die Kämpfer/in selbst durch einen Kniefall beendet werden, durch den Trainer, indem er das Handtuch wirft und durch den Ringrichter, der ebenfalls den Kampf abbrechen kann. Diese drei Kommandos sind so internalisiert, dass jeder Kämpfer jede Kämpferin sie selbstverständlich befolgt und genauso darauf vertraut, dass der/die Gegner/in diese befolgt« (Heigl, 2008, S. 7).

Die wichtigsten Prozesse beim Boxen kann man nicht verbal vermitteln. Sie müssen erlebt, d. h. erboxt werden. Der Trainer kann im Sparring für den jeweiligen Jugendlichen und seine Situation passende Lernfelder bewusst und differenziert arrangieren. Von hoher Bedeutung ist nämlich die Auswahl der Sparringspartnerinnen, die der Trainer vornimmt. In der Regel sollten die Sparringspartner etwa gleich stark sein. Es gibt jedoch Lernziele, die eine besondere Auswahl begründen.

Giovanni, der sich meist als Opfer erlebte, obwohl oder gerade weil er häufig unangemessen aggressiv handelte, ohne für andere erkennbaren Grund, boxte im Sparring gegen Schwächere unnötig brutal. Er erhielt gezielt einen stärkeren Trainingspartner, steckte viel ein und rastete im Kampf aus, hielt sich aber wieder für das Opfer.

Die gezielte Auswahl eines Sparringspartners, der für die Problematik des Jugendlichen wahrscheinlich hilfreich ist, macht einen ganz wichtigen Teil der erzieherischen Arbeit aus.

Da er so schwer lernte, wurde er konfrontiert mit einer Videoaufnahme, dadurch erkannte er die Situation neutraler. Er war tief betroffen und änderte - nach einer längeren Pause - sein Boxverhalten und auch seine Reaktionen in anderen Spannungssituationen.

Die Interaktionsriten des Sparrings folgen einer Logik kontrollierter Gewalt,

> »die der periodischen Bestätigung des genau dosierten und spielerischen Charakters der dort inszenierten Gewalt, der Zelebrierung des gegenseitigen Respekts der Kämpfer voreinander und der Festlegung der fließenden Grenzen ihres Treibens dienen« (Wacquant, 2017, S. 86).

»Boxen im Jugendzentrum als konfrontative Körpertherapie«, so beschreibt Heigl (2008, S. 12) ihre Trainingsarbeit und weiter:

> »Das Boxen ist für mich, das Straßenkind, ein ungeheures Geschenk. Man kümmert sich um mich, sieht mir zu, beobachtet mich und lehrt mich die subtile Kunst, die man aus Unwissen als grob bezeichnet. Das Boxen ist eine Schule der Zärtlichkeit, der Aufmerksamkeit und der Demut. Nach dem Kampf akzeptiert der Besiegte das Urteil, und der Sieger hilft ihm auf. Beide heben die Fäuste und umarmen sich« (Guènard, zit. nach Heigl, 2008, S. 12).

Für Jugendliche ist Boxen wie eine Landkarte für das Leben. Die ganzen Enttäuschungen durch Alltag, Schule, Familie können sie beim Boxen loswerden. Einige können durch das Boxen so erstarken und einen neuen Sinn und Zielsetzungen gewinnen, dass es ihnen gelingt, sich von Kriminalität fernzuhalten. Das Selbstbewusstsein wächst durch Erfolge aber auch durch Niederlagen, mit denen angemessen umgegangen wird. Ganz besonders Mädchen gewinnen an Selbstvertrauen und körperlicher Sicherheit.

Die Kopplung von Körper, sozialem Miteinander und Psyche

Was geschieht im Jugendlichen, während er boxt, was spürt und fühlt er? Körper und Bewusstsein des Jugendlichen nehmen sich im Kampf gegenseitig, fortwährend, ganz im Moment, wechselseitig wahr. Es ist eine intensive und ganz spezifische Form körperlich-emotionaler Arbeit.

> »Da ein Versagen der Selbstkontrolle fast nirgends so unmittelbar bestraft wird wie bei einem Boxkampf, ist es von vitaler Bedeutung, zu jedem Augenblick die eigenen Affekte zu beherrschen. Sobald man zwischen den Seilen steht, muss man seine Emotionen zu steuern wissen und es verstehen, sie der jeweiligen Situation entsprechend zu unterdrücken oder im Gegenteil sie frei zu setzen und zu verstärken« (Wacquant, 2017, S. 95).

Der Boxer spürt und kontrolliert blitzschnell seine Impulse. Er muss diszipliniert, geübt und effektiv sein. Dabei wird er intensiv gecoacht.

Viele migrantische Jugendliche in prekären Lebenslagen erleben sich im Alltag geistig und körperlich unterfordert, gleichwohl im Stress, da ihr Habitus sie oft in Missverständnisse, Niederlagen, gewaltsame Auseinandersetzungen, polizeiliche Kontrollen und erlebte Diskriminierung führt. In solchen grenzwertigen Stresssituationen werden archaische psycho-physische Reaktionen getriggert: Flucht, Angriff, Erstarrung. In unserer Kultur verspricht ein kontrollierter, gediegener, sprachlich geschickter Habitus Erfolg. Stressreaktionen hingegen sind wenig zielführend, werden oft direkt oder indirekt bestraft. Im Boxen werden diese drei elementaren Stressoptionen »kultiviert«, d. h. verfeinert und bewusst gemacht. Angemessener Angriff im passenden Moment, angemessene Verteidigung oder auch Ausweichen. Dies ist ein langer, mühevoller physischer und psychischer Prozess.

> »Das Ineinander-Übergreifen von Geste, bewusster Erfahrung und physiologischem Prozess – nach Gerth und Mills die drei Bestandteile der Emotion – ist tatsächlich so organisiert, dass eine Veränderung eines Bestandteils die sofortige Veränderung der beiden anderen bewirkt. Hat man die sensorische Erfahrung der erhaltenen Schläge nicht unter Kontrolle, verliert man die Fähigkeit zu agieren und der körperliche Zustand verändert sich. Ist man dagegen physisch voll in Form, stimmt auch die mentale Einstellung und man kann die vom Schlaghagel des Gegners ausgelösten Emotionen besser meistern. Schließlich darf der physische Aspekt des Sparrings nicht mit der Bemerkung abgetan werden, dass er sich von selbst ergebe: Man darf nicht vergessen, dass beim Boxen mehr Schläge eingesteckt als ausgeteilt werden. Boxen heißt Leiden« (Wacquant, 2017, S. 97).

Das ist ein langer, auch schmerzhafter Prozess, den man vielleicht als eine Form von Achtsamkeit in einer Kampfsituation beschreiben kann. Dabei übt man immer wieder einen bewussten und nicht reaktiven Umgang mit Stresssituationen, mit schwierigen Erfahrungen und kritischen Rückmeldungen. Das hilft beim Aufbau einer stabilen Impulskontrolle.

Noemi ist 24 Jahre alt. Wir[93] treffen uns im Gym des Jugendzentrums Hanau-Kesselstadt, direkt an dem wegen Corona abgebauten Boxring. Sie kommt direkt von der Arbeit.

Noemi: »Ich weiß nicht, wo ich ohne das JUZ wäre. Mit 9 ½ Jahren bin ich mit drei anderen Mädchen zum Kindertag hierhergekommen. Das war ein Highlight. Hier baute sich ein Vertrauen auf, das mich mein weiteres Leben begleitet hat. Anke (Leiterin) hat uns irgendwann gefragt, ob wir Lust hätten zu boxen. Erst war das so ein Spiel für uns, das hat den Trainer echt Nerven gekostet. Wenn diese Wände hier reden könnten: Wie viel Frustrationen, wie viel Tränen, starke Gefühle, Glück, Wut, Trauer. Der Trainer bekommt all diese Gefühle mit. Drei Jahre lang habe ich an den Grundlagen des Boxens gearbeitet, dann kamen die ersten Wettkämpfe. Die Konfrontation mit den Schmerzen. Von den offiziellen 17 Kämpfen habe ich 8 verloren. Vor jedem Wettkampf war ich sehr nervös, hatte Angst. Der Trainer hilft dir, dich ganz auf den Kampf zu konzentrieren. Dann der Weg zum Ring, da war nur noch ein Tunnelblick – dann ist jede Aufregung weg und, obwohl das Publikum tobt, höre ich es nicht. Ich höre nur die Stimme meines Trainers, den Ringrichter sehe ich und den Trainer höre ich, seine Kommandos: die Hände hoch, rechts auslegen. Ich habe mich monatelang auf den Kampf vorbereitet, wenn ich verloren habe, war das sehr traurig. Das wird im Team reflektiert und ich sehe genau, wo meine Defizite liegen. Ich habe durch das Boxen meinen Stand gefunden. Ich weiß, wer ich bin. Fünf Tage die Woche habe ich trainiert. Das Boxen hat mich viel gelehrt: den Gegner respektieren, aus Niederlagen lernen, mir meiner Selbst bewusst sein, ich weiß, wer ich bin und was ich kann. Jeder hier kennt mich. Ich war im Hessenkader, habe dann bei den deutschen Meisterschaften geboxt und im Nationalkader. Fleiß, Mut, Training, Disziplin, das änderte meine Sicht auf das Leben. Das Boxen hat meinen Charakter gestärkt. Dadurch habe ich auch meinen Job anders gemacht, engagierter und bin jetzt nach nur drei Jahren stellvertretende Stationsleiterin. Die Niederlagen waren meine wichtigste Erfahrung. Wer in den Ring steigt, ist schon Sieger.«

93 Hans-Werner Eggemann-Dann und Noemi Sacco. Die Erinnerungen an ihre Kampf- und Trainingszeit sind im Gespräch sehr präsent.

Anregung: Zielfokussierung – ein Lieblingskind westlicher Optimierungskulturen

Der systemische Ansatz setzt oft und stark auf eine gemeinsame Zieldefinition zwischen Berater und Klientinnen zu Beginn der Arbeit. Unsere Erfahrung zeigt, dass das gerade für Menschen mit einem anderen kulturellen Hintergrund ungewöhnlich und manchmal schwierig ist – im Gegensatz zu Menschen mit einer westlichen Optimierungshaltung. Es scheint einfach nicht ihr Zugang zu sein. Wir[94], aber auch Kolleginnen, haben das in der Ausbildung von chinesischen Kollegen in Peking besonders stark erlebt.

> »Oft scheint es in der chinesischen Kultur angemessener zu sein, Ziele eher vage zu lassen und sich – auch ohne klare und präzise Ziele – auf einen Prozess einzulassen, dann zu sehen, wohin man gelangt und ob es ein hilfreicher Prozess war« (Fryszer u. Liebel-Fryszer, 2018, S. 243).

> »Hier erfasst die chinesische Weisheit, die weniger die Idee der Planung verfolgt, sondern ihre Aufmerksamkeit auf die Nutzung aktueller Möglichkeiten fokussiert, viel eher was geschehen ist: der Weg, der gegangen wurde, entstand beim Gehen« (Simon, Haaß-Wiesegart u. Zhao, 2011, S. 12).

> »[…] statt also seinem Handeln ein Ziel zu setzen, sollte man sich von der Neigung leiten lassen; kurz gesagt, statt der Welt einen Plan aufzuzwingen, sollte man sich auf das Situationspotential stützen« (Jullien, 1999, S. 32).

Diese Erfahrungen machen wir oft in der Arbeit mit Jugendlichen und ihren Familien, die Migrationshintergrund haben und zudem in wirtschaftlich prekären Verhältnissen leben. Wir plädieren deshalb in solchen Situationen dafür, eher unsere Vorstellung von zielfokussierter Arbeit loszulassen, als die Klienten zu verlieren. Das heißt aber *nicht,* die Idee der Planung völlig loszulassen, ausschließlich auf die Nutzung aktueller Möglichkeiten zu fokussieren, sich völlig darauf zu verlassen, dass der Weg schon von allein beim Gehen entstehen wird oder sich nur auf das Situationspotenzial zu stützen. Unsere Erfahrung ist auch, dass die völlige Aufgabe von Zielbesprechung und Planung, also ein Metadialog über die gemeinsame Kooperation, bei längeren Prozessen ebenfalls unbefriedigend ist. Wir befinden das in Kapitel 2.7 (S. 144) beschriebene polynesische Segeln als ein gutes Vorgehen. Man gibt dabei die starke Beharrung

94 Andreas Fryszer unterrichtete von 2012 bis 2019 regelmäßig fortlaufende Gruppen chinesischer Kolleginnen in China in systemischer Therapie und systemischer Supervision. Die Erfahrungen mit dem Projekt und mit kulturellen Unterschieden in der Lehre wertete er aus (Fryszer u. Liebel-Fryszer, 2018).

auf eine Zielsetzung zu Beginn und auch später auf, aber der Metadialog mit den Klienten über das, was man im aktuellen Schritt tut, und das, wohin man dabei will, findet dann immer wieder konkret und in kleinen Portionen statt. Wir machen im chinesischen Denken alternative Sichtweisen aus, die uns nicht abbringen müssen von der Frage nach Zielen. Aber sie erweitern unser Denken und Fühlen und lassen uns die Begrenztheit und Einseitigkeit eines zielfokussierten Denkens und Handelns erkennen. Wir respektieren dabei, dass Kulturen unterschiedlich sind, und verzichten darauf, Prioritäten aus unserer kulturellen Brille heraus zu verabsolutieren. Diese Haltung einer gewissen Absichtslosigkeit und Gegenwärtigkeit erinnert an das, was wir im Kapitel über Achtsamkeit beschrieben haben (s. Kap. 2.3.1, S. 95).

Gleichwohl bleibt der Umgang mit der Spannung zwischen Zielorientierung und Prozessorientierung (Navigieren beim Driften) eine wichtige Herausforderung. Es kommt wohl auf die jeweilige Situation, das Thema und die Beteiligten an, was da sinnvoll ist. Das gilt auch für die Beispiele der Jugendkulturarbeit und des Boxens.

6.2 *Wie viele Migranten arbeiten in Ihrem Team?* Interkulturelle Beratung

Einleitend zum Themenfeld der Interkulturellen Beratung ein Zitat von Friese (2019), das die Prämissen und die notwendige flexible Einstellung zur eigenen beraterischen Arbeit prägnant umschreibt:

> »Beratungsarbeit mit Migrationsfamilien durchzuführen, setzt voraus, dass die Berater/innen deren Beratungsbedarfe erkennen und offen, neugierig und fachlich wie persönlich bereit sind, sich mit dem Fremden, dem nicht Vertrauten zu beschäftigen und sich mit eigenen Vorurteilen, stereotypen Gedanken und Fremdheitsgefühlen auseinanderzusetzen. Auch das gelegentliche In-Frage-Stellen eigener fachlicher Grundannahmen und Interventionen, Beratungskonventionen und das Aushalten der eigenen Verunsicherung darüber gehören dazu« (Friese, 2019, S. 173).

6.2.1 *Salām …* Joining, Zeit zum Kennenlernen

Gerade in der interkulturellen Beratungsarbeit ist ein ausgedehntes Joining, also sich als guter Gastgeber der Klientin zu verstehen, hilfreich und sinnvoll. Es geht um Respekt, Beziehungsentwicklung und gegenseitiges Kennenlernen. Es geht darum, gegenseitig anzukoppeln und Ideen davon zu bekommen, wer sich da gegenübersitzt. Mit einfachen Fragen, eher im Stil eines Smalltalks, können wir uns für die Lebenssituation des Klienten interessieren.

Dabei lassen sich erste Hypothesen über die Lebenssituation der Klientin bilden sowie Ideen entwickeln, welche Ziele für unsere Arbeit angemessen und welche Interventionen aussichtsreich sind. Neben der Information der Klientin über unser Angebot und unsere Organisation (Kap. 6.2.2) empfehlen wir, Interesse für die Migrationsgeschichte zu zeigen und für ihre Position zwischen den Kulturen, die sie momentan gefunden hat (Kap. 6.2.3). Dies hilft uns, unsere Vorgehensweise auf unser Gegenüber abzustimmen.

6.2.2 *Wir sind weder Polizei, Ärzte noch Ordnungsamt, sondern …* Gebrauchsinformationen: Weiß unser Klient, wo und bei wem er ist?

Wir sollten uns die Zeit nehmen, uns selbst und auch unsere Aufgabe und Einrichtung vorzustellen. Wir können bei Klienten aus diesen Gruppen nicht voraussetzen, dass sie eine realistische Vorstellung über die Organisation der deutschen Jugendhilfe, des Sozialwesens und Gesundheitswesens sowie von systemischer Therapie und Beratung haben. Die allgemeine und die generelle Gebrauchsinformation (s. Kap. 3.2.2, S. 177) können hier hilfreich sein. Wir wollen dafür sorgen, dass eine Klientin gut darüber informiert ist, wo sie sich befindet, was sie erwarten kann und was eher nicht, wie wir üblicherweise vorgehen und was mit den Informationen, die wir von ihr erhalten, geschieht. Dazu gehören auch Fragen

- der Vertraulichkeit (Was heißt das? Wer erfährt über die Beratung was? Gibt es Kontakt mit der überweisenden Institution? Welche? Was wird aufgeschrieben? Wer bekommt das zu sehen?),
- des Angebots (Was gibt es hier? Was nicht? Wie wird hier üblicherweise gearbeitet bei der vorliegenden Thematik?),
- danach, welche Bedürfnisse der Klient hat (Auftrag? Eigenmotivation und Überweisungskontext? Freiwilligkeit – dazu Kap. 2.9.1, S. 156).

Für diese Fragen sollten wir als deutsch sozialisierte Berater uns bei Klientinnen mit Migrationshintergrund mehr Zeit nehmen. Gerade die Eröffnungssituation der Kooperation bietet hier Möglichkeiten des Kennenlernens.

Das eingehende Zitat von Friese (S. 397) macht pointiert deutlich, dass weniger das vermeintliche Wissen über migrantische Kulturen und deren Besonderheiten interkulturelle Kompetenz schafft, sondern die respektvolle Offenheit und Neugier für die Person, die mir gegenübersitzt, und deren Lebenskontext.

6.2.3 *Was brauchen Sie von mir?* In welcher Situation und Phase der Migration ist unser Klient? Was sind angemessene Arbeitsziele?

Es lohnt sich, die Migrationsgeschichte und die Motive für die Migration kennenzulernen (s. auch Kap. 6.1.1, S. 367). Aber auch hier gibt es kein Rezept, zu welchem Zeitpunkt der Zusammenarbeit dies angebracht ist. Eine Fluchtgeschichte mit unter Umständen traumatischen Erfahrungen ist sicher kein geeigneter Einstieg. Bei Migranten der ersten Generation ist es nach unseren Erfahrungen zu Beginn der Beratung durchaus möglich, Fragen nach Herkunft, Migrationsgeschichte, Heimat mit Interesse und zugewandter Neugier zu stellen. Vor allem junge Menschen aus der Migrationsgeneration 1,5 oder höher erleben es jedoch als unangebracht, sofort auf ihr Aussehen oder ihre Herkunft angesprochen zu werden. Sie fühlen sich dadurch primär auf Ethnie und Herkunft reduziert und wollen lieber dezidiert als Inländer behandelt werden. Zu Beginn der Zusammenarbeit nach Migration oder Herkunft zu fragen, wird dann mitunter nicht als zugewandtes Interesse, sondern als Rassismus erlebt. Das wäre dann kein guter Einstieg in eine Beratung. In der Rassismusdiskussion wird dieses Phänomen als Othering bezeichnet (s. Hintergrundtext S. 404). Es lohnt sich, dafür sensibel zu sein, wenn wir den Bereich Herkunft, Migration und Migrationsgeschichte ansprechen. Es geht darum, auch hier nicht schematisch vorzugehen, seine Sensibilität zu nutzen und vielleicht vorher zu fragen, ob es in Ordnung ist, zunächst etwas über Hintergrund und Lebenssituation zu reden. Oft wird es sinnvoll sein, erst zu einem späteren Zeitpunkt, wenn eine vertrauensvolle Beziehung entstanden ist, diesen Bereich zu explorieren.

Die Frage, wie lange ein Jugendlicher bereits in der Stadt und dem Land lebt und wie lange seine Eltern, wird meistens wichtig sein. Und natürlich braucht eine Flüchtlingsfamilie, die um Asylrecht und Unterkunft kämpft, ganz andere Hilfsangebote als ein perfekt Deutsch sprechender Psychologiestudent aus der Migrationsgeneration 1,5, der unter Ängsten leidet.

Von wo kommt der Klient? Wie lange lebt er schon hier? Zu welcher Migrationsgeneration gehört er? Wie hat er in seiner Heimat gelebt? Ist er allein hier? Ist seine Kernfamilie hier? Gibt es erweiterte Familie hier oder in Nachbarländern? Wie ist seine rechtliche Situation – Aufenthaltserlaubnis, Arbeitserlaubnis, Einbürgerung, Duldung etc.? Wie gut kommt er sprachlich zurecht? Wie ist seine Wohnsituation? Seine Arbeitssituation, sein Kontakt zu den Schulen seiner Kinder? Wie ist seine soziale Einbindung – hat er (überwiegend) Kontakte zu Landsleuten, Kontakte zu Deutschen oder anderen Migrantinnengruppen? Ist er in eine Community integriert (religiöse Gemeinde, Nachbarschaft, nationale Vereine und Organisationen)? Was sind seine Zukunftsvorstellungen?

Migration ist ein Prozess, der sich über Jahrzehnte erstreckt. Realistische und angemessene Beratungsziele in einer interkulturellen Beratung hängen sehr davon ab, wie weit der Migrationsprozess fortgeschritten ist. Dabei können wir uns Migration als einen Verlauf vorstellen, in dem sich typische Phasen unterscheiden lassen. Das im Folgenden dargestellte Entwicklungsmodell haben wir[95] beim Migrationsdienst des Caritasverbandes Frankfurt am Main in den 1990er Jahren kennengelernt und es hat sich bis heute bewährt. Es eignet sich, den Fortschritt des Migrationsprozesses einer Familie oder eines Klienten recht unkompliziert einzuordnen. Dies hat durchaus praktische Konsequenzen für den Beratungsprozess. Der Stand im Migrationsprozess des Klientensystems kann für die Beraterin eine Hilfe sein, um gemeinsam Ideen zu entwickeln, was Ziele in der Beratung sein könnten.

Das Modell geht von drei unterscheidbaren Phasen eines Migrationsprozesses aus:

Phase der Existenzsicherung

Die soziale und materielle Absicherung steht hier absolut im Vordergrund:

- Aufenthaltsstatus,
- Arbeiten,
- Wohnen,
- basale sprachliche Kompetenz,
- Orientierung in gesellschaftlichen Strukturen und der Stadt,
- Annehmen der Rolle »Arbeitsmigrant«, »Geflüchteter« oder »Expat«.

95 Andreas Fryszer leitete von 1984 bis 2012 die Erziehungsberatungsstelle Stadtmitte des Caritasverbandes Frankfurt am Main. Dort arbeitete ein multinationales Team, aus dem heraus Beratungen in verschiedenen Muttersprachen angeboten wurden. Die Stelle kooperierte zeitweise eng, intensiv und konzeptuell mit dem Migrationsdienst des Caritasverbandes.

Konkrete Sozialarbeit und sprachliche Unterstützung stehen in der Phase der Existenzsicherung oft im Vordergrund der Hilfe. Die naheliegende Aufgabe der Migranten in dieser Phase ist es, zu überleben und Fuß in der Gastgesellschaft zu fassen. Beratung und Unterstützung sollten sich deshalb auf diese Bereiche konzentrieren. Zurückhaltend sollten in dieser Phase Themen und Ziele angesprochen werden, die mit intensiveren psychischen Prozessen zu tun haben. Oft ist in dieser Phase muttersprachliche Beratung nötig. Nicht muttersprachliche Beraterinnen werden wohl eher konkrete Sozialberatung leisten und weniger an psychischen Themen arbeiten können.

Schwierig wird es bei traumatisierten unbegleiteten minderjährigen Geflüchteten. Man sieht die Notwendigkeit der Hilfe bei einer Traumatisierung. Doch ist der Erfolg einer Traumatherapie fraglich, wenn alle existenziellen Rahmenbedingungen so unsicher sind. Dann ist eine Reduktion der Helferinnenansprüche geraten, weil so Enttäuschung und Misserfolge der Hilfe vermieden werden. Ähnliches gilt für Eltern, die aus unserer Sicht unangemessen mit ihren Kindern umgehen, wo manchmal Kindeswohlgefährdungen vorliegen könnten. Auch hier wäre die Kindeswohlgefährdung zu verhindern, aber gleichzeitig ist eine tiefere Arbeit am Erziehungsverhalten kaum möglich und sinnvoll. Wir stoßen hier auf Fragen, bei denen das staatliche Wächteramt und das Wissen um die ganze Komplexität des Konstruktes »Kindeswohl« schwerwiegende Entscheidungskonflikte mit sich bringen können.

Phase der Koexistenz

In dieser Phase ist die Integration in die nationale/kulturelle Gruppe in der Fremde von großer Bedeutung, also der Kontakt zu Landsleuten, einer religiösen Gemeinschaft, einer Community. Ziele dabei sind:

- Pflege der kulturellen Identität,
- Pflege der Muttersprache,
- Freundschaften mit Landsleuten, deren Familien, Kontakte zu religiösen oder weltlichen Gruppen der eigenen Kultur.

Dabei dominiert in der Regel eine distanzierte Beobachtung der Gastkultur. Es gibt meist wenig Interesse an Austausch und Dialog mit dieser.

Professionelle Unterstützung in dieser Phase der Koexistenz kann häufig vor allem die Aufgabe haben, eine Brücke zwischen den Kulturen zu schaffen: erklären, klären, vermitteln. Die kompetente Interaktion mit der Gastgesellschaft und ihren Institutionen stellt für die Migrantenfamilie in dieser Phase durchaus ein Problem dar. Übersetzung, Aufklärung, Vermittlung zwischen der Migrantenfamilie und den deutschen Institutionen ist in der Beratung deshalb wichtig und oft hilfreich. Dabei merken wir in der Praxis, dass dies nicht nur durch eine isolierte Beratung der Migrantenfamilie geschehen kann. Häufig müssen in die Beratung andere soziale Systeme in Form von multisystemischen Sitzungen (s. Kap. 4.6, S. 280) einbezogen werden. Der Weg, stellvertretend für die Eltern oder den Jugendlichen den Kontakt mit beteiligten Institutionen zu übernehmen, schafft leicht Missverständnisse, weshalb wir von ihm abraten.

Der 15-jährige Türke Murat hat erhebliche Leistungs- und Verhaltensprobleme in der Schule. Ziel seiner Beratung in der Erziehungsberatung ist ein erfolgreicher Realschulabschluss. Nach einem Gespräch mit Eltern, Murat, Klassenlehrerin und Beraterin entwickelt die Arbeit sich so, dass die Lehrerin und die Beraterin im Dialog über Fortschritte und Entwicklungen in der Schule bleiben. Die Gespräche finden regelmäßig am Telefon statt und helfen beiden, sich schnell und effektiv auszutauschen und aktuelle Entwicklungen besser einzuschätzen. Treffen mit den Eltern und Murat sind aufwendig (der Vater arbeitet lange) und auch umständlich: Die sprachliche Verständigung ist eingeschränkt, die Eltern stammen aus einem bildungsfernen Milieu und verstehen kaum, welche Notwendigkeiten und Vorgehensweisen im Schulbetrieb selbstverständlich sind. Auch Murat ist froh, dass ihm diese für ihn etwas unangenehmen Runden erspart bleiben – ebenso froh sind die Eltern, wenn solche Termine nicht anberaumt werden. Schwierig wird die Hilfe, als es in der Schule zu Krisen kommt. Jetzt müssen die Eltern in die Beratung einsteigen, sie sind überrascht über die dramatische Entwicklung, fühlen sich übergangen, unverstanden und hilflos. Sie verstehen auch gar nicht, warum die Schule jetzt so dramatisiert und mit Konsequenzen droht, weil sie die Entwicklung vorher nicht mitbekommen haben. Sie misstrauen nun im Nachhinein dem intensiven Austausch von Lehrerin und Beraterin. Murat selbst hatte durch diese Art der Arbeit wenig Verantwortung für sein Tun übernommen. Er blieb, obwohl 15-jährig, außen vor, während die Einschätzungen lange nur von Lehrerin und Beraterin ausgetauscht wurden.

Erfolgreicher ist der Beratungsprozess in dieser Phase der Koexistenz, wenn die Familie und die Institutionen im Sinne eines multisystemischen Vorgehens auch über längere Zeiträume einbezogen werden (s. Kap. 4.6, S. 280) – trotz der Mühe von Terminfindung, schwierigerer Kommunikation, Sprachproblemen und kulturellen Unterschieden.

Phase der erfolgreichen Interaktion mit der Gastkultur

Der Migrant und seine Familie stehen jetzt im erfolgreichen Austausch mit der Gastkultur:

- Auseinandersetzung und Dialog finden erfolgreich statt.
- Es besteht Interesse und Neugier an dem aufnehmenden Land und seiner Kultur.
- Es gibt wenig Scheu, in den Dialog zu treten.
- Die Interaktion der Migrantenfamilie mit der Gastgesellschaft ist erfolgreich:
  - in Schule,
  - am Arbeitsmarkt,
  - mit Behörden,
  - im Bereich Wohnen,
  - im politischen Bereich usw.

Das Modell spricht in der dritten Phase bewusst nicht von erfolgreicher Integration, sondern von erfolgreicher Interaktion mit der Kultur des aufnehmenden Landes. Tatsächlich ist die Konkretisierung des Integrationsbegriffs schwierig, wenn er mehr erfassen soll als die erfolgreiche Interaktion mit der Gesellschaft des aufnehmenden Landes und seiner Institutionen. Was meint er mehr als dies? Meint er darüber hinaus: Beheimatung und Identifizierung mit Heimatkultur und aufnehmender Kultur in gleicher Weise? Oder meint er überwiegend Identifizierung mit aufnehmender Kultur?

Es scheint sinnvoll, den unklaren und aufgeladenen Begriff der »Integration« durch den »der erfolgreichen Interaktion« mit der aufnehmenden Gesellschaft zu ersetzen. In dieser Phase sind die üblichen Unterstützungsangebote der Gesellschaft den Migrantinnen oft zugänglich – spezielle Migrationsdienste werden meist nicht mehr benötigt. Beratungsarbeit gleicht der mit Inländern – auch was Ziele, Tiefe und Intensität angeht. Trotzdem bleiben Orientierungsfragen in Bezug auf die eigene Identität zwischen den Kulturen ein gewichtiges Thema: für die erste, für die zweite und auch für die dritte Migrationsgeneration – und vielleicht auch für die vierte Generation.

In dieser Phase sollte man vielleicht – auch bei offensichtlichem Migrationshintergrund – dies nicht mehr zum Gegenstand der Beratung machen (s. dazu den folgenden Hintergrundtext). Keiner käme heute noch auf die Idee, Familie Tilkowski oder Gomulka aus Dortmund als Migranten anzusehen, weil deren polnische Eltern im 19. Jahrhundert im Steinkohlebergbau des Ruhrgebietes ihr Geld verdienen mussten.

Hintergrund: Empathisches Interesse oder Othering?

> »Othering beschreibt den Prozess, sich selbst und sein soziales Image hervorzuheben, indem man Menschen mit anderen Merkmalen als andersartig, ›fremd‹ klassifiziert. Es findet also eine betonte Unterscheidung und Distanzierung von ›den Anderen‹ statt, sei es wegen des Geschlechts, der Religionszugehörigkeit, der ethnischen Zugehörigkeit, der Nationalität, der sozialen Stellung innerhalb einer Gesellschaft, wie z. B. der Klassenzugehörigkeit, der Ideologie oder auch vermeintlicher biologischer Unterscheidungskriterien zwischen Menschen (vgl. Rasse bzw. Rassismus). Othering bedeutet also, sich mit anderen zu vergleichen, sich von ihnen abzuheben und zu distanzieren, wobei die Vorstellung existiert, dass Menschen und Gesellschaften sich durch deren Lebensform, Kultur oder andere Merkmale von der eigenen sozialen Gruppe erheblich unterscheiden« (https://de.wikipedia.org/wiki/Othering, Zugriff am 04.10.2021).

Said (2009) spricht in seinem Klassiker »Orientalism« von der »Konstruktion des Anderen« unter der Voraussetzung, dass das Eigene als selbstverständlich, positiv und übergeordnet angesehen wird. Die Frage bei einer Person of Colour danach, woher sie kommt, kann vom Sprecher als empathisches Interesse gemeint und auch bei sich selbst erlebt werden. Die Angesprochene kann die Frage aber ganz anders erleben: nämlich als Othering. Möglicherweise erlebt sie es so, dass ihre Sicht der Dinge reduziert wird auf ihre andere Hautfarbe, ethnische Zugehörigkeit, geografische Herkunft, religiöse Haltung usw. Aus der Kommunikationstheorie wissen wir, dass nicht der Sender, sondern der Empfänger den Inhalt der Botschaft bestimmt. Wie die Kommunikation weitergeht, wird davon abhängen, wie der Empfänger die Botschaft verstanden hat, und nicht davon, wie der Sender es gemeint hat!

»Othering« ist ein hilfreicher Begriff, wenn wir uns interkulturelle Dialoge oder Beratungen ansehen. Kommt eine Klientin mit offensichtlichem Migrationshintergrund in die Beratung, um über ihre Ängste zu sprechen, und fühlt sich in diesem Moment weder als Migrantin noch hat sie Lust dazu, auf ihre Migration angesprochen zu werden, weil sie hier lebt, geboren ist, zur Schule ging, hier arbeitet, dann findet sie es vielleicht wirklich unpassend und wenig empathisch vom Berater in dieser Situation – erste Begegnung, es soll um sie gehen, sie erwartet Verständnis –, auf diesen Punkt reduziert zu werden. Dies auch, wenn der Berater aus einem empathischen Interesse heraus die Frage gestellt hat. Als »andersartig« von ihm in der Eröffnung der Beziehung als Erstes konstruiert zu werden, mag sie sogar erheblich stören. Dies umso mehr, insofern schon hunderte Male »Inländer« so das Gespräch mit ihr eröffnet haben.

Auch wenn Migranten nicht über den Begriff »Othering« verfügen, empfinden sie manchmal so. In den 1980er Jahren ist diese Problematik von uns kaum erlebt worden. Aber heute sind viele Menschen mit Migrationshintergrund hier großgeworden und wollen nicht mehr auf diesen – wenn auch für uns offensichtlichen – Hintergrund reduziert werden. Das Zitat von Mecheril (2009) auf S. 378 f. bringt genau diesen Sachverhalt markant auf den Punkt.

Konkret bedeutet das für uns – vor allem für inländische Berater –, sensibel für diesen Prozess zu werden und mit der Exploration der Migration, Herkunft und der Migrationsgeschichte vielleicht etwas zu warten, bis sich ausreichend Beziehung zur Klientin entwickelt hat. Hier geht es nicht um unser Empfinden, unsere Motivation, sondern um Einfühlung in die Klientin.

6.2.4 *Interkulturell* Wo genau ist der Platz unseres Klienten zwischen den Kulturen?

Türkin ist nicht gleich Türkin und Migrant ist nicht gleich Migrant – das ist erst einmal eine Banalität! Menschen in der Migration unterscheiden sich ganz wesentlich darin, wie stark sie den Kontakt und die Zugehörigkeit zu ihrer Herkunftskultur leben, wie sehr sie sich der Aufnahmekultur gegenüber öffnen, wie intensiv sie religiöse und traditionelle Wurzeln leben oder eher andere Orientierungen entwickeln (traditionell, religiös orientiert sind, ein klassisches Arbeiterbewusstsein/Klassenbewusstsein pflegen, eher aufstiegs- und erfolgsorientiert sind, eher eine hedonistische Einstellung haben oder experimentell neue Lebensformen suchen, sich kosmopolitisch-intellektuell orientieren usw.). Jeder Migrant entwickelt für sich eine passende Position zwischen seiner Herkunftskultur und der anderen Kultur. Er oder sie oder die ganze Familie können in der neuen Situation strenger an der traditionellen Sicht auf die Welt festhalten als im heimischen Dorf oder die Chance nutzen, unabhängig von Religion oder Tradition eigene und andere Wege zu gehen. Genau diese Chancen ergreifen Migranten und entwickeln individuelle und unterschiedliche Strategien. Dabei kann es vorkommen, dass innerhalb einer Familie, oft zwischen den Generationen, verschiedene Positionen gefunden werden. Deshalb lohnt es sich, darüber zu sprechen, das Joining zu nutzen, um die Familie oder den Jugendlichen ebenso in diesen Aspekten kennenzulernen. Aber auch diese Fragen können später im Verlauf der Beratung gestellt werden. Es ist jedoch ebenfalls hier sinnvoll, sich zunächst das Einverständnis für eine situative Gebrauchsinformation zu holen. Die folgenden Fragen sind als Anregungen zu verstehen, aus denen man sich bedienen kann. Sie alle bei einem Klienten zu stellen, ist nicht empfehlenswert!

Wie stark befolgt der Migrant religiöse Vorschriften? Wie wesentlich sind ihm überkommene Traditionen (Familienehre, Respekt vor Autoritäten, Einhalten von Moral)? Wie stark definieren sie sich - vor allem die Männer - über ihre Arbeit? Wie stark ist die Familie aufstiegsorientiert, statusorientiert? Wie wichtig ist Erfolg und Leistung? Wie stolz ist man darauf, in der Migration Biss für einen Aufstieg zu haben? Hat die Migrantin das Gefühl, in »der Mitte der Gesellschaft des Herkunftslandes« angekommen zu sein? Orientiert er sich eher an der deutschen Mittelschicht? Wie stark ist die Identifikation mit den Werten »westlicher Demokratien«? Wie gut ist der Migrant in seine Arbeitswelt sozial integriert? In gleicher Weise auch im Privaten? Oder gibt es große Unterschiede zwischen den Bereichen? Wie informiert er sich (ausschließlich über Medien seiner Heimat)? Werden parallel auch deutsche Medien genutzt? Oder ausschließlich deutsche Medien? Welcher Kultur fühlt er sich zugehörig (unabhängig vom Pass oder der Aufenthaltsdauer)? Wenn er da ist: Wie wichtig ist der deutsche Pass? Gibt es trotzdem eine emotionale Orientierung an der Heimat? Lehnt er die Herkunftskultur überwiegend ab, steht sehr distanziert zu ihr? Oder erlebt er Deutschland als recht sicheren Hafen, der die Existenz absichert? Ist die Migration für die Migrantin überhaupt noch ein wichtiges Thema? Erlebt sie selbst noch einen relevanten Unterschied zwischen sich und Inländern? Sind ihre Konsumwünsche eher bescheiden? Wie wichtig sind Lebensgenuss und Konsum?

Mit Fragen dieser Art ist es möglich, etwas darüber zu erfahren, wie stark für Migrantinnen und ihre Familien der traditionelle Rahmen ihrer Herkunftskultur Gültigkeit hat oder ob sie in der Migration einen anderen kulturellen Bezugsrahmen entwickelt haben.

6.2.5 *Ich komme aus Frankfurt und arbeite hier seit acht Jahren …* Joining: Vorstellung von sich und der Institution

Da wir Joining als gegenseitiges Vorstellen verstehen, sollten wir uns dabei zu Beginn der Beratung als Person etwas zeigen. Das kann helfen, um in eine Beziehung zu treten, die nicht völlig einseitig ist. Dazu müssen wir uns von einer traditionellen Vorstellung von professioneller Abstinenz und Distanz verabschieden. Wir können etwas über unsere Stelle sagen:

- Funktion und Aufgaben, die wir erfüllen;
- wie lange wir diese Arbeit bereits machen,
- was wir an unserer Arbeit mögen und was wir an ihr als schwierig erleben,

- was für die Zusammenarbeit mit der Familie gewünscht und geplant ist,
- wofür diese Institution gut ist.

Ergänzend kann man – wenn man will – einige Informationen zur eigenen Lebenssituation geben.

Bei der Vorstellung der eigenen Institution ist es oft vorteilhaft, sich zu erkundigen, was die Klientinnen schon über die Angebote, Finanzierung, Schweigepflicht, den Arbeitsansatz usw. wissen. Auch hier sollte man nicht zu tief einsteigen und Klienten mit Informationen fluten, sondern eher fragen, was diese interessiert.

Wie viel Zeit kann man sich für ein Joining nehmen? Und wenn es darauf eine generelle Antwort gibt, wäre die an verschiedenen Orten auf dieser Welt gleich? Andere Kulturen lassen sich im Kontakt oft mehr Zeit zum Kennenlernen, bevor sie zum eigentlichen Sachgrund des Treffens kommen. Im Hintergrundtext »Wie werden wir Deutsche von Menschen aus anderen Nationen erlebt?« (S. 379) skizzieren wir einige Ergebnisse der interkulturellen Psychologie zu deutschen Kulturstandards aus der Sicht anderer Kulturen. Aus ihnen können wir lernen, dass wir es in der Begegnung mit anderen Kulturen durchaus langsamer angehen lassen können. In diesem Kennenlernprozess dürfen wir Beraterinnen, Begleiter oder Therapeutinnen uns mehr als Personen zeigen – ohne dass dies in der Regel von ausländischen Klienten als merkwürdig empfunden wird. Wenn der Klient schnell zur Sache kommen will, dann kann man sich nach einem ersten unmittelbaren Einstieg mehr Zeit nehmen, sich danach gegenseitig kennenzulernen. Die Betonung liegt dabei auf »gegenseitig«. Auch die bei uns – aus der Sicht von anderen Kulturen – wohl eher scharfe Trennung zwischen beruflich und privat scheint spezifisch für unsere Kultur zu sein. Ein einseitiges Abfragen der Lebenssituation des Klienten – ohne von sich etwas preiszugeben – kann dann etwas unangemessen wirken. Das ist sicher ein heikler Punkt, bei dem jeder für sich einen gangbaren Weg finden muss (siehe dazu voriges Kapitel).

6.2.6 *Liegt es an der Migration, der Schule oder der Familie?* Hypothesenbildung in der interkulturellen Beratung?

Wenn es um andere Kulturen geht, finden wir in komplexen Helfersystemen oft sehr gegensätzliche Standpunkte darüber, was die Ursache der Probleme ist und wie die richtige Hilfe aussieht.[96] Politische Bekenntnisse, Parteinahmen

96 Wir diskutieren in Kapitel 3.1.1 (S. 166) ausführlich die Konstruktion von systemischen Hypothesen. Natürlich ist dies alles analog für die Arbeit mit Migrantinnen als wichtig zu erachten. Das hier vorgestellte Modell ist in der Arbeit mit Migranten ein zusätzliches Werkzeug.

und Identifizierungen sind spürbar. Bekenntnisse lösen häufig die nüchterne fachliche Einschätzung ab. Die Vielzahl und die Gegensätzlichkeit des Fallverstehens und der Hypothesen, die in der Beratung von ausländischen Familien entstehen, stellen nicht nur eine Chance dar, sondern schaffen auch Fragen und Probleme:

- Welche Hypothese soll als Arbeitshypothese herangezogen werden?
- Aus welchen Motiven heraus entscheiden wir uns gerade für diese Hypothese?
- Welche impliziten eigenen Grundannahmen über Migration und psychische Probleme sind hier ausschlaggebend?

In solchen Fällen ist ein Modell zur Ordnung und Klassifizierung von Hypothesen hilfreich, das die Diskussion wieder in den Bereich von fachlichem Handeln zurückholt, z. B. das Modell von Kunze (1998). Nach diesem Modell lassen sich Hypothesen in drei Kategorien ordnen:

Psychologische Hypothesen:
Probleme werden ausschließlich durch psychologische Theorien erklärt. Je nach Schule der Beraterin werden dabei tiefenpsychologische, verhaltenstherapeutische, humanistische oder systemische Erklärungen genutzt. Der Umstand, dass es sich um eine ausländische Familie handelt, spielt bei Hypothesen dieser Kategorie keine Rolle und sie könnten genauso gut für eine einheimische Familie aufgestellt werden.

Kulturspezifische Hypothesen:
Bei Hypothesen dieser Kategorie wird die Problematik des ratsuchenden Klienten in Zusammenhängen mit seiner Kultur erklärt. Dabei können die Hypothesen verschiedene Aspekte betonen:

- Das Problem wird darin gesehen, dass die Kultur des Herkunftslandes und die Kultur des Gastlandes unterschiedliche Interpretationen des Lebens liefern und verschiedene, manchmal sogar gegensätzliche Forderungen an Verhalten stellen. Das Verhalten des Ausländers wird in seinem kulturellen Kontext als weniger problematisch angesehen, doch in der Kultur des Gastlandes kann das Verhalten nicht toleriert werden.
- Die unterschiedlichen kulturellen Interpretationen des Lebens führen zu Irritationen des Migranten. Innere Konflikte, inkonsistentes Verhalten oder eine Art inneres Doppelleben (verschiedene Stimmen, Sichtweisen in ihm) sind die Folge.

- Eine Jugendliche übernimmt stark die Lebensweise und die kulturellen Sichtweisen des Gastlandes und dies führt zu massiven Problemen mit ihrer Familie. Ausstoß oder drakonische Bestrafungen seitens der Familie, um die Ehre der Familie zu schützen, können die Folge sein.

Türkische Familie in Deutschland ist nicht gleich türkische Familie in Deutschland! Die Bedeutung der nationalen Kulturunterschiede zwischen Herkunftsland und Gastland dürften wesentlich kleiner sein, wenn der Klient und seine Familie aus Milieus stammen, die weniger traditionell, religiös sind.

Migrationsspezifische Hypothesen:
Hier wird das Problem aus der Migrationssituation heraus erklärt. Auch dabei können unterschiedliche Aspekte der Migrationssituation als Hintergrund betont werden:
- Erfahrungen von Rassismus, Fremdenfeindlichkeit, Diskriminierung in deutschen Institutionen,
- die politisch-rechtliche Situation als Migrantin,
- Reaktionen des Migranten auf solche Ereignisse,
- hohe Empfindlichkeit durch ein Leben in der Minderheitsposition und wiederholte Diskriminierungserfahrungen,
- Verhältnis und Sichtweise des Migranten zur aufnehmenden Gesellschaft,
- Anpassungsprobleme an die Aufnahmegesellschaft, Blockierungen durch einen unfreiwilligen Wechsel der Länder,
- Hintergründe und Motive für die Migration, Ziele und Perspektiven der Migration, Fluchtgeschichte, Rückkehrpläne,
- Veränderung des sozialen Status und der finanziellen Situation durch die Migration,
- Veränderung der Beziehungsstrukturen in der Familie durch die Migration,
- derzeitige Phase des Migrationsprozesses der Familie bzw. Hindernisse, die einem Fortschritt im Wege stehen.

In der Arbeit mit Migranten können wir die Hypothesen immer in einer der drei Kategorien unterbringen, oder andersherum: Wir können immer für jede der drei Kategorien Hypothesen finden.

In Kapitel 3.6 (S. 227) haben wir Josef, einen 15-jährigen eritreischen Jungen kennengelernt. Wir wollen dieses Beispiel aufgreifen und für Josefs Problem, unregelmäßig die Schule zu besuchen, Hypothesen aller drei Kategorien bilden:

Psychologische Hypothesen:

- Wenn Josef nicht zur Schule geht, passiert ihm eigentlich nicht viel. Er hat gelernt, dass das keine Konsequenzen hat. Manche Jungs seiner Peer-Gruppe finden das sogar cool. Er lernt am Erfolg.
- Die Konflikte mit Lehrern und die Sportverletzung haben ihn überfordert. Herausforderungen meidet er. Er zieht sich zurück. Hinter seinem Schulschwänzen stehen soziale Ängste, die er aber sehr versteckt. Er meidet Situationen, die ihn fordern.

Kulturelle Hypothesen:

- Josefs ältere Schwester und seine Mutter dürfen nach seiner Vorstellung vom Islam für ihn als Mann keine Autoritäten mehr sein und ihn kontrollieren oder anweisen. Er sieht sich als Oberhaupt der Familie. Deshalb ist es sein Recht und im Rahmen seiner Würde nötig, allein zu entscheiden, ob er zur Schule geht oder nicht. Übliche korrigierende kulturelle Institutionen fehlen in der Migration: Großväter, Onkel, Großfamilie, dörfliche Gemeinschaft.
- Die Autorität deutscher Lehrer und eine deutsche Vorstellung von Karriere und Bildung sind für Josef einerseits gültig, andererseits aber auch nicht. Er hat jede Menge Fantasien darüber, was in der eritreischen Kultur für einen jungen Mann richtig und wesentlich ist. Tatsächlich weiß er darüber aber wenig und hat lediglich vage Vorstellungen, welcher Lebensentwurf für ihn gültig sein soll.

Migrationshypothesen:

- Jetzt mit 15 Jahren fehlt Josef der Vater als Modell und zur Identifikation. Die ältere Schwester und die Mutter können das für ihn nicht sein. Männliche Familienmitglieder gibt es nicht in Deutschland. Seine Familie ist recht isoliert, Kontakte zur eritreischen Community fehlen. Die besondere Art dieser Familie, sich in der Migration einzurichten, behindert ihn in der Entwicklung von Ideen, wie er als eritreischer Mann sein könne, sein will.
- Er hat Erfahrungen von Rassismus und Diskriminierung wegen seines anderen Aussehens gemacht. Gerade jetzt mit 15 Jahren hat er mit Freunden versucht, in Clubs zu kommen und ist am Türsteher gescheitert. Auch Mädchen haben ihn zurückgewiesen. Im Football-Team wurde er nach der Verletzung nicht mehr in die erste Aufstellung genommen. Er ist sicher, das geschah wegen seiner Herkunft. Jetzt zieht er sich zurück und beginnt, eine zunehmend feindliche Haltung gegenüber der deutschen Gesellschaft zu entwickeln.

6.2.7 *Auf keinem Auge blind sein!* Was bringt die Arbeit mit den drei Kategorien von Hypothesen?

Wie hilft uns das Modell von Kunze (1998)? Wir sehen seinen praktischen Nutzen in der interkulturellen Beratung unter anderem in diesen Punkten:

- Es erklärt, warum gerade in Beratungen mit Migranten die Zahl der unterschiedlichen Hypothesen in Teambesprechungen höher ist – und die Diskussion kontroverser. Vor allem in gemischt-kulturellen Teams kann man dies immer wieder beobachten. In der Arbeit mit Migranten ist die Gefahr von Einladung zu nationaler Identifizierung, von aufgeladener Idealisierung und Ideologisierung des Eigenen oder auch des Fremden sowohl für deutsche wie für ausländische Beraterinnen groß. Die Einordnung von Hypothesen in die drei Kategorien öffnet die Bereitschaft zu einer fachlichen Diskussion, in der eine multiperspektivische Betrachtungsweise als systemischer Wert geachtet wird, eine Diskussion, in der »entweder – oder« durch »sowohl als auch« ersetzt wird.
- Man kann das Modell zur Selbstreflexion nutzen: Zu welcher Kategorie von Hypothesen neigt man selbst als Beraterin? Das ist ein wichtiges Korrektiv für die eigene Arbeit und für ein Team. Bevorzuge ich als Beraterin bei interkulturellen Beratungen immer die kulturelle Brille oder die psychologische Brille oder eine eher politische Brille? Wie tolerant bin ich, wenn Kollegen Fälle von Migration mit einer anderen Brille sehen?
- Wenn wir bei den kulturellen Hypothesen auch die soziale Lage und Aspekte der kulturellen Gewohnheiten (Musik, Religiosität, Tanz, Essen, Reisen, Unterhaltung, Kleidung, Feiern etc.) miteinbeziehen, kommen wir manchmal zu einer differenzierten Betrachtung: Mit was für einer albanischen Familie haben wir es zu tun? Wie ist ihre soziale Lage und wie stark steht sie zu traditionellen albanischen Werten und Auffassungen? Welche Position zwischen den Kulturen und zu den Kulturen haben die Klientinnen für sich gefunden?

In der Reduktion auf eine der drei Kategorien sehen wir Gefahren:

- Die ausschließlich psychologische Sichtweise führt zu einer *Psychologisierung* unter Vernachlässigung kultureller, gesellschaftlicher, politischer und sozialer Aspekte.
- Die Folge einer ausschließlich kulturell ausgerichteten Sichtweise ist eine *Ethnisierung* des Klienten, um den Preis der Vernachlässigung seiner individuellen psychischen Biografie und der seiner Familie. Ferner geraten gesellschaftliche, politische und soziale Zusammenhänge aus dem Blickfeld.

- Die Einengung auf eine ausschließlich migrationsspezifische Sichtweise führt zu einer *Politisierung* der Klientin. Dabei werden ihre individuelle psychische Entwicklung und die Entwicklung ihrer Familie genauso vernachlässigt wie die spezifische kulturelle Geprägtheit.

Man kann – wenn es passt – Hypothesen aller drei Kategorien bilden, um den Fall nicht zu psychologisieren, zu enthnisieren oder zu politisieren. Und dann auch je nach Situation des Gesprächs Fragen in die Richtung der einen oder anderen Hypothese stellen. Meist ist an allen drei Sichtweisen etwas dran. Die Klienten haben oft auch Hypothesen aller drei Kategorien über die Ursache des Problems – auch wenn darüber nicht sofort gesprochen werden kann: Manchmal denken sie, die Probleme hätten mit der Migration und dem Leben in einer anderen Kultur zu tun. Dann wieder denken sie, dass die Probleme psychische oder familiäre Ursachen hätten. Und dann wieder greifen sie auf kulturtypische Erklärungen zurück (wie »Malocchio« – der böse Blick oder eine »Fattura« – ein Zauber, eine Verwünschung oder Besessenheit von einem Geist).

Im Dialog mit Josefs Mutter kann es vorkommen, dass es die Mutter in einer Sitzung durchaus beschäftigt, dass Josef der Vater fehlt. In der nächsten Sitzung wieder kann sie seine Erfahrung von Diskriminierung beklagen und als Grund für seinen Rückzug sehen. Und in einer weiteren Sitzung arbeitet sie daran, dass er in ihr und seiner Schwester keine Autorität sieht, weil die Frauen in der eritreischen muslimischen Kultur über den 15-jährigen Jungen nicht das Sagen haben.

Wenn man mit Hypothesen aller drei Kategorien arbeitet, ist man den Sichtweisen des Klientinnensystems oft näher. Die wechselnden Richtungen des Dialogs lassen sich in interkulturellen Beratungen besser erkennen und moderieren. Ein solches Vorgehen passt gut zum systemischen Denken. Viele Faktoren sind beteiligt und bringen einen Zustand hervor (hier ein Problem oder Symptom). Die Faktoren beeinflussen sich zudem gegenseitig. Da empfiehlt es sich, bei den verschiedenen Faktoren anzusetzen, um Veränderungen zu erzielen. Je nach Situation sind die Klienten offen, an dem einen oder anderen Faktor zu arbeiten.

6.2.8 *Darf meine Tochter zum Tanzen gehen?* Kulturelle Sichtweisen explorieren

Die Arbeit mit Menschen anderer Kulturen führt Fachkräfte, die nicht aus der gleichen Kultur stammen, manchmal an die Grenzen ihrer Möglichkeiten. Wir spüren dann, dass Glaubenssysteme und ethische Werte, »was man tut und was man nicht tut«, »wie man etwas tut und wie man es nicht tut«, einen großen Einfluss auf die Beratungsthemen haben. Häufig wissen wir aber nicht, welche Sichtweisen, Erklärungen und Verhaltensweisen Milieu und Kultur dem Klienten vielleicht nahelegen. Geben Milieu und Kultur zu wichtigen Fragen – besonders des familiären Zusammenlebens – wirklich deutliche Orientierungen?

- Wie soll ich meinen jugendlichen Sohn oder meine jugendliche Tochter erziehen?
- Wie viel Freiheit und Eigenständigkeit steht ihr/ihm zu?
- Was heißt es, ein guter Ehemann oder eine gute Ehefrau zu sein?
- Was darf man sich/muss man sich vom Partner bieten lassen?
- Wie stark sollte ich mich um meine kranken Eltern kümmern?
- Sollte ich arbeiten? Welcher Job ist angemessen?
- Was sollte ein guter Mann in so einer Situation tun? Was eine gute Frau? Was ein guter Vater? Was eine gute Mutter?

Wie denken denn Deutsche zu den aufgelisteten Fragen? Nach unserer Erfahrung sehr unterschiedlich! Eine generelle Information einer chinesischen Beraterin, wie »die Deutschen« zu einer der aufgelisteten Fragen denken, ist unter Umständen kaum hilfreich, wenn sie in Peking mit einer deutschen Familie arbeitet. Die Arbeit mit kulturellen Zeugen ist eine Möglichkeit, diese für die Familie relevanten individuellen, kulturellen und milieuspezifischen Sichtweisen zu explorieren – auch falls wir sie als Beraterin nicht kennen, aber mit einer guten Portion Neugier und Interesse dafür ausgestattet sind.

Der 15-jährige Sohn einer marokkanischen Familie übernachtet wiederholt außer Haus, begeht verschiedene jugendtypische Straftaten und wird von der Schule als untragbar eingestuft. Es ist in der Beratung schnell klar, dass das Erziehungsrepertoire westeuropäischer Familien hier kaum von Belang ist. Gleichzeitig ist auch deutlich, dass sehr traditionelle Vorstellungen aus Marokko für diese Familie wahrscheinlich nicht akzeptabel sind. Aber was sind ihre persönlichen, von Kultur und Milieu beeinflussten Vorstellungen darüber, was man als guter Vater oder gute Mutter in so einer Situation mit dem Sohn tut?

Das Gespräch zeigt, dass es im familiären Umfeld einige Personen gibt, die für Vater und Mutter relevant sind, die zu dieser Problemlage eine klare Meinung haben:
- den Großvater der Mutter, der in einem Dorf in Marokko lebt,
- den Vater des Vaters, der ebenfalls in Marokko lebt, aber aus der dörflichen Enge herauswollte und in die Stadt Fez gezogen ist,

- den Bruder des Vaters, der etwas älter ist und seit vielen Jahren in Belgien lebt, und
- dessen 21-jährigen Sohn. Dieser ist ein »guter« Sohn und die gesamte Familie ist stolz auf ihn, weil er studiert und Ingenieur werden wird.

Die Beraterin bittet die Familie, alle diese Männer (Großvater, Vater, Bruder und Sohn des Bruders) als Zeugen zu spielen, um mit der Familie herauszufinden, was diese raten würden. Alle Zeugen werden in der Reihe ihres Alters danach befragt:
- Was macht man mit einem Sohn in so einer Situation?
- Was hat wohl Erfolg und was nicht?
- Wie sollte sich ein guter Vater und eine gute Mutter in so einer Situation verhalten?

Die Antworten der Zeugen fallen sehr unterschiedlich aus. Der Großvater aus dem marokkanischen Dorf empfiehlt radikales Einsperren. Ein Sohn, der Nachbarn schädigt, indem er deren Autos demoliert, ruiniert den Ruf der Familie. Das muss sofort unterbunden werden. Unter Umständen muss man die geschädigten Nachbarn abfinden, damit das Ansehen der Familie wiederhergestellt ist. Der 21-jährige Student aus Brüssel unterbreitet Vorschläge, die recht westlich sind. Mit Vater und Mutter diskutiert die Beraterin, welche Position für sie selbst am ehesten passt.

Auch bei einer süditalienischen Familie, die in Frankfurt am Main lebt und deren 17-jährige Tochter Maria sich vom Jugendamt in Obhut nehmen ließ, weil sie sich durch ihre Familie unangemessen eingeschränkt fühlte, spielen kulturelle Sichtweisen eine große Rolle. Die Eltern stammen aus einem Dorf in Italien und sind selbst sehr traditionell erzogen worden. Die Familien der Eltern haben sehr einfach vom Ertrag kleiner Bauernhöfe und von Landarbeit gelebt. Auch in der Migration sind sie eher dem traditionellen, religiös geprägten Milieu zuzurechnen. Die Eltern verstehen die Aufnahme durch das deutsche Jugendamt überhaupt nicht. Sie beklagen, dass den Beschwerden der Tochter geglaubt und so viel Gewicht gegeben wird. Sie sind sicher, alles gemacht zu haben, damit aus dem Mädchen eine gute, ehrbare Frau wird. Sollen sie ein Gerichtsverfahren anstrengen oder mit dem Amt kooperieren, das von ihnen eine Unterschrift unter einen Antrag zur Hilfe zur Erziehung erwartet, damit die Tochter in einer betreuten Mädchenwohngemeinschaft leben kann? Was denken die anderen Familienmitglieder in Italien, Frankreich und Deutschland darüber, was zu tun ist? Was denken ältere Familienmitglieder und was denken die Familienmitglieder, die zur zweiten Migrationsgeneration gehören? Wer von ihnen genießt bei den Eltern Respekt? Wie denken die anderen aus der Peer-Gruppe der 16-Jährigen darüber?

6.2.9 *Was würde der Imam dazu sagen?* Was bringt die Arbeit mit kulturellen Zeugen?

Die Arbeit mit den erwähnten kulturellen Zeugen ist aus mehreren Gründen eine nützliche Methode.

- Für den Klienten relevante kulturelle Beschreibungen finden!
  Die Arbeit mit kulturellen Zeugen ermöglicht es, kulturelle und milieuspezifische Sichtweisen, die aus dem direkten Lebenskontext des Klienten stammen, in den Beratungsprozess hineinzunehmen. Wir interessieren uns nicht für irgendwelche »typisch türkischen« Kulturstandards. Damit sind wir auch näher an dem aktuellen Stand der fachlichen Diskussion zu interkultureller Beratung, wie sie im Hintergrundtext »Internationale Entwicklung im Feld interkultureller Arbeit« (S. 417) beschrieben wird.
- Eine Skala von traditionell bis modern sichtbar machen!
  Es kann sinnvoll sein, kulturelle Zeugen aufzurufen, die sehr in der Tradition der Kultur und der Vergangenheit verhaftet sind, und andere, die für die Moderne stehen. Das hängt sehr von Fragestellung, Auftrag und Thema ab. In den Fallbeispielen wurden immer mehrere Zeugen befragt. Diese Bandbreite empfiehlt sich, weil Menschen in der Migration eben sehr unterschiedliche Positionen zwischen den Kulturen finden können. Dieses Meinungsspektrum lässt sich auch als Skala sehen. An deren einem Ende steht die Sichtweise dörflicher Kultur vor ca. 30 Jahren und am anderen Ende die Sichtweise der neuen, erfolgreichen zweiten, dritten und vierten Migrationsgeneration im Westen, die oftmals Trendsetter in Sachen Musik, Rap, Comedy, Graffiti, Breakdance und Outfit sind. Meist gibt es in der Familie und im Freundeskreis Jugendliche, die unterschiedliche Wege zwischen den Kulturen gefunden haben. Diese können nun als Zeugen »eingeladen« und ihre individuellen Lösungen gewürdigt und genutzt werden. Für das andere Ende der Skala, die »reine« Herkunftskultur, sind in der Regel Großeltern, Respektspersonen des Dorfes, Clanchefs oder religiöse Führer ergiebige Zeugen. Erfolgreiche Familienmitglieder der zweiten, dritten und vierten Migrationsgeneration sind oft gute Repräsentanten einer gelungenen Interaktion mit der Kultur des Gastlandes oder der neuen Heimat.
- Migration kann mehr oder weniger erfolgreich sein!
  Verschiedene Modelle von erfolgreicher und weniger erfolgreicher Interaktion mit der Aufnahmekultur sind darstellbar – vor allem für die zweite und für spätere Migrationsgenerationen. Der erfolgreiche Sohn des Bruders in Brüssel und andere Jugendliche der zweiten Generation in Deutschland können die Weiterentwicklung der Heimatkultur der Klienten sichtbar machen.

Dies ist in der Arbeit mit Jugendlichen wichtig, die eine eigene Orientierung zwischen den Kulturen suchen. Implizit wird eine für Klientinnen oft neue Sicht auf Kultur eingeführt: Kultur verändert sich, bleibt über Jahrzehnte und Generationen nicht gleich. Diese Tatsache anzunehmen, ist gerade für Mitglieder traditioneller Kulturen schwierig (s. Kap. 5.6). Oft werden Migranten in der Migration von der Weiterentwicklung ihrer Kultur in der Heimat abgeschnitten. Die Angst vor dem Verlust der eigenen Kultur in der Migration lässt manche Familien besonders starr an Traditionen festhalten. Tatsächlich verändern sich Kulturen immer, und zwar immer schneller. Sollte noch jemand Kultur als unveränderbar und jenseits von Entwicklung denken (und das ist oft eine Reaktion »eingeborener Deutscher« auf Geflüchtete und Migranten), so ist das in einer globalisierten Welt eher eine Form der Angstbewältigung und Abwehr.

- Einen »Consiliaris«, einen Clanchef finden![97]
  Besonders hilfreich kann es sein, denjenigen in der erweiterten Familie ausfindig zu machen, der innerhalb der Familie in ethischen Fragen eine Autorität darstellt. Wenn man das tut, was er für richtig hält, dann kann man innerhalb der Familie und vor sich selbst und den anderen mit der Lösung bestehen. Man hat dann vor sich und den anderen das Beste getan, was man tun konnte – der Rest ist Schicksal. Entscheidet man sich gegen den Rat, wird es schwerer, innerfamiliär sein Handeln zu vertreten. Bei wichtigen Entscheidungen ist es daher sinnvoll, sich mit der Meinung der Familienautorität auseinanderzusetzen. Das gilt unabhängig davon, ob man letztlich wie von ihr geraten handelt oder nicht. Wenn man mehrere Familienmitglieder in der beschriebenen Weise zum Thema befragt hat, kann man die Klienten bitten, zu bewerten, wessen Meinung in der Familie am meisten zählt. So lässt sich die Autorität in moralischen Fragen innerhalb der Familie leicht finden!
- Multiple Beschreibungen produzieren!
  Zeugenaussagen produzieren unterschiedliche Außenbeschreibungen der Situation. Der Klient erzählt sich und seine Situation bei jedem neuen Zeugen aus einer anderen Perspektive. So entstehen vielfältige, multiple Beschreibungen der Situation. Darin liegt ein Wirkungsmoment der Arbeit mit Zeuginnen. Neben der bisher allein gültigen, dominanten Erzählung der Situation

97 Diese Idee geht auf Don Giovanni de Florian zurück, einen italienischen Missionar, mit dem Andreas Fryszer Ende der 1990er Jahre in Frankfurt am Main in verschiedenen Beratungsfällen kooperiert hat. Wenn eine Familie mit ihm über die richtige Vorgehensweise diskutierte (Beispiel: Das Mädchen in der Wohngruppe zu lassen oder gegen das Jugendamt zu prozessieren?), dann hörten in der Regel nach und nach alle Familienmitglieder auf zu diskutieren. Derjenige, der bis zum Schluss mit ihm in der Diskussion blieb, war in der Regel der Consiliaris.

stehen jetzt verschiedene alternative Erzählungen. Gerade die bisherige Art der Erzählung war ja so beschaffen, dass sie keine gute Lösung ermöglichte. Deren Macht und Ausschließlichkeit wird dadurch eingeschränkt, dass links und rechts leicht oder stark abweichende andere Erzählungen existieren. Es entsteht Vielfalt, die neue Handlungsmöglichkeiten schafft. Deshalb noch einmal der Hinweis, mehrere auch ungewöhnliche Zeugen »einzuladen«, weil dadurch die eigene Situation ganz anders gesehen werden kann. Dadurch wird eine Problemtrance gestört, die ja eine Erzählweise verabsolutiert, in der es zwar das Problem gibt, aber keine Lösung!

Hintergrund: Internationale Entwicklung im Feld interkultureller Arbeit

Die großen Diagnosesysteme versuchen die kulturelle Sicht oder die kulturelle Erzählung des Problems/Symptoms, dessen Ursachen und Lösungen durch den Klienten und dessen familiäre Umgebung mitzuberücksichtigen. In Europa und China wird überwiegend das Diagnosesystem ICD und im angelsächsischen Raum das Diagnosesystem DSM verwendet. In der neuesten Ausgabe des DSM, dem DSM-5, gibt es dazu Interviewleitfäden, die man mit ausländischen Klienten oder Personen ihres Umfeldes nutzen sollte. Dieser Interviewleitfaden heißt Cultural Formulation Interview (CFI). Als Anregungen, um gute Fragen für das Interview mit Zeugen zu finden, eignet sich die CFI-Informant Version (American Psychiatric Association, 2018). Ein anderer Interviewleitfaden aus Kanada mit der gleichen Intention ist das McGill Illness Narration Interview (MINI; Groleau, Young u. Kirmayer, 2006). Auch hier geht es darum, das Problem oder Symptom nicht nur aus der professionellen Vorgehensweise westlicher Gesellschaften zu beschreiben. Die kulturell-milieuspezifisch geprägte Sichtweise des Klienten vom Problem oder Symptom soll erfragt und in die gemeinsame Arbeit einbezogen werden. Die Interviewvorlagen kann man sich aus dem Internet herunterladen. Schön bringen die Namen der beiden Interviews die Sache auf den Punkt: Wie sieht die kulturelle Formulierung oder Beschreibung des Problems aus? Wie wird das Problem oder das Symptom in der Kultur der Klientin erzählt?

Die internationale fachliche Entwicklung in der Arbeit mit Menschen aus anderen Kulturen geht so in die gleiche Richtung, die wir in der Arbeit mit Zeugen beschreiben. Im Kern geht es darum, die traditionell, kulturell und milieuspezifisch geprägten individuellen Sichtweisen von Krankheit und Heilung als Behandler zu erfahren, um dies für die Therapieplanung und Durchführung zu nutzen. Erfolg in der Therapie hängt weitgehend davon ab, wie der Patient sein Problem selbst sieht und wie er die Therapie sieht. Überzeugt sie ihn? Macht sie vor dem Hintergrund seiner Konstruktionen von Krankheit und Heilung Sinn? Übersetzt auf

Systemisch: Sind Therapie und Intervention anschlussfähig für den Klienten und seinen Lebenskontext?

Das DSM-5 greift damit auf, was an verschiedenen Orten - nicht nur in den USA - erarbeitet wurde, um in einer globalisierten Welt Therapien besser auf Patientinnen abzustimmen. Immer mehr Klienten stammen nicht aus westlichen industriellen Gesellschaften, erkranken aber dort und suchen die dort üblichen Heilungsangebote auf.

6.2.10 *Wenn ein Sohn so respektlos ist, dann muss man ihn schlagen!* Wie dekonstruiert man starre kulturelle Konstrukte?

Kulturelle Sichtweisen, mit denen sich der Eigner voll identifiziert, liegen meist jenseits des rationalen und bewussten Erlebens ihrer Besitzer: Für die Eignerinnen dieser Sichtweisen ist das Leben so und nicht anders! Wer das Leben nicht so sieht, der scheint zweifellos das Leben falsch zu sehen. Diese Sichtweisen treten oft absolut auf.

Aus einer Supervision mit einem Mitarbeiter der Schulsozialarbeit:

Vor Ort wird in einzelnen Schulen Beratung angeboten. Der Kollege ist von einem 15-jährigen türkischen Jungen sehr genervt und weiß nicht so recht, wie er mit ihm weiterarbeiten soll. Der Junge wurde vom Direktor zu einigen Stunden Beratung verdonnert. Er ist schon von einer Schule verwiesen worden und nun liegen schon wieder Dinge vor, die sein Bleiben auf der neuen Schule langfristig fraglich machen. Die Ereignisse: Er hat einen Klassenkameraden verprügelt, als der zu ihm Hurensohn gesagt hat. Außerdem wurde er von einer Lehrerin in den Auszeitraum geschickt, weil er in der Klasse gestört hat. Er weigerte sich, dorthin zu gehen. Er wäre es nicht gewesen und deshalb ginge er nicht!

Der Berater arbeitete mit ihm an beiden Situationen. Zur ersten sagte der Junge: Er habe schlagen müssen! Es sei eine Frage der Ehre gewesen! Er würde es auch wieder tun! Der Berater könne das als Deutscher nicht verstehen. Die Versuche des Beraters, mit ihm über seine Zukunft zu sprechen, wenn er das immer so machen würde, bringen wenig. Alle negativen Konsequenzen stören den 15-Jährigen kaum. Wenn er von der Schule fliege, dann sei aber immerhin die Ehre gewahrt und das sei viel, viel wichtiger als Schule und Erfolg! Dann habe er sich an den Glauben gehalten und sei in gewisser Weise sogar Märtyrer.

Auch der zweite Konflikt sei eine Sache der Ehre: Wenn er ungerecht bestraft würde, dann verbiete die Ehre, sich dieser Strafe zu unterwerfen. Hier war der Berater erfolgreicher. Der Junge sagte ihm, dass, falls die Mutter ihm sagen würde, er müsse auch ungerechte Strafen von Lehrern annehmen, dann würde er es tun.

Die Mutter tat dies. Der Junge sagte, dann werde er sich daran halten. Im Gespräch mit dem Berater formulierte der Junge, dass er es trotzdem nicht einsähe. Aber die Mutter habe es gesagt und er werde gehorchen! Tatsächlich akzeptierte er Anweisungen der Lehrerin nach der Aussprache mit der Mutter mehr.

Der Berater ist dennoch unzufrieden, weil der Junge sich ausschließlich auf kulturelle Normen bezieht. Diese Normen sind starr und der Junge lässt sie nicht hinterfragen. Darüber hinaus steigt er in keine ernsthafte Auseinandersetzung ein. Ihn, den Berater, akzeptiert er ja auch nicht als ernstzunehmenden Gesprächspartner in Fragen der Kultur! Beratung mit Aussicht auf Erfolg scheint nicht möglich zu sein. Indem andere Männer der Familie als Zeugen genutzt wurden und ihr Umgang mit solchen Situationen diskutiert wurde, erweiterte sich für den Jungen die Bandbreite, wie man in solch einer Situation als türkischer Mann reagieren kann. Der Klient kam zu dem Schluss, dass nicht alle Männer seiner Familie in Fällen von Beleidigungen zuschlagen würden. Er begann, sich mit Alternativen auseinanderzusetzen – auch wenn einige dieser Handlungsmöglichkeiten aus der Sicht eines mittelschichtorientierten deutschen Beraters politisch nicht korrekt sind.

Manchmal sind es kulturelle Sichtweisen aus dem Herkunftsland, die erfolgreiche Kooperation mit der Aufnahmekultur verhindern.

Der systemische Ansatz beschäftigt sich auch mit Konstruktionen und Dekonstruktionen. Wir greifen im Folgenden auf klassische systemische Ansätze zurück, die hilfreich sind, um allzu starre kulturelle Sichtweisen zu dekonstruieren. Dabei helfen vor allem zwei Erkenntnisse.

Es gibt keine absolute Wahrheit. Es gibt nur Aussagen, die von jemandem stammen, wie das folgende Zitat der Biologen, Neurowissenschaftler und Philosophen Maturana und Varela. Damit sind es Meinungen und keine Tatsachen. Dies ist ein erster Schritt zur Dekonstruktion.

> »Alles Gesagte ist von jemandem gesagt« (Maturana u. Varela, 1990, S. 32).

Über die Arbeit mit kulturellen Zeugen werden kulturelle Forderungen zu Aussagen von konkreten Menschen aus dem Lebenskontext des Klienten. Zudem gibt es Variationen zwischen den Aussagen, sobald wir mehrere Zeugen einbeziehen. Damit wird deutlich, dass unterschiedliche Menschen die Kultur (die Bibel, den Koran usw.) verschieden interpretieren. Kulturelle Überzeugungen lassen sich gut als Internalisierung von Meinungen der wichtigen Bezugspersonen verstehen. Die Überzeugungen von wesentlichen Bindungspersonen werden übernommen. Fonagy und Allison (2014) sprechen von »epistemischem Vertrauen«[98]. Wir vertrauen unseren Bindungspersonen und übernehmen deshalb deren Sichtweisen, Verhalten und Einstellungen, ohne bewusst zu wissen, dass wir diese übernommen haben, und keine Erinnerung daran haben. Deshalb halten wir die so übernommenen Sichtweisen, dieses Verhalten für zutiefst selbstverständlich und natürlich.

Der Wert der Arbeit mit Zeuginnen liegt darin, dass diese »inneren Autoritäten« externalisiert werden. In unserer Biografie sind epistemisches Vertrauen, Nachahmung und Identifikation wertvolle Quellen, um zu lernen. Die Person, mit der wir identifiziert sind, ihre Sichtweise, ihre Worte werden weitgehend internalisiert. Er oder sie ist quasi in uns und kommentiert die Welt und unser Handeln in uns. Seine oder ihre Worte sind zu unseren Gedanken geworden. Es ist für Klienten hilfreich, in der Beratung zu erleben, wie aus den eigenen Gedanken wieder seine oder ihre Worte werden. Der ursprüngliche Prozess wird umgekehrt: Die internalisierte Sicht wird in der Zeugenarbeit wieder externalisiert.

Das Tückische an den internalisierten Sichtweisen früherer Lehrmeisterinnen ist, dass sie die erfolgreiche Adaption an neue Situationen, für die sie ja nicht vorgesehen waren, verhindern können. Dann ist es wesentlich, diese internalisierten Sichtweisen in ihrer Allgemeingültigkeit zu dekonstruieren.

Der erste Schritt ist getan, indem die inneren Überzeugungen wieder zu Aussagen von Menschen (Zeugen) werden. Nun ist ein zweiter Schritt nötig, um die Allgemeingültigkeit zu dekonstruieren.

»›Dekonstruktion‹, wie Goolishian den Begriff definiert, bedeutet,
- die Interpretationsannahmen des ursprünglichen Bedeutungssystems zu zerlegen,
- das Interpretationssystem so in Frage zu stellen, dass die Annahmen, auf denen das Modell basiert, aufgedeckt werden.
- Während diese aufgedeckt werden, öffnet man den Raum für ein alternatives Verständnis« (Anderson u. Goolishian, zit. nach de Shazer, 2006, S. 70; Formatierung wurde von den Autoren dieses Buches verändert).

Nachdem wir die Zeugenaussagen haben, führen wir die Aussagen der Zeugen zurück auf deren Interpretationshintergrund, auf ihre Sicht, ihre Annahmen, ihre Biografie, ihre Lebenssituation. Man kann das ganz direkt tun, indem man

98 Die Bezeichnung greift auf den Begriff »Epistemologie« (= Erkenntnistheorie) zurück. Epistemologie untersucht die Voraussetzungen für Erkenntnis, das Zustandekommen von Wissen und anderen Formen von Überzeugungen.

fragt, warum es für den betreffenden Zeugen wichtig ist, so zu denken und so zu handeln. Dadurch dass sie über die Biografie, Denkweise und über wichtige Lebensereignisse dieses Zeugen reden, wird für die Beraterin und für die Klienten deutlich, dass die Sichtweise des Zeugen Resultat seiner Geschichte, seines Lebenskontextes, seiner Weltsicht ist. Wir haben das »ursprüngliche Bedeutungssystem zerlegt« und so die »Annahmen, auf denen die Meinung beruht, aufgedeckt«. Als absolute Wahrheit ist die Sicht damit dekonstruiert: Sie ist die Meinung eines Menschen und auf seinem besonderen Erfahrungshintergrund verständlich und sinnvoll – aber nicht allgemeingültig und nicht für jede Situation geeignet!

Zurück zum Beispiel des 15-jährigen türkischen Jungen und seinem hilflosen Berater zu Beginn von Kapitel 6.2.10 (S. 418). Als deutscher Berater ist er in den Augen des Jungen völlig inkompetent, wenn es um die Auslegung muslimischer Ehrenregeln geht! Der Junge sieht sein Handeln ausschließlich auf dem Hintergrund muslimischer Kultur. Hier empfiehlt es sich, Zeugen aus der muslimischen Kultur in die Beratung einzubeziehen. Der Berater schlägt dem Jungen vor, ein Genogramm der Familie zu erstellen. Dabei wird deutlich, welche für den Jungen relevanten Männer es in der Familie gibt. Dann bittet der Berater den Jungen, in den Rollentausch zu gehen mit dem Mann, der ihm für diese Frage am wichtigsten ist. Der Berater befragt den Jungen in der Rolle dieses Mannes über das Leben dieses Mannes, wo und wie er groß geworden ist, wer seine Vorbilder waren. Und schließlich, was er denkt, was man in einer deutschen Klasse in solch einer Situation tun sollte. Gleiches erfolgt mit einer ganzen Reihe von anderen Familienmitgliedern. Variationen zwischen den Männern werden deutlich! Der Berater besteht darauf, dass er immer noch neugierig ist, welche verschiedenen Antworten und Ratschläge die Männer aus der Familie des Jungen ihm geben und wie verschieden ihr Leben und ihre Entwicklung doch waren. Dem Jungen gefällt dieses Interesse des Beraters. Es kommen auch andere für den Jungen wichtige Männer und Jugendliche außerhalb der Familie zu Wort. Die Bandbreite der verschiedenen Möglichkeiten, für einen Mann aus der Kultur des Jungen zu reagieren, wird größer und die Vielfalt der Sichtweisen und Biografien wird erfahrbar. Der Klient wird durch den Dialog in einen Reflexionsprozess gebracht, in dem es mehr als eine Antwort gibt. Er wird nachdenklich, erkennt Unterschiede zwischen für ihn relevanten Männern in der Familie.

Zurück zum Fallbeispiel des marokkanischen Jungen aus Kapitel 6.2.8 (S. 413). Die Auffassung des Großvaters, der noch in der Dorfgemeinschaft in Marokko lebt, wie mit dem Enkel zu verfahren sei, erscheint vor dem Hintergrund seiner

Lebenssituation sinnvoll. Den Enkel einzuschließen, wenn er sich so benimmt und den Schaden bei den Nachbarn wieder gutzumachen, ist angeraten, wenn die Ehre der Familie innerhalb der Dorfgemeinschaft wesentlich für ein gutes Leben in dem Dorf ist. Einschließen wäre in Frankfurt am Main aber eine eher problematische Maßnahme in Bezug auf die Entwicklung des Jungen und ein problemärmeres Leben der Familie.

Erfahrungsgemäß ist die Wirkung einer solchen Dekonstruktion nicht sofort spürbar. Aber ein Anfang ist getan. Neurobiologen sagen, es brauche viele Wiederholungen, bis etwas Neues wirklich gelernt ist, vor allem wenn das Alte intensiv gefestigt wurde. Aber auch schon erste kleine Irritationen wirken.

Man muss nicht das Meer über den Deich tragen! Schon ein erster Haarriss im Deich hat Folgen. Das Wasser spült ihn weiter aus, vergrößert ihn, macht ihn immer weiter und sucht sich immer stärker seinen Weg durch den Deich.

Selbstverständlich muss nicht jede innere Autorität gleich entthront werden. Es geht zuerst darum, die verschiedenen inneren Autoritäten zu erkennen und sich mit ihnen auseinanderzusetzen. Dann kann deren Botschaft bewertet werden und eventuell neue Orientierung und neues Handeln entstehen. Auch nur den ersten Schritt der Dekonstruktion zu gehen, hat meist schon eine Wirkung.

Dieses Verfahren scheitert immer dann, wenn Klienten darauf bestehen, dass es keine Variation von »richtigem« Verhalten in ihrer Kultur gibt, weil alles genau in der Bibel oder dem Koran festgelegt ist. Für sie ist die Bibel oder der Koran das direkte Wort Gottes. Sein Entstehen ist nicht durch den Zeitgeist und den Kontext, in dem es geschrieben wurde, beeinflusst. Es lässt sich nicht durch Zeit und Umgebung und Biografie neu interpretieren. Es muss wörtlich umgesetzt werden. Hier sind wir im Bereich von Fundamentalismus angekommen. Beratung und Therapie kann dann oft nicht mehr helfen, zu einem neuen, konfliktfreieren Umgang mit der aktuellen Lebensrealität zu kommen.

Hintergrund: Kulturen – heiß oder kalt, individualistisch oder kollektivistisch oder doch relational?

Die Arbeit mit Migrantinnen ist eine Begegnung zwischen Kulturen, bei der beide Seiten die Welt durch eine andere Brille sehen und beurteilen. Deshalb ist die Kenntnis von ethnologischen, psychologischen und kulturvergleichenden Ansätzen in dieser Begegnung manchmal hilfreich – nicht nur, um die andere Brille kennenzulernen, sondern mehr, um eine Idee zu bekommen, wie die eigene Brille beschaffen ist!

Eine These zur Bedeutung kultureller Normen: Der Wert von der Erhaltung der Gruppe (der Familie) hat für die meisten Migranten mehr Bedeutung als für uns, die wir Angehörige einer westlichen, industriellen Kultur sind, in der individuelle Entfaltung, plurale Lebensentwürfe losgelöst von Tradition höher bewertet werden.

Kulturen lassen sich unter verschiedenen Kriterien zusammenfassen. Wir halten die Unterscheidung von Lévi-Strauss (1975b) in heiße und kalte Kulturen sowie die Unterscheidung von Pirmoradi (2012) in individualistische und relationalistische Kulturen für hilfreich. Pirmoradis Sichtweise ähnelt der Zuordnung in individualistische und kollektivistische Kulturen (Fuchs u. Roller, 2015).

Für Lévi-Strauss (1975b) ist eine kalte Kultur eine traditionelle Kultur, in der man ganz selbstverständlich davon ausgeht, dass die Kinder so leben werden, wie die Eltern gelebt haben. Gabriel García Márquez (2019) beschreibt sehr anschaulich in seinem Roman »Hundert Jahre Einsamkeit«, wie sich Biografien und selbst Namen in einer Familie von Generation zu Generation immer wiederholen. In solchen Kulturen wird die Zeit eher als Kreis gedacht: Ereignisse und Biografien wiederholen sich. Innerhalb einer solchen kalten Kultur liegt die Orientierung für richtiges Handeln in der Vergangenheit und der Tradition. Für die Mitglieder einer solchen Kultur ist es selbstverständlich, dass sie sich an das halten, was üblich ist – es nicht zu tun, ist ein Tabubruch. Der so Handelnde stellt sich außerhalb seiner Kultur. Dies ist keine Dramatisierung, sondern wird ganz praktisch relevant, wenn zum Beispiel Jugendliche der zweiten Migrationsgeneration von ihren Familien verstoßen werden oder Schlimmeres, weil sie sich nicht entsprechend ihrer Tradition verhalten.

Unsere westliche Kultur ist nach Lévi-Strauss eine heiße Kultur, weil wir davon ausgehen, dass unsere Kinder anders leben werden, als wir leben. Für uns ist die Zeit kein Kreis, sondern eine Entwicklungslinie, die in die Zukunft fortschreitet. Für uns ist klar, dass die Zukunft anders sein wird als die Gegenwart und die Vergangenheit. Innerhalb unserer Kultur ist es deshalb kein Tabu, anders zu handeln und zu leben, als die Eltern gelebt und gehandelt haben. Es ist eher akzeptabel. Damit gibt unsere Kultur Kindern eher das Recht, sich neu und anders zu erfinden, als unsere Tradition es vorsieht. Wir erwarten dies fast von unseren Kindern!

Die Gegenüberstellungen individualistische und relationale (Pirmoradi, 2012) und individualistische und kollektivistische Kultur (Fuchs u. Roller, 2015) meinen etwas Ähnliches. Hier geht es darum, dass in individualistischen Kulturen die individuelle Verwirklichung im Vordergrund steht (»I did it my way!« – Frank Sinatra) und in kollektivistischen Kulturen das Leben, das eigene Glück, die eigenen Wünsche dem Erhalt und der Harmonie im eigenen Netzwerk, in der eigenen Gruppe, der Familie untergeordnet werden (»Krumme Nägel müssen eingeschlagen werden!« – asiatisches Sprichwort).

Wahrscheinlich gibt es keine rein kalten, rein kollektivistischen und auch keine rein heißen, rein individualistischen Kulturen. Die Unterscheidungen sind für die interkulturelle Beratung trotzdem nützlich. Viele Kulturen befinden sich im Umbruch und ihre Angehörigen stehen in inneren und äußeren Konflikten, welche Werte denn nun gelten sollen. Oft ist es ein Kampf zwischen Generationen[99]. Die Begrifflichkeit hilft uns, einen blinden Fleck bei uns zu entdecken: Dass unsere basalen Vorstellungen und Werte als Angehörige einer überwiegend heißen, individualistischen Kultur eben nicht allgemeingültig sind.

6.2.11 *Ein Lob der Langsamkeit* Von Entwicklung in interkulturellen Beratungen

Als Angehörige einer westlichen, industriellen Kultur reagieren wir oft mit Unverständnis, wenn Familien aus anderen Kulturen der Entwicklung und Individualisierung ihrer Kinder enge Grenzen setzen und sogar bereit sind, ihre Kinder zu verstoßen, sollten diese nicht bereit sein, sich traditionellen Vorstellungen ihrer Kultur anzupassen. Die Ausstoßung, der Kontaktabbruch bis hin zum Ehrenmord sind dann oft die letzte Option, die die Familie für sich sieht. Falls kulturelle Vorstellungen in einer interkulturellen Beratung ungünstig aufeinanderprallen, können die Folgen für Familie und Jugendliche ausgesprochen negativ sein, das gilt es zu bedenken.

Wir greifen die Geschichte aus Kapitel 6.2.8 (S. 414) von der süditalienischen 15-jährigen Maria wieder auf, die sich vom Jugendamt hat in Obhut nehmen lassen, weil sie die sehr einschränkende Erziehung gegenüber einem Mädchen durch ihre süditalienische Familie nicht mehr ertragen hat. In der Mädchenwohngemeinschaft, in der sie nach der Inobhutnahme lebt, unterstützen die Betreuerinnen sie sehr darin, ein selbstbestimmtes Leben zu führen. Alle Versuche der Familie, mit ihr wieder in Kontakt zu kommen, lehnt Maria mit Unterstützung ihrer Betreuerinnen und des Jugendamts ab. Für die Eltern, die beide aus sehr konservativen, agrarischen, armen süditalienischen Familien stammen, ist es selbstverständlich, dass Maria bei ihnen lebt, bis sie heiratet. Jede andere Lebensform für eine junge Frau ist für sie undenkbar und gefährdet die Ehre der Familie und des Mädchens – dies natürlich auch und besonders gegenüber der erweiterten Familie und dem

99 Diese inneren und äußeren Kämpfe in den Klienten und in den Familien erfuhr einer der Autoren besonders deutlich, als er über mehrere Jahre Ausbildungsgruppen in China begleitete. Dort treffen in rasanter Geschwindigkeit neue Selbstkonzepte von individueller Selbstverwirklichung auf kollektivistische Werte und Lebensgestaltung. Viele Chinesen leben mindestens in der Zeit, in der sie Kinder großziehen, mit deren Großeltern zusammen (»joint family«) und gleichzeitig werden sie durch Kontakte mit individualistischen Kulturen mit anderen Werten und Selbstkonzepten konfrontiert, die sehr attraktiv für sie sind. Die Konflikte sind absehbar.

Dorf. Was sollen sie sagen, wenn sie im Sommer nach Italien ins Dorf fahren und nach Maria gefragt werden? Für Maria, die hier sozialisiert wurde, und für ihre Betreuerinnen ist der Aufenthalt in der Wohngemeinschaft ein durchaus sinnvoller Entwicklungsraum. Sie können das Drama, das die Eltern darin sehen, kaum nachvollziehen. Genauso wenig können sie verstehen, dass die Meinung der erweiterten Familie und des Dorfes für die Familie mehr zählt als das Glück und die Individuation der Tochter! In einer heißen Kultur sozialisiert, betrachten sie die Situation durch ihre Brille und unterschätzen komplett die gänzlich andere Bedeutung für die Eltern und deren Bezugsgruppe. Schließlich bricht die Familie den Kontakt zu Maria ab. Es ist eine Art Ausstoßung Marias aus der Familie. Nur so können die Eltern vor sich und ihrem Lebenskontext bestehen. Maria wird - trotz aller Konflikte mit der Familie und trotz aller Unterstützung der Wohngruppe - davon nachdrücklich destabilisiert.

Jugendliche, bei denen ihr Lebensstil – oft zusätzlich unterstützt durch Helferinnen aus der deutschen Kultur – einen Kontaktabbruch durch die Herkunftsfamilie auslöst, sind dadurch häufig nachhaltig destabilisiert, vor allem wenn es dann zu weiteren Kontaktabbrüchen in der Peer-Gruppe oder durch professionelle Helferinnen kommt.

In einem ähnlichen Fall wie dem von Maria kam es ein halbes Jahr nach dem Kontaktabbruch durch die Familie tatsächlich zu einem Suizidversuch in einer Mädchenwohngruppe. Auch hier hatten die Mitarbeiter der Wohngruppe das Mädchen sehr in deren Individuationswünschen sowie in deren Ablehnung ihrer repressiven Eltern unterstützt. Mit Zeitverzögerung realisierte die 16-Jährige, was die Isolation von ihrer Familie und dem Freundeskreis der Familie für sie bedeutete. Dazu kamen Freundschaftsabbrüche und Schwierigkeiten in der Ausbildung. Ihr wurde deutlich, dass ihre Vorstellungen, wie sie leben will, sich erst mal so nicht realisieren lassen. Alles zusammen destabilisierte sie beträchtlich!

Ein Ziel in der Fallarbeit zwischen den Kulturen kann sein, den Dialog zwischen Jugendlichem und Familie aufrechtzuerhalten. Den Dialog aufrechtzuerhalten heißt oft, Prozesse verlangsamen, Verhandlungen führen, Kompromisse mit dem Jugendlichen suchen, die mit der Herkunftskultur kompatibel sind, Geduld und Besonnenheit in den Prozess tragen. Häufig meint es auch, das Tempo und die Ungeduld des Jugendlichen zu bremsen mit dem Hinweis, dass der Erhalt des Kontaktes zur Familie ein hoher Wert ist. – Das bedeutet eben nicht einseitig die Individuations- und Selbstentwicklungswünsche des Jugendlichen zu unterstützen und zusätzlich zu verstärken. Für uns heißt das, Lösungen mitzuentwickeln und zu akzeptieren, die Kompromisse darstellen, und diese vor dem Jugendlichen und seiner Familie wertzuschätzen.

> In einem weiteren Fall, wiederum ähnlich zu dem von Maria, verlangten die Eltern das Versprechen der Betreuerinnen einer Wohngruppe, dass bestimmte – aus ihrer Sicht minimale – Grenzen gegenüber der Jugendlichen eingehalten werden: für die Familie akzeptable Ausgehzeiten, keine Besuche von Jungen auf dem Zimmer, eine für die Familie angemessene Kleidung des Mädchens … Die Betreuerinnen sollten dies gegenüber den Eltern versprechen und garantieren, dann sei die Familie bereit, das Leben der Tochter in der Mädchenwohngemeinschaft zu tolerieren! Dies führte zwar zu permanenten Diskussionen zwischen der Tochter und den Betreuerinnen der Wohngruppe, aber es verhinderte den Kontaktabbruch der Eltern mit dem Mädchen.

Es geht darum, Spielräume des Jugendlichen und der Familie auszuloten und zu verhandeln, um den Kontaktabbruch zu vermeiden. Es gilt, Brücken zu bauen. Die Lösungen können dabei manchmal durchaus originell sein. Wir sollten bei der Entwicklung solcher Lösungen ergebnisneutral (s. Kap. 2.1.2, S. 73) sein, solange unser gesetzlicher Rahmen respektiert wird und es nicht zu Misshandlungen kommt (Schlagen, Wegsperren, Zwangsverheiratung usw.). Wir vertreten die Regel, dass jeder Staat das Recht hat, dafür zu sorgen, dass seine Gesetze auf seinem Territorium eingehalten werden. In Deutschland gibt es seit 2000 das »Gesetz zur Ächtung von Gewalt in der Erziehung«, das jedem Kind ein Recht auf gewaltfreie Erziehung garantiert. Das kann sich für manche Eltern als Risiko oder Nebenwirkung von Migration erweisen, was vorher nicht bedacht wurde.

6.2.12 *Ich ertrage dieses fundamentalistische Gerede nicht mehr!* Innere Einstellung und Selbstmotivation der Beraterin

> »Fallvignette, die sich in der Amtsstube einer Sozialarbeiterin der Jugendanwaltschaft abgespielt hat: Ein kurdisch-türkischer Vater eines delinquenten Jugendlichen versichert der Sozialarbeiterin in gebrochenem Deutsch, dass er die deutsche Sprache weder sprechen noch verstehen könne. Der Widerstand des Vaters beruhte auf der Tatsache des aufgezwungenen Beratungssettings (er wurde brieflich ›zitiert‹ und das Löwen-Logo des Kantons Zürich auf dem grauen Kuvert rief unangenehme Erinnerungen an die Fremdenpolizei wach). Gleichzeitig dazu kamen auch bei der Sozialarbeiterin Widerstände auf – beruhend auf die Sisyphusarbeit mit den vielen dissozialen Migrationsjugendlichen in ihrer Beratungspraxis

(›Wieder so ein Ausländerproblem‹). Wenige Tage später stellt sich heraus, dass sich der gleiche Vater im Umgang mit der Lehrerin seines Sohns recht gut und ohne Übersetzer verständigen kann. Darauf hin besucht die Sozialarbeiterin, zusammen mit dieser Lehrerin, die Familie zu Hause und interessiert sich nach der Geschichte ihrer Einwanderung. Als später Ayram, den leicht gesalzenen Trinkjoghurt serviert wird, ist sie nicht wenig erstaunt, als sie merkt, dass der Mann daran ist, ihr den Unterschied zwischen der Herstellung von Dickmilch und Joghurt zu erklären – wohlverstanden auf Deutsch!« (Lafranchi, 2006, S. 6 f.).

Wie dieses Beispiel zeigt, sind Klienten aus Kulturen, in denen professionelle Beratung und Psychotherapie noch weniger verbreitet sind als in unserer Kultur, für Beraterinnen und Therapeuten manchmal eine Herausforderung:

- Sie wissen nicht, wie man sich als Klient verhalten soll, und wir wissen noch nicht, wie wir uns mit diesem Klienten koppeln und verständigen können.
- Sie wissen nicht, woraus unsere Arbeit besteht, und wir wissen das in diesem konkreten Fall auch noch nicht wirklich.
- Sie teilen oft nicht unsere Lösungsideen und wir wissen nicht, welche Lösungsideen hier für wen passend sein könnten.

Die Liste ließe sich noch erheblich verlängern. Wer in dem Feld interkultureller Beratung tätig ist, könnte viele entsprechende Fallbeispiele beitragen. Die eigenen Erwartungen über das, was in der Beratung laufen sollte, und die Dynamik der Begegnung mit jugendlichen Migrantinnen liegen oft weit auseinander. Das gilt es als Chance zu sehen und zu nutzen.

Leider kann das aber auch dazu führen, dass unsere Motivation vor dem Gespräch mit einer ausländischen Familie von Arbeitsmigranten oder Geflüchteten zwiespältig ist. Es scheint naheliegend, dass unser Selbstverständnis, wie eine Beraterin/Therapeutin zu sein hat, von deutschen Klienten eher geteilt wird und diese sich geschmeidiger auf unsere Art von Beratung oder Therapie einlassen. Jugendliche Migranten und ihre Familien können unser Selbstverständnis irritieren. Sie und wir kommen wahrscheinlich aus sehr verschiedenen Kulturen und Milieus. Aber wir sollten in der Begegnung immer gemeinsam einen Weg finden und eine Brücke suchen.

Andrea Lafranchi[100], ein Schweizer Kollege mit italienischen Wurzeln, der im Feld interkulturelle Beratung in der Schweiz tätig ist, hat sich mit der inneren Haltung und Motivation von Beraterinnen in den Minuten unmittelbar

100 Andreas Fryszer hat dieses kleine Werkzeug von Andrea Lafranchi in der Zeit um 2005 auf einem Workshop in Frankfurt am Main zur interkulturellen Arbeit kennengelernt.

vor der Beratung mit einer Familie von Arbeitsmigranten auseinandergesetzt. Dabei hat er eine Methode gefunden, die uns hilfreich erscheint:

Die Fachkraft kann in den Minuten bis zum unmittelbaren Eintreffen der Familie im Beratungszimmer eine kleine mentale Reise mit sich selbst durchführen. Dabei stellt sie sich vor, dass die Migrantenfamilie, die gleich den Raum betreten wird, wie durch eine Schleuse geht, in der alle ihre positiven Motivationen, sich helfen zu lassen, sichtbar werden:

- Sie kommen, *obwohl* sie nicht wissen, was Beratung oder Therapie in unserem Sinne ausmachen.
- Sie haben Hoffnung in sich auf eine bessere Zukunft in der Fremde für sich oder vielleicht für ihre Kinder.
- Sie kommen, *obwohl* sie wahrscheinlich einen harten Arbeitstag hinter sich haben! Es ist ihnen wichtig, in die Beratung zu kommen, wichtiger als jetzt Freizeit und Entspannung zu haben!
- Selbst wenn sie geschickt wurden und wenig Eigenmotivation haben, haben sie sich zu dieser Beratung animieren lassen. Sie haben dem Überweiser so viel Vertrauen, Respekt oder Autorität gegeben, dass sie sich auf das unbekannte Wagnis mit uns einlassen.
- Sie haben mit ihrer Arbeitsmigration - oder auch Flucht - etwas gewagt, was andere aus ihren Ländern nicht geschafft haben. Es sind wagemutige, offene und einsatzbereite Menschen.

Diese Liste lässt sich noch verlängern. Die Fantasie der kleinen Schleuse, in der sichtbar wird, was an Kraft und Motivation in dieser Familie steckt, unterstützt, die eigene Motivation der Beraterin aufzubauen. Das geschilderte Vorgehen hilft, Ressourcen in der Beratung und in der Familie zu sehen, die oft verloren gehen in der Betrachtung von Migration und Flucht als problematisches Ereignis.

Hintergrund: Genauso verrückt wie wir? - Diagnosen und Kultur

Unsere internationalen Diagnostiksysteme erheben[101] den Anspruch, überall auf der Welt gültig zu sein. Jedenfalls wird weltweit mit der ICD (International Statistical Classification of Diseases) und dem DSM (Diagnostic and Statistical Manual of

101 An dieser Stelle möchten wir darauf hinweisen, dass Diagnosen bei Migranten in Bezug darauf, dass verschiedene Diagnostiker die gleiche Diagnose stellen, noch unsicherer sind, als wenn Klient und Diagnostiker aus der gleichen Kultur stammen (Reliabilität und Validität):

Mental Disorders) gearbeitet. Wie sieht es nun tatsächlich mit diesem Anspruch aus? Sind unsere Vorstellungen von psychischer Krankheit und psychischem Leiden wirklich überall auf der Welt anzutreffen?

Hier bewegen wir uns im Bereich der Ethnopsychiatrie. Ethan Watters (2016)[102] hat eine Vielzahl von Untersuchungen zusammengetragen, die zeigen, dass Krankheitsbilder kultur- und gesellschaftsspezifisch sind. Psychopathologie untersucht nicht die Natur des Menschen, sondern eine spezielle Kultur und hält fest, wie sich psychisches Leiden in dieser Kultur ausdrückt. In anderen Kulturen und zu anderen Zeiten beobachten wir andere psychische Krankheiten und Formen des Leidens.

Watters macht an einer Reihe von Krankheitsbildern deutlich, dass die Symptome, die unseren Krankheitsbildern zugeordnet werden, nicht in allen Kulturen so auftreten: So wurde die Diagnose einer mittleren oder leichten Depression zeitweise in Japan wesentlich weniger gestellt als in den USA. Watters zitiert dazu die Medizinsoziologin Margaret Lock von der McGill University:

> »Sich traurig zu fühlen und sensibel auf Verluste zu reagieren, besonders wenn es um nahstehende Personen geht, hat eine eigentümliche Anziehungskraft auf Japaner. Das Theater, bestimmte Genres der Literatur und populärer Lieder, traditioneller wie moderner Art, schwelgen in Nostalgie, Gefühle der Trauer und des Verlustes sowie einer Ahnung von der Unbeständigkeit der Dinge. Die Menschen weinen ungehemmt über Trennungen und verlorene Liebe (verglichen mit nordamerikanischen und nordeuropäischen Standards). Aber zur gleichen Zeit scheinen sie Stärke aus diesen Erfahrungen zu ziehen, ihre Verbindung mit den

---

»In einer aktuelleren Studie von Way et al. (1998), in der die Einschätzung psychiatrischer Notfälle durch 8 erfahrene Psychiater untersucht wurden, wurden klinische Interviews auf Video aufgezeichnet und den Psychiatern demonstriert. Dabei ergaben sich höhere Übereinstimmungen bzw. ähnlichere Einschätzungen (Intraclass Correlation Coefficient, ICC) in Bezug auf verschiedene Diagnosen (z. B.: Psychose r = .64, Substanzmissbrauch r = .65, Depression r = .48) als hinsichtlich der Einschätzung psychopathologischer Größen wie z. B. der ›Fähigkeit, für sich selbst die Verantwortung zu übernehmen‹ r = .28, ›Impulskontrollprobleme‹ r = .30, ›Gefahr für sich selbst‹ r = .32 und auch der Einschätzung der ›Güte des am Video gesehenen Interviews‹ r = .30« (Keller, 2000, S. 39).

»Adeponel […] (2012) haben die Diagnosen von mehr als 300 Patienten aus unterschiedlichen Kulturen überprüft. Von den 70 Patienten mit einer diagnostizierten psychotischen Erkrankung wurden fast 50 % neu diagnostiziert […]. Der Grund für die Fehldiagnosen lag laut den Autoren darin, dass die spezifischen kultur- bzw. religionsgebundenen Wahrnehmungen der Patienten als Wahn missverstanden worden waren« (Heim u. Maercker, 2017, S. 5).

102 Watters ist Wissenschaftsjournalist der New York Times und kein wissenschaftlich arbeitender Autor. Entsprechend ist sein Buch »Crazy like us: Wie Amerika den Rest der Welt verrückt macht« nicht als wissenschaftliche Literaturarbeit zu betrachten. Gleichwohl hat er eine Vielzahl von ethnopsychiatrisch tätigen Forschern und Praktikern interviewt und ihre Befunde zusammengestellt.

Verbliebenen wird intensiver und der Zusammenhalt mit der Gruppe wird gestärkt« (Watters, 2016, S. 170).

»Anders als Angst oder Ärger, die beide zu Spannungen führen und die soziale Ordnung bedrohen, werden Traurigkeit, Kummer und Melancholie als unvermeidlicher Bestandteil des Lebens begrüßt, als Erinnerung an die vergängliche Natur der Welt. Die assoziative Verbindung zwischen Melancholie und dem Wetter unterstreicht die Unvermeidlichkeit und Natürlichkeit trauriger Gefühle, die deswegen auch nicht allein durch den zwischenmenschlichen Austausch bedingt gelten« (Watters, 2016, S. 170).

Watters beschreibt, wie ab 1990 Berichte in den Medien zu Suizidalität und westlichen Vorstellungen von Depression und Behandlung sowie die offensive Strategie von Pharmakonzernen, die Antidepressiva herstellten, dazu führten, dass sich die Situation änderte und sowohl die Häufigkeit der entsprechenden Diagnosen in Japan zunahm als auch der Absatz von Antidepressiva.

Auch die Symptome, die mit so etwas wie »Depression« einhergehen, scheinen von Kultur zu Kultur verschieden zu sein. Dazu bezieht sich Watters auf die Aussagen von Dr. Laurence Kirmayer, dem Direktor der Abteilung für Soziale und Transkulturelle Psychiatrie an der McGill University:

»[…] dass ein nigerianischer Mann eine kulturspezifische Form der Depression als ›pfeffriges‹ Gefühl im Kopf beschreiben würde. Ein chinesischer Bauer vom Lande würde seinem Arzt hingegen nur von Schulter- und Bauchschmerzen berichten. Einen Inder könnte man wiederum von Samenverlust erzählen hören oder von einem Abrutschen des Herzens respektive von Hitzegefühlen. Ein Koreaner würde von der ›Feuerkrankheit‹ berichten, die sich als brennendes Gefühl in den Eingeweiden äußert. Jemand aus dem Iran spräche von Enge in der Brust und ein Indianer würde Depression in etwa wie Einsamkeit empfinden« (Watters, 2016, S. 158).

Selbst die Posttraumatische Belastungsstörung (PTBS), für die wir über eine Vielzahl von neurobiologischen und physiologischen Beschreibungen verfügen, scheint weniger Natur als Kultur zu sein. Unsere Symptome einer PTBS finden wir zu anderen Zeiten und in anderen Kulturen nicht:

»Britische Soldaten im Burenkrieg klagten am ehesten über Gliederschmerzen und Muskelschwäche – ein Befund, den ihre Ärzte ›Schwächesyndrom‹ nannten. Im amerikanischen Bürgerkrieg reagierten Soldaten auf das psychologische Trauma des Gefechts mit Schmerzen in der linken Brust und dem Eindruck eines zu schwachen Herzschlages, was man ›Da-Costa-Syndrom‹ nannte. Oder sie zogen sich zurück und fühlten sich lethargisch, was man als eine Art pathologische Nostalgie ansah, die durch die große Entfernung von Zuhause ausgelöst werde. Im Ersten Weltkrieg entwickelten britische und amerikanische Soldaten häufig ›Kriegsneurosen‹ mit Symptomen wie nervösen Tics, grotesken Körperbewegungen und sogar Lähmungen« (Watters, 2016, S. 91).

Schon innerhalb unserer Kultur zeigen die Beispiele, dass sich psychisches Leid je nach gesellschaftlicher Situation und Zeit verschieden äußert.

»[...] untersuchte Miller die psychologischen Reaktionen auf Kriegstraumata in Afghanistan. Er fand viele Reaktionen [...] für die es teilweise gar keine englische direkte Übersetzung gibt. Da gab es zum Beispiel *asabi,* eine Art nervösen Ärgers, und *fish-e-bala,* das Gefühl eines innerlichen Ziehens oder Drückens« (Watters, 2016, S. 92).

Besonders kritisch beschreibt Watters den Einsatz von westlichen Hilfsteams, die nach Naturkatastrophen oder Kriegen in anderen Kulturen Menschen mit unserem Verständnis von PTBS behandeln, Prognosen zur Erkrankung und den Folgen für die Gesundheitssysteme und die Gesellschaft abgeben. So berichtet Watters, dass nach dem Tsunami in Südindien die individuelle Therapie mit westlichen Techniken von Opfern weniger notwendig und wirkungsvoll war als die Unterstützung von Dorf- und Familiengemeinschaften, sodass die Betroffenen in ihren sozialen Rollen weiterleben konnten. In Sri Lanka sprachen betroffene Menschen kaum von inneren Zuständen, sondern beschrieben körperliche Beschwerden und redeten über den Schaden in den sozialen Beziehungen nach der Tsunamiwelle. Diejenigen, die von ihren sozialen Netzwerken am längsten getrennt waren, litten am meisten.[103]

Manche traditionelle Krankheiten bestimmter Kulturen werden dann weniger gezeigt oder verschwinden ganz, wenn der Kontakt mit unserer Kultur intensiver wird. Für unsere Sichtweise von psychischem Leid kann das bedeuten,

- dass es in allen Kulturen psychisches Leid gibt,
- dass sich psychisches Leid aber in jeder Kultur und zu jeder Zeit anders ausdrückt, da Symptome und Krankheiten gesellschaftliche Konstruktionen sind,

103 Diese Beschreibung vom Einsatz von Hilfsteams in Sri Lanka ähnelt dem, was uns chinesische Kollegen in Peking von ihren Beobachtungen beim Einsatz nach dem großen Erdbeben in Sichuan 2008 berichteten. Nicht die Aufklärung über unsere PTBS und westliche Therapiemethoden wurden als hilfreich erlebt, sondern die gezielte Unterstützung dörflicher Gemeinschaften von außen hatte nach ihrer Erfahrung Leid effektiver gelindert.

- dass unsere psychopathologischen Untersuchungen, Erkenntnisse und Beschreibungen sich nicht nur auf Natur, sondern auch auf Kultur beziehen,
- dass unsere Behandlungsmethoden unter Umständen erst dann greifen, wenn unsere Krankheitsmodelle in einer Kultur eingeführt sind,
- dass der Export unserer internationalen Diagnosesysteme letztlich ein Export unserer kulturellen und gesellschaftlichen Konstruktionen von psychischem Leid ist,
- dass dieser Export auch immer ökonomische Interessen verfolgt, da Therapieverfahren (medikamentöse Therapie wie auch Psychotherapie und andere Interventionen des Gesundheitssystems) exportiert und verkauft werden.

Die ethnopsychiatrischen Untersuchungen sollten uns bescheidener machen, wenn wir es mit anderen Kulturen und psychischem Leid zu tun haben. Konkret kann das heißen, dass wir bei Klientinnen aus Kulturen, die sich in ihren Vorstellungen und Ausdrucksweisen von psychischem Leid (z. B.: Naher Osten, Afrika, Asien usw.) von unseren unterscheiden,

- besonders vorsichtig gegenüber der Gültigkeit von Diagnosen sind,
- besonders aufmerksam gegenüber körperlichen Symptomen sind, die Ausdruck psychischen Leids sein können – ohne diese zu psychologisieren (Welche Bedeutung haben die Rückenschmerzen von Josef im ersten Fallbeispiel in Kapitel 3.6, S. 227? Sind sie auch Ausdruck von depressiver Stimmung an manchen Tagen? Wie drückt sich Depression in Eritrea aus?),
- gerade körperlichen Symptomen in unseren Gesprächen Raum geben und immer wieder nach Veränderungen der körperlichen Beschwerden fragen,
- uns zunächst merkwürdig vorkommende Beschreibungen von Empfindungen anhören und diese im Laufe der Kooperation genauer zu verstehen suchen,
- Beraterinnen aus den Generationen 1,5 bzw. 2 mit gleicher Herkunftskultur einbeziehen und uns von ihnen beraten lassen.

6.2.13 *Nix deutsch?* Arbeit mit Übersetzerinnen

Es lohnt sich aus unserer Erfahrung, ein Konzept zu haben, wie die Beratung mit Dolmetschern aussehen sollte. Dazu wollen wir einige Hinweise geben.[104] Zunächst zur Person des Übersetzers:

104 Wir möchten zur vertieften Auseinandersetzung mit diesem Thema das Heft des Netzwerkes für traumatisierte Geflüchtete in Niedersachsen (NTFN) e. V. (2009) unter dem Titel »Psychotherapie zu Dritt – über die Arbeit mit Dolmetschern in therapeutischen Gesprächen« empfehlen.

- Verwandte und Freunde bergen die Gefahr, dass sie stark interpretieren, hinzufügen und zensieren entsprechend der Beziehung, den eigenen Interessen und der eigenen Sicht auf das Problem.
- Landsleute, die nicht zur Familie gehören, zensieren oft im Sinne der eigenen Kultur. Sie versuchen häufig nicht nur eine sprachliche, sondern auch eine kulturelle Übersetzung. Damit verliert man aber in der Regel den Kontakt zur Klientin. Beziehung, Begegnung und Verstehen der Klientin wird dadurch verstellt.
- Dolmetscher sind zwar teuer, bei ihnen kann man aber recht sicher sein, dass sie das Gesagte übersetzen und sich einer kulturellen Übersetzung enthalten.

Falls man keine Möglichkeit hat, einen professionellen Dolmetscher zu bekommen, lohnt es sich, vor der Sitzung mit der Übersetzerin zu vereinbaren, dass sie wirklich wörtlich übersetzt und keine kulturelle Erklärung oder Glättung reinbringt oder ihre Sicht der Dinge einwebt.

Es gibt Übersetzungsmethoden, die sich unterschiedlich gut für Beratung eignen:

- Simultane Übersetzung ist recht ungeeignet, weil die Konzentration auf die Inhalte reduziert wird. Der Dialog wird zu schnell und die Anforderungen an den Übersetzer sind recht hoch. Es ist schwerer, bei simultaner Übersetzung eine Beziehung zur Klientin herzustellen. Tieferes Verstehen wird durch diesen Stil auch schwerer.
- Zusammenfassender Stil ist für den Übersetzer schwer, vor allem wenn die Gesprächsteilnehmerinnen zu langen Ausführungen neigen. Dann fällt vieles unter den Tisch und der Übersetzer entscheidet, was nicht übersetzt wird. Für den Berater ist dann oft auch schwer zu entscheiden, auf welchen Teil der Rede er antworten soll. Das macht den Dialog unpräzise.
- Konsekutive Übersetzung bedeutet, dass Satz für Satz übersetzt wird. Diese Form ist vorteilhaft. Sie gibt jedem Satz Gewicht, das schafft eine höhere Intensität. Die Pausen, die Berater und Klientin haben, führen zur Verlangsamung des Dialogs. Jeder bekommt mehr Zeit, die Sätze auf sich wirken zu lassen und sich bewusster auszudrücken. Wir haben damit gute Erfahrungen gemacht.

Übersetzer können die Beiträge in der dritten Person wiedergeben (»Sie meint, dass sie das nicht will!«). Sie können aber auch in der ersten Person bleiben und damit für den Berater oder die Klientin sprechen (»Ich will das nicht!«). Diese Übersetzung in der Ich-Form sowohl von Berater als auch Klientin unterstützt eine direktere Begegnung und ist vorteilhaft.

Es ist sinnvoll, darauf zu bestehen, dass langsam Satz für Satz gesprochen und übersetzt wird, auch wenn dies viel Zeit kostet.

Auch wenn man mit dem Übersetzer und der Klientin eine konsekutive Übersetzung vereinbart hat, ist es oft notwendig, immer wieder zu unterbrechen, wenn die Klientin beginnt, in langen Sequenzen zu sprechen. Es ist sinnvoll, dass der Berater dann unterbricht und darauf hinweist, dass konsekutiv übersetzt wird.

Zu guter Letzt ist es ratsam, den Übersetzer zu bitten, den Berater selbst immer wieder daran zu erinnern, nicht in längeren Sequenzen zu sprechen, sondern nach jedem Satz eine Übersetzungspause zu machen. Unserer Erfahrung nach passiert das nämlich recht schnell.

Die Sitzordnung spielt aus unserer Erfahrung eine wichtige Rolle bei der Arbeit mit Übersetzern. Dazu hat sich bewährt: Die Sitzordnung sollte so sein, dass der Blickkontakt hauptsächlich zwischen Berater und Klientin möglich wird und nicht zwischen Übersetzer und Klientin. Dies funktioniert dann, wenn der Dolmetscher leicht hinter dem Berater sitzt und seitlich über die Schulter Blickkontakt zur Klientin hat. Ungünstig ist ein gleichschenkliges Dreieck Dolmetscher – Klientin – Berater. So tendiert die Klientin dazu, den Blickkontakt zum Dolmetscher zu halten und zu suchen und weniger den Blickkontakt zum Berater. Das behindert wesentlich den Kontaktaufbau zwischen Klientin und Berater und fördert zugleich den Kontaktaufbau zwischen Übersetzer und Klientin. Dies stellt sich für den Übersetzer manchmal als Beziehungsangebot der Klientin an ihn dar und bringt ihn in eine schwierige Position.

Es lohnt sich, diese Punkte vor dem Gespräch mit dem Dolmetscher und der Klientin zu klären. Dies kostet zwar etwas Zeit, trägt aber nach unseren Erfahrungen deutlich zu besseren Ergebnissen in der Arbeit mit Übersetzern bei. Ebenso kann eine kleine Nachbereitung mit der Übersetzerin sinnvoll sein. Von Vorteil ist es, immer mit demselben Übersetzer zu arbeiten. Zu bedenken ist: Übersetzung kostet Zeit. Findet die Beratung unter Hinzuziehung einer Übersetzerin statt, kann man durchaus von einer Verdoppelung der benötigten Zeit ausgehen.

6.3 *Wer ist hier der Chef?* Kulturelle Unterschiede im Umgang mit Macht

Ein älterer Lehrer, Herr W., wurde von den Schülern »der General« genannt. Er unterrichtet Pädagogik in einer neu eingerichteten Berufsfachschulklasse für Erzieherinnen in Berlin-Neukölln. Die Klasse (22 Personen) besteht überwiegend aus Jugendlichen mit Migrationshintergrund, etwa ein Drittel sind Männer. Ein junger Syrer (17 Jahre) kommt zum zweiten Mal zu spät und begründet dies damit, dass er bis zwei Uhr morgens in einer Kneipe kellnert und dadurch erst sehr spät ins Bett kommt. Herr W. antwortet:

»Das kann ich verstehen, du brauchst das Geld. Allerdings, ich gebe hier einen guten Unterricht, den du und ihr alle gebrauchen könnt und der euch ermöglicht, eine gute Arbeit zu finden. Dafür bereite ich mich jeden Tag gründlich vor. Wenn du immer wieder so viel zu spät kommst, ist das sinnlos, weil du dem Stoff nicht folgen kannst. Dann solltest du meinen Unterricht nicht mehr besuchen und musst dir etwas anderes suchen. Bitte gehe jetzt nach Haus und schlafe dich aus. Dann sprich mit deinen Eltern und deinem Chef und schildere das Problem. Wenn dir die Ausbildung hier wichtig ist, wird sich eine Lösung finden. Bitte erzähle mir morgen, wie du dich entschieden hast.«

Der Schüler konnte seine Arbeitszeit anders regeln und kam ab dann pünktlich zum Unterricht.

Es gibt gute Gründe, gegenüber Macht und Autorität misstrauisch zu sein. Gerade in Deutschland besteht auch eine Verantwortung, autoritäre, unterdrückende und willkürliche Kontrollbestrebungen skeptisch zu sehen und gegen sie gegebenfalls Widerstand zu leisten. Die deutsche Geschichte des 20. Jahrhunderts, vor allem mit den totalitären Gräueln des Nationalsozialismus und des Holocaust, doch auch mit der Einparteiendiktatur in der DDR liefern wichtige Mahnmale. Insofern ist Wachsamkeit ein wichtiger Aspekt, um Machtmissbrauch, blinden Gehorsam, Kontrollgier, Hierarchie und Intransparenz zu erkennen und zu bekämpfen.

Ein weiterer, gegenwärtiger Machtaspekt, der allen Mitbürgerinnen bekannt sein sollte, sind bürokratische Regelungen, Zuständigkeiten und Anordnungen. Bürokratie zeigt sich oft in einer starren, strengen und regimehaften Autoritätsform und verdrängt fürsorglich-menschliche und flexible Aspekte von Verantwortlichkeit. Im Zuge der 1968er Bewegung wurden diese Formen der Machtausübung kritisiert, bekämpft und eingeschränkt.

Für die Erziehung der Folgegeneration und dementsprechend auch für die psychosoziale Arbeit ergaben sich große Veränderungen, die Eltern, Lehrerinnen und Therapeuten schmerzlich bemerkten. Wir beobachten Verunsicherung beim notwendigen und angemessenen Gebrauch von Macht in pädagogischen Kontexten. Daraus lässt sich der große Erfolg des Elterncoachings nach dem Modell von Haim Omer (Omer u. von Schlippe, 2016a; 2016b) begründen. Dieses setzt sich mit Erziehungs- aber auch mit Widerstandsformen, wachsamer Sorge und Gewaltfreiheit auseinander. Mit den Möglichkeiten dieser und anderer Modelle setzen wir uns in diesem Kapitel auseinander, während wir auf kulturelle Wahrnehmungsunterschiede gegenüber verschiedener Autoritätsformen hinweisen.

In der Begegnung mit Jugendlichen aus Kulturen, die patriarchalisch-hierarchisch geprägt sind, kann es zu Irritationen und Überforderungen von Erzieherinnen, Lehrern und Sozialpädagoginnen kommen. Insbesondere männliche Jugendliche erkennen die Zuständigkeit und Autorität von weiblichen Personen in Hilfsberufen oft nicht an und ignorieren deren Position, Regeln, Anweisungen und Meinungen. Auch Männern passiert dies, wenn sie als irgendwie schwach, sanft, unklar etc. wahrgenommen werden, also mit Attributen in Verbindung gebracht werden, die aus einer patriarchalischen Sicht auf sexistische Weise mit Frauen assoziiert werden. Solche Jugendlichen mit einem patriarchalischen Weltbild nehmen Situationen vor allem unter einer Machtperspektive wahr und interpretieren sie dementsprechend. Der Hintergrundtext zu Kulturdefinitionen (S. 368) beschreibt im Fallbeispiel aus einer Wohngruppe unbegleiteter minderjähriger Geflüchteter dieses Zusammenwirken von kulturellen Vorstellungen über Macht und Geschlechterrollen in verschiedenen Kulturen und pädagogischem Auftrag.

Im systemischen Feld wurde die Tendenz, Autorität und die eigene Machtposition nicht angemessen zu nutzen, verstärkt durch eine grundsätzliche Kritik am Konzept der Macht, insbesondere durch Gregory Bateson: Macht sei ein falsches Paradigma, da es eine lineale[105] Logik voraussetzt. In einem zirkulären Paradigma mache das Prinzip der Macht keinen Sinn bzw. bringe nur Unheil.

105 Unter Linealität verstehen wir einen klaren Ursache-Wirkungs-Zusammenhang: A ist Ursache von B und B ist Wirkung von A: Der Stein, der die Fensterscheibe trifft, ist die Ursache, dass die Scheibe zerspringt. Solche linealen Zusammenhänge sind in psychischen und sozialen (nichttrivialen) Systemen nicht die Regel. Das Schulschwänzen von Rita ist nicht nur Ergebnis (Wirkung) der häufigen Kritik ihrer Klassenlehrerin, sondern die Tadel der Klassenlehrerin sind sowohl eine Ursache wie Wirkung der häufigen Abwesenheit von Rita. Es ist nicht zu klären, was bzw. wer begonnen hat und was nun genau Ursache und Wirkung des beklagten Verhaltens ist. Die Zusammenhänge sind nichtlineal oder zirkulär.
Der Begriff der Linearität wird manchmal damit verwechselt. Er beschreibt jedoch eine mathematische Funktion, in der die Variable X eine gradlinige Abhängige von Y ist. So haben z. B. Körpergröße und Gewicht einen annähernd linearen Zusammenhang. Auch solche Zusammenhänge sind in organischen und sozialen Systemen eher selten, werden allerdings in der psychologischen Statistik meist vorausgesetzt (Böse u. Schiepek, 1989, S. 105 f.).

Schiepek (2000, S. 107ff.) hat deutlich benannt, dass eine solche Verleugnung von Macht falsch sei und deren verdeckten Missbrauch begünstigt. Auch Simon und Schmidt haben die radikale Ablösung des Konzeptes der Linealität durch Zirkularität treffend kritisiert:

> »Unser Eindruck ist, dass die starke Betonung der Zirkularität ein notwendiger Schritt war, um die Beschränktheit linealen Denkens zu überwinden. Die ausschließliche Anwendung eines zirkulären Modells jedoch ersetzt einen Fehler durch einen anderen« (Simon u. Schmidt, 1984, S. 179ff.).

Weil viele Fachkräfte im psychosozialen Bereich Autorität ablehnen und gegenüber Machtgebrauch ambivalent sind, führt das dazu, dass viele Begleiter z. B. von unbegleiteten minderjährigen Geflüchteten sich überfordern und alle Beteiligten oft an einem chaotischen Miteinander leiden. In der Folge wird die Helferin in ihrem Bemühen um Verständnis und Fürsorge vom Klienten reduziert auf die Aufgabe, alle seine Wünsche zu erfüllen. Die Qualität der Betreuerin zeigt sich aus Sicht des Klienten dann nur noch in deren Fähigkeit, das zu beschaffen, was von ihm gebraucht wird. Geschieht das nicht so wie gewünscht, ist die Helferin schlecht.

Für Minuchin (Minuchin et al., 1967), der selbst eine Migrationsgeschichte hatte und viel in multikulturellen Kontexten tätig war, und Haley ist die Unterstützung der Eltern bei der Erlangung von Macht und Autorität eine wesentliche Arbeit der Familientherapeutin:

> »Wenn etwa eine Mutter einem Kind übermittelte, es solle ihr spontan gehorchen, so befand sich die Mutter in einer Organisation, wo sie nicht genug Vollzugsautorität über das Kind ausübte, um ihm Gehorsam *abzuverlangen* [...]. Ein anderer, gleichgestellter Erwachsener verbündete sich mit dem Kind gegen sie und gab damit dem Kind mehr Macht als sie« (Haley, 1988, S. 33).

Nach Haley ist es in einem solchen Fall Aufgabe der Therapeutin, die Familienorganisation so zu verändern, dass Macht und Autorität wieder bei den Eltern liegen.

Ähnliches gilt auch für Institutionen. In Institutionen spielt es eine entscheidende Rolle, dass notwendige Regeln ernst genommen und deren Übertretung mit Autorität von allen, die davon betroffen sind, wahr- und ernst genommen und gegebenenfalls geahndet werden und dies nicht nur im Feld von Migrationsarbeit. Dies gelingt nur, wenn eine entsprechende Position von Kolleginnen und Leitung unterstützt und vertreten wird.

In einer hessischen additiven Gesamtschule gilt die Regel, dass in der warmen Jahreszeit alle Schüler in der Pause den Klassenraum verlassen müssen und sich bis zum Ende der Pause auf dem Schulhof aufhalten. Der 15-jährige Abul weigert sich am Ende des Chemieunterrichts, den Klassenraum zu verlassen. Die Lehrerin insistiert, weist ihn auf die bestehende Regelung hin. Er beschimpft sie. Als sie ruhig bleibt, aber die Forderung unmissverständlich weiter vertritt, verlässt er den Klassenraum. Dann jedoch stellt er sich vor die Glastür und tritt mit dem Fuß heftig gegen die Scheibe. Es ist ein Glück, dass die Scheibe nicht zerbricht. Die Lehrerin geht zu dem Schüler, stellt diesen zur Rede und weist auf die Gefahr bei dieser gewalttätigen Aktion hin. Ihr ist klar, dass dies Konsequenzen haben muss. Sie fordert den Schüler auf, sie zum Direktor zu begleiten. Abul folgt nach kurzem Zögern.

Dem Schulleiter schildern beide den Verlauf der Auseinandersetzung. Er hört sich das etwas zerstreut an und kommentiert: »Ja, ja, Abul hat so etwas schon öfter gemacht. Er kann sich wohl schlecht beherrschen, da kann man nichts machen.« Abul grinst und die Lehrerin ist enttäuscht und wütend, weil ihre Position keine Unterstützung erhielt und Abul darin bestätigt, dass man so etwas durchaus tun kann, ohne dass es Folgen hat.

Es ist nicht verwunderlich, wenn in einer solchen Organisation Vandalismus und Aggressionen um sich greifen.

Omer und von Schlippe (2016b) haben das praxistaugliche Konzept der »Neuen Autorität« entwickelt. Neue Autorität entsteht, wenn:

- anstelle von Distanz persönliche Präsenz und eine situationsangemessene Balance von Bezogenheit und Abstand gelebt wird,
- anstelle von Kontrolle vertrauensvolle Teilhabe und informierte Zustimmung tritt,
- anstelle von Immunität gegen Kritik offene kritische Kommunikation und Transparenz gelebt wird,
- anstelle von blindem Gehorsam transparente und sinnvolle, aber gültige Regeln treten,
- bei Konflikten anstelle von unmittelbarer Reaktion Zeit zum Abkühlen, Nachdenken und Austausch gegeben wird,
- anstelle von Willkür Berechenbarkeit und logische Folgen treten.

In Systemen, die jahrelang grobe Übergriffe von Jugendlichen irgendwie hingenommen haben, ist es allerdings sehr schwer, solch veränderte Haltungen zu praktizieren. Dies setzt nicht nur Klarheit, Mut und Entscheidungskraft voraus, sondern auch die Unterstützung durch Kolleginnen und Vorgesetzte.

In einer Wohngruppe afghanischer Jugendlicher kommt es häufig mit den Helfern zu Auseinandersetzungen wegen des Taschengeldes. Dies wird auch dadurch befördert, dass andere Gruppen das Essensgeld auszahlen, während in dieser Gruppe gemeinsam eingekauft und gekocht wird. Die Jugendlichen fühlen sich sehr verantwortlich für ihre Familien, die noch im Heimatland sind und oftmals die Flucht unter großen Opfern finanziell ermöglicht haben. Sie schicken Geld nach Hause. Als es wieder zu einem Streit um das Geld kommt, wirft ein Jugendlicher dem Teamleiter vor, dieser würde ihn betrügen. Es gelingt nicht, diesen Vorwurf auszuräumen, obwohl keinerlei Beleg dafür vorhanden ist. Der Teamleiter macht deutlich, dass Zusammenarbeit und ein Zusammenleben in der Gruppe nicht möglich ist, wenn der Jugendliche den Vorwurf des Betruges aufrechterhält, ohne dafür Beweise zu haben. Er schlägt vor, zum zuständigen Jugendamtsmitarbeiter zu fahren, der die Maßnahme steuert und finanziert, um eine Klärung vorzunehmen. Gemeinsam fahren sie dort hin und stellen die Situation dar.

Die Konfrontation zu führen und nicht unter den Tisch fallen zu lassen erscheint uns sinnvoll, bei Grenzüberschreitungen eben nicht wegzusehen aus Rücksicht oder Angst. Bei gravierenden Grenzüberschreitungen und Regelbrüchen müssen Konfrontationen gewagt werden. Mitleid wegen des Schicksals des Jugendlichen oder eigene Angst vor den Folgen einer Konfrontation sind verständlich, aber kein hinreichender Grund, gravierende Regelverletzungen zu akzeptieren!

6.4 *Wir schaffen das! Aber wie?* Umgang mit schrecklichen Erfahrungen auf der Flucht

Jugendliche Geflüchtete haben oft Schreckliches erlebt. Wie reagieren Unterstützerinnen auf diese Erfahrungen? Was können sie diesen Jugendlichen anbieten? Sind alle diese Jugendlichen traumatisiert?

Ein 17-Jähriger erzählt von seiner Flucht aus Afrika über Libyen und das Mittelmeer. Er verließ mit 13 Jahren seine Familie und wurde einem Onkel anvertraut, der ihn nach Europa mitnehmen sollte. Unterwegs mussten sich die beiden dafür immer wieder neues Geld beschaffen. Sie haben in sklavenähnlichen Verhältnissen gearbeitet. Die Flucht dauerte vier Jahre. Kurz vor der Überfahrt wurde der Onkel vor seinen Augen umgebracht. Die Überfahrt selbst ist mit weiteren schrecklichen Geschichten verbunden. Dies ist eine prototypische Fluchtgeschichte. Wäre es eine weibliche Geflüchtete gewesen, dann wären wahrscheinlich Vergewaltigung und andere Formen sexueller Gewalt Teile der Geschichte.

Wir möchten im Folgenden drei Aspekte herausstellen, die wir in der Arbeit mit Geflüchteten, die Schlimmes durchlitten haben, für hilfreich halten.

6.4.1 *Ich möchte daran arbeiten, dass nicht mehr gefoltert wird!* Persönliches Wachstum durch Erfahrung von Leiden?

Wir haben zum Thema Wachstum und Leiderfahrung unter Bezug auf Viktor Frankl (s. Kap. 2.2.1, S. 85 und Kap. 2.2.2, S. 87) beschrieben, wie der Umgang mit großem Leid auch Überlebenskräfte mobilisieren und neue Sinnhorizonte öffnen kann. Im Psychosozialen Zentrum für Geflüchtete in Düsseldorf arbeiten die ruandische Soziologin Mujawayo und die Sozialpädagogin Zito:

> »Es mag paradox klingen, aber durch das Leiden, das Geflüchtete durchlebt haben, kann Wachstum entstehen. Wenn junge Leute schildern, durch welche Länder sie gekommen sind, was sie überlebt haben, ist es manchmal unglaublich, dass sie noch am Leben sind. Hier sind sie. Sie leben noch, obwohl sie viele schwierige, ja lebensbedrohliche Situationen durchlebt haben. Sie sind größer als diese. Und sie haben vieles gelernt. Das Gefühl von Kohärenz ist wichtig, dass also die Menschen dem, was sie er- und durchlebt haben, Sinn verleihen. Das bedeutet nicht zu sagen: ›Das ist in Ordnung so.‹ Unser junger Klient z. B. sagt: *Ich habe gesehen, wie meine Schwester ermordet wurde. Ich bin gefoltert worden. Ich habe Menschen sterben sehen. Ich will daran mitarbeiten, dass solche Dinge nicht mehr passieren. Ich möchte eine Welt mitgestalten, in der solche Dinge nicht passieren. Ich möchte anderen Menschen helfen, die in einer Situation sind, wie ich es war.* Er verleiht seinen Erfahrungen Sinn. Er zieht Schlüsse daraus, er macht etwas damit. Dadurch gibt er ihnen einen Platz in seinem Leben, in seiner Geschichte, und das ist sehr hilfreich. Junge Leute können ihrem Leben oft eine neue Richtung geben. Viel schwerer ist es für ältere Menschen, für diejenigen, die keine Zeit mehr haben, den Dingen einen Sinn zu verleihen. Diese Chance haben wir, wenn wir mit jungen Menschen arbeiten. Obwohl sie viel verloren haben, ist es für sie oftmals leichter, etwas wiederzufinden, neu zu etablieren: Die Würde, die Ausbildung, einen Beruf …« (Mujawayo u. Zito, 2017, S. 4 ff.).

Mit ihren Erläuterungen öffnen die Autorinnen den Blick auf den politisch-sozialen Kontext und auf Bewältigungsressourcen von Menschen. Im Zentrum dieser Haltung und Intervention steht die behutsame Weiterentwicklung und Öffnung einer schmerzvollen Erfahrung. Zu ihrer Überwindung hilft eine neue sinnstiftende Haltung zum Leben. Wir müssen diesen Prozess genauer betrachten, um ihn unterstützen und begleiten zu können. Tedeschi und Calhoun

(2004) haben zum Begriff des posttraumatischen Wachstums geforscht. In ihrer Forschung wird deutlich, was wir bei diesem Prozess beachten müssen:

Posttraumatisches Wachstum besteht aus einer größeren Wertschätzung des Lebens, einem veränderten Sinn für Prioritäten; wärmeren, intimeren Beziehungen zu anderen; einem größeren Gefühl der persönlichen Stärke; dem Erkennen neuer Möglichkeiten oder Wege für das eigene Leben und spiritueller Entwicklung. Das Trauma selbst bleibt ein belastendes Ereignis und nur wenige Menschen geben dem Trauma bewusst einen Sinn. Der Sinn entsteht im Prozess der Verarbeitung als »Nebenprodukt«. In frühen Stadien der Verarbeitung drängen sich wiederholt und unaufhörlich Gefühle, Bilder und Grübeln über das Erlebte auf. In diesem Prozess versucht der Mensch, das Unbegreifliche, bisher Unintegrierbare zu erfassen, damit fertig zu werden, es zu verarbeiten, zu integrieren. Damit verbunden sind häufig Unruhezustände und depressive Stimmungen, die nur schwer auszuhalten sind. Gelingt der Prozess der Verarbeitung, lernt der Betroffene für sich passende Formen der Selbstberuhigung und Formen der Dosierung des sich aufdrängenden Grübelns und der Bilder. Dieser Prozess kann produktiv werden, wenn alte Ziele und Konzepte für das eigene Leben aufgegeben werden, Verluste akzeptiert werden. Das bedeutet natürlich auch Trauer um Verlorenes. Daraus kann Öffnung für Neues entstehen. Dann verändert sich das wiederholte Grübeln zu einem Nachdenken über neue Ziele im Leben. Betroffene unterscheiden nun scharf zwischen dem Leben vor und dem Leben nach den schrecklichen Erfahrungen. Dieser Prozess braucht Zeit. Wie viel Zeit er braucht, kann nicht vorausgesagt werden. Er erfordert von den Begleitern des Menschen Geduld und Kompetenz, um den Prozess zu unterstützen. Soziale Unterstützung kann wesentlich bei der Verarbeitung helfen, wenn sie stabil und beständig ist. Unterstützende andere Personen können diesen Prozess fördern,

- indem sie Resonanz geben zum erlebten Leiden und zu der eingetretenen Zerstörung,
- indem sie Anregungen geben zu Methoden der Selbstberuhigung und des Dosierens des sich immer wieder aufdrängenden Grübelns,
- indem sie außerdem Anregungen und Ideen zur Überwindung des rückwärtsgewandten Grübelns anbieten.
- Wenn die schrecklichen Erfahrungen und die damit verbundenen Gefühle geteilt werden, entsteht häufig Nähe. Diese Nähe annehmen zu können und in anderen Situationen durchaus weiter Grenzen setzen zu können, kann eine positive Erfahrung sein.
- indem sie die Betroffene anregen, die eigene Geschichte und auch die Lehren, die aus dem Erlebten gezogen werden können, an andere weiterzugeben, denn dabei erhält das Schreckliche einen Sinn über das eigene Leben hinaus.

– indem sie andere Menschen, die Ähnliches erlebt haben und mit denen sie gemeinsam um gelingende Verarbeitung ringen, in diesen Prozess einbeziehen.

Für die Begleitung eines solchen Prozesses ist nach unserer Erfahrung Supervision und Wissen um Traumaverarbeitung unverzichtbar, sonst werden die Beteiligten häufig überfordert. Gerade die Arbeit mit Traumainhalten kann auch zur Belastung für die Begleiterin werden. Die bereits skizzierten Sichtweisen auf erlittenes Leid sind für manche Geflüchtete, sicher nicht für alle, unterstützend und ausreichend. Dabei scheint geduldige professionelle Begleitung des geschilderten Prozesses der inneren Verarbeitung des Jugendlichen wichtiger zu sein als die schnelle Spiegelung von Ressourcen und Stärken durch die Begleiter. Unter Umständen können die Jugendlichen diese frühen Spiegelungen der Ressourcen nicht annehmen, falls im Inneren des Jugendlichen die Gefühle von Stärke, Kompetenz und Handlungsfähigkeit nicht mindestens ansatzweise wieder entstehen und für ihn spürbar sind. So kann es im Dialog zwar zu einer Ressourcenbenennung kommen, aber nicht zu einer Ressourcenaktivierung (s. Kap. 3.4.1, S. 207). Generell erscheint uns die geduldige Begleitung wichtiger als die Suche nach einer mächtigen Intervention, um posttraumatisches Wachstum zu erzwingen.

6.4.2 *Und dann?* Umgang mit Traumaerfahrungen

> Es gibt »erste Erkenntnisse aus einer Studie mit Kindern aus syrischen Familien in einer deutschen Aufnahmeeinrichtung (Soykoek et al., 2017). Die Autoren stellten bei 26 Prozent der unter 6-Jährigen und bei 33 Prozent der 7- bis 14-Jährigen eine PTBS fest. Buchmüller et al. (2017) kommen zu ähnlichen Ergebnissen für 1- bis 5-jährige Kinder, die mit ihren Familien aus dem Irak und aus Syrien geflüchtet waren. Sie fanden, dass diese Kinder aus Kriegsgebieten auch im Vergleich mit klinischen Referenzstichproben in drei Bereichen – Ängstlichkeit/Depression, sozialer Rückzug und gestörte Aufmerksamkeit – besonders hohe Werte erreichten. Auch hier zeigte ein Drittel der Kinder Symptome, die auf eine PTBS hindeuteten. […] Insgesamt dürften etwa 50 Prozent der Geflüchteten unter irgendeiner psychischen Störung leiden (Attanayake, 2009; BAfF, 2016; Gäbel et al., 2015)« (Fegert, Diehl, Leyendecker u. Hahlweg, 2017, S. 5).

Circa 30 Prozent der Menschen entwickeln infolge extrem bedrohlicher Erfahrungen Symptome. Das angeführte Zitat verschafft eine Ahnung über die große gesellschaftliche psychosoziale Aufgabe, die es zu lösen gilt. Therapeutische Hilfe kann beim Vorliegen einer Diagnose ergänzend hilfreich sein. Dann helfen uns folgende Überlegungen weiter:

- Liegen Symptome einer Posttraumatischen Belastungsstörung vor? Nicht das extrem bedrohliche Ereignis ist ein Psychotrauma, sondern das subjektive Erleben (s. Hintergrundtext im Folgenden).
- Ist der Jugendliche in der Lage, ein therapeutisches Angebot überhaupt anzunehmen? Hat er die Ressourcen dazu?
- Finden wir Therapeutinnen, die mit solchen Jugendlichen arbeiten wollen und es können?

Im Kontext von Flucht geht es zunächst um das Schaffen sicherer Lebensbedingungen. Im Zentrum stehen eine sichere Klärung des Aufenthaltsstatus, angemessene Wohnbedingungen und insbesondere realistische Bleibe-, Ausbildungs-, Berufs- und Verdienstperspektiven. Das entspricht den Zielen von Unterstützungsprozessen, die in Phase 1 der Entwicklungsstufen von Migration beschrieben werden (S. 291).

So erscheint manchmal eine Therapie von der Symptomatik her indiziert, aber die Voraussetzungen für einen Erfolg sind noch nicht gegeben. Dann sind andere Unterstützungen vorrangig. Eine Therapie unter ungünstigen Vorzeichen kann zu einer neuen Enttäuschung und Misserfolgserfahrung werden und das gilt es zu vermeiden.

Hintergrund: Stressassoziierte Störungen bei jugendlichen Geflüchteten

Ein Teil der jugendlichen Geflüchteten macht durch Flucht und Vertreibung schreckliche Erfahrungen. Nicht immer, aber ab und an führt dies zu Symptomen, die Krankheitswert haben und eine entsprechende Therapie notwendig machen. Die ICD-11[106] definiert, was eine solche Störung ist. Vor allem drei Störungen kommen hier infrage: die Posttraumatische Belastungsstörung, die komplexe Posttraumatische Belastungsstörung und die anhaltende Trauerstörung. Alle drei Störungen gehören in die Gruppe der stressassoziierten Störungen. Ausschlaggebend für diese Gruppe von Störungen ist, dass sie durch ein starkes Stressereignis ausgelöst werden. Das Vorhandensein eines solchen starken Stressereignisses ist eine notwendige, aber keine hinreichende Bedingung, wie in einem Paper der WHO ausgeführt:

106 Wir kritisieren an anderer Stelle die ICD-11 und diese Kritik halten wir auch für berechtigt. Gleichwohl zwingt die Diskussion um Traumatisierungen bei jugendlichen Geflüchteten zu einer Verständigung, was unter Traumatisierung verstanden wird. Auf die Definition der ICD-11 zurückzugreifen, ist aus unserer Sicht sinnvoll, da entsprechende Therapien auf dieser Grundlage gewährt werden. Es geht hier um einen pragmatischen Umgang mit Diagnosen.

Stressassoziierte Störungen

»Störungen, die speziell mit Stress verbunden sind, stehen in direktem Zusammenhang mit der Exposition gegenüber einem belastenden oder traumatischen Ereignis oder einer Reihe solcher Ereignisse oder nachteiligen Erfahrungen. Für jede der Störungen in dieser Gruppe ist ein identifizierbarer Stressor ein notwendiger, wenn auch nicht ausreichender kausaler Faktor. Obwohl nicht alle Personen, die einem identifizierten Stressor ausgesetzt sind, eine Störung entwickeln werden, wären die Störungen in dieser Gruppe ohne den Stressor nicht aufgetreten. Stressereignisse liegen bei einigen Störungen in dieser Gruppe im normalen Bereich der Lebenserfahrungen (z. B. Scheidung, sozioökonomische Probleme, Trauerfall). Andere Störungen erfordern die Erfahrung eines Stressors von extrem bedrohlicher oder schrecklicher Art (d. h. potenziell traumatische Ereignisse). Bei allen Störungen dieser Gruppe unterscheiden sich die Störungen durch die Art, das Muster und die Dauer der Symptome, die als Reaktion auf die belastenden Ereignisse auftreten - zusammen mit der damit verbundenen funktionellen Beeinträchtigung.« (WHO, 2021, übersetzt von den Autoren).

Neben dem Stressereignis ist aber das Vorhandensein von Symptomen zur Diagnose notwendig. Bei der Posttraumatischen Belastungsstörung ist dies wie folgt definiert:

Posttraumatische Belastungsstörung

»Eine Posttraumatische Belastungsstörung (PTBS) kann sich nach der Exposition gegenüber einem extrem bedrohlichen oder schrecklichen Ereignis oder einer Reihe von Ereignissen entwickeln. Sie ist durch alle der folgenden Merkmale gekennzeichnet:

1) Wiedererleben des traumatischen Ereignisses oder der traumatischen Ereignisse in der Gegenwart in Form von lebhaften aufdringlichen Erinnerungen, Rückblenden oder Alpträumen. Das Wiedererleben kann über eine oder mehrere Sinnesmodalitäten erfolgen und wird typischerweise von starken oder überwältigenden Emotionen, insbesondere Angst oder Schrecken, und starken körperlichen Empfindungen begleitet.
2) Vermeidung von Gedanken und Erinnerungen an das Ereignis oder die Ereignisse oder Vermeidung von Aktivitäten, Situationen oder Personen, die an das Ereignis/die Ereignisse erinnern.
3) Anhaltende Wahrnehmung einer erhöhten aktuellen Bedrohung, wie sie beispielsweise durch Hypervigilanz oder eine verstärkte Schreckreaktion auf Reize wie unerwartete Geräusche angezeigt wird. Die Symptome bleiben mindestens mehrere Wochen lang bestehen und führen zu erheblichen Beeinträchtigungen

in persönlichen, familiären, sozialen, erzieherischen, beruflichen oder anderen wichtigen Funktionsbereichen.« (WHO, 2021, übersetzt von den Autoren).

Neu in der ICD-11 ist, dass neben der Posttraumatischen Belastungsstörung auch die Komplexe Posttraumatische Belastungsstörung aufgenommen wurde. Hier wird von länger andauernden oder sich wiederholenden Stressereignissen ausgegangen und zu den Symptomen der PTBS kommen weitere Symptome dazu:

Komplexe Posttraumatische Belastungsstörung

»Die komplexe Posttraumatische Belastungsstörung (Complex PTSD[107]) ist eine Störung, die sich nach einem Ereignis oder einer Reihe von Ereignissen extrem bedrohlicher oder schrecklicher Art entwickeln kann. Bei diesen Ereignissen handelt es sich meist um längere oder sich wiederholende Ereignisse, denen man nur schwer oder gar nicht entkommen kann (z. B. Folter, Sklaverei, Völkermordkampagnen, lang andauernde häusliche Gewalt, wiederholter sexueller oder körperlicher Missbrauch in der Kindheit). Alle diagnostischen Voraussetzungen für PTBS sind erfüllt. Darüber hinaus ist die komplexe PTBS gekennzeichnet durch schwere und anhaltende

1) Probleme bei der Affektregulation;
2) Überzeugungen über sich selbst als vermindert, besiegt oder wertlos, begleitet von Scham-, Schuld- oder Versagensgefühlen im Zusammenhang mit dem traumatischen Ereignis;
3) Schwierigkeiten, Beziehungen aufrechtzuerhalten und sich anderen nahe zu fühlen.

Diese Symptome verursachen erhebliche Beeinträchtigungen in persönlichen, familiären, sozialen, erzieherischen, beruflichen oder anderen wichtigen Funktionsbereichen.

Ausgeschlossen von der Diagnose wird: die Posttraumatische Belastungsstörung (6B40)« (WHO, 2021, übersetzt von den Autoren).

Manche jugendliche Geflüchtete haben in Kriegsgebieten oder auf der Flucht unter dramatischen Umständen Eltern oder Angehörige verloren und kommen darüber nicht hinweg. Deshalb ist auch die folgende Diagnose bisweilen relevant.

107 PTSD = posttraumatic stress disorder; auf Deutsch Posttraumatische Belastungsstörung = PTBS.

Anhaltende Trauerstörung

»Eine anhaltende Trauerstörung ist eine Störung, bei der nach dem Tod eines Partners, Elternteils, Kindes oder einer anderen den Hinterbliebenen nahestehenden Person eine anhaltende und durchdringende Trauerreaktion auftritt, die durch Sehnsucht nach dem Verstorbenen oder anhaltende Beschäftigung mit dem Verstorbenen, begleitet von starken emotionalen Schmerzen, gekennzeichnet ist (z. B. Trauer, Schuldgefühle, Ärger, Wut, Verleugnung, Schuldzuweisungen, Schwierigkeiten, den Tod zu akzeptieren, das Gefühl, einen Teil seiner selbst verloren zu haben, die Unfähigkeit, eine positive Stimmung zu erleben, emotionale Taubheit, Schwierigkeiten, sich auf soziale oder andere Aktivitäten einzulassen). Die Trauerreaktion hat über einen atypisch langen Zeitraum nach dem Verlust angehalten (mindestens mehr als 6 Monate) und übertrifft deutlich die erwarteten sozialen, kulturellen oder religiösen Normen für die Kultur und den Kontext des Individuums. Trauerreaktionen, die über einen längeren Zeitraum angedauert haben, der angesichts des kulturellen und religiösen Kontexts der Person innerhalb einer normativen Trauerperiode liegt, werden als normale Trauerreaktionen betrachtet und nicht mit einer Diagnose belegt. Die Störung verursacht erhebliche Beeinträchtigungen in persönlichen, familiären, sozialen, erzieherischen, beruflichen oder anderen wichtigen Funktionsbereichen« (WHO, 2021, übersetzt von den Autoren).

In der Arbeit mit jugendlichen Geflüchteten ist die Kenntnis der notwendigen Bestandteile dieser drei Diagnosen sinnvoll.

6.4.3 *Traumatherapie ist nicht alles!* Mit vielfältigen Hypothesen arbeiten

»Die Probleme, die eine verengte Perspektive auf der Basis des Trauma-Modells schafft, sind vielfältig. Erstens wird das Umfeld vernachlässigt, stattdessen konzentrieren sich MHPSS[108] Interventionen auf Individuen und deren Traumasymptom. Dabei geraten die Bedürfnisse und Resilienz von Familien und der größeren Gemeinschaft aus dem Blick und somit auch ihr Potential, ein gewisses Funktionsniveau und ein bestimmtes Maß an Wohlergehen von Individuen, Familien, Gruppen und der Gesellschaft aus eigener Kraft wiederherzustellen« (Bittenbinder u. Patel, 2017, S. 22).

108 Die Abkürzung steht für »Mental Health and Psychosocial support« und beschreibt einen Ansatz, der (z. B. im Mental Health GAP Action Programme der WHO) allgemeine psychosoziale Hilfen mit psychiatrischen Perspektiven verbindet.

Gerade konfliktträchtiges Verhalten von jugendlichen Geflüchteten sollte nicht in erster Linie traumabezogen gerahmt werden. Die oft, gerade mit männlichen islamischen Jugendlichen, auftretenden Verunsicherungen und Ambivalenzen bei Unterstützerinnen z. B. zwischen Mitleid und Ärger, Einfühlung und harten Konfrontationen gilt es zunächst, aus der aktuellen Situation heraus zu verstehen. Insofern ist auch hier ein systemischer Blickwinkel unerlässlich.

In Kapitel 6.3 (S. 435) empfehlen wir, in interkulturellen Beratungen aus drei Blickrichtungen (Hypothesen) auf einen Fall zu sehen. Ausschließlich die psychische Ebene auf Traumafolgen zu reduzieren, den konkreten situativen Kontext, andere psychische Muster, migrationsbedingte Entwicklungsanforderungen und die kulturelle Perspektive außer Acht zu lassen, wäre eine zu reduzierte Sicht.

Manche Unterstützerinnen, die in der Arbeit mit jugendlichen Geflüchteten überfordert wurden und werden, suchen den Ausweg in Diagnostik und Therapie. Das kann auch sinnvoll sein. Eine systemisch-pragmatische Einschätzung der Gesamtsituation geht dadurch jedoch leicht verloren. Es ist stets darauf zu achten, dass die Konfrontation des Jugendlichen mit den Anforderungen und Grenzen des Alltags nicht aufgegeben wird.

7 Schlussbemerkung

Jugendliche wollen und sollen sich in einer globalen Welt orientieren, also ihren Weg finden.

Man kann den Eindruck bekommen, dass trotz – für manche – wachsenden Wohlstandes und scheinbar unbegrenzter Möglichkeiten es jede neue Generation auf diffuse Weise schwerer hat als die vorhergehende, obwohl noch unsere Eltern und Großeltern erhebliche Entbehrungen und einige zwei furchtbare Weltkriege erleben mussten.

Wir spüren, wie die Bekömmlichkeitsgrenzen einer durch exponentielles technisches Wachstum und irreale Beschleunigung getriebenen Zivilisation immer mehr überschritten werden. Wir sorgen uns weniger um uns, als um unsere Enkel, und wir ahnen, dass mit biologisch-klimatisch-ökonomischen auch psycho-soziale Belastungsgrenzen überschritten werden. Unübersehbar destruktive Entwicklungen geschehen im Schatten von internationaler Finanzindustrie, Netzgiganten und großindustriellen Meinungsmachern. Junge Frauen und Männer spüren dies, einige engagieren sich politisch und/oder versuchen z. B. die Balance zwischen Familien und Arbeit fürsorglicher zu gestalten.

Die COVID-19-Pandemie hat erschreckend gezeigt, wie rasch die Situation von Jugendlichen an den Rand öffentlicher Fürsorge und Aufmerksamkeit gerät, obwohl oder weil besonders ihnen abverlangt wurde, für die Alten, Schwachen und Kranken Opfer zu bringen, d. h. sie sich einschränken mussten, nicht um sich, sondern um andere zu schützen.

Manchmal streiten wir uns in Gesprächen mit Altersgenossen, die auf diese oder jene Weise enttäuscht und kritisch über junge Frauen und Männer reden. Wir machen nämlich die erstaunliche, ja gelegentlich beschämende Erfahrung wie hilfsbereit, höflich, sozial sensibel, klug und aufmerksam uns junge Menschen begegnen im Vergleich zu unserer Schüler- und Studentenzeit. Generation Greta spürt und artikuliert in welche Sackgasse, in welchen Tunnel eine hemmungslose, globale Profitschlacht uns alle führt. Leider scheint auch unser Gesundheitssystem immer mehr ein Teil dieses Hamsterrades zu werden. Unsere

Kinder, gleichgültig ob sie im Gesundheits-, im Schul-, im Wissenschafts-, oder im Banken- und Industriesystem arbeiten, sind hoch motiviert und aktiv und gleichzeitig oft müde. Nicht nur die enorme Beschleunigung im Ausbau der globalen, virtuellen Kommunikation führt zu einer Zerstreuung, Optimierung, Erschöpfung und Ablenkung, deren Fremdheit wir spüren, obwohl oder weil wir sie freiwillig nutzen. Wir entfremden uns gegenüber den eigenen Handlungen:

> »Tatsächlich beklagen sich Beschäftigte (und Arbeitgeber) in so gut wie allen Berufsfeldern darüber nicht mehr zu ihren Kernaufgaben zu kommen: Lehrer haben zu wenig Zeit für ihre Schüler, Ärzte und Pfleger für ihre Patienten, Wissenschaftler kommen nicht mehr zum Forschen.« (Rosa, 2013, S. 132)

Dieses Buch will auch dazu beitragen, dass wir alten Profis etwas zurückgeben an Jugendliche, die meinen, den Weg verloren haben, ihnen beizustehen und ein Stück mit ihnen zu gehen.

Ach, da fällt uns doch noch etwas Wichtiges ein: Der ganze Spaß und auch das Leiden, das alles geht ja für jede Generation erstaunlich schnell zu Ende. Wir sind alle sterblich, was einen erschrecken kann, aber manchmal auch trösten und beruhigen.

Nach so vielen Ausführungen zu Methoden, Settings, Strategie und Haltung finden wir den Hinweis auf die Begrenztheit des Lebens zum Ende unseres Buches hilfreich. Menschen – ob jung oder alt – vergessen diese oft. Entscheidungen werden aber stimmiger, wenn man an die Begrenztheit des Lebens erinnert wird. Das folgende Graffiti greift diesen Gedanken in origineller Weise auf!

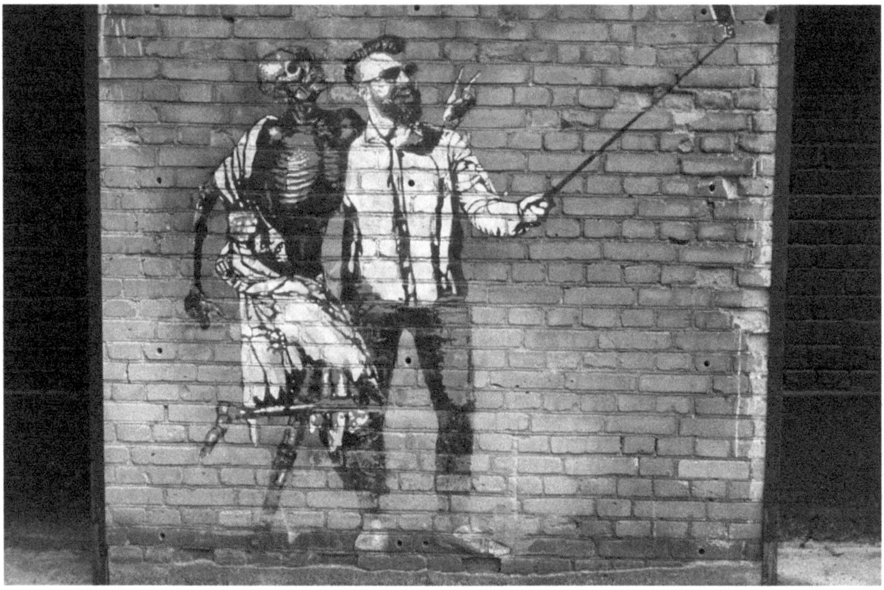

Das Graffiti »Totentanz mit Endel alias Endel mit einem Stock« von Edward von Lõngus tauchte 2017 in Tallinn (Telliskivi 60a) auf. Der Name beinhaltet ein Wortspiel im Estnischen. Endel ist ein altmodischer Männername und gleichzeitig die Bezeichnung für Selfiestick. – Foto: Andreas Fryszer

8 Danksagungen

Am Ende stehen zwei Namen auf dem Buchdeckel. Natürlich ist das Ergebnis nicht die Leistung dieser beiden allein.

Wir danken besonders unseren Partnerinnen, Kindern und Enkelkindern für ihre Geduld, ihre Anregungen und ihre Bereitschaft zu Zusammen- und Auseinandersetzungen: Inge Liebel-Fryszer, Lina und Leon Fryszer, Franca, Yan und Elsa Roux, Renate Poch, Benjamin Dann, Tanja Strecker, Julia und Aaron Dann.

Wir danken Antje Heigl für die engagierte Auseinandersetzung mit unseren Texten und für ihr Geleitwort. Wir haben voneinander gelernt. Gerade zu Kapitel 6 konnten wir aus ihrer unermüdlichen Arbeit tieferes Verständnis gewinnen und profitieren.

Es ist traurig, aber wichtig, dass sie in ihrem Geleitwort an die 2020 ermordeten Jugendlichen aus Hanau erinnert.

Wir danken den Kollegen und Kolleginnen, die unsere Texte gelesen, korrigiert und diskutiert haben: Cordula Alfes, Susanne Leutner, Inge Liebel-Fryszer, Kurt Hahn, Michael Huppertz, Renate Poch. Letzterer danken wir auch für die Hinweise auf die Karikaturen von @kriegundfreitag.

Andreas Schimmer verdanken wir wertvolle Hinweise für die Arbeit mit jugendlichen Geflüchteten, Sabine Buckel für Erfahrungen aus der Mailberatung Jugendlicher, Christoph Möhrke für wichtige Hinweise aus der ambulanten und teilstationären Arbeit. Caner Kilincarslan, Noemi Sacco und ihr Cheftrainer Davut Dc steuerten wertvolle Erfahrungen zum Boxtraining in einem Brennpunkt bei. André Ulrich unterstützte mit seinen Erfahrungen zu digitalen Angeboten in der Straßensozialarbeit, ebenso Daniel Kwon und Lena Tement. Thomas Rieger gab Anregungen zu Arbeit mit Jugendlichen, die ausgrenzt leben müssen. Martin Peter Thomas unterstützte und beriet bei den Ausführungen zu Sinus-Studien. Jingyu Shi aus Shanghai brachte ihre Forschung zu systemischen Hypothesen ein. Unser Dank gilt Giovanna Cau, und ihren anregenden Impulsen als Leiterin eines Mutter-Kind-Wohnheims.

Wir danken den Kolleginnen des praxis-instituts Hanau für ihre Anregungen und Diskussionen sowie Rainer Schwing und Martin Peter Thomas, die den Rahmen dafür schaffen.

Und natürlich danken wir allen Klienten, Supervisanden, Ausbildungsteilnehmerinnen und Kollegen, die uns Vertrauen schenkten, mit uns gearbeitet und diskutiert haben.

Wir danken Günter Presting und unserem Lektor Robindro von Gierke von Vandenhoeck & Ruprecht für die entspannte und anregende Zusammenarbeit. Ebenso danken wir der Korrektorin und Lektorin Marina Büttner für ihre kompetente Unterstützung.

Der lettische Street Artist Edward von Lõngus überraschte und erfreute uns als er sofort nach der Anfrage, ob wir seine Graffiti verwenden können, antwortete: »My work belongs to the people. You have my permission.«

9 Literatur

Aichinger, A. (2010). Wofür das Eichhörnchen Handys sammelt – psychodramatische Teilearbeit in der Erziehungsberatungsstelle. Informationen für Erziehungsberatungsstellen, 10 (1), 3–21.

Aichinger, A. (2017a). Das Werben des kleinen Löwen – Psychodramatische Teilearbeit mit Tierfiguren im Trennungs- bzw. Scheidungskonflikt. In W. C. Brächter (Hrsg.), Der singende Pantomime (S. 181–194). Heidelberg: Carl-Auer.

Aichinger, A. (2017b). Psychodramatische Teilearbeit mit Tierfiguren bei Kindern im Trennungs-/Scheidungskonflikt. In T. Hess, C. Starke (Hrsg.), Patchworkfamilien: Beratung und Therapie (S. 227–330). Stuttgart: W. Kohlhammer.

Albert, M., Hurrelmann, K., Quenzel, G., Schneekloth, U., Leven, I., Utzmann, H., Wolfert, S. (2019). Jugend 2019 – 18. Shell Jugendstudie – Eine Generation meldet sich zu Wort. Weinheim: Beltz.

Albrecht, E., Hurrelmann, K. (2020). Generation Greta. Was sie denkt, wie sie fühlt und warum das Klima erst der Anfang ist. Weinheim: Beltz.

American Psychiatric Association (2018). Diagnostisches und Statistisches Manual Psychischer Störungen DSM-5®. Deutsche Ausgabe herausgegeben von P. Falkai, H.-U. Wittchen, mitherausgegeben von M. Döpfner, W. Gaebel, W. Maier, W. Rief, H. Saß u. M. Zaunig (2., korr. Aufl.). Göttingen: Hogrefe.

Anderson, H., Goolishian, H. (1992). Der Klient ist Experte: Ein therapeutischer Ansatz des Nicht-Wissens. Zeitschrift für Systemische Therapie und Beratung, 10 (3), 176–189.

Asen, E., Fonagy, P. (2014). Mentalisierungsbasierte therapeutische Interventionen für Familien. Familiendynamik, 39 (3), 234–249.

Asen, E., Scholz, M. (Hrsg.) (2017). Handbuch der Multifamilientherapie. Heidelberg: Carl-Auer.

Auster, P. (2013). Winter Journal. New York: Macmillan.

Ayim, M. (1997). Grenzenlos und unverschämt. Berlin: Orlanda-Frauenverlag.

Bateson, G. (1985). Ökologie des Geistes: Anthropologische, psychologische, biologische und epistemologische Perspektiven. Frankfurt a. M.: Suhrkamp Verlag.

Bateson, G., Jackson, D. D., Haley, J. (1988). Auf dem Weg zu einer Schizophrenie-Theorie. In G. Bateson u. a., Schizophrenie und Familie. Frankfurt a. M.: Suhrkamp.

Bauer, C., Hegemann, T. (2018). Ich schaffs! – Cool ans Ziel: Das lösungsorientierte Programm für die Arbeit mit Jugendlichen (6. Aufl.). Heidelberg: Carl-Auer.

Beitzinger, F., Leest, U., Schneider, C. (2020). Cyberlife III – Spannungsfeld zwischen Faszination und Gefahr – Cybermobbing bei Schülerinnen und Schülern [Studie des Bündnis gegen Cybermobbing e. V. und der Techniker Krankenkasse]. Karlsruhe: Bündnis gegen Cybermobbing e. V.

Berk, L. E. (2004). Entwicklungspsychologie (3., aktual. Aufl.). München: Pearson Studium.

Bertrando, P., Arcelloni, T. (2006). Die vierhändige Hypothese. Familiendynamik, 31 (4), 338–362.

Bittenbinder, E., Patel, N. (2017). Systemische Praxis in globalen Zusammenhängen – zwischen Solidarität und Abwehr. Familiendynamik, 42 (1), 18–26.

Bleckwedel, J. (2015). Systemische Therapie in Aktion: Kreative Methoden in der Arbeit mit Familien und Paaren (4., unveränd. Aufl.). Göttingen: Vandenhoeck & Ruprecht.

Born-Kaulbach, C., Cammenga, T., Welter, J., Furman, B. (2020). Wundersame Wandlungen zur Selbstwirksamkeit: Neue lösungsfokussierte Strategien der Begleitung von Kindern, Jugendlichen und Familien am Beispiel der Jugendhilfe. Dortmund: modernes lernen.

Borst, U. (2020). Systemische Therapietheorie und Fallkonzeption: Systemische Therapietheorie und Fallkonzeption. Familiendynamik, 45 (2), 96–106.

Boszormenyi-Nagy, I., Spark, G. M. (2015). Unsichtbare Bindungen: Die Dynamik familiärer Systeme (10. Aufl.). Stuttgart: Klett-Cotta.

Braun, B. G. (1988). The BASK Model of dissociation. Dissociation: Progress in the Dissociative Disorders, 1 (1), 4–23.

Brecht, B. (1928). Die Dreigroschenoper. Wien: Universal-Edition.

Breuer, H. (Hrsg.) (1920). Der Zupfgeigenhansl (90. Aufl.). Leipzig: Friedrich Hofmeister.

Breuer, J., Freud, S. (1895/1970). Studien über Hysterie. Frankfurt a. M.: Fischer.

Brock, I. (2020). Stief- und Halbgeschwister – besondere Geschwisterkonstellationen in unkonventionellen Familien. Familiendynamik, 45 (1), 12–22.

Brüder Grimm (2011). Sämtliche Kinder- und Hausmärchen. Stuttgart: Albatros Verlag.

Bundeszentrale für politische Bildung (2018). Bevölkerung mit Migrationshintergrund I. https://www.bpb.de/nachschlagen/zahlen-und-fakten/soziale-situation-in-deutschland/61646/migrationshintergrund-i (Zugriff am 11.06.2020).

Calmbach, M., Borgstedt, S., Borchard, I., Thomas, P. M., Flaig, B. B. (2016). Wie ticken Jugendliche 2016: Lebenswelten von Jugendlichen im Alter von 14 bis 17 Jahren in Deutschland. Berlin: Springer.

Cecchin, G. (1988). Zum gegenwärtigen Stand von Hypothetisieren, Zirkularität und Neutralität: Eine Einladung zur Neugier. Familiendynamik, 13 (3), 190–203.

Ciompi, L. (2019). Affektlogik: Über die Struktur der Psyche und ihre Entwicklung (4. Aufl.). Heidelberg: Carl-Auer.

Ciompi, L., Endert, E. (2011). Gefühle machen Geschichte: Die Wirkung kollektiver Emotionen – von Hitler bis Obama. Göttingen: Vandenhoeck & Ruprecht.

Clement, U., Fischer, H. R., Retzer, A. (2006). Wozu Hypothesen in der systemischen Therapie? Familiendynamik, 31, 200–206.

Conen, M.-L. (2011). Wo keine Hoffnung ist, muss man sie erfinden: Aufsuchende Familientherapie (5. Aufl.). Heidelberg: Carl-Auer.

Conen, M.-L. (2013). Ungehorsam – eine Überlebensstrategie: Professionelle Helfer zwischen Realität und Qualität. Heidelberg: Carl-Auer.

Conen, M.-L., Cecchin, G., Klein, R. (2013). Wie kann ich Ihnen helfen, mich wieder loszuwerden? Therapie und Beratung mit unmotivierten Klienten und in Zwangskontexten. Mit einem Beitrag von Rudolf Klein (4., unveränd. Aufl.). Heidelberg: Carl-Auer.

Cordes, A., Schultz-Venrath, U. (2015). Mentalisieren im System. Familiendynamik, 40 (2), 128–141.

Damasio, A. R. (2004b). Der Spinoza-Effekt: Wie Gefühle unser Leben bestimmen (9. Aufl.). Berlin: List.

Dauerer, V. (2019). Kommunikation für die Generation Z. PAGE, 12.

De Jong, P., Berg, I. K. (2003). Lösungen (er)finden. Dortmund: modernes lernen.

de Shazer, S. (1989). Der Dreh. Heidelberg: Carl-Auer.

de Shazer, S. (2006). Das Spiel mit Unterschieden: Wie therapeutische Lösungen lösen (5. Aufl.). Heidelberg: Carl-Auer.

de Shazer, S. (2014). Wege der erfolgreichen Kurztherapie (9. Aufl.). Stuttgart: Klett-Cotta.

Deutsche Gesellschaft für Psychiatrie und Psychotherapie, Psychosomatik und Nervenheilkunde e. V. (DGPPN) (2019). Stellungnahme der Deutschen Gesellschaft für Psychiatrie und Psychotherapie, Psychosomatik und Nervenheilkunde e. V. (DGPPN) zu den Auswirkungen der Klimaveränderungen auf die psychische Gesundheit. https://www.dgppn.de/presse/stellungnahmen/stellungnahmen-2019.html (Zugriff am 12.10.2021).

Diamond, G. S., Diamond, G. M., Levy, S. A. (2013). Attachment-based family therapy for depressed adolescents. Washington, D.C.: American Psychological Association.

Dreher, E., Dreher, M. (1985). Wahrnehmung und Bewältigung von Entwicklungsaufgaben im Jugendalter: Fragen, Bedürfnisse und Hypothesen zum Konzept einer Entwicklungs- und Pädagogischen Psychologie des jugendlichen Alters. In R. Oerter (Hrsg.), Lebensbewältigung im Jugendalter (S. 30–61). Weinheim: Edition Psychologie, VCH.

Durrant, M. (2015). Auf die Stärken kannst du bauen: Lösungsorientierte Arbeit in Heimen und anderen stationären Settings (5. Aufl.). Dortmund: modernes lernen.

Eberding, A. (2020). Neue Autorität in multikulturellen Erziehungskontexten. Göttingen: Vandenhoeck & Ruprecht.

Eggemann-Dann, H.-W., Huppertz, M. (2020). Achtsamkeitstraining für junge männliche Gefangene. Forum Strafvollzug, 5 (20), 368–371.

Eichendorff, J. von (1835/1985). Wünschelrute. In W. Hinck (Hrsg.), Schläft ein Lied in allen Dingen. Poetische Manifeste von Walther von der Vogelweide bis zur Gegenwart. Leipzig: Insel.

Emlein, A. (2012). Sinn. In J. V. Wirth, H. Kleve (Hrsg.), Lexikon des systemischen Arbeitens: Grundbegriffe der systemischen Praxis, Methodik und Theorie (S. 110). Heidelberg: Carl-Auer.

Engelhardt, E. M. (2018). Lehrbuch Onlineberatung. Göttingen: Vandenhoeck & Ruprecht.

Enzensberger, H. M. (1980). Die Furie des Verschwindens. Frankfurt a. M.: Suhrkamp.

Faul, A. C., Hudson, W. W. (1997.). The index of drug involvement: A partial validation. Social Work, 42 (6), 565–572.

Fegert, J. M., Diehl, C., Leyendecker, B., Hahlweg, K. (2017). Aus Kriegsgebieten geflüchtete Familien und ihre Kinder: Entwicklungsrisiken, Behandlungsangebote, Versorgungsdefizite. Kurzgutachten des Wissenschaftlichen Beirats für Familienfragen beim Bundesministerium für Familie, Senioren, Frauen und Jugend. 34 Seiten. Berlin: Bundesministerium für Familien, Senioren, Frauen und Jugend.

Foerster, H. von, Pörksen, B. (2001). Wahrheit ist die Erfindung eines Lügners. Gespräche für Skeptiker von Heinz von Foerster. Heidelberg: Carl-Auer-Systeme.

Foertsch, D. (2016). Stich-Wort. Systemtherapeutisches Handwerkszeug. Kontext – Zeitschrift für Systemische Perspektiven, 47 (2), 197–199.

Fonagy, P., Allison, E. (2014). The role of mentalizing and epistemic trust in the therapeutic relationship. Psychotherapy, 51 (3), 372–380.

Frangen, V. (2020). Wie meistern Berater/innen veränderte Anforderungen durch digitale Medien? Kontext – Zeitschrift für Systemische Perspektiven, 51 (2), 166–183.

Franke, A., Antonovsky, A. (1997). Salutogenese: Zur Entmystifizierung der Gesundheit. Tübingen: dgvt-Verlag.

Frankl, V. E. (1985). Der Mensch vor der Frage nach dem Sinn: Eine Auswahl aus dem Gesamtwerk. München: Piper.

Frankl, V. E. (2002). Die Sinnfrage in der Psychotherapie. München: Piper.

Friese, P. (2019). Kultur- und migrationssensible Beratung: Mit Online-Materialien. Weinheim: Beltz.

Fryszer, A. (2012). Familienhelfer-Map. In J. V. Wirth, H. Kleve (Hrsg.), Lexikon des systemischen Arbeitens: Grundbegriffe der systemischen Praxis, Methodik und Theorie (S. 110–112). Heidelberg: Carl-Auer.

Fryszer, A., Liebel-Fryszer, I. (2018). Systemische Supervisionsausbildung in China. Kontext – Zeitschrift für Systemische Perspektiven, 49 (3), 230–246.

Fuchs, D., Roller, E. (2015). Individualismus und Kollektivismus. In J. Rössel, J. Roose (Hrsg.), Empirische Kultursoziologie (S. 165–193). Wiesbaden: Springer Fachmedien.

Furman, B. (2017). Ich schaffs! Spielerisch und praktisch Lösungen mit Kindern finden – Das 15-Schritte-Programm für Eltern, Erzieher und Therapeuten (6. Aufl.). Heidelberg: Carl-Auer.

Gendlin, E. T. (2012). Focusing: Selbsthilfe bei der Lösung persönlicher Probleme (12. Aufl.). Reinbek b. Hamburg: Rowohlt.

Giesemann, K. (2017). Um die Braven müssen wir uns sorgen – Regulationsstörungen von Patienten mit überregulierten Affekten. Psychotherapie, 22 (1), 7–17.

Glasl, F. (2007). Selbsthilfe in Konflikten: Konzepte – Übungen – Praktische Methoden (8. Aufl.). Stuttgart: Freies Geistesleben.

Glasl, F. (2017). Konfliktmanagement: Ein Handbuch für Führungskräfte, Beraterinnen und Berater (11. Aufl.). Stuttgart: Freies Geistesleben.

Grawe, K. (2004). Neuropsychotherapie. Göttingen: Hogrefe.

Grawe, K., Donati, R., Bernauer, F. (2001). Psychotherapie im Wandel: Von der Konfession zur Profession (5., unveränd. Aufl.). Göttingen: Hogrefe.

Groleau, D., Young, A., Kirmayer, L. (2006). The McGill Illness Narrative Interview (MINI): An interview schedule to elicit meanings and modes of reasoning related to illness experience. Transcultural Psychiatry, 43 (4), 671–691.

Gumpinger, M. (1999). »Zwangsbeglückung« oder Wie viel Freiwilligkeit braucht Soziale Arbeit? In M. Gumpinger (Hrsg.), Soziale Arbeit mit unfreiwilligen KlientInnen (S. 11–24). Linz: edition pro mente.

Gumpinger, M. (2001) (Hrsg.). Soziale Arbeit mit unfreiwilligen KlientInnen. Linz: edition pro mente.

Haine, S. (2009). »Ja, ist es denn die Möglichkeit?« Lösungs- und ressourcenorientierte Hilfen für Jugendliche in der Familienberatung. In M. Vogt-Hillmann, W. Burr (Hrsg.), Lösungen im Jugendstil: Systemisch-lösungsorientierte kreative Kinder- und Jugendlichentherapie (3. Aufl., S. 213–222). Dortmund: Borgmann.

Haley, J. (1988). Ablösungsprobleme Jugendlicher: Familientherapie – Beispiele – Lösungen. München: J. Pfeiffer.

Haley, J., Richeport-Haley, M. (2004). The art of strategic therapy. London: Routledge.

Hammel, S. (2011). Handbuch der therapeutischen Utilisation: Vom Nutzen des Unnützen in Psychotherapie, Kinder- und Familientherapie, Heilkunde und Beratung. Stuttgart: Klett-Cotta.

Harrer, M. E. (2018). Hypnose und Achtsamkeit: Zwei Schwestern auf dem Tandem. Heidelberg: Carl-Auer.

Hegemann, T. (2012). Lösungsfokussierung. In J. V. Wirth, H. Kleve (Hrsg.), Lexikon des systemischen Arbeitens: Grundbegriffe der systemischen Praxis, Methodik und Theorie (S. 253–256). Heidelberg: Carl-Auer.

Heigl, A. (2008). Boxtraining für Jungen und Mädchen – Eine systemische Intervention [Abschlussarbeit Systemisches Arbeiten].

Heim, E., Maercker, A. (2017). Kulturelle Anpassung in Diagnostik und Psychotherapie. Psychotherapeutenjournal, 16 (1), 4–10.

Herwig-Lempp, J. (2004). Die VIP-Karte – ein einfaches Instrument für die Systemische Sozialarbeit. Kontext – Zeitschrift für Systemische Perspektiven, 35 (4), 353–364.

Herwig-Lempp, J. (2009). Ressourcen im Umfeld: Die VIP-Karte. In B. Michel-Schwartze (Hrsg.), Methodenbuch Soziale Arbeit: Basiswissen für die Praxis (2. Aufl.; S. 207–226). Wiesbaden: VS Verlag für Sozialwissenschaften.

Herwig-Lempp, J. (2016). Ressourcenorientierte Teamarbeit: Systemische Praxis der kollegialen Beratung. Ein Lern- und Übungsbuch (4. Aufl.). Göttingen: Vandenhoeck & Ruprecht.

Hildenbrand, B. (2020). Hast du Hammer, Zange, Draht, kommst du bis nach Leningrad: Das Werkzeug und die praktische Urteilskraft. Kontext – Zeitschrift für Systemische Perspektiven, 51 (4), 354–366.

Hjordt, T., Christensen, P. V., Glück Cadan, E., Rasmussen, T., Strand, A., Wilson, H. (2017). Mentalisierungsinspirierte Arbeit an einer dänischen Familienschule. In E. Asen, M. Scholz (Hrsg.), Handbuch der Multifamilientherapie (S. 333–345). Heidelberg: Carl-Auer.

Horvath, A. O., Del Re, A. C., Flückiger, C., Symonds, B. D. (2011). Alliance in individual psychotherapy. Psychotherapy, 48 (1), 9–16.

Horvath, A. O., Symonds, B. D. (1991). Relation between working alliance and outcome in psychotherapy: A meta-analysis. Journal of Counseling Psychology, 38 (2), 139–149.

Huppertz, M. (2015). Achtsamkeitsübungen: Experimente mit einem anderen Lebensgefühl. 99 Anleitungen für die Praxis (2. Aufl.). Paderborn: Junfermann.

Hüther, G. (2004). Kinder brauchen Vertrauen. Vortrag gehalten auf dem Symposium am 3. Februar 2004 in Frankfurt a. M. »Was wird aus unseren Kindern? Neue Erkenntnisse zur Betrachtung der frühen Eltern-Kind-Bindung und praktische Konsequenzen daraus« am Deutschen Institut für Jugend und Gesellschaft. https://www.dijg.de/ehe-familie/forschung-kinder/vertrauen-entwicklung-hirn/ (Zugriff am 07.10.2021).

James, W. (2004). Ist das Leben wert, gelebt zu werden? In C. Fehige, G. Meggle, U. Wessels (Hrsg.), Der Sinn des Lebens (5. Aufl.; S. 276–290). München: dtv.

Jullien, F. (1999). Über die Wirksamkeit. Berlin: Merve-Verlag.

Kahneman, D. (2012). Schnelles Denken, langsames Denken (25. Aufl.). München: Siedler.

Kahneman, D., Tversky, A. (1973). On the psychology of prediction. Psychological Review, 80 (4), 237–251.

Kästner, E. (2015). Es gibt nichts Gutes, außer: Man tut es: Kurz und bündig. Epigramme. Hamburg: Atrium.

Kaufmann, G., Niklaus, T. (2010). Konzept Königsmacher. Sozialkompetenztraining der Jugendberufshilfe. Stadt Ludwigshafen: Bereich Jugendförderung. https://www.lu4u.de/Websites/www.lu4u.de/Upload/Fachwelt/Jugendberufshilfe/Sozialkompetenztraining/Konzept_Koenigsmacher.pdf (Zugriff am 13.10.2021).

Keller, A. (2000). Die Klassifikation psychischer Störungen nach DSM-IV mit Hilfe eines strukturierten Interviews (F-DIPS): Eine Untersuchung der Retest-Reliabilität und der Validität. Inaugural-Dissertation im Fach Psychologie zur Erlangung der Doktorwürde der Fakultät für Sozial- und Verhaltenswissenschaften der Ruprecht-Karls-Universität Heidelberg.

Kernberg, O. (2003). Sinn und Angst. In P. Reifenberg (Hrsg.), Sehnsucht nach Sinn: Hoffnung – Orientierung – Glauben (S. 81–94). Frankfurt a. M.: Knecht.

Klippert, H. (2012). Teamentwicklung im Klassenraum: Übungsbausteine für den Unterricht (10. Aufl.). Weinheim: Beltz.

Knecht, A. (2012). LuGeBeat – Ein Musikprojekt der Strassensozialarbeit Ludwigshafen Süd. In AG-Jugendhilfeplanung (Hrsg.), Jahresbericht Offene Kinder- und Jugendarbeit 2012 (S. 30–31). Ludwigshafen: AG-Jugendhilfeplanung.

Küchler, T., Kleve, H. (2020). Mehr als Zoomen. Familiendynamik, 45 (4), 286–294.

Kunze, N. (1998). Interkulturelle Psychologische Beratung. Wege Zum Menschen, 50 (4), 195–205.

Lafranchi, A. (2006). Kulturschock? Interkulturelle Kompetenz in psychosozialen Berufen. Psychoscope, 8 (27), 12–14.

Lauterbach, M. (2016). Berufsbezogene Probleme I: Burn-out. In T. Levold, M. Wirsching (Hrsg.), Systemische Therapie und Beratung – das große Lehrbuch (2. Aufl.; S. 392–396). Heidelberg: Carl-Auer.

Lévi-Strauss, C. (1975b). Strukturale Anthropologie II. Frankfurt a. M.: Suhrkamp.

Levold, T., Wirsching, M. (2016). Systemische Therapie und Beratung – das große Lehrbuch (2. Aufl.). Heidelberg: Carl-Auer.

Lieb, H. (2014). So hab ich das noch nie gesehen: Systemische Therapie für Verhaltenstherapeuten (2. Aufl.). Heidelberg: Carl-Auer.

Liechti, J., Grossmann, K. (2013). Dann komm ich halt, sag aber nichts: Motivierung Jugendlicher in Therapie und Beratung. Heidelberg: Carl-Auer.

Liotti, G. (2011). Attachment disorganization and the controlling strategies: An illustration of the contributions of attachment theory to developmental psychopathology and to psychotherapy integration. Journal of Psychotherapy Integration, 21 (3), 232–252.

Liotti, G., Farina, B. (2016). Painful incoherence: The self in borderline personality disorder. In M. Kyrios, R. Moulding, G. Doron, S. S. Bhar, M. Nedeljancovic, M. Mikulincer (Eds.), The self in understanding and treating psychological disorders (Chapter 17, pp. 169–178). Cambridge: Cambridge University Press..

Loschky, A. (2003). Mythos Freiwilligkeit. Erfahrungen aus einem Jahr »Aufsuchende Familienberatung«. Informationen für Erziehungsberatungsstellen, 3, 16–20.

Loschky, A. (2009). »Ich bin meine eigene Erfindung« – Systemisch-lösungsorientierte Praxis bei Identitätskonflikten von Jugendlichen und Erwachsenen. In M. Vogt-Hillmann, W. Burr (Hrsg.), Lösungen im Jugendstil: Systemisch-lösungsorientierte kreative Kinder- und Jugendlichentherapie (3. Aufl.; S. 213–222). Dortmund: Borgmann.

Loschky, A. (2011). Zeit haben – Zeit nehmen: Wie viel Beziehung darf's denn sein? Workshop gehalten am 18.11.2011 an der wissenschaftlichen Jahrestagung der LAG Hessen in Frankfurt am Main. http://download.erziehungsberatung-hessen.de/Anne+Loschky+-+Handout+LAG+Hessen+2011.pdf (Zugriff am 07.10.2021).

Loth, W. (1998). Auf den Spuren hilfreicher Veränderungen: Das Entwickeln klinischer Kontrakte. Dortmund: modernes lernen.

Ludewig, K., Maturana, H. R. (2006). Gespräche mit Humberto Maturana. Fragen zur Biologie, Psychotherapie und den »Baum der Erkenntnis« oder: die Fragen, die ich ihm immer stellen wollte. https://www.systemagazin.de/bibliothek/texte/ludewig-maturana.pdf (Zugriff am 30.12.2021).

Ludewig, K., Wilken, U. (2000). Das Familienbrett. Ein Verfahren für die Forschung und Praxis mit Familien und anderen sozialen Systemen. Göttingen u. a.: Hogrefe.

Luhmann, N. (1990). Sinn als Grundbegriff der Soziologie. In J. Habermas, N. Luhmann (Hrsg.), Theorie der Gesellschaft oder Sozialtechnologie: was leistet die Systemforschung? (S. 25–99). Frankfurt a. M.: Suhrkamp.

Lyons-Ruth, K., Jacobvitz, D. (2008). Attachment disorganization: Genetic factors, parenting contexts and developmental transformations from infancy to adulthood. In J. Cassidy, P. R. Shaver (Eds.), Handbook of attachment. Theory, research and clinical applications (2nd ed., pp. 666–697). New York: Guilford Press.

Márquez, G. G. (2019). Hundert Jahre Einsamkeit. Frankfurt a. M.: Fischer Taschenbuch.

Maturana, H. R., Varela, F. J. (1990). Der Baum der Erkenntnis. Die biologischen Wurzeln des menschlichen Erkennens. München: Goldmann.

Mecheril, P. (2009). Die Kulturalisierung der Psyche. Migrazine, Onlinemagazin von Migrantischen Frauen für Alle. http://www.migrazine.at/artikel/die-kulturalisierung-der-psyche (Zugriff am 07.10.2021).

Metzger, M., Reinhard, I., Wettach, L. (2015). Kinder lösen sich ab – nicht immer nach Plan der Eltern. Familiendynamik, 40 (3), 246–253.

Minuchin, S. (2015). Familie und Familientherapie: Theorie und Praxis struktureller Familientherapie. Freiburg: Lambertus.

Minuchin, S., Montalvo, B., Guerney, B. G., Rosman, B. L., Schumer, F. (1967). Families of the slums. New York: Basic Books.

Moreno, J. L. (2001). Psychodrama und Soziometrie: Essentielle Schriften (2. Aufl.). Bergisch Gladbach: EHP Edition Humanistische Psychologie.

Moss, W. J., Ramakrishnan, M., Storms, D., Siegle, A. H., Weiss, W. M., Lejnev, I., Muhe, L. *(2006)*. Child health in complex emergencies. Bulletin of the World Health Organization, 84 (1), 58–64.

Mujawayo, E., Zito, D. (2017). Dem Leben wieder einen Sinn geben. Familiendynamik, 42 (1), 4–9.

Nemetschek, P. (2013). Systemische Familientherapie mit Kindern, Jugendlichen und Eltern: Lebensfluss-Modelle und analoge Methoden (2., verbess. Aufl.). Stuttgart: Klett-Cotta.

Netzwerk für traumatisierte Geflüchtete in Niedersachsen (NTFN) e. V. (2009). Psychotherapie zu Dritt – Über die Arbeit mit Dolmetschern in therapeutischen Gesprächen. Hildesheim: Universitätsverlag.

Nicolai, I. (2011). Herausfinden was wirkt. Selbstevaluation – eine Methode auch für aufsuchende Familientherapeuten. In M.-L. Conen (Hrsg.), Wo keine Hoffnung ist, muss man sie erfinden. Aufsuchende Familientherapie (5. Aufl.; S. 220–230). Heidelberg: Carl-Auer.
Oerter, R., Montada, L. (2008). Entwicklungspsychologie: Mit CD-ROM (6., vollst. überarb. Aufl.). Weinheim: Beltz.
Omer, H., Schlippe, A. von (2016a). Autorität ohne Gewalt: Coaching für Eltern von Kindern mit Verhaltensproblemen. »Elterliche Präsenz« als systemisches Konzept (11. Aufl.). Göttingen: Vandenhoeck & Ruprecht.
Omer, H., Schlippe, A. von (2016b). Autorität durch Beziehung. Die Praxis des gewaltlosen Widerstands in der Erziehung (9., unveränd. Aufl.). Göttingen: Vandenhoeck & Ruprecht.
Padelford, B. L. (1974). Relationship between drug involvement and purpose in life. Journal of Clinical Psychology, 30 (3), 303–305.
Panksepp, J. (2004). Affective neuroscience: The foundations of human and animal emotions. Oxford: Oxford University Press.
Passig, K., Lobo, S. (2008). Dinge geregelt kriegen – ohne einen Funken Selbstdisziplin. Berlin: Rowohlt.
Peichl, J. (2013). Das Verhältnis des Selbst zu seinen Teilen: Basisdemokratische Vielfalt oder hierarchische Struktur—Ein Vergleich der Theoriekonzepte. Psychotherapie, 18 (2), 199–213.
Pirmoradi, S. (2012). Interkulturelle Familientherapie und -beratung: Eine systemische Perspektive. Göttingen: Vandenhoeck & Ruprecht.
Pleyer, K. H. (1996). Schöne Dialoge in hässlichen Spielen? Überlegungen zum Zwang als Rahmen für Therapie. Kontext – Zeitschrift für Systemische Perspektiven, 14 (3), 186–196.
Pleyer, K. H. (2003). »Parentale Hilflosigkeit«, ein systemisches Konstrukt für die therapeutische und pädagogische Arbeit mit Kindern. Familiendynamik, 28 (4), 467–491.
Porges, S. W. (2010). Die Polyvagal-Theorie: Neurophysiologische Grundlagen der Therapie. Emotionen, Bindung, Kommunikation und ihre Entstehung. Mit einem Vorwort von Bessel van der Kolk. Paderborn: Junfermann.
Raudenbush, S. W. (1984). Magnitude of teacher expectancy effects on pupil IQ as a function of the credibility of expectancy induction: A synthesis of findings from 18 experiments. Journal of Educational Psychology, 76 (1), 85–97.
Reuter, M., Panksepp, J., Davis, K., Montag, C. (2017). ANPS – Affective Neuroscience Personality Scales (ANPS). Göttingen: Hogrefe.
Riedener Nussbaum, A., Storch, M. (2018). Ich packs! Selbstmanagement für Jugendliche. Ein Trainingsmanual für die Arbeit mit dem Zürcher Ressourcen Modell (4., unveränd. Aufl.). Bern: Hogrefe.
Rimbaud, A. (1870/2020). Sämtliche Dichtungen (Hrsg. von T. Eichhorn). München: dtv.
Ringelnatz, J. (2005). Sämtliche Gedichte (Hrsg. von W. Pape, 8. Aufl.). Zürich: Diogenes.
Rogers, C. R. (1983). Therapeut und Klient. Grundlagen der Gesprächspsychotherapie (24. Aufl.). Frankfurt a. M.: Fischer.
Rogers, C. R. (1995). A way of being. Boston: Houghton Mifflin Harcourt Publishing Company.
Rosa, H. (2013). Beschleunigung und Entfremdung. Berlin: Suhrkamp.
Rosenthal, R., Fode, K. L. (1963). The effect of experimenter bias on the performance of the albino rat. Behavioral Science, 8 (2), 183–189.
Rotthaus, W. (2002). Systemische Psychotherapie mit Jugendlichen. Psychotherapie im Dialog, 3 (4), 338–344.
Rotthaus, W. (2016). Therapie mit Jugendlichen. In R. Hanswille (Hrsg.), Handbuch systemische Kinder- und Jugendlichenpsychotherapie (2. Aufl.; S. 130–152). Göttingen: Vandenhoeck & Ruprecht.
Rötzer, F. (1999). Geschäftsmodelle in der Aufmerksamkeitsökonomie. In D. Bechtloff (Hrsg.), Kunstforum International Bd. 148, Ressource Aufmerksamkeit – Ästhetik in der Informationsgesellschaft. Ruppichteroth: Verlag Kunstforum.

Said, E. W. (2009). Orientalismus (6. Aufl.). Frankfurt a. M.: Fischer.
Satir, V. (2019). Meine vielen Gesichter: Wer bin ich wirklich? München: Kösel.
Schmidt, G. (2010). Beratungs- und Coachingpraxis. In M. Faschingbauer (Hrsg.), Effectuation: Wie erfolgreiche Unternehmer denken, entscheiden und handeln (S. 178–188.). Stuttgart: Schäffer-Poeschel.
Schmidt, G. (2011). Problem-Lösungs-Gymnastik und Kompetenz-Balance: Interventionen, die kontextflexible Autonomie stärken und systemische Synergie ermöglichen. In G. Schmidt, A. Dollinger, B. Müller-Kalthoff (Hrsg.), Gut beraten in der Krise. Konzepte und Werkzeuge für ganz alltägliche Ausnahmesituationen (S. 89–104). Bonn: managerSeminare Verlags GmbH, Edition Training aktuell.
Schmidt, G. (2019a). Liebesaffären zwischen Problem und Lösung: Hypnosystemisches Arbeiten in schwierigen Kontexten (8. Aufl.). Heidelberg: Carl-Auer.
Schmidt, G. (2019b). Das Orchester der Sinne nutzen für erfolgreiche »Lösungssinfonien« – Hypnosystemische multisensorische Strategien für kraftvolle ganzheitliche Lösungen. In M. Bohne, M. Ohler, G. Schmidt, B. Trenkle (Hrsg.), Reden reicht nicht!? Bifokal-multisensorische Interventionsstrategien für Therapie und Beratung (2. Aufl.; S. 171–216). Heidelberg: Carl-Auer.
Schmitt, A. F., Weckenmann, M. F. (2009a). Settingdesign in der (systemischen) Therapie mit Kindern Teil 1. Familiendynamik, 34 (1), 74–91.
Schmitt, A. F., Weckenmann, M. F. (2009b). Settingdesign in der (systemischen) Therapie mit Kindern Teil 2. Familiendynamik, 34 (2), 74–91.
Schroll-Machl, S. (2013). Die Deutschen – Wir Deutsche. Fremdwahrnehmung und Selbstsicht im Berufsleben (4. Aufl.). Göttingen: Vandenhoeck & Ruprecht.
Schulz von Thun, F. (2013). Miteinander reden: 3: Das »Innere Team« und situationsgerechte Kommunikation (28. Aufl.). Reinbek b. Hamburg: Rowohlt.
Schwartz, R. C. (2008). IFS™ Das System der Inneren Familie: Ein Weg zu mehr Selbstführung. Norderstedt: Books on Demand GmbH.
Schweitzer-Rothers, J. (2014). Heilung als Gemeinschaftsleistung. Psychotherapeut, 59 (2), 82–88.
Schwing, R. (2021). Liebe, Neugier, Spiel. Neurobiologische Perspektiven zum systemischen Ansatz in der Jugendhilfe. Jugendhilfe, 59 (1), 49–57.
Schwing, R., Fryszer, A. (2013). Systemische Beratung und Familientherapie – Kurz, bündig, alltagstauglich (4. Aufl.). Göttingen: Vandenhoeck & Ruprecht.
Schwing, R., Fryszer, A. (2015). Systemisches Handwerk. Werkzeug für die Praxis (7., durchges. Aufl.). Göttingen: Vandenhoeck & Ruprecht.
Selvini Palazzoli, M., Boscolo, L., Cecchin, G., Prata, G. (1981). Hypothetisieren – Zirkularität – Neutralität: Drei Richtlinien für den Leiter der Sitzung. Familiendynamik, 6 (2), 123–139.
Shi, J. (2011). Anwendung der systemischen Theorie in der therapeutischen Praxis: Ein chinesisch-deutscher Vergleich. Kurzfassung einer medizinischen Dissertation an der Universität Heidelberg.
Shi, J., Schweitzer, J. (2014). Levels of family systems thinking: Differences between Chinese and German therapists. Contemporary Family Therapy, 36 (2), 213–231.
Simon, F. B. (2018). Formen: Zur Kopplung von Organismus, Psyche und sozialen Systemen. Heidelberg: Carl-Auer.
Simon, F. B., Haaß-Wiesegart, M., Zhao, X. (2011). »Zhong De Ban« oder: Wie die Psychotherapie nach China kam: Geschichte und Analyse eines interkulturellen Abenteuers. Heidelberg: Carl-Auer.
Simon, F. B., Schmidt, G. (1984). Die Machtlosigkeit zirkulären Denkens. Familiendynamik, 9 (2), 177–179.
Stangl, W. (2021). Self-fulfilling prophecy. Online Lexikon für Psychologie und Pädagogik. https://lexikon.stangl.eu/829/self-fullfilling-prophecy (Zugriff am 07.10.2021).
Stadt Frankfurt am Main, Bürgeramt, Statistik und Wahlen (Hrsg.) (2020a). Ausländische Einwohnerinnen und Einwohner in Frankfurt am Main am 31. Dezember 2019. https://frankfurt.de/service-und-rathaus/zahlen-daten-fakten/publikationen/fsa/2020 (Zugriff am 12.10.2021).

Stadt Frankfurt am Main, Bürgeramt, Statistik und Wahlen (Hrsg.) (2020b). Statistisches Jahrbuch Frankfurt am Main 2020. https://frankfurt.de/service-und-rathaus/zahlen-daten-fakten/publikationen/statistisches-jahrbuch (Zugriff am 12.10.2021).

Statistisches Bundesamt (Hrsg.) (2018). Bevölkerung und Erwerbstätigkeit. Bevölkerung mit Migrationshintergrund – Ergebnisse des Mikrozensus 2017. Wiesbaden: Statistisches Bundesamt.

Steinhoff, M., Steubl, L., Baumeister, H. (2020). Social Distancing oder Emotional Closeness? Die therapeutische Beziehung in digitaler Psychotherapie. Familiendynamik, 45 (4), 318–327.

Sternberger, G. (2008). Der Talmud. Einführung. Texte, Erläuterungen (4. Aufl.). München: Beck.

Stierlin, H. (1976). Das Tun des Einen ist das Tun des Anderen: Eine Dynamik menschlicher Beziehungen. Frankfurt a. M.: Suhrkamp.

Sulz, S. K. D., Bronisch, T. (Hrsg.) (2017). Therapie von Störungen der Emotionsregulation. Psychotherapie, 22 (1).

Tedeschi, R. G., Calhoun, L. G. (2004). Posttraumatic growth: Conceptual foundations and empirical evidence. Psychological Inquiry, 15 (1), 1–18.

Thomas, A. (1996). Psychologie interkulturellen Handelns (2., unveränd. Aufl.). Göttingen u. a.: Hogrefe.

Tolstoj, L. (2007). Krieg und Frieden. Köln: Anaconda Verlag.

Vogt-Hillmann, M. (2009). Klinische Interviews mit Kindern und Jugendlichen systemisch-lösungsorientiert gestalten. In M. Vogt-Hillmann, W. Burr (Hrsg.), Lösungen im Jugendstil: Systemisch-lösungsorientierte kreative Kinder- und Jugendlichentherapie (3. Aufl.; S. 15–44). Dortmund: Borgmann.

Wacquant, L. (2017). Leben für den Ring: Boxen im amerikanischen Ghetto. Köln: Herbert von Halem.

Wallace, D. F. (2012). Das hier ist Wasser/This is Water: Anstiftung zum Denken – Zweisprachige Ausgabe (24. Aufl.). Köln: Kiepenheuer & Witsch.

Walter, J. (2007). Überrepräsentation von Minderheiten im Strafvollzug. Neue Kriminalpolitik, 19 (4), 126–133.

Walter, J. L., Peller, J. E. (2015). Lösungs-orientierte Kurztherapie: Ein Lehr- und Lernbuch (7., unveränd. Aufl.). Dortmund: modernes lernen.

Waterholter, G. (2008). Die Systemische Therapie mit der inneren Familie. Eine kurze Darstellung des Therapieansatzes von Richard C. Schwartz. Systhema, 22 (1), 46–53.

Watkins, J. G., Watkins, H. H. (2012). Ego-States – Theorie und Therapie: Ein Handbuch (3., unveränd. Aufl.). Heidelberg: Carl-Auer.

Watters, E. (2016). Crazy like us: Wie Amerika den Rest der Welt verrückt macht. Tübingen: dgvt-Verlag.

Weinblatt, U. (2013). Elternkonflikte lösen: Einbeziehung von Paartherapie-Interventionen in das Elterncoaching. Systhema, 27 (1), 6–19.

Weitkamp, K., Klein, E., Hofmann, H., Wiegand-Grefe, S., Midgley, N. (2018). Therapieerwartungen Jugendlicher mit Depression. Familiendynamik, 43 (2), 116–124.

Wetzel, N. A. (1999). Kontextuelle Dimensionen im innerstädtischen Gesundheitsdienst. Betrachtungen zur Arbeit des St. Martin's Center for Health Services in Trenton, New Jersey. Familiendynamik, 24 (3), 255–281.

Wetzel, N. A. (2014). Armut, Gewalt und Rassismus als soziale Umwelt von Familientherapie. Familiendynamik, 39 (3), 224–233

White, M., Epston, D. (2020). Die Zähmung der Monster: Der narrative Ansatz in der Familientherapie (8. Aufl.). Heidelberg: Carl-Auer.

WHO (2021). ICD-11 for Mortality and Morbidity Statistics. https://icd.who.int/browse11/l-m/en (Zugriff am 07.10.2021).

Wockenfuß, R., Herrmann, K., Claußnitzer, M., Sandholzer, H. (2008). Diagnosenklassifikation in der Allgemeinpraxis – SESAM-Studie untersucht Reliabilität der ICD-10-Klassifikation. Notfall & Hausarztmedizin, 34 (12), 586–590.

Yalom, I. D. (2010). Existenzielle Psychotherapie (5., korr. Aufl.). Bergisch Gladbach: EHP.

10 Register